BIBLIOTHÈQUE
SCIENTIFIQUE INTERNATIONALE

PUBLIÉE SOUS LA DIRECTION

DE M. ÉM. ALGLAVE

LXXII

LES VIRUS

PAR

LE DR S. ARLOING

Correspondant de l'Institut
Directeur de l'École vétérinaire
Professeur à la Faculté de médecine de Lyon

Avec 47 figures dans le texte

PARIS

ANCIENNE LIBRAIRIE GERMER BAILLIÈRE ET Cie

FÉLIX ALCAN, ÉDITEUR

108, BOULEVARD SAINT-GERMAIN, 108

1891

A MON MAITRE

M. A. CHAUVEAU

Membre de l'Institut
Inspecteur général des Écoles vétérinaires
Professeur au Muséum d'histoire naturelle

PRÉFACE

J'ai entrepris de résumer dans ce volume nos connaissances sur la physiologie générale des virus en côtoyant ou en entamant fort peu le domaine des livres que nous possédons déjà sur les bactéries et les microbes.

En effet, après avoir donné une idée sommaire de la nature et des agents essentiels des virus aux points de vue morphologique et biologique, sujets qui constituent la partie fondamentale des ouvrages sur la bactériologie ou la microbie, j'examine des questions regardées jusqu'à présent comme une dépendance de la pathologie générale et de l'hygiène.

Par exemple, j'étudie l'organisme sain aux prises avec les microbes et simultanément toutes les influences capables de modifier la contagion et ses suites immédiates, étude qui m'amène à présenter un tableau général des troubles matériels et dynamiques concomitants ou consécutifs aux maladies infectieuses. L'économie envahie par les microbes triomphe des envahisseurs ou succombe dans la lutte qu'elle soutient plus ou moins bien contre eux, seule ou avec l'assistance de la médecine. J'envisage les épisodes principaux de cette lutte sous le titre d'extinction naturelle ou artificielle des maladies et de la virulence. Dans le cas où le malade est victorieux, souvent il retire de la lutte un précieux avantage, l'immunité, bien connue dans ses effets, mais bien énigmatique encore dans ses causes et son mécanisme. J'ai essayé de présenter l'état de la science sur ce point difficile et embrouillé.

L'immunité étant la conséquence de plusieurs maladies virulentes, lorsqu'elles ont évolué avec bénignité, l'expérimentateur devait s'efforcer de reproduire à volonté ces formes légères ou de doter les individus, par un moyen quelconque, de l'aptitude à résister aux causes d'infection dont ils sont menacés à chaque instant dans les diverses circonstances de la vie. Je me suis plu à parler assez longuement des tentatives faites dans ce sens.

La création artificielle de l'immunité se lie étroitement à l'atténuation des virus, œuvre essentiellement française, que je traite avec les développements nécessaires pour en faire saisir les procédés et les applications.

Je termine l'ouvrage par des considérations sur la variation et le transformisme en microbie et par quelques lignes où je cherche à démontrer les avantages que la médecine et l'hygiène ont retirés de l'introduction de la méthode expérimentale et de la notion microbienne dans l'étude des virus.

Si j'aborde la plupart des points d'un vaste sujet, je n'ai pas la prétention de les développer assez largement pour dispenser les personnes qui veulent en posséder une connaissance approfondie de consulter les excellents ouvrages généraux et spéciaux de MM. Duclaux, Bouchard, Cornil et Babes, Léon Colin, Vallin, Galtier, Vinay, etc., pour m'en tenir aux publications faites en notre langue et hors de nos périodiques, tels que les *Comptes rendus de l'Académie des sciences*, les *Annales de l'Institut Pasteur*, la *Revue de médecine*, les *Archives de physiologie*, les *Archives de médecine expérimentale* et la *Revue scientifique* où s'accumulent depuis longtemps des recherches originales d'un grand mérite.

Dans les limites étroites où j'ai dû me mouvoir, je me suis appliqué à exposer les questions avec simplicité, de manière à ne pas m'écarter du programme de la Bibliothèque scientifique internationale. Constamment il m'a fallu songer à intéresser le lecteur sans le fatiguer par des détails surabondants, au risque d'être quelque peu incomplet. Choisir parmi des matériaux nombreux et importants les mieux appropriés à mon but n'a pas été le moins difficile de ma tâche.

Dans la mesure du possible, j'ai tenu à constater tous les efforts. Si la part faite aux travaux français est large, c'est parce que nos compatriotes, avant et après l'intervention de notre illustre Pasteur, ont fouillé avec succès la plupart des problèmes de la physiologie générale des virus.

Parmi les savants dont les recherches ont marqué aux deux époques, j'ai la bonne fortune de compter mon maître, M. le professeur Chauveau. Aussi, est-ce à la fois pour faire pressentir la place qu'il occupera dans mes descriptions et pour rendre un hommage reconnaissant à un maître qui m'honore de son affection que son nom est inscrit à la tête de ces pages.

On traverse une période où les découvertes sur les virus se succèdent avec une rapidité prodigieuse, si bien qu'un ouvrage est exposé à vieillir dans quelques-unes de ses parties avant que la publication en soit achevée. J'ai tout fait, jusqu'à m'attarder intentionnellement dans la correction des épreuves, pour éviter à celui-ci une précoce vieillesse. Mais comme toute chose doit avoir un terme, j'ai mis fin à mon travail, à la veille peut-être de l'apparition de mémoires importants. Les auteurs et les lecteurs voudront bien me pardonner ces omissions involontaires.

Lyon, 31 décembre 1890.

LES VIRUS

PREMIÈRE PARTIE

CONSIDÉRATIONS GÉNÉRALES SUR LA NATURE DES VIRUS

CHAPITRE PREMIER

ÉVOLUTION DES IDÉES SUR LA NATURE ET LE MÉCANISME DE LA VIRULENCE

Quels que soient l'éclat d'une découverte et l'étonnement qu'elle provoque dans les différentes classes de la société, il est bien rare que son avènement n'ait pas été préparé par des hommes dont le nom et les œuvres sont plus ou moins oubliés. Mais il faut reconnaître que si, aujourd'hui, les notions scientifiques jaillissent rarement pour la première fois du cerveau des savants, elles s'épurent et se complètent singulièrement, grâce à la rigueur et au perfectionnement de la méthode expérimentale.

Ces réflexions, suggérées par une foule de questions, sont confirmées par l'histoire de l'évolution des idées sur la nature et le mécanisme intimes de la virulence. On pourra voir, dans le bref résumé qui va suivre, que le *Nihil novum sub sole* du poète latin est ici parfaitement justifié; toutefois on se convaincra que si les expérimentateurs actuels n'ont pas toujours conçu l'idée première, ils l'ont établie sur de nettes et solides assises, au lieu de la laisser étayée sur des hypothèses nuageuses et flottantes.

La gravité des maladies virulentes, l'extension qu'elles ont prise à toutes les époques, ont vivement poussé les médecins et les naturalistes à la recherche des causes intimes et de la nature de la virulence. Aussi est-il fort intéressant de suivre jusqu'aujourd'hui la série des hypothèses que l'esprit humain a enfantées sur cette question. Tantôt il compare la virulence à la fermentation, tantôt il la rattache au parasitisme.

Déjà au neuvième siècle, Rhazès attribuait la variole à une fermentation comparable « à celle du moût de raisin qui fermente et bouillonne pour se convertir en vin ». Van Helmont, Stahl, Sydenham, reproduisirent plus ou moins ces idées, et, au commencement de ce siècle, en 1802, Bressy n'hésita pas à dire que les maladies contagieuses devraient s'appeler *maladies fermentatives*.

En 1831, dans un travail où il compare la fermentation à la contagion, Braconnot conclut à la similitude en montrant que les substances antifermentescibles, telles que le chlore, l'acide nitrique, l'acide sulfureux, etc., sont précisément antiseptiques.

Mialhe adopta cette opinion sans réserve. « Nul doute, dit-il, que les virus n'agissent sur l'économie à la manière de certains ferments... Et la preuve..., c'est que tous les agents médicamenteux qui annulent l'action spécifique des virus sont ceux qui anéantissent le plus aisément l'action spécifique des ferments. »

Bouillaud intercala le passage précédent dans son *Traité de Nosographie médicale* et émit l'espoir que les progrès dans l'étude des fermentations profiteraient à la théorie des maladies contagieuses et infectieuses.

A peu près à la même époque, en 1847, un médecin anglais, Billing, écrivait, à propos du virus variolique, qu'une petite parcelle produit une inflammation semblable à celle d'où elle est tirée, comme un peu de levain fait soulever toute la masse dans la fermentation. Impossible d'exprimer plus nettement la similitude de la virulence et de la fermentation. Billing poursuit cette comparaison dans la période d'état, le déclin et la transmission des maladies virulentes. Il ne voit, dans les agents de leur propagation, que « des levains qui sont ou communiqués par contact ou transportés par l'air dans les poumons ».

Beaucoup de médecins s'élevèrent avec véhémence contre l'introduction d'une explication chimique dans un phénomène qui leur semblait de l'ordre vital. D'ailleurs, à ce moment, l'acte de la fermentation était plus ou moins mystérieux, de l'aveu même des chimistes. Aussi pouvait-il paraître absolument chimérique de vouloir éclairer un phénomène par l'autre, puisqu'il y avait mystère des deux côtés, comme disait en 1853 Ch. Anglada, professeur vitaliste de l'école de Montpellier.

Malgré les critiques dont elle fut l'objet, il y a une quarantaine d'années, cette hypothèse ne fut pas abandonnée. On lui reprochait d'être vague, mal définie. On s'efforça de trouver une explication satisfaisante des phénomènes de la fermentation et, simultanément, des phénomènes physico-chimiques qui transforment les humeurs de l'organisme en agents de léthalité.

Liebig, par exemple, vit dans toute fermentation : 1° un corps provocateur ; 2° une matière susceptible de se décomposer au contact du précédent. Le corps provocateur se reproduit aux dépens des matières d'où il tire son origine première. Dans la fermentation du moût de bière, l'agent provocateur est la levure; la substance azotée contenue dans le moût est la matière avec laquelle se forme la levure au fur et à mesure de la transformation du sucre.

Pour les maladies contagieuses, Liebig admit dans le sang du sujet sain la présence du principe d'où peut naître l'agent provocateur; celui-ci se développe peu à peu aussitôt après l'introduction d'une parcelle du ferment virulent détaché d'un organisme malade. L'assimilation fut complète, lorsqu'il accepta que le sang contient le second principe voué à la décomposition sous l'influence du premier.

La prédisposition d'un sujet, d'une espèce, à contracter une maladie contagieuse est donc, d'après Liebig, en raison de la masse de ce second principe. Ce dernier s'épuisant peu à peu dans le cours de la maladie, la violence de la fermentation ou de la décomposition décroîtra donc dans le même sens et l'on assistera au déclin et à la guérison de la maladie virulente.

L'explication proposée par Liebig jette l'esprit dans une grande perplexité. On se demande ce qu'est cette parcelle de substance qui transforme une partie du sang en *corps provocateur*. Assurément, il s'agit d'une substance qui opère à la manière d'une levure. Mais quelle est au juste cette substance? Liebig ne le dit pas.

Il n'est donc pas surprenant que quelques auteurs aient profité de ce silence pour modifier la théorie de Liebig, et supposer que le corps provocateur, que l'agent de décomposition ou de destruction, peut prendre naissance de toutes pièces dans les organismes sains sous l'influence de causes banales.

Dubois (d'Amiens) a pensé qu'un simple changement dans la proportion, le nombre, la quantité de leurs éléments, suffisait pour communiquer la virulence aux liquides organiques. Malheureusement la chimie a toujours été impuissante à découvrir et à déterminer ce changement, qui devrait naturellement varier avec chaque état virulent.

Peut-être est-ce en face de cette impuissance que Ch. Robin a regardé la virulence comme le résultat d'une modification de l'état isomérique des humeurs et des tissus vivants. Pour Robin, il n'y a pas de virus à proprement parler, il n'y a que des *états virulents* de la matière vivante. « Ces états sont divers, en raison de la complexité de la substance organisée, et chacun offre des degrés selon la constitution moléculaire propre du tissu ou de l'humeur altérés et les conditions qui ont déterminé l'altération. »

Cette opinion dispense de chercher une démonstration anatomique ou chimique de la virulence. Elle n'est pas plus solide pour cela ; car, si elle permet de concevoir la contagion, l'inoculabilité des maladies virulentes, par le transport de la substance organique modifiée hors de l'économie infectée, elle n'explique pas d'une manière satisfaisante l'origine des divers états virulents. Effectivement, outre qu'elle laisse la porte ouverte à la spontanéité de la virulence, elle admet que « les états virulents *peuvent survenir* partout où des animaux se trouvent agglomérés au delà de ce que permet la nature des milieux nécessaires à leur existence ». Or conçoit-on que l'agglomération déterminera tantôt la variole, tantôt le typhus, tantôt la rougeole ?

Il est vrai que l'auteur croit à la modification de cette influence déterminante par celle du sol, des saisons, des climats, de la température, de l'humidité, et par la constitution individuelle. C'est-à-dire que l'esprit flotte dans l'inconnu sur l'origine même des états virulents.

Malgré ces sérieuses imperfections, la théorie des états virulents de la matière organisée a occupé jusque dans ces dernières années une place importante en pathologie.

Avant les théories chimiques de la virulence et parallèlement à elles, s'est déroulée la théorie du *parasitisme* virulent.

L'idée de rattacher les maladies contagieuses au parasitisme est presque aussi vieille que le monde. Elle est exprimée dans les ouvrages des agronomes latins Varro et Columelle. Elle a été reprise aux seizième et dix-septième siècles par Languis, Zacutus, Kircher, Lancisi, Deidier (de Montpellier), Linné, Réaumur, Rasori, etc.

Le parasitisme virulent de cette époque était souvent grossier, et néanmoins absolument hypothétique. Ainsi Deidier (1713) croyait que le *virus vénérien* était dû à la présence de petits vers vivants. Il ne les avait pas vus ; mais leur présence devait être réelle parce que l'action exercée sur le radical du virus syphilitique par le mercure ressemblait à l'action toxique exercée par ce corps sur d'autres espèces de vers (Anglada).

Parfois, le parasitisme reposait sur des observations que la science moderne regarde comme erronées. Par exemple, Languis affirmait déjà avoir rencontré des microzoaires ou des infusoires dans la rougeole, Kircher dans la peste, Zingler dans les fièvres pétéchiales, Zacutus et Porcellus dans la variole.

M. H. Mollière nous a appris, dans une étude rétrospective sur la virulence, que Goiffon, agrégé au Collège des médecins de Lyon, professait aussi, en 1721, que des insectes venimeux (invisibles), apportés de quelque contrée étrangère avec des marchandises, pourront se répandre dans les airs d'une ville et produire tous les funestes effets qu'on remarque dans la peste.

Les microscopes perfectionnés de nos jours n'ont jamais décelé, au sein des parties virulifères de ces maladies, des organismes aussi élevés dans la série des êtres vivants. Cependant une confusion que l'on s'est efforcé d'écarter, a donné corps à cette hypothèse pendant un certain temps.

En cherchant avec soin dans les dermatoses contagieuses, on a découvert le *sarcopte* de la gale, le *demodex* de l'acné, le *champignon* de la teigne. On a démontré que la contagion résultait de la transplantation de ces parasites sur une peau saine. Dans un empressement regrettable, Raspail a conclu que toutes les maladies contagieuses, telles que la variole, la rougeole, la scarlatine, la vaccine, etc., sont des sortes de *sarcoptogénoses*. Il a même édifié, partant de cette hypothèse, toute une théorie sur la non-récidive des maladies virulentes que l'on a vu reproduire à peu près complètement dans ces dernières années.

Les parasites de Raspail vivent aux dépens des organismes qu'ils envahissent, épuisent certaines parties des sucs nécessaires à leur entretien et à leur développement, et en même temps les infestent du virus qui résulte de leur évolution. Tel serait le mécanisme de l'action morbigène de ces parasites.

Mais Raspail a confondu parasitisme et virulence, parce qu'il a pris garde seulement au caractère contagieux de ces deux états. Maintenues sur ce terrain, les recherches de Raspail étaient frappées de stérilité.

Ce micrographe espérait que les nosologistes détermineraient les habitudes et la conformation des *sarcoptes morbigènes* qu'il avait entrevus avec les yeux de l'imagination. Il va sans dire que cet espoir a été déçu.

Plasse, vétérinaire à Niort (Deux-Sèvres), s'attacha à démontrer par des arguments, dont quelques-uns n'étaient pas sans valeur, l'origine cryptogamique de plusieurs maladies transmissibles ou infectieuses de l'homme et des animaux domestiques. Nous citerons la fièvre typhoïde, la variole, la morve, le farcin, la péripneumonie épizootique, le typhus du gros bétail.

Plasse aurait observé des relations étroites entre l'éclosion de ces maladies et l'usage d'aliments couverts d'efflorescences cryptogamiques. De là, à regarder les moisissures comme la cause et les agents de ces affections contagieuses, il n'y avait qu'un pas à faire.

De 1825 à 1872, Plasse a défendu son opinion avec une ténacité que rien ne pouvait décourager. Dans l'impossibilité de montrer les cryptogames spécifiques pathogènes aux prises avec l'organisme, Plasse a succombé sous l'incrédulité de ses contemporains, qu'il a réclamés souvent comme juges, et sous l'exagération et l'absolutisme de ses idées.

La nosologie se débattait donc entre les aspirations d'un parasitisme grossier, les illusions trompeuses de la transformation virulente de la matière organisée et les promesses jusque-là décevantes et mystérieuses des fermentations sur le vivant, lorsque des découvertes importantes vinrent jeter de l'ordre dans ce chaos.

a. D'abord, les fermentations se dépouillèrent de leur caractère énigmatique.

La plus importante, la fermentation alcoolique, avait été l'objet d'un grand nombre de travaux. De ce phénomène, on connaissait la plupart des conditions, les actes préparatoires, les produits essentiels, les agents même. Mais le rôle de ces agents était entièrement méconnu. Cependant il avait été entrevu, indiqué avec un grand bonheur d'expression par Cagniard-Latour. Cet auteur représentait les cellules de levure comme des plantes « susceptibles de se reproduire par bourgeonnement, et n'agissant probablement sur le sucre que par quelque effet de leur végétation ».

Malgré la simplicité de l'explication de Cagniard-Latour, Liebig réussit généralement à faire accepter la théorie dite « du mouvement communiqué » dont nous avons déjà parlé et qui ne suscita aucune découverte dans le vaste champ des fermentations.

C'est en 1857 que commence l'ère des grands progrès. Elle s'ouvre par un *Mémoire sur la fermentation lactique* présenté par M. Pasteur à l'Académie des sciences de Paris. Sous forme de conclusion, l'auteur n'hésite pas à affirmer que « *la fermentation est corrélative de la vie, de l'organisation de glo-*

bules, non de la mort ou de la putréfaction de ces globules, pas plus qu'elle n'y apparait comme un phénomène de contact, où la transformation du sucre s'accomplirait en présence du ferment sans lui rien donner, sans lui rien prendre ».

L'étude de M. Pasteur sur la levure de bière établit ces conclusions sur une base inébranlable. Elle montra que les cellules de levure vivent et se multiplient dans de l'eau sucrée additionnée de sels minéraux cristallisés, mais dépourvue de toute matière organique en voie de décomposition. Elle montra encore qu'en vivant et se développant, ces cellules empruntent du carbone au sucre, de l'azote, du phosphore, du potassium aux matières minérales. La soustraction du carbone transforme le sucre en alcool et acide carbonique. La fermentation est donc fonction de la vie d'êtres microscopiques que nous appellerons, dans ces exemples, ferment lactique, ferment alcoolique.

Un des côtés remarquables des travaux de M. Pasteur sur les fermentations est sans contredit la méthode de sélection des ferments à l'état de pureté par les *cultures successives*. M. Pasteur en a tiré le meilleur parti et, après lui, ses élèves et ses imitateurs. C'est à l'emploi de cette méthode que nous devons encore la connaissance des ferments acétique, butyrique, gallique, nitrique, de ceux qui président à la transformation ammoniacale de l'urine, à la putréfaction des matières albuminoïdes, à la décomposition de la cellulose, etc.

Grâce à l'étude physiologique des ferments, le retour de la matière organisée à l'état inorganique n'a plus de mystères pour nous. Il n'y a plus à douter que les agents de la mort définitive ne soient des êtres vivants. Nous connaissons même leur origine. Presque toutes les eaux, excepté à leur source, l'air atmosphérique, excepté à de très grandes hauteurs, le corps même des animaux, sont peuplés de leurs germes. Ignorant autrefois l'existence de ces germes, on a cru aux générations et aux fermentations spontanées.

Les germes de l'air atmosphérique étaient les plus discutés, malgré les démonstrations bien connues de Schwann, de Schultze, de Schrœder et von Dusch. M. Pasteur a réussi à défier toute négation, en filtrant l'air sur du coton, comme l'avaient fait ces derniers, et en prouvant qu'une parcelle de ce coton, projetée dans une infusion stérilisée, y provoque l'apparition d'une multitude de micro-organismes ferments, qui bientôt déterminent l'altération du liquide. L'air, débarrassé des micro-organismes, par un moyen quelconque, est absolument impropre à produire cette altération. Conséquemment, plus de germes atmosphériques, plus de fermentation.

M. Pasteur a prouvé de même que les maladies du vin, de la bière, du vinaigre, sont causées par des ferments spéciaux. Si l'on tue ces germes parasites, ou si on les empêche de s'introduire au sein du liquide, on *guérira* ou l'on *préviendra* ces maladies.

Les études de M. Pasteur sur ce point sont un des plus beaux monuments de la science contemporaine. Elles pourraient prendre le titre de *Physiologie des ferments*. Ne démontrent-elles pas, en effet, que la plupart des fermentations sont l'œuvre physiologique, œuvre gigantesque, d'organismes microscopiques, de ferments figurés et animés !

b. Pendant que ces conquêtes enrichissaient le domaine de la chimie, que se passait-il dans le champ de la pathologie ?

En 1850, Rayer et Davaine, au cours d'expériences instituées pour déterminer la nature, les caractères de la maladie charbonneuse du mouton, connue sous le nom de sang de rate, signalèrent dans le sang des malades et des inoculés « de petits corps filiformes, ayant environ le double en longueur d'un globule sanguin ». Ces petits corps furent appelés plus tard *bactéridies*, puis *bacilles* du charbon.

Après eux, en 1855 et 1857, Pollender et Braüell les trouvèrent aussi dans le sang de sujets charbonneux, sans en comprendre le rôle et l'importance.

En 1860, Delafond les étudia, le premier, avec assez de sagacité pour en soupçonner la véritable nature et la propriété infectieuse. Par exemple, il est convaincu que les *baguettes* ou *bâtonnets charbonneux* sont des végétaux inférieurs. La preuve est qu'il chercha à les cultiver dans le sang, hors des vaisseaux. Là, il les vit s'allonger et fournir « un mycélium remarquable formé de nombreux filaments déliés ». Malheureusement, il ne parvint pas à leur faire produire des spores. Enfin, après s'être assuré que ces filaments végétaux se reproduisaient toujours dans le sang des animaux auxquels il les inoculait, il n'hésita pas à les signaler comme la cause du sang de rate.

Cette importante acquisition, la première qui fut nette et précise sur la nature des agents virulents, en était à ce point, lorsque parut le mémoire de M. Pasteur sur la fermentation butyrique, en 1861.

On se rappelle que M. Pasteur montra, dans ce travail, que l'agent de la fermentation est un organisme microscopique fort analogue à celui du sang des animaux charbonneux.

Davaine fut frappé de cette analogie et essaya aussitôt de prouver, par une série d'expériences ingénieuses, qu'à la bactéridie et à la bactéridie seule appartient la propriété virulente dans la transmission artificielle du sang de rate. Il ne réussit pas à débarrasser complètement la bactéridie des liquides qui la baignent. Néanmoins, pour tout esprit libre d'attaches théoriques ou d'idée préconçue, il n'était pas douteux que le développement de la bactéridie soit la cause et non le résultat de l'affection charbonneuse.

Dès 1868, M. Chauveau acceptait sans réserve les conclusions de Davaine et les étendait aux septicémies chirurgicales, à la pyémie, à la gangrène, au typhus, etc. Il prédisait même alors la généralisation rapide de l'application des travaux de Pasteur sur la fermentation putride, dans cette partie du domaine pathologique. Plus tard, en 1873, il entreprenait avec succès des expériences sur la détermination du ferment qui est l'agent du processus gangreneux.

Quelques années auparavant, en 1867, M. Chauveau démontrait que l'agent virulent dans les humeurs de la vaccine, de la variole humaine, de la clavelée du mouton, de la morve, revêt toujours la forme corpusculaire.

Ces importants résultats que nous développerons plus tard avec tout le soin qu'ils méritent, laissaient tout au moins entrevoir une analogie morphologique entre les ferments figurés et les agents de la virulence.

Pour démontrer l'individualité spécifique de ces agents et leur analogie avec les ferments, que manquait-il? La preuve qu'ils sont aptes à vivre et à se multiplier en dehors de l'organisme; autrement dit, qu'on peut les cultiver artificiellement, *in vitro*, par les méthodes de sélection introduites dans l'étude des ferments ordinaires par M. Pasteur.

Hallier essaya d'appliquer ces méthodes à la détermination des virus, mais il ne tarda pas à s'égarer dans les dédales du polymorphisme.

La science venait de s'enrichir de découvertes importantes sur les générations alternantes de certains animaux inférieurs et sur le polymorphisme de quelques champignons. Hallier, professeur de botanique à l'Université d'Iéna, crut pouvoir étendre ces données nouvelles au développement des organites que l'on signalait déjà de tous côtés dans les lésions de plusieurs maladies transmissibles de l'homme et des animaux.

Il rattacha, ce qui fut une grave erreur, toutes les granulations ou tous les micrococci virulents à des champignons inférieurs. Suivant le milieu dans lequel tombaient ces granulations sporifères, elles évoluaient plus ou moins complètement vers le végétal adulte d'où elles dérivaient. Si ce milieu était vivant, elles produisaient des affections différentes et plus ou moins graves. Par la culture artificielle sur du blanc-d'œuf, des fruits, du pain, de la glycérine, des excréments, etc., Hallier prétendait pouvoir remonter toujours à la forme adulte.

Imbu de ces idées, il attribua : le choléra nostras aux formes élémentaires du *Penicillum crustaceum* qui croît sur un grand nombre de substances végétales humides, et à celles du *Tilletia caries* qui cause la carie des blés ; le choléra asiatique, à l'*Urocystis orizæ*, un champignon du riz.

Dans la sérosité des pustules varioliques, Hallier cultiva un micrococcus qui serait un état allotropique de la *Torula rufescens*, champignon que l'on trouve sur des fumiers ou des excréments desséchés. Zurn et Hallier assignèrent la même origine aux granulations virulentes du vaccin et rattachèrent celles de la clavelée du mouton à la *Pleospora herbarum* qui végète sur le bois de la vigne, sur les pommes et les prunes. Il n'est pas jusqu'au vulgaire *Mucor mucedo* qui, à son tour, d'après Weiss et Zurn, ne produirait sous forme de micrococcus la péripneumonie contagieuse des bêtes bovines, voire même la rougeole des enfants, d'après Hallier.

La doctrine cryptogamique du botaniste d'Iéna, qui paraissait reposer sur des expériences rigoureuses, avait de plus, au premier abord, l'avantage de concilier les idées régnantes sur le parasitisme avec l'observation anatomo-pathologique. Le microscope montrait dans les organismes infectés des micrococques ou des bacilles, le polymorphisme de Hallier permettait d'en saisir la source susceptible de s'épuiser et de renaître spontanément, de façon à expliquer l'apparition, la propagation et l'extinction des épidémies.

Toutefois, elle était passible d'objections sérieuses, et surtout elle manquait d'une base solide ; Hallier, en effet, n'a jamais démontré qu'il était capable de communiquer une maladie virulente avec le résultat de ses cultures.

Cette doctrine confuse et stérile fut combattue par de Bary et Cohn ; elle fut éclipsée par les travaux de ces dix dernières années et tomba dans l'oubli.

M. Koch inaugura cette série (1876) en cultivant le bacille du sang de rate dans le sérum ou dans l'humeur aqueuse, sur la platine du microscope, d'après la méthode de Cohn, et en montrant que les produits de cultures successives conservent la virulence des bacilles ensemencés.

M. Pasteur reprit, avec ses élèves, MM. Joubert et Chamberland, la culture du bacille charbonneux dans des récipients où les micro-organismes virulents pouvaient évoluer en toute liberté. Ce procédé était imité de celui que l'auteur avait employé autrefois pour la culture du ferment alcoolique, du ferment butyrique, etc. Par la même méthode, M. Pasteur fit ressortir la nature animée de l'agent virulent de la pyémie et de la septicémie gangreneuse. Il reconnut enfin que parmi ces organismes pathogènes, il en est qui, à l'exemple des ferments, recherchent pour évoluer le contact de l'oxygène libre (*aérobies*), tandis que d'autres se développent en dehors de la présence de ce gaz (*anaérobies*).

Aussitôt, une suite ininterrompue de découvertes illumina le champ de la pathologie : Toussaint détermina le micro-organisme producteur du choléra des poules; Klein, Pasteur et Thuilier, celui du rouget du porc; Arloing, Cornevin et Thomas, celui du charbon emphysémateux du bœuf; Bouchard, Capitan et Charrin, Löffler, celui de la morve; Koch, celui de la tuberculose. Ce dernier auteur a déterminé aussi le micro-organisme du choléra asiatique.

Assurément, cette énumération ne comprend pas toutes les maladies dans lesquelles on a cité l'existence de corpuscules animés. La liste en est beaucoup plus longue. Malheureusement, le rapport de cause à effet entre les micro-organismes et ces affections n'est pas encore irréfutablement établi.

Quoi qu'il en soit, les esprits se sont affermis dans la conviction que la virulence est fonction de la vie d'organismes inférieurs.

On a hésité longtemps sur la place de ces organismes dans la série des êtres vivants. De là, les noms de microphytes, microzoaires, microgermes, micrococci, microzymas, vibrions, bactéries, leptothrix, etc., etc., sous lesquels on les a désignés d'une manière générale.

Frappé des inconvénients d'une synonymie qui soulevait à chaque instant des discussions et entravait l'essor de la pathologie nouvelle, Sédillot proposa, en 1878, de désigner ces êtres par le terme de *microbes* (μιχρός, petit; βίος, vie), impliquant des propriétés sur l'existence desquelles tout le monde s'entendait.

Aujourd'hui, on s'accorde à ranger les microbes pathogènes parmi les Algues, dans le groupe des Bactériacées, et l'on emploie indifféremment, pour les désigner, le terme de *microbes* et celui de *bactériens*.

Les microbes pathogènes sont nombreux, et l'on aimerait à pouvoir leur assigner des caractères morphologiques précis. Malheureusement, la polymorphie, commune déjà dans le monde des champignons, s'étend aux algues inférieures. Les assertions de M. Zopf sur ce point ont été confirmées en grande partie par plusieurs observateurs. Dans tous les cas, elles ne paraissent plus exagérées. On sait pertinemment qu'il suffit de modifier la composition du milieu nutritif, celle de l'atmosphère ambiante, de faire varier la température, pour changer notablement la forme extérieure et les dimensions d'un microbe, au point qu'il serait permis de le transporter tantôt dans un genre, tantôt dans un autre.

En présence de l'incertitude des caractères morphologiques, le microbiste s'est attaché aux propriétés pathogènes. Il a cru qu'un bactérien serait surtout caractérisé par la maladie qu'il peut déterminer chez l'homme ou chez les animaux. Mais les progrès de la science lui enlevèrent jusqu'à cette planche de salut. On est parvenu à supprimer peu à peu la virulence d'un microbe pathogène, en conservant son pouvoir végétatif. Ainsi transformé, il vit et se multiplie comme un microbe vulgaire. Toutefois les expériences de M. Pasteur sur le microbe du choléra des poules, celles de M. Arloing sur le streptocoque de la septicémie puerpérale, et surtout celles de M. Chauveau sur le bacille du charbon ont établi que si un microbe dépourvu de virulence rencontre dans la nature certaines conditions de milieu, il reprend plus ou moins rapidement toute sa malignité. Plus on va, plus s'effacent les limites tranchées que l'on avait cherché à établir entre les bactéries vulgaires et les bactéries virulentes, entre le *saprogénisme* et le *pathogénisme*.

Cette revue serait incomplète, si nous n'examinions l'évolution des idées sur le mécanisme de la maladie dans les affections virulentes.

L'état solide et la nature animée des virus une fois démontrés, on a supposé que les microbes entraînaient la maladie et la mort, soit en obstruant les vaisseaux sanguins dans les organes indispensables à la vie, soit en disputant victorieusement des éléments nutritifs à l'organisme assiégé par eux. Il est probable que ces deux modalités de l'influence microbienne ne sont pas étrangères à la production de la maladie; mais elles ne constituent pas toute la pathogénie virulente. Ainsi dans certaines affections, telles que la tuberculose, les microbes irritent les cellules des organes et provoquent des néoformations inflammatoires qui envahissent progressivement les tissus, les suppriment au point de vue fonctionnel et entraînent leur dégénération.

Bientôt, l'assimilation des microbes aux ferments étant devenue plus complète, on attribua aux microbes la faculté de sécréter des poisons qui, se mélangeant aux liquides nutritifs, provoquent des troubles divers, dont la description reproduit toute la symptomatologie des maladies virulentes. Expérimentateurs et cliniciens se sont donné la main pour démontrer que les microbes virulents exercent cette faculté dans les cultures artificielles et dans l'économie des malades. La virulence est donc proportionnelle à la quantité et à la qualité des produits sécrétés.

Mais que sont ces produits? On a d'abord songé à les comparer aux alcaloïdes cadavériques, puis aux substances toxiques fabriquées par les cellules de l'organisme pendant le mouvement nutritif. Les recherches de M. Armand Gautier et de M. Brieger ont largement contribué à les faire assimiler aux substances connues sous le nom de *ptomaïnes* ou de *leucomaïnes*.

Des travaux plus récents ont montré que les substances toxiques sécrétées par les microbes, et qui impriment aux maladies virulentes leur facies particulier, sont probablement multiples. Nous avons eu l'occasion de voir que certains agents fabriquent de véritables diastases, dont le rôle pathogénique, local et général, est quelquefois plus important que celui des ptomaïnes. Aussi, pour ne pas trop préjuger de la nature des matières essentiellement actives parmi celles que fabriquent les microbes pathogènes, on leur donne assez souvent aujourd'hui le nom vague de *toxines* ou de *toxalbumines*.

Grâce aux assertions de M. Chauveau et de Toussaint, et aux recherches expérimentales de Woolridge, de M. Charrin, de MM. Salomon et Smith, de MM. Roux et Chamberland, on sait que les sécrétions microbiennes prennent une large part dans la production de l'immunité accidentelle et provoquée dans les maladies virulentes qui ne récidivent pas. D'après ces vues, dans les affections sans lésions déterminées et sans siège fixe, le microbe n'est donc qu'indirectement pathogène et virulent.

M. Bouchard s'est demandé si les toxines ne renfermaient pas des *matières toxiques* proprement dites et des *matières vaccinantes* que l'on pourrait séparer, au grand profit de l'immunité. Les expériences de M. Gamaleïa ont prouvé que cette hypothèse est fondée, au moins dans certains cas.

L'action des toxines est plus variée que nous ne l'avons dit dans les lignes précédentes. Elle paraît encore, en de rares circonstances, favoriser la pullulation des microbes dans des organismes doués de réceptivité, ou la permettre chez des animaux naturellement réfractaires. Nous devons surtout cette notion nouvelle à M. Courmont et à M. Roger.

Par leurs sécrétions, les microbes peuvent donc empoisonner, préparer ou stériliser les terrains animés où ils s'implantent. Mais il faut bien noter que ces résultats sont loin d'être obtenus toujours séparément. Le plus souvent, la stérilisation est précédée et accompagnée d'une intoxication quelquefois mortelle.

En étudiant l'organisme aux prises avec les microbes virulents, on a constaté qu'il opposait aux envahisseurs une résistance plus ou moins grande, assez énergique parfois pour triompher de leurs attaques. Les travaux de M. Metschnikoff, de MM. Massart et Bordet, sur le phagocytisme et la migration des cellules lymphatiques, ont jeté une certaine clarté sur quelques points de cet important sujet. On en a conclu que la pathogénie virulente n'est pas tout entière dans le microbe. Le microbe est bien la semence, le virus sans lequel il n'y a pas de maladie; mais l'organisme vivant est comme un terrain dans lequel la semence rencontre ou ne trouve pas les conditions favorables et nécessaires à sa germination. Bien plus, pour qu'il y ait maladie, il faut encore que l'économie, dans ses éléments, ses tissus ou ses systèmes, réagisse sous les sécrétions du microbe envahisseur; sinon, la contamination restera sans effet.

CHAPITRE II

COMPARAISON DE LA VIRULENCE AVEC LE PARASITISME SIMPLE

Il ne suffit pas qu'une maladie soit transmissible pour être virulente.

On l'a dit plus haut, la propriété la plus remarquable des virus est de pouvoir infecter l'économie, s'y multiplier et produire des désordres dont la gravité est hors de proportion avec leur masse.

Or il existe un groupe d'agents pathogènes qui peuvent s'introduire dans l'économie vivante, se transmettre des malades aux sujets sains, mais dont les effets nuisibles sont toujours en rapport avec leur nombre ou avec la délicatesse ou l'importance des organes qu'ils occupent en envahisseurs.

Nous appelons ces agents des parasites proprement dits.

Quelques exemples feront bien saisir la différence que nous établissons entre le parasitisme simple et la virulence.

Un ver nématode, la *Trichine spirale*, habite quelquefois le tube digestif du porc. L'espèce est représentée par des sujets adultes des deux sexes, longs de 3 à 4 millimètres, qui accomplissent au milieu des matières alimentaires l'acte de la génération. L'ovaire de la femelle se remplit d'œufs et dans chacun de ceux-ci se développe un jeune qui sort vivant du corps de la mère. Les embryons fort agiles s'empressent de quitter le tube digestif, à la recherche d'un système organique propre à leur évolution. Pour cela, ils percent les tuniques intestinales, traversent l'abdomen et se répandent dans les muscles de l'appareil locomoteur.

Les trichines émigrées dans les muscles, invisibles à l'œil nu, sont des larves dépourvues d'organes reproducteurs. Après avoir erré, en suivant surtout les vaisseaux sanguins, elles s'arrêtent et s'enferment dans un kyste à doubles parois où elles restent en état de vie latente, même après la mort de l'hôte qui les loge. Aussi bien, si l'homme ingère la viande de porc trichinée sans l'avoir soumise à une cuisson suffisante, les larves de trichines sortent de leur enveloppe pendant la digestion gastro-intestinale, deviennent rapidement adultes et parcourent, dans l'organisme humain, le cycle des changements que nous avons décrits dans le porc.

Pendant que les larves cheminent à travers les parois intestinales et les muscles, elles causent des troubles proportionnés à leur nombre.

C'est précisément le point sur lequel nous désirons appeler l'attention.

. Si le nombre des larves est peu considérable, les troubles passent inaperçus. Langenbeck, Sendler, ont observé des cas où l'autopsie ou une opération ont permis de trouver des muscles parsemés de trichines enkystées depuis un malaise indéterminé datant de plusieurs années. Au contraire, si le chiffre des émigrants est énorme, il en résulte une véritable maladie, très dangereuse, connue sous le nom de *maladie des trichines* ou de *trichinose*.

Cette affection en a imposé à Zenker, qui l'observait sans la connaître en 1860, pour une fièvre typhoïde. Elle débute par un ou plusieurs frissons, des phénomènes d'irritation gastro-intestinale, de l'épuisement, des douleurs vagues dans les membres, de l'oppression ou de la suffocation ; elle se complique d'hyperthermie, de gonflements œdémateux à la face et aux extrémités, d'un état des muscles simulant la rigidité cadavérique. C'est-à-dire que la trichinose a les allures d'une maladie infectieuse. Mais elle ne prend ces caractères alarmants et n'aboutit à une terminaison funeste que si les parasites, sortes d'épines irritantes, sont répandus à profusion dans les organes actifs du mouvement. Conséquemment, l'homme qui n'a reçu que quelques trichines continuera à se bien porter ; s'il en héberge beaucoup, sa santé sera sérieusement menacée.

On sait qu'il en est autrement si un petit nombre de bacilles charbonneux pénètrent accidentellement dans nos tissus. La pustule maligne qui se développera autour de la porte d'entrée des micro-organismes ne se sera pas plutôt montrée que les phénomènes généraux les plus graves éclateront avec une violence inouïe. Et parfois le malade succombera avant que les bacilles virulents aient eu le temps de se répandre dans tout le système circulatoire.

Combien ce dernier tableau est différent du premier !

Le ver à soie du mûrier offre, à ce point de vue, de remarquables exemples.

En 1849, les magnaneries du midi de la France sont tout à coup ravagées par une maladie mystérieuse. Elle est caractérisée, sur les vers avancés dans leur développement, par des taches noirâtres que M. de Quatrefages a comparées à un semis de grains de poivre; de là le nom de *pébrine* qu'il proposa pour la désigner et qui fut accepté.

M. de Quatrefages a pensé que ces taches étaient dues à une altération spéciale des tissus. Guérin-Menneville, Filipi, ont signalé dans ces taches la présence de corpuscules brillants. Leydig a regardé ces corpuscules comme des psorospermies, c'est-à-dire comme des parasites végétaux. Enfin, pendant que Cornalia, Lebert, Frey, signalaient ces organites dans le sang et dans tous les tissus des vers et des papillons malades, Osimo démontrait leur présence dans les œufs.

Les observations de plusieurs naturalistes avaient donc établi que les vers pébrinés sont infestés de corpuscules.

Mais que sont ces corpuscules et quel rôle jouent-ils dans le développement de la pébrine?

Les corpuscules de la pébrine sont ovoïdes, brillants et mesurent 0^{mm},003 à 0^{mm},004 de longueur sur 0^{mm},002 de largeur. Ils sont isolés, ou rapprochés par deux, ou en amas.

Cornalia et M. Pasteur ne se sont pas prononcés sur leur nature. Leydig et Balbiani en ont fait une psorospermie (*Nosema bombycis*). Metschnikoff s'est rangé à leur opinion. C'est donc à tort qu'on a décrit quelquefois ce parasite sous le nom de *Micrococcus ovatus*.

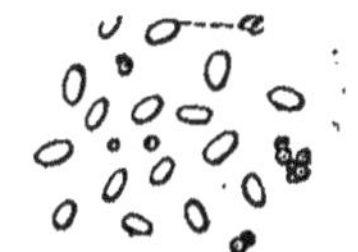

Fig. 1. — *Nosema bombycis*, parasite de la pébrine du ver à soie. — *a*, cellule de *Nosema*; les grains plus petits sont des urates contenus dans la préparation. 500 diamètres.

Les travaux de M. Pasteur ont mis hors de doute : 1° que la pébrine est la maladie des corpuscules; 2° que les papillons corpusculeux pondent des œufs corpusculeux; 3° que les vers qui naissent d'œufs corpusculeux sont eux-mêmes corpusculeux; 4° que les vers corpusculeux donnent des chrysalides et des papillons corpusculeux; 5° que les vers pébrinés rejettent avec les excréments des corpuscules qui peuvent transmettre la maladie à d'autres vers par ingestion ou inoculation directe.

La pébrine manifeste sa présence par la stérilité de certains œufs, par l'athrepsie ou la mort d'un plus ou moins grand nombre de vers entre la première et la quatrième mue, ou par l'incapacité où se trouvent quelques-uns de filer leur cocon. Nous voyons donc que parmi les vers pébrinés, les uns meurent à un âge plus ou moins avancé, tandis que d'autres franchissent toutes les mues, l'état de chrysalide et se livrent même à la ponte. Or ces derniers sont ceux qui ne renferment qu'un petit nombre de corpuscules, tandis que les premiers sont farcis de micrococci.

En résumé, dans la pébrine comme dans la trichinose, les désordres sont directement en rapport avec l'encombrement de l'économie animale par le parasite. Le sujet qui renferme peu de corpuscules ressemble à un sujet sain ; seulement, par les œufs qu'il fournira, il transmettra héréditairement la maladie.

Le micro-organisme de la *flacherie* agit d'une autre manière.

La flacherie est une maladie dont les symptômes apparaissent toujours lorsque le ver a pris tout son développement, entre la dernière mue et la montée à la bruyère, parfois même pendant la montée. Tout à coup le ver devient paresseux, languissant, les battements du vaisseau dorsal se ralentissent, des régurgitations alimentaires, des excréments liquides lui salissent les orifices naturels ; la mort le surprend dans un état d'immobilité complète. Le cadavre ne tarde pas à être mou, flasque, noirâtre et à exhaler une odeur repoussante.

Cette affection n'est pas héréditaire, puisqu'on ne la voit jamais s'attaquer aux jeunes vers. M. Pasteur l'attribue à la consommation de feuilles de mûrier altérées par la fermenta-

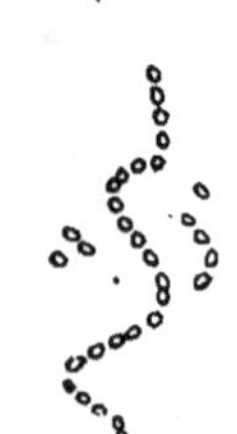

Fig. 2. — *Micrococcus* ou *Streptococcus bombycis*, microbe de la flacherie du ver à soie. 600 diamètres.

tion. Effectivement, le tube digestif des malades est distendu par des gaz associés à une bouillie dans laquelle fourmille un ferment en chapelets de grains, le *Micrococcus bombycis* de Cohn ou *Streptococcus bombycis*, assez analogue au ferment du vinaigre.

Le *Micrococcus bombycis* n'existe pas dans le tube digestif des vers sains. Si on le puise dans une bouillie de feuille de mûrier en fermentation ou dans l'intestin d'un malade, pour le répandre sur les aliments d'un lot de vers, la flacherie se montre bientôt dans ce lot.

Le ferment en chapelet envahit les parois de l'estomac et de l'intestin et se dépose à leur face interne. Son action nocive est assez lente.

Mais, comme il est associé aux ferments de la putréfaction, ceux-ci profitent des modifications des parois intestinales pour se répandre dans le sang et dans tous les tissus du ver dont ils déterminent la fermentation putride. La maladie sévit alors avec une grande intensité.

Ces notions, que nous devons surtout aux travaux de M. Pasteur et de M. Ferry de la Bellone, démontrent donc que la flacherie est l'œuvre des ferments et qu'elle est transmissible par les malades ou par leur cadavre.

La gravité de l'affection n'est pas en rapport avec le nombre des ferments ingérés pendant un ou plusieurs repas. Le *Micrococcus bombycis* jouit des propriétés des ferments, qui, sous un petit volume, produisent des transformations considérables. Sous ce rapport, la maladie du *Micrococcus bombycis* représente un type d'affection virulente.

Pourtant, un certain nombre de vers, dans un lot ravagé par la flacherie, peuvent guérir de cette maladie, subir leurs métamorphoses et donner des œufs. Cette survivance des malades ne fait que rattacher plus intimement encore la flacherie au domaine de la virulence. Mais ces œufs provenant d'individus affaiblis sourdement par le mal donneront des vers débiles plus exposés que les larves vigoureuses à ressentir les fâcheux effets de l'ingestion des feuilles fermentées. De sorte que la flacherie prédispose à la flacherie, sans qu'il soit possible un seul instant de substituer la transmission héréditaire à cette prédisposition, car la substance des œufs n'est pas inoculable et ne renferme aucun germe virulent révivifiable par la culture.

Le ver à soie du mûrier offre encore un bel exemple de parasitisme dans l'affection désignée sous le titre de *muscardine*.

Si les spores d'un champignon du groupe des Mucédinées, le *Botrytis Bassiana*, viennent à tomber sur le corps ou sur les aliments d'un ver à soie, elles pourront opérer profondément leur végétation dans le corps de l'animal, au point d'envahir tous les organes, à l'exception des glandes de la soie. De sorte qu'à un moment donné, l'organisme du ver est tellement encombré par le mycélium du *Botrytis* que la vie est devenue impossible. Le ver meurt et bientôt il se couvre d'efflorescences blanchâtres dans lesquelles le microscope décèle une masse de spores que l'agitation de l'air dissémine dans tous les coins de l'atmosphère ambiante.

Le cadavre d'un ver mort de la muscardine constitue donc un foyer de contagion d'autant plus dangereux que les spores se répandent dans un air plus chaud et humide.

Si la contagion du ver a lieu vers la fin de son développement, le mycélium du *Botrytis Bassiana* n'a pas le temps d'envahir l'organisme de la larve avant la montée. Celle-ci a lieu, le ver file son cocon ; mais le parasite continue son évolution dans le corps de la chrysalide, qui est vouée à une mort certaine.

En résumé, on a affaire à une maladie dont la terminaison est fatale ; toutefois, la mort est la conséquence de l'encombrement de l'organisme par un parasite végétal qui lance ses pousses dans tout le terrain qu'il a envahi.

Il est permis de rattacher au même genre de parasitisme les affections que l'on détermine par l'injection intraveineuse ou l'inhalation des spores de l'*Aspergillus niger*. M. Grawitz, en Allemagne, M. Kaufmann, en France, ont étudié les désordres que causent ces spores quand elles s'introduisent dans les viscères parenchymateux des mammifères. Les spores fournissent des filaments mycéliques dont la présence provoque la formation de lésions inflammatoires qui simulent le tubercule. Ces lésions étouffent les éléments normaux des viscères, par exemple dans le poumon et les reins. Si elles sont nombreuses, elles suppriment la fonction d'une partie importante de ces organes et la mort s'ensuit.

M. Kaufmann s'est assuré que, dans tous les cas, quels qu'aient été les milieux où l'*Aspergillus* avait préalablement végété hors de l'organisme, la mort était le résultat d'une action mécanique et non d'une influence toxique comparable à celle qui accompagne l'évolution des micro-organismes virulents proprement dits.

Nous pensons que ces exemples représenteront bien au lecteur la différence que nous établissons entre le parasitisme et la virulence.

Peut-être verra-t-il dans certaines affections réputées virulentes des formes de transition entre ces deux groupes. Ainsi, certaines tuberculoses chroniques semblent n'emporter les malades que lorsque les masses tuberculeuses ont supprimé la perméabilité de la plus grande partie du poumon. Mais la tuberculose se présente aussi sous le type aigu et, dans ce cas, le micro-organisme pathogène agit à la façon des virus-ferments.

En somme, les maladies parasitaires et les maladies virulentes ont une propriété commune, la contagion. Seulement la contagiosité ne suffit pas pour caractériser les maladies virulentes. Il faut encore que le *contagium* de ces maladies ait les qualités qui appartiennent aux *ferments vrais*, c'est-à-dire l'aptitude à modifier les milieux organiques pendant son évolution, de façon à les rendre impropres à l'entretien de la vie élémentaire, avec une intensité qui est loin d'être proportionnelle à son abondance. On sait, en effet, que le ferment acétique transforme en un jour environ cent fois son poids d'alcool et que le rapport entre le poids du ferment et celui de la matière transformée est encore plus considérable dans la fermentation butyrique.

CHAPITRE III

DÉMONSTRATION DE L'ÉTAT CORPUSCULAIRE DES VIRUS

Parmi les faits qui ont le plus contribué à préparer la découverte des virus-ferments, nous devons citer la démonstration de l'état corpusculaire des virus, fournie par M. Chauveau, en 1867.

On sait que les virus se multiplient généralement dans certaines humeurs qui en constituent le véhicule. Des substances diverses entrent dans la composition de ces humeurs, et, dans leur sein, nagent des parties figurées, comme des hématies, des globules blancs, des globulins, des granulations protoplasmiques, des micrococci ou d'autres bactériens.

Sur quelle substance est fixée l'activité infectieuse de ces liquides ? Le virus est-il une diastase soluble dissoute dans le sérum, ou un ferment figuré, constitué par l'un quelconque des éléments solides, flottant au milieu de cette sérosité ? Question fort importante, surtout si l'on se reporte à vingt ans en arrière, à l'époque où régnait la doctrine de la matière vivante devenue virulente par un changement isomérique, sous l'influence de causes banales.

Avant d'établir la doctrine du virus-ferment, il fallait démontrer tout d'abord que, dans les humeurs, la virulence appartient exclusivement à des particules figurées.

Davaine avait entrepris cette démonstration pour le sang charbonneux où flottent des bactériens immobiles (bactéridies de Davaine, aujourd'hui *Bacilli anthracis*). Ce savant expérimentateur remarqua un parallélisme constant entre la présence de ces bactéridies et l'explosion des symptômes du charbon ; il vit que l'inoculation d'une goutte de sang renfermant ces organismes engendrait le charbon, tandis que l'inoculation du sang qui n'en renfermait pas ne causait pas cette maladie. Mais il comprit que ces constatations ne suffisaient pas pour démontrer péremptoirement que la virulence est fixée sur les bactéridies. La meilleure et la seule démonstration était d'isoler celles-ci et de les faire agir dans cet état d'isolement sur les animaux d'expériences, comparativement avec les autres éléments du sang charbonneux. Mais les difficultés de cet isolement étaient énormes quand on cherchait à l'exécuter directement. Davaine crut tourner ces difficultés, en chargeant le placenta d'une femelle pleine d'opérer cet isolement. Une femelle de cobaye, en état de gestation, fut inoculée du charbon. A la mort de l'animal, on trouva le sang de la mère rempli de bactéridies et inoculable, tandis que le sang des fœtus sans bactéridies était dépourvu de virulence. On sait aujourd'hui que ce résultat est la règle générale, mais non la règle absolue. Toutefois, en le prenant tel quel, il est incapable de fournir la solution cherchée, attendu que le placenta de la mère a retenu de la même manière tous les autres éléments figurés du sang et que rien ne prouve que la partie fluide du sang fœtal soit identique au plasma du sang maternel.

. Davaine tenta une seconde démonstration. Du sang charbonneux fut étendu dans une grande quantité d'eau, et laissé en repos dans une éprouvette, pendant un temps plus ou moins long. Les bactéridies tombèrent au fond. On recueillit isolément avec une pipette, d'une part le liquide qui surnageait, d'autre part le dépôt formé au fond du vase. L'inoculation de ce dépôt communiqua le charbon. Celle du liquide surnageant resta sans effet. Malheureusement, le dépôt inoculé contenait, avec les bactéridies charbonneuses, tous les autres éléments solides du sang, moins les hématies, que l'eau avait rapidement détruites.

Il restait évidemment peu de chose à faire pour rendre cette expérience absolument concluante. Tout permettait de supposer que le virus charbonneux est un organite bacillaire ; mais, aussi vraisemblable qu'était cette hypothèse, elle ne pouvait passer dans le domaine des faits démontrés. Davaine a donc effleuré le but, but enviable, que M. Chauveau s'est proposé à son tour, et qu'il a atteint, en empruntant ses sujets d'étude à des maladies dont les virus supposés étaient loin d'être aussi palpables que celui du charbon.

. Trois ordres de faits permettent d'établir que l'activité spécifique appartient aux éléments figurés des humeurs virulentes, et que le sérum de ces humeurs ne participe en rien à cette activité.

§ Ier. — INFLUENCE DE LA DILUTION DES HUMEURS VIRULENTES SUR LES MANIFESTATIONS DE LEUR ACTIVITÉ.

On sait que Spallanzani, ayant eu l'idée de pratiquer la fécondation artificielle des œufs de poisson avec du sperme étendu d'eau, constata : 1° que les dilutions relativement faibles se comportent comme le sperme pur, c'est-à-dire que tous les œufs arrosés avec le liquide subissent l'imprégnation séminale et se développent; 2° qu'avec les dilutions poussées à un haut degré, il n'y a qu'un certain nombre d'œufs fécondés, quoique tous soient baignés de la même manière par le liquide fécondant. Un pareil résultat ne peut être expliqué qu'en admettant que la faculté fécondante est l'apanage de particules dispersées çà et là dans le liquide, c'est-à-dire des spermatozoïdes.

M. Chauveau s'est inspiré de cette expérience pour acquérir d'emblée les éléments d'une solution *probable,* relativement à l'état physique des agents actifs des humeurs virulentes.

Ces humeurs montrent des particules figurées flottant dans un plasma ou sérum, comme les spermatozoïdes nagent dans la partie liquide du sperme. Des dilutions plus ou moins étendues doivent donc agir sur elles de la même manière que sur l'humeur spermatique, c'est-à-dire écarter plus ou moins les uns des autres les corpuscules figurés suspendus dans le sérum, en respectant l'homogénéité de ce dernier. Que l'on puise, dans une humeur virulente ainsi étendue, une série de très fines gouttelettes, elles contiendront, au même degré de dilution, les substances dissoutes dans le sérum. Mais la même identité n'existera plus dans la composition des gouttelettes, sous le rapport des éléments corpusculaires. Si la quantité d'eau ajoutée à l'humeur est assez considérable, si ces éléments corpusculaires se trouvent ainsi relativement très éloignés les uns des autres, les gouttelettes n'en contiendront pas toutes, et le nombre de celles qui en seront privées sera d'autant plus grand que la dilution aura été portée à un degré plus élevé. Par l'inoculation de ces gouttelettes, on s'assurera qu'elles ne possèdent pas identiquement la même activité.

La lymphe vaccinale se prête d'une manière extrêmement favorable à cette application, parce qu'on peut faire, au même individu, un nombre considérable d'inoculations sous-épidermiques, dont chacune produit son bouton si l'humeur employée est d'excellente qualité et a été recueillie dans de bonnes conditions, et parce que ce bouton se présente avec une telle netteté de caractères qu'il est impossible d'en méconnaître l'identité et l'individualité.

Or les vaccinations faites avec le vaccin étendu de deux à quinze fois son poids d'eau comptent, en effet, presque autant de succès que de piqûres. A partir de la dilution au cinquantième, au contraire, les inoculations échouent le plus souvent. Quant aux inoculations pratiquées avec les dilutions vaccinales comprises entre la quinzième et la cinquantième, les unes avortent, les autres réussissent, mais le nombre des piqûres avortées est toujours plus grand avec les dilutions étendues. Dans tous les cas où l'inoculation réussit, l'éruption se comporte absolument de la même manière. La pustulation suit une marche et présente des caractères identiques avec ceux de la pustulation produite par l'inoculation du vaccin pur.

Le résultat de ces expériences est donc, sur tous les points, contraire à la présence du principe virulent dans le sérum de la lymphe vaccinale, et en conformité parfaite avec l'activité virulente des éléments solides flottant dans la sérosité.

Des recherches semblables aux précédentes ont été faites par M. Chauveau avec l'humeur de la variole et de la clavelée. Les résultats ont été pleinement confirmatifs de ceux qu'il avait obtenus avec la lymphe vaccinale. Des tentatives heureuses ont même été poursuivies avec le virus morveux.

§ II. — ISOLEMENT DES SUBSTANCES EN SOLUTION FORMANT LA BASE DU SÉRUM OU DU PLASMA DES HUMEURS VIRULENTES.

Pour arriver à la démonstration directe de la virulence des éléments figurés des humeurs, il est nécessaire de prouver qu'après leur séparation complète et absolue, les deux groupes de substances des humeurs virulentes, — matières en dissolution, matières en suspension, — se montrent : les unes complètement dénuées d'activité, les autres aussi actives que l'humeur essayée sous sa forme naturelle.

La filtration pouvait être essayée pour obtenir cet isolement. Mais les procédés connus à cette époque étaient insuffisants pour retenir toutes les granulations. Ils agissaient à la façon de simples dilutions, c'est-à-dire que, retenant un certain nombre de particules solides, ils fournissaient des virus appauvris en granulations.

La méthode à laquelle recourut M. Chauveau est basée sur une application des lois de la diffusion dans les milieux liquides.

Un schéma de l'application de cette méthode à la séparation des éléments des humeurs virulentes nous est fourni par l'expérience suivante :

Prenons un vase cylindrique ; au fond, déposons de l'encre additionnée d'une notable quantité de glycose ; au-dessus, versons, en laissant couler doucement le long des parois du vase, une certaine colonne d'eau et abandonnons le tout dans l'immobilité la plus complète ; au bout de quarante-huit heures, les éléments solubles de l'encre sont arrivés par diffusion jusque dans la couche supérieure du vase, comme on peut s'en assurer à l'aide de la liqueur de Barreswill, tandis que les particules solides de tannate de fer ne s'étendent pas au delà de quelques millimètres au-dessus de la couche d'encre.

Il est certain, d'après cette expérience, que la diffusion, employée d'une manière convenable, peut constituer un excellent moyen d'isolement des parties *dissoutes* dans un véhicule liquide. On peut l'appliquer avec succès aux humeurs virulentes, car les matières organiques, l'albumine en tête, obéissent également aux lois de la diffusion.

Si donc, dans une petite éprouvette de 2 centimètres de hauteur, sur 2 à 5 millimètres de diamètre, on dépose une colonne de 6 millimètres environ d'humeur vaccinale, couverte d'une couche d'eau distillée épaisse de 4 à 5 millimètres, les deux liquides ne se mélangent point. A leur contact, ils se distinguent nettement. Mais douze heures plus tard, la diffusion aura amené dans l'eau distillée les principes solubles de l'humeur vaccinale. Effectivement, si, à l'aide d'un fin tube capillaire, on pompe *à la surface* de l'eau une très petite quantité de liquide et si l'on approche ensuite l'extrémité du tube d'une goutte d'acide nitrique, ce dernier entre par capillarité et il se forme au contact des deux liquides un coagulum albumineux.

A ce moment, on peut inoculer comparativement le liquide de la couche superficielle où existent les substances diffusibles du vaccin, et celui du fond de l'éprouvette où sont enfermés les éléments figurés.

Avec le premier, les résultats sont toujours négatifs, tandis qu'ils sont toujours positifs avec le fluide pris au fond de l'éprouvette.

On complète l'expérience, en inoculant aussi les couches liquides intermédiaires. Ces inoculations fournissent des résultats fort intéressants. Les couches supérieures se montrent en général aussi inactives que la plus superficielle. Les autres donnent un nombre de boutons proportionné à la quantité d'éléments corpusculaires actifs qui ont été entraînés ou attirés dans le liquide diffusant.

La première partie de l'expérience établit donc que les matières dissoutes des humeurs virulentes se montrent complètement inactives, lorsque ces matières ont été extraites de leur véhicule à l'état d'isolement complet. Quant à la seconde partie, elle renforce les éléments de démonstration indirecte fournis par la méthode des dilutions graduées à la solution du grave problème que nous discutons.

§ III. — Isolement des corpuscules solides ou éléments figurés tenus en suspension dans les humeurs virulentes.

Si l'on prouve, maintenant, que les corpuscules figurés des humeurs virulentes, après avoir été complètement isolés du sérum dans lequel ils se trouvent suspendus, possèdent toutes les propriétés spécifiques de l'humeur complète, on sera définitivement fixé sur l'état physique des éléments virulents. Il ne restera plus rien à faire pour prouver que ces éléments existent dans les humeurs à l'état solide.

Le point difficile était d'obtenir les corpuscules figurés absolument débarrassés du véhicule liquide. Ce point était d'autant plus important que des hommes du plus haut mérite inclinaient à penser que les humeurs virulentes agissent par la couche de sérum qui adhère à la surface des corpuscules. La filtration ne pouvait satisfaire à ce desideratum. M. Chauveau a tourné la difficulté en associant le lavage à la filtration.

Ces opérations ne sont praticables que sur les humeurs virulentes que l'on peut se procurer en grande abondance et dont la richesse en éléments corpusculaires est considérable.

De tous les liquides virulents remplissant cette condition, le plus remarquable est le pus des abcès causés par la morve aiguë. Les éléments virulents y sont très nombreux et peuvent être lavés aussi aisément et aussi sûrement qu'un précipité chimique.

Voici comment M. Chauveau a procédé : 10 centimètres cubes de pus morveux sont délayés dans 200 grammes d'eau pure ; après agitation, on abandonne le mélange à lui-même pendant deux heures, pour laisser déposer les grumeaux capables de retenir du sérum dans leur épaisseur et de le soustraire à l'action du lavage. On décante ensuite le liquide qui surnage. Le liquide ainsi obtenu est jeté sur un filtre de papier bien choisi. La filtration s'effectue rapidement; on obtient sur le filtre un résidu composé de presque tous les corpuscules cellulaires et d'un grand nombre de granulations libres en suspension dans le liquide. Par cette opération préliminaire, la masse des éléments solides se trouve réduite des huit ou neuf dixièmes.

Cette masse subit successivement cinq lavages dans 3 litres d'eau et cinq décantations, dans l'espace de trente-six à quarante heures. Le résidu est recueilli dans une petite quantité d'eau pour l'inoculation.

Il est certain qu'après un traitement pareil, le pus n'a gardé aucune trace appréciable de ses substances solubles. Par conséquent, les éléments corpusculaires de ce liquide, ainsi plongés dans leur nouveau véhicule, doivent être regardés comme isolés de tous les autres éléments de l'humeur morveuse.

Le liquide qui contenait ces éléments servit à inoculer un âne et un cheval. On fit les inoculations avec la lancette, à la joue, par piqûres sous-épidermiques, au nombre de six. Toutes devinrent presque immédiatement le siège du travail initial de l'infection morveuse. Quatre jours après, les deux animaux étaient en pleine morve, et l'âne, qui succomba le sixième jour, présenta à l'autopsie les plus épouvantables lésions morveuses.

Ainsi, les éléments corpusculaires de l'humeur morveuse, isolés du sérum et suspendus dans l'eau distillée, se sont montrés aussi virulents que s'ils étaient restés dans leur véhicule naturel.

Les trois ordres de faits qui viennent d'être exposés autorisaient légitimement M. Chauveau à soutenir que les substances solubles des humeurs ne participent *en rien* à la faculté virulente, et que cette faculté *est exclusivement* fixée sur les particules figurées ou éléments solides tenus en suspension dans ces humeurs.

§ IV. — Détermination des éléments figurés qui possèdent l'aptitude virulente.

Il était de la plus haute importance de savoir que les agents de la virulence se trouvent à l'état solide dans les humeurs; mais cela ne suffisait pas. Il fallait procéder à une recherche plus minutieuse des conditions qui donnent la qualité d'agents spécifiques, soit à toutes les particules que les liquides virulents tiennent en suspension, soit à quelques-unes seulement de ces parcelles figurées.

M. Chauveau a fait remarquer, d'abord, qu'il existait des proto-organismes-ferments dans les humeurs des maladies septiques ou septicoïdes que l'on regarde aujourd'hui comme virulentes. La question était donc facile à juger en ce qui les concernait. Restait à l'envisager dans les humeurs des autres affections virulentes.

Une expérience lui a démontré que l'activité spécifique est fixée sur les plus fins éléments corpusculaires de ces humeurs. Elle consistait à délayer le pus morveux dans une assez grande quantité d'eau et à le soumettre à la décantation. Les couches superficielles ne tardaient pas à se dépouiller complètement des *éléments cellulaires* qu'elles pouvaient contenir; tout en restant très riches en *éléments granuliformes;* néanmoins, inoculées aux solipèdes, elles ont agi comme le pus virulent pur.

Malheureusement, cette expérience ne prouvait pas que la virulence appartînt exclusivement aux éléments corpusculaires. Les éléments cellulaires pouvaient aussi posséder cette activité spécifique, et la tenir des premiers, attendu que le corps des éléments cellulaires est plus ou moins infiltré de granulations moléculaires. Néanmoins, l'étude de l'humeur vaccinale fraîchement extraite d'une pustule a fourni presque la certitude que la virulence était l'apanage des granulations, fait très intéressant, surtout si on le compare aux acquisitions récentes de la science sur la forme et le siège de plusieurs micro-organismes spécifiques.

Mais quelle est la nature de ces granulations libres ou agglomérées ou emprisonnées dans les cellules? S'agit-il de formes transitoires de proto-organismes polymorphes, comme le pensait Hallier, de microzymas, comme l'auraient cru Béchamp et Estor, ou de micro-organismes parasites adultes, comme l'admettaient, sans preuve, un assez grand nombre de personnes? M. Chauveau a rejeté les deux premières hypothèses et, sans se prononcer sur le compte de la troisième, il s'est borné à bien établir : 1° que les agents de la virulence, dans le groupe des maladies qu'il appelait virulentes, à cette époque, sont des granulations; 2° que ces granulations sont vivantes et spécifiques et ne peuvent être confondues avec des lambeaux de protoplasma normal.

Ces points étant mis hors de contestation, l'esprit était affranchi des doctrines mystérieuses de l'*humorisme;* la voie qui devait conduire aux grands chemins de la pathologie animée était ouverte à de nouvelles explorations.

CHAPITRE IV

DÉMONSTRATION DE LA NATURE ANIMÉE DES
CORPUSCULES VIRULENTS

Parmi les éléments figurés qui accompagnent toujours les humeurs virulentes et que l'on accuse de la propagation et de la genèse des maladies contagieuses, on a signalé : 1° des proto-organismes analogues à ceux des fermentations; 2° des corpuscules ou granulations spécifiques. Comme type des premiers, on peut citer les bacilles de la fièvre charbonneuse (fig. 3); comme exemple des seconds, les micrococoques de l'érysipèle (fig. 4).

La démonstration de la nature animée des bacilles charbonneux entraîne nécessairement celle de la croissance de ces parasites et de leur reproduction, dans des milieux appropriés, avec la conservation de leur virulence.

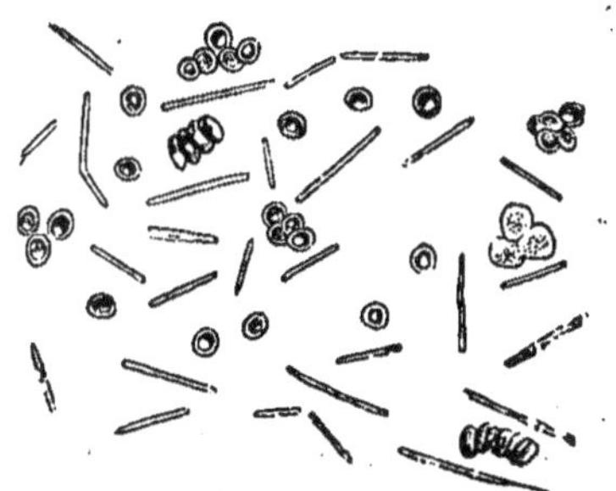

Fig. 3. — Bacilles de la fièvre charbonneuse mélangés à des globules sanguins dans le sang d'un cochon d'Inde, après une inoculation.

Delafond, ancien professeur de l'École vétérinaire d'Alfort, entrevit le premier la nature végétale et vivante du *Bacillus anthracis*. Il fit, en 1860, une série d'expériencs pour différencier les vibrions des infusions végétales et animales en putréfaction des bacilles du charbon. Cette différence établie, Delafond pensa que ces bacilles étaient des végétaux cryptogames et qu'il devait être possible de les cultiver. Il institua des expériences pour vérifier cette hypothèse, et il vit, en quelques jours, les baguettes du sang charbonneux quadrupler de longueur.

L'observation de Delafond mérite d'occuper une place des plus honorables dans l'histoire des virus; aussi tenons-nous à reproduire textuellement le passage dans lequel il l'a consignée.

« Ces dernières expériences, écrit Delafond, m'ayant démontré d'une manière déjà bien satisfaisante que les éléments charbonneux étaient une matière organique végétale, j'ai dû pousser plus loin les expériences que j'avais entreprises et chercher à obtenir un développement complet de cette production, c'est-à-dire à lui faire donner des *spores* ou graines; mais, malgré les expériences variées et nombreuses auxquelles je me suis livré, je n'ai pu encore atteindre ce résultat important. J'espère pourtant qu'en multipliant et variant mes expérimentations, je pourrai atteindre un développement entier du cryptogame. Quoi qu'il en soit, il me paraît, je ne puis encore dire certain, mais pourtant extrêmement probable, que, dans le sang vivant des animaux atteints de la fièvre charbonneuse, circulent, quelque temps avant la mort, et se multiplient prodigieusement, des filaments de nature végétale pouvant s'accroître, lorsque le sang retiré des vaisseaux est mis dans des conditions favorables à la végétation, et *donner lieu à un mycélium très remarquable formé de nombreux filaments déliés.* »

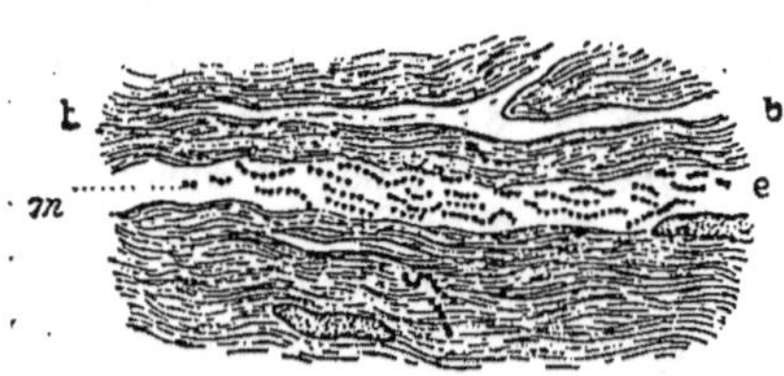

Fig. 4. — Coupe de la peau dans l'érysipèle. Dans l'espace *e*, compris dans le tissu conjonctif *t*, on voit de nombreux microcoques *m*, groupés par deux ou en chaînettes.

Delafond a donc poursuivi la culture complète du micro-organisme qui accompagne le sang charbonneux. Il ne réussit qu'à constater la première phase de la végétation.

C'est seulement seize ans plus tard que le but envisagé vainement par le savant professeur d'Alfort fut atteint par M. Koch.

Le docteur Koch, dont le nom et les travaux sont aujourd'hui aussi répandus qu'estimés, publiait en 1876 (in *Beitrage zur Biologie der Pflanzen herausgegeben* von Ferdinand Kohn) une monographie mémorable sur l'étiologie de la fièvre charbonneuse. Il annonçait dans ce mémoire qu'il avait vu les bacilles de cette affection s'allonger, constituer des paquets de filaments entrelacés, former ensuite à leur intérieur des spores réfringentes et régulièrement espacées. Les spores finissaient par s'isoler comme celles des bactéries vulgaires observées déjà par les botanistes. Enfin, déposées dans un milieu convenable, ces spores germaient, formaient du mycélium et reproduisaient de nouvelles spores.

M. Koch a étudié ces phénomènes sur les bacilles d'une goutte de sang charbonneux diluée dans l'humeur aqueuse ou le sérum et maintenue, sous le microscope, à une température voisine de 30 degrés, selon le procédé employé déjà par Cohn pour observer l'évolution de plusieurs micro-organismes végétaux.

Cet auteur a observé, en outre, l'influence de la température, celle de l'air et de l'oxygène.

Il a vu que le développement du *Bacillus anthracis* est possible entre + 18 degrés et + 45 degrés, qu'il est rapide vers 35 degrés, plus lent à 30 degrés, difficile au-dessus de 40 degrés. A 35 degrés, les spores se montrent dans les filaments après vingt heures; à 30 degrés, après trente heures; entre 18 à 20 degrés, elles mettent deux à trois jours pour se former. Quant à l'air ou à l'oxygène, ils sont indispensables au développement de ce bacille. Si le milieu de culture est pauvre en oxygène, le contenu des filaments devient trouble et les filaments eux-mêmes se divisent et disparaissent avant l'apparition des spores.

M. Koch a donc eu le mérite de démontrer qu'un micro-organisme *virulent* pouvait parcourir *in vitro* tous les cycles de son évolution, à la façon de certains végétaux inférieurs parfaitement étudiés.

L'année suivante, M. Pasteur et son collaborateur M. Joubert apprenaient à l'Académie des sciences (30 avril 1877) qu'ils avaient cultivé les micro-organismes de la fièvre charbonneuse, dans des tubes de verre *ad hoc*, en prenant comme milieu de culture l'urine neutre ou légèrement alcaline ou la solution minérale artificielle que le premier avait employée déjà, avant les travaux de Koch, pour la reproduction des ferments. Lorsque la première culture avait achevé son évolution, une goutte de son contenu servait à ensemencer un second tube, et ainsi de suite jusqu'à la douzième génération. Dans chacune de ces cultures, apparaissaient d'abord des filaments mycéliques qui se garnissaient ensuite de spores (corpuscules brillants de M. Pasteur) et se résorbaient ultérieurement, de façon à mettre les spores en liberté.

Mieux que dans les expériences de M. Koch, MM. Pasteur et Joubert ont vu les bacilles se multiplier par scissiparité et s'allonger beaucoup dans les points les plus exposés à l'air. Les bacilles à l'état de filaments absorbent l'oxygène et rejettent un égal volume d'acide carbonique; à l'état de spores, ils peuvent supporter le séjour dans ce dernier gaz; toutefois, les spores n'émettent pas de mycélium sans recevoir de nouveau le contact de l'air ou de l'oxygène.

L'abondance des cultures de M. Pasteur lui permit d'isoler la partie liquide de la partie solide. Une filtration soignée à travers la terre de pipe opéra cette séparation.

Par des inoculations et des cultures nouvelles de chaque élément, M. Pasteur a prouvé que la partie liquide était incapable de déterminer une maladie mortelle et de féconder un tube ou matras, alors que la partie solide fécondait des milieux liquides frais et tuait régulièrement les animaux auxquels on l'inoculait.

Cette démonstration, malgré certaines objections soulevées à propos de l'influence des filtres poreux sur les diastases, eut, en outre, l'avantage de bien établir l'innocuité de la partie liquide des cultures artificielles.

En 1878, Toussaint, de son côté, a suivi au microscope l'évolution de ce microbe dans la chambre humide, et chaude de M. Ranvier, au sein de l'humeur aqueuse extraite de l'œil d'un animal. Il a assisté à toutes les transformations des bacilles, et les a même dessinées d'heure en heure. Ses observations ont corroboré celles de M. Koch. Au bout d'une heure, les bacilles ont doublé de longueur, et après sept ou huit heures, ils dépassent le champ du microscope. Lorsque, durant cette rapide élongation, plusieurs bacilles se rencontrent, ils s'enroulent les uns autour des autres, et, si leurs extrémités sont fixées sur la plaque porte-objets, ils forment une anse qui tourne sur elle-même et prend les apparences des torons d'une corde usée. Plus tard, après seize à dix-huit heures de culture, les filaments se segmentent, et, dans le plus grand nombre des articles, on aperçoit une sorte de perle brillante qui est une spore. Les spores deviennent libres par la disparition de la substance granuleuse des filaments et se présentent animées d'un mouvement brownien assez rapide.

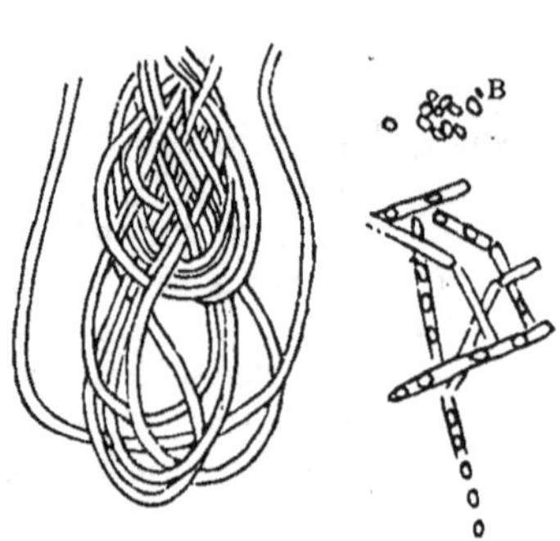

Fig. 5. — Bacille du charbon à divers états de développement. A gauche, filaments enroulés en cordelette. A droite, filaments sporulés et spores isolées.

Toussaint a étudié de la même manière le développement des spores en bacilles. « Au bout d'une demi-heure à une heure, à la température de 37 à 38 degrés, dit Toussaint, les spores perdent leur réfringence, et leurs mouvements browniens cessent presque complètement : elles deviennent pâles comme les bactéridies et très finement granuleuses, puis s'allongent dans le sens de leur plus grand diamètre ; après deux heures de culture, le corpuscule a deux ou trois fois ses dimensions primitives : c'est alors une bactéridie dont l'allongement fait des progrès rapides. » M. Koch a interprété ce phénomène d'une autre manière. Pour lui, la spore s'entoure d'abord d'une auréole gélatineuse ; celle-ci s'allonge peu à peu, devient ovoïde, puis filiforme ; enfin la spore diminue de volume, pâlit et disparaît.

D'après Toussaint, le bacille résulterait donc de l'allongement de la spore, tandis que, d'après M. Koch, il proviendrait d'une masse de protoplasma dont la spore provoquerait la formation.

De Bary professe une opinion analogue à celle de Toussaint ; seulement il ajoute quelques détails curieux. Ainsi, préalablement, une partie de la membrane extérieure de la spore se détacherait et ce point serait aussitôt recouvert par une couche gélatineuse qui formera l'enveloppe de la jeune

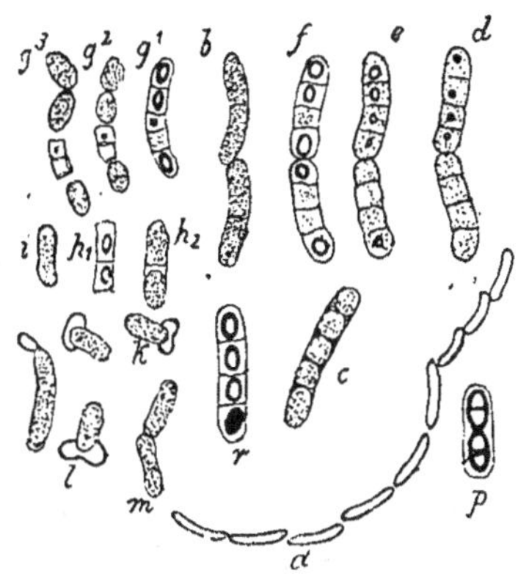

Fig. 6. — Montrant toutes les phases d'évolution du *Bacillus megaterium*, d'après de Bary. — *a*, chaînette de bâtonnets, grossissement de 250 ; *b*, une paire de bâtonnets mobiles ; *p*, un bâtonnet à quatre membres après l'action de l'eau iodée ; *c*, bâtonnet à cinq membres en voie de formation de spores ; *d* à *p*, états successifs de la formation des spores ; certaines cellules figurées en *e* ont perdu leurs spores ; en *f*, on ne les voit plus ; les autres se sont développées ; *g'*, bâtonnet à cinq membres avec des spores ; *i*, *k*, *l*, *m*, bâtonnet en division développé aux dépens d'une spore dans l'espace de huit heures.

cellule issue de la spore. La membrane se détacherait tantôt en long, tantôt en travers, de sorte que la cellule naissante se trouverait dans l'axe de la spore ou perpendiculaire à cet axe (voy. fig. 6).

Quoi qu'il en soit, le cycle complet a été suivi par les savants que nous avons cités. Depuis, il a été vu et vérifié par un très grand nombre d'observateurs.

Nous avons insisté, à dessein, sur l'évolution du *Bacillus anthracis*, parce qu'elle est aujourd'hui la plus parfaite que l'on connaisse et parce qu'elle démontre, à n'en plus douter, la nature vivante des agents virulents dont la morphologie rappelle celle des ferments.

Une maladie redoutable pour les oiseaux de basse-cour, connue sous les noms de choléra des volailles, choléra aviaire, ou plus simplement de choléra des poules, éminemment transmissible, était restée une énigme pour les pathologistes, jusqu'à ces dernières années.

En 1879, le miasme de ce redoutable fléau a été, selon l'expression de H. Bouley, saisi sous sa forme matérielle et vivante.

M. Moritz, vétérinaire alsacien, a soupçonné la nature parasitaire du choléra des poules. M. le professeur Perroncito, de Turin, a signalé des granulations punctiformes dans le sang des poules malades; il les a même figurées, mais il n'a pas établi leur rôle dans la virulence et la propagation de la maladie. C'est Toussaint qui fit ressortir le lien indissoluble qui existe entre la présence de ces granulations et la virulence spécifique des humeurs. Bien plus, il démontra leur nature vivante par la culture.

Le microbe du choléra des poules, dit Toussaint, peut être cultivé dans un liquide artificiel : une goutte de sang étant placée dans 20 grammes de liquide, les parasites s'y multiplient avec une grande rapidité, et bientôt toute la solution en est remplie au point qu'ils se touchent de toutes parts. (*Note communiquée à l'Académie de médecine*, en 1879.)

M. Pasteur a cultivé ce parasite sur la demande de Toussaint et indiqué les conditions qui président à sa reproduction dans les milieux artificiels. Il a montré que le liquide de culture qui convient le mieux à ce microbe est le bouillon de poulet neutralisé. La reproduction s'éteint rapidement dans l'urine neutre; enfin, elle est impossible dans l'eau de levure stérilisée. Ces affinités particulières ont même servi à M. Pasteur pour séparer le microbe du choléra aviaire de quelques micro-organismes étrangers.

Puisque cette granulation est capable de se multiplier dans des milieux artificiels, elle est vivante et doit être rangée dans le groupe des bactériens punctiformes appelés micrococci, lesquels se reproduisent simplement par scissiparité (1).

Conséquemment, cette grande classe de virus, que M. Chauveau avait distinguée à une certaine époque des virus à ferments, ne doit plus être rangée à part. Ces virus sont représentés par des granulations, ces granulations sont vivantes; elles se

---

(1) On a cru tout d'abord que le virus du choléra des poules appartiendrait à cette catégorie de microbes dont la granulation est la représentation matérielle; depuis on en a fait un fin bacille.

multiplient en dehors de l'organisme, communiquent une maladie déterminée quand elles pénètrent dans un organisme semblable à celui qui les a fournies; leur nature est donc incontestablement parasitaire ou microbienne.

Telles sont les considérations importantes que nous tenions à présenter sur deux virus morphologiquement différents, afin de bien établir aux yeux du lecteur la nature animée des particules solides virulentes.

Nous pouvons encore appuyer cette démonstration sur de nouveaux exemples.

Le sang contenu dans les vaisseaux devient assez promptement virulent après la mort, surtout dans la saison chaude. La virulence se montre d'abord dans le sang des veines intestinales; elle se propage au sang des autres parties du corps, puis aux sérosités; enfin, à toutes les humeurs de l'économie. Ce fait a été communiqué par M. Signol, en 1875, et étudié ultérieurement par M. Pasteur.

Les recherches méthodiques de M. Pasteur ont appris que cette virulence était l'œuvre d'un micro-organisme qui s'allonge et devient onduleux dans les séreuses et dans le sang, se reproduit, quoique difficilement, dans un milieu nutritif et à l'abri de l'air, d'un vibrion, en un mot, que MM. Pasteur, Joubert et Chamberland ont appelé *vibrion septique.*

MM. Chauveau et Arloing ont démontré que ce vibrion était l'agent virulent de la *septicémie gangreneuse* ou *foudroyante* de l'homme et de quelques animaux et en ont étudié les propriétés pathogènes.

Dès 1863, Mayerhoffer signalait l'existence de bactéries dans les lochies des femmes atteintes de fièvre puerpérale. En 1869, Coze et Feltz trouvaient dans le sang et les humeurs de ces malades des éléments étrangers punctiformes isolés ou disposées en chaînettes. Ces liquides infectaient des animaux sains. Plusieurs auteurs ont rapporté des observations analogues jusqu'en 1879, époque à laquelle M. Pasteur s'est intéressé à cette question. Au laboratoire de l'École normale, on trouva dans les collections purulentes, et quelquefois, avant la mort, dans le sang des malades, des granulations sphériques rapprochées généralement en longs chapelets flexibles. On les a cultivées aisément, mais on ne les réinocula pas régulièrement. La possibilité de cultiver un micro-organisme présent dans les accidents puerpéraux ressortit simplement de cette tentative avortée. Mais cette étude fut reprise par M. Chauveau, qui démontra, en 1882, que les deux premières générations de ce microbe communiquent des accidents puerpéraux très caractérisés.

L'année suivante, M. Arloing montrait que cet agent virulent pouvait se reproduire avec ses caractères morphologiques et pathogènes dans le bouillon de bœuf salé, en série presque indéfinie, puisqu'il l'a cultivé jusqu'à la trente-deuxième génération. A la même époque, M. Frænkel cultivait ce virus avec un égal succès sur la gélatine nourricière et lui reconnaissait des propriétés identiques.

M. Villemin découvrit, en 1865, l'inoculabilité de la phtisie humaine au lapin et au cobaye, par insertion de crachats ou de tubercules dans le tissu conjonctif sous-cutané. Trois années plus tard, M. Chauveau nous apprenait que la tuberculose était transmissible par les voies digestives et que les tubercules de l'homme et du bœuf, ainsi que les inflammations diffuses des parenchymes, de nature tuberculeuse, étaient identiques au point de vue de la virulence. Parrot, Gerlach, Bollinger, et à leur suite plusieurs expérimentateurs français et étrangers, ont constaté la virulence du lait fourni par quelques vaches tuberculeuses. D'autres observateurs, à la tête desquels il faut citer Tappeiner, s'assuraient de la possibilité de communiquer la tuberculose par inhalation de crachats desséchés et réduits en parcelles ténues. Enfin, M. Chauveau a montré (1872) que la partie infectante de la matière tuberculeuse se présentait sous la forme de particules solides extrêmement ténues.

Tous ces faits donnaient à la phtisie les allures d'une maladie virulente. Aussi est-il naturel que plusieurs anatomo-pathologistes aient cherché dans les lésions tuberculeuses la présence de quelque micro-organisme étranger, et que Klebs et Toussaint aient tenté de le cultiver dans des milieux artificiels.

Toussaint (1881) cultiva un micrococque qui se plaisait fort bien dans le sérum sanguin liquide; sur de jeunes porcelets il produisit des infections tuberculeuses généralisées et très graves avec des cultures déjà fort éloignées de leur souche. Ce micrococque qui provenait d'animaux tuberculeux est différent du microbe connu aujourd'hui sous le nom de bacille de Koch, lequel est l'agent le plus habituel de la tuberculisation dans l'espèce humaine.

M. Robert Koch, un an après, réussit à obtenir, sur le sérum solidifié, des cultures très virulentes, dans lesquelles on ne voyait qu'un seul organisme bacillaire. Les conclusions que l'auteur pouvait tirer de l'examen et de l'inoculation de ses cultures furent heureusement corroborées, grâce à une technique spéciale, par la démonstration d'un microbe semblable au sein des lésions tuberculeuses spontanées et des lésions expérimentales.

Quoi qu'il en soit, la tuberculose est une maladie transmissible, ses lésions renferment un micro-organisme parasite, ce micro-organisme se reproduit avec ses propriétés infectantes dans des milieux nutritifs artificiels; par conséquent, la nature animée de son virus est *ipso facto* rigoureusement démontrée.

M. Nocard a cultivé récemment, par le même procédé, les bacilles de la tuberculose du faisan.

Terminons par un dernier exemple emprunté aux maladies dont le virus a la forme de granulations élémentaires.

Pendant l'adolescence, l'homme peut être frappé d'une affection du système osseux (*ostéite* ou *ostéo-périostite juxta-épiphysaire*) accompagnée de phénomènes généraux tellement graves que les chirurgiens ont cru devoir la désigner encore par les noms de *typhus des membres* ou d'*ostéo-myélite infectieuse*.

Lücke, Klebs, Eberth trouvèrent des micrococci dans le pus de l'ostéomyélite infectieuse après la mort du malade. Pasteur, Max Schüller, Népveu en rencontrèrent pendant la vie. Dès 1880, M. Pasteur les cultiva et signala leur ressemblance morphologique avec le microbe du furoncle.

Depuis cette époque, ce micro-organisme fut cultivé par plusieurs personnes, en Allemagne et en France, sur des milieux nutritifs solides. Il se présente sous l'aspect d'un fin micrococcus, à contour net et arrondi, plus ou moins volumineux suivant que les cultures où on l'étudie sont jeunes ou vieilles, isolé ou associé à d'autres micrococci, par deux, quatre ou cinq, ou bien en nombre assez considérable pour constituer de petites grappes opaques de couleur orangée.

Le mode de groupement et la couleur de ce micrococcus l'ont fait nommer *Staphylococcus pyogenes aureus* par les auteurs allemands (Rosenbach, Becker).

Le microbe que l'on retire du pus de l'ostéomyélite et que l'on propage dans les milieux artificiels avec une grande facilité est bien l'agent spécifique de cette redoutable affection des adolescents. La preuve a été fournie par les inoculations de Becker, de Fédor Krause, et surtout par celles de A. Rodet, de Lyon, qui produisirent des lésions absolument semblables à celles de l'ostéomyélite de l'homme.

Les détails dans lesquels nous sommes entrés renferment la solution du problème soulevé par le titre donné à ce chapitre. Nous savons maintenant que les éléments essentiels des humeurs virulentes sont des corps solides, bien plus, que ce sont des êtres vivants dont la pullulation est la cause de la transmission et du développement des maladies contagieuses.

CHAPITRE V

PLACE DES MICRO-ORGANISMES VIRULENTS DANS LA SÉRIE DES ÊTRES VIVANTS

On a démontré dans le chapitre précédent que la virulence était fonction d'organismes vivants, sur la nature desquels la science a été longtemps incertaine. Le nom de *microbes*, que leur a donné Sédillot, n'a fait que reculer momentanément la difficulté sans la résoudre. Il faut déterminer à présent la place qu'il convient d'assigner aux microbes dans l'échelle des êtres vivants. C'est un problème fort important, dont la solution dépend de l'examen approfondi de la forme et de l'organisation des microbes, de leurs caractères histochimiques et de leurs propriétés physiologiques.

§ Iᵉʳ. — MORPHOLOGIE GÉNÉRALE DES MICROBES.

Les micro-organismes virulents sont des êtres microscopiques, globuleux ou filiformes. Ils présentent $0^{mm},001$ en tous sens, rarement plus, lorsqu'ils sont globulaires ; $0^{mm},001$ de largeur sur $0^{mm},002$ à $0^{mm},004$ de longueur, quand ils sont filiformes.

Les microbes virulents reflètent parfois, lorsqu'ils sont en masse un peu considérable, une coloration jaunâtre ou orangée, verdâtre ou bleuâtre ; mais, généralement, ils sont incolores, et toujours ils semblent dépourvus de coloration lorsqu'ils se présentent isolés. Parmi les microbes non virulents, on observe des teintes plus variées et plus vives.

La structure des microbes a été assimilée à celle d'une cellule sans noyau. Pour Butschli, au contraire, le corps de ces êtres serait représenté par un noyau revêtu d'une couche très mince de cytoplasme ou renfermé dans une membrane protoplasmique.

Quoi qu'il en soit, la masse principale est du protoplasma homogène, trouble ou granuleux, incolore ou coloré de diverses manières.

La coloration verte est attribuée à une substance analogue à la chorophylle; les autres, à des matières comparables aux couleurs d'aniline; de là le nom de bactério-purpurine sous lequel on les désigne.

Les granulations sont, le plus souvent, des grains d'amidon ou mieux de granulose; quelquefois des parcelles de soufre, comme dans le *Beggiatoa* des eaux sulfureuses.

A une phase avancée de la vie des micro-organismes filiformes, on voit, dans le protoplasma, en un ou plusieurs points, les corpuscules ovoïdes, brillants, connus sous le nom de *spores*, qui terminent une génération et assurent l'apparition d'une génération nouvelle.

Le protoplasma est protégé par une enveloppe membraneuse, tantôt mince et flexible, tantôt épaisse et rigide. Cette enveloppe est bien distincte quand on détermine la rétraction du protoplasma par des réactifs appropriés. Ch. Robin et Cohn lui attribuent la nature cellulosique; Nencki la croit formée d'une albumine modifiée, la mycoprotéine; enfin Neisser pense qu'au moins dans certaines espèces, elle présente les caractères d'une matière grasse.

Ehrenberg avait déjà signalé, à la surface des micro-organismes filiformes, un ou plusieurs cils vibratiles. Les observations modernes, ainsi que la photographie, ont confirmé les examens de ce savant naturaliste. Cependant, ces appendices sont loin d'être constants. Lœffler a insisté dernièrement pour montrer que des microbes d'ailleurs très agiles n'en possèdent pas. Les cils vibratiles, au nombre d'un à deux, sont situés à l'une des extrémités; ils appartiennent à l'enveloppe et ne sont pas, comme dans les zoospores des algues, des émanations du protoplasma.

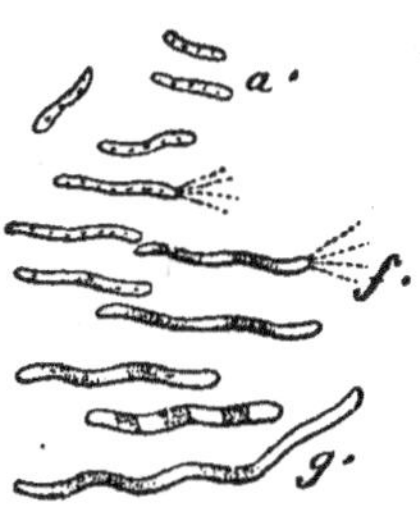

Fig. 7. — *Vibrio rugula* (d'après Warming). Deux individus possèdent des cils.

De l'enveloppe dépend encore une couche plus ou moins épaisse, susceptible de s'imprégner d'eau, de se gonfler et de se ramollir comme une sorte de mucilage. La substance qui compose cette couche retient moins vivement les couleurs d'aniline que le protoplasma ou les liquides albuminoïdes au sein desquels nagent les microbes, si bien qu'après teinture, certains micro-organismes paraissent inclus dans une coque transparente. Le microbe que l'on trouve dans les lésions de la pneumonie en offre un bel exemple.

§ II. — MOYENS D'ÉTUDE.

Pour étudier plus facilement la morphologie des microbes, on recourt aux procédés de coloration qui ont rendu déjà de grands services aux histologistes dans l'examen des tissus.

Le carmin, l'hématoxyline, l'iode en solution peuvent colorer plus ou moins les microbes. Mais les couleurs qui se fixent le mieux dans la substance de ces organismes sont les couleurs basiques d'aniline ; les acides n'ont pas d'affinité spéciale pour les microbes. La fuchsine, le violet et le bleu de méthyle, le violet de gentiane, la safranine, la vésuvine, etc., sont les plus usités. Parmi ces couleurs, il en est de solubles dans l'eau pure, comme la safranine ; d'autres sont solubles dans l'alcool ou dans l'eau alcalinisée, comme la fuchsine, le violet de méthyle. Ordinairement, on prépare une solution alcoolique forte, que l'on dilue plus ou moins, selon les cas, dans l'eau distillée, dans une solution faible de potasse ou même dans une solution aqueuse d'huile d'aniline.

Dans la pratique, plusieurs cas peuvent se présenter : on se propose de teindre les microbes qui nagent dans les humeurs animales ou dans les bouillons de culture, ou bien ceux qui sont enfermés dans les tissus.

Dans le premier cas, on colore les microbes à l'état frais ou après dessiccation. Certains micro-organismes se teignent fort bien à l'état frais ; on obtient, par exemple, d'excellentes préparations des bacilles du charbon, des microcoques de la septicémie puerpérale. On évite la décoloration en conservant les préparations dans la glycérine alunée.

Il est fort à la mode, aujourd'hui, de colorer les microbes après dessiccation. Pour cela, on dilue le liquide qui les contient, puis on en étale une goutte sur une lamelle de verre couvre-objets ; on laisse sécher à l'air libre ou en passant de temps en temps la lamelle au-dessus de la flamme d'une lampe à alcool. (On a prétendu que le séchage à froid, suivi du chauffage, favorisait l'imprégnation par les couleurs). Quand la dessiccation est parfaite, on arrose la lamelle avec quelques gouttes de la teinture, ou bien on la renverse sur le bain pendant un

temps variable, suivant l'espèce. Lorsque l'imprégnation est
suffisante, on lave à l'eau pure ; si l'imprégnation a été trop
forte, on lave à l'eau alcoolisée pour enlever une partie de la
matière colorante. On fait de nouveau sécher la lamelle ; on
l'éclaircit avec l'essence de girofle, puis on la fixe sur une lame
de verre porte-objets avec
une goutte de baume du
Canada.

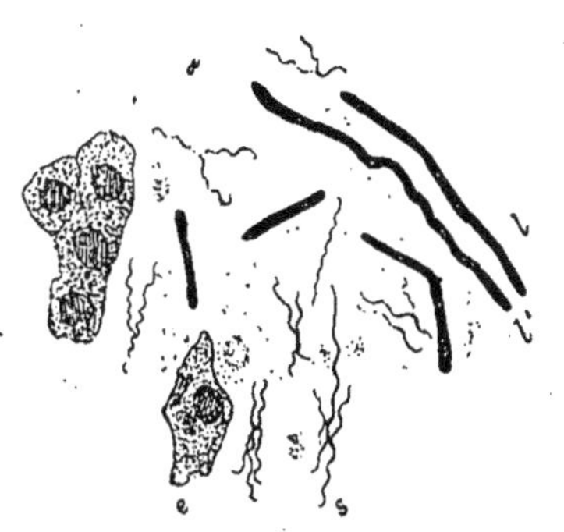

Fig. 8. — Bactéries de la bouche. — *l*,
filaments du leptothrix ; *l'*, filament
ondulé du même ; *s*, spirochœte sali-
vaire ; *e*, cellule épithéliale de la
bouche.

Les colorations à l'état
frais laissent aux microbes
les dimensions et la forme
qu'ils possèdent dans les
liquides organiques ou dans
les cultures. La dessiccation
les ratatine plus ou moins.
Cet inconvénient est contre-
balancé par l'avantage de
montrer beaucoup mieux les
articles des filaments ou les
pièces qui composent les
chaînettes des microbes
punctiformes.

Quel que soit le procédé
employé, la coloration aura généralement pour effet de mettre
les spores en évidence, car ces dernières refusent la teinture,
si elles se sont normalement développées et si l'on n'emploie pas des procédés spéciaux pour les colorer.

L'habitat des microbes, leurs rapports avec les éléments des
tissus normaux ou pathologiques nous sont dévoilés par
l'étude des coupes histologiques. Aussi minces que soient ces
coupes, il est impossible de voir clairement les microbes
qu'elles renferment sans le secours des matières colorantes.
Les coupes doivent être très minces ; aussi les fait-on à l'aide
des microtomes. Si les tissus sont frais, on pratique les coupes
sur le microtome à congélation ; si les tissus ont été durcis
au préalable, on les emprisonne dans la celloïdine ou la gomme
arabique et on les divise en tranches régulières sur le microtome à glissière de Rivet ou de Thomas.

Les coupes sont portées dans les bains colorants, à la température du laboratoire ou à la température d'une étuve à
culture. Le temps nécessaire à l'imprégnation varie suivant la
température ambiante et la nature de la substance colorante.
En sortant de la teinture, les préparations sont lavées à l'eau
distillée, déshydratées dans l'alcool, éclaircies à l'aide de

l'essence de girofle ou de bergamote et montées dans le baume du Canada liquéfié par la chaleur ou par le xylol.

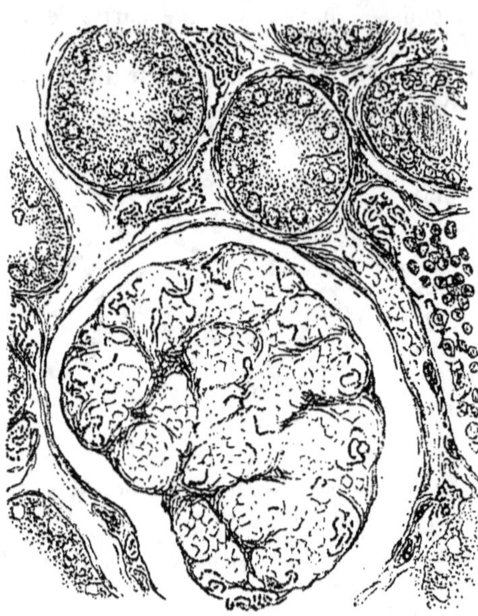

Fig. 9. — Coupe du rein dans la septicémie de Charrin. Les microbes se détachent en couleur dans une préparation colorée au bleu de gentiane.

En général les microbes, les noyaux se colorent davantage que le protoplasma des cellules et les autres éléments de la préparation. Ils retiennent surtout plus énergiquement la teinture en présence de l'eau et de l'alcool; de sorte qu'ils se détachent assez bien sur l'ensemble de la coupe.

Préoccupé de les rendre encore plus visibles, les histologistes ont songé à décolorer entièrement toute la préparation sauf les microbes.

Koch et Ehrlich ont proposé pour cela l'immersion des coupes colorées dans un bain acidulé par l'acide azotique, attendu que les acides détruisent rapidement les couleurs d'aniline. En graduant l'opération, on peut enlever la teinture de toutes les parties de la coupe qui offrent pour elle une moins grande affinité que les microbes.

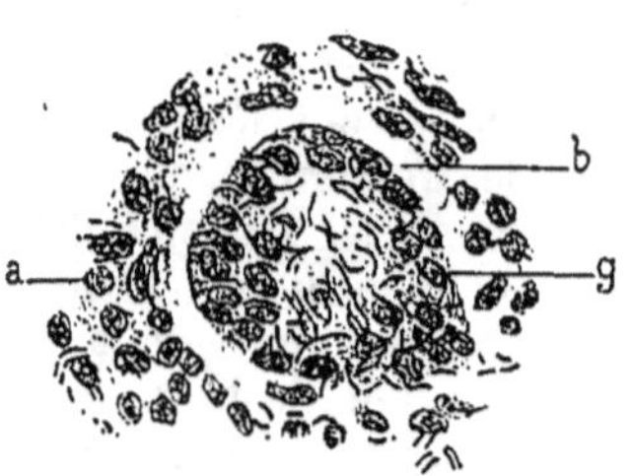

Fig. 10. — Cellule géante contenant des bacilles de la tuberculose. Les bacilles se détachent en rouge dans une préparation colorée par la fuchsine et traitée par l'acide azotique.

Gram a préconisé le passage des coupes pendant une minute dans la solution d'iodure de potassium iodée, suivi d'une décoloration complète dans l'alcool absolu.

Mais, si l'on a quelque intérêt à étudier distinctement les autres éléments de la préparation, on utilise la méthode des

doubles colorations à laquelle se rattache tout particulièrement
le nom de Weigert. On connaît un assez grand nombre de
procédés ; en voici quelques-uns : Koch porte les coupes de
tubercules colorées d'abord par le bleu de méthylène et traitées
par l'acide azotique étendu dans une solution aqueuse de vésuvine ; les microbes de la tuberculose se détachent en bleu sur un
fond brun marron. Ehrlich décolore les coupes, au sortir de la
fuchsine, par l'acide azotique, puis colore le fond dans les solutions aqueuses de safranine, d'éosine ou de coccinine. Cornil
recommande de faire passer les préparations dans un bain
d'iodure de potassium iodé en les retirant du violet d'aniline,
puis, après lavage dans
l'eau ou l'alcool faible, de
les colorer avec le picro-car-
minate d'ammoniaque. Sur
les préparations de Cornil,
les microbes se dessinent
en violet parmi des noyaux
roses, des fibres et des cellules rose pâle et des globules sanguins jaune ver-
dâtre.

Berlioz a fait connaître
un procédé qui permet d'obtenir rapidement la double
coloration. Il mélange, à
parties égales, une solution
de violet faite dans l'eau et
l'huile d'aniline avec un
solution de coccinine. Les

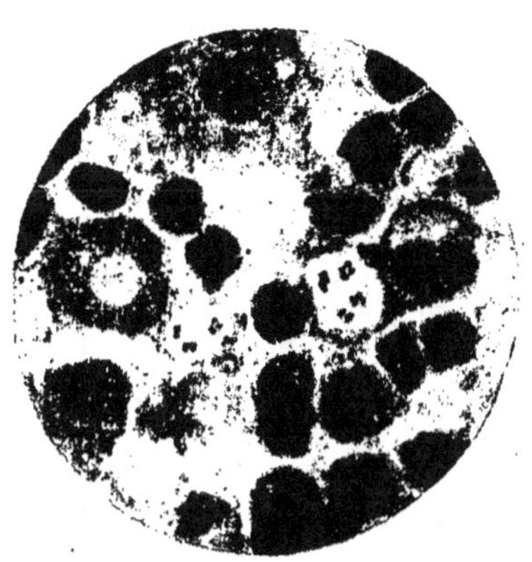

Fig. 11. — Coupe de la rate contenan
des microbes tétragènes et reproduite
par la photographie (800 diamètres).

coupes sont portées directement dans ce mélange où elles séjournent un quart d'heure ; ensuite, elles sont lavées dans une
solution de carbonate de soude à 5 pour 100, ou dans la solution iodée ; enfin, elles sont déshydratées par l'alcool absolu
et montées dans le baume du Canada.

Si l'on se proposait de photographier les microbes isolés
ou ceux qui sont enfermés dans les coupes, il serait préférable de les teindre avec le brun de Bismarck ou la vésuvine
qui impressionnent mieux la plaque sensible, et de conserver les préparations dans l'eau, la glycérine ou l'acétate de
potasse.

L'examen microscopique des coupes, après la double coloration, fournit des renseignements précieux sur l'habitat des
microbes. On constate qu'ils se logent tantôt dans les inter-

stices organiques et les espaces inter-élémentaires, tantôt dans l'intérieur même des éléments.

Nous regrettons de ne pouvoir entrer dans de plus longs détails sur la technique des colorations, bien qu'elle joue actuellement un très grand rôle en bactériologie.

Depuis quelques années, on a attaché une très grande importance à l'affinité des microbes pour une ou plusieurs substances colorantes, à ce point que l'on a cru pouvoir baser sur elle des distinctions spécifiques. Cette idée, qui nous est venue de l'Allemagne depuis les observations de Koch sur le microbe de la tuberculose, a fait des prosélytes en France et ailleurs.

Nous tenons à dire que des particularités aussi secondaires que celles qui se tirent de la coloration ne peuvent pas s'élever à la hauteur de caractères spécifiques, et, à plus forte raison, ne pas fournir un critère infaillible pour distinguer des espèces voisines.

Pour démontrer la fragilité de cette méthode diagnostique, il suffira de rappeler qu'on sait aujourd'hui que le bacille de la lèpre se comporte de la même manière que celui de la tuberculose, en présence des couleurs d'aniline, puis des acides.

Nous pourrions citer telles espèces morphologiquement semblables, comme le microbe de la septicémie gangreneuse de l'homme et celui du charbon emphysémateux du bœuf, quand ils évoluent dans le tissu conjonctif, qui pourtant ont une action pathogène absolument différente.

Plus loin, nous discuterons les bases de la détermination des espèces; nous verrons alors quelle valeur il convient d'attribuer aux caractères tirés de la coloration.

§ III. — RÉACTIONS HISTOCHIMIQUES.

Le protoplasme des micro-organismes virulents se colore en brun et se rétracte légèrement en présence de la teinture d'iode. Le même réactif étendu dans une solution d'iodure de potassium colore en violet les grains amylacés qui existent chez plusieurs d'entre eux.

Ch. Robin a constaté que leur enveloppe résiste très longtemps à la putréfaction et n'est pas détruite par l'ammoniaque, la potasse et même l'acide sulfurique.

Luckouvsky a remarqué que l'acide acétique respecte ces micro-organismes, tandis qu'il fait pâlir les granulations ou les éléments qui les entourent dans une humeur animale.

Luckouvsky et Hoffmann ont observé que l'hématoxyline, la fuchsine, les colorent vivement sans produire l'arrêt immédiat de leurs mouvements.

Ch. Robin a beaucoup insisté sur ces réactions, car il estimait qu'elles avaient une importance capitale dans la détermination de la nature animale ou végétale des êtres vivants qui nous occupent.

§ IV. — Propriétés physiologiques.

Les microbes évoluent dans des solutions artificielles pourvu qu'elles renferment les éléments nécessaires à la constitution des corps quaternaires et quelques substances minérales ; mais les milieux qui conviennent surtout à leur évolution sont ceux qui renferment des matières organiques mortes.

Ils se multiplient rapidement dans ces milieux par bipartitions successives. Celles-ci se produisent habituellement dans le sens transversal, de sorte qu'un seul filament en fournit deux ou quatre, placés d'abord bout à bout. Dans certaines espèces, rares à la vérité, les bipartitions se présentent dans deux sens perpendiculaires l'un à l'autre.

Lorsque la multiplication et la croissance parviennent à leur terme ultime, une génération nouvelle est assurée par la formation d'une *spore* brillante, ronde ou ovoïde, au sein du protoplasme des micro-organismes filamenteux, ou par la modification d'un de leurs articles constituants (*arthrospore*) qui prend, sauf les dimensions, les caractères de la spore. La spore ou l'arthrospore possèdent une résistance considérable, qui leur permet de se soustraire à un grand nombre d'influences nuisibles et de garantir la pérennité de l'espèce.

Les microbes sont tantôt mobiles, tantôt immobiles ; mais tous jouissent de la motilité à une période ou à l'autre de leur existence ou pendant toute leur vie. Cette propriété ne réside point dans les cils vibratiles, comme on a pu le croire, attendu que plusieurs microbes, doués de mouvements actifs, sont dépourvus de ces appendices, et que, dans quelques circonstances, les cils vibrent sous l'œil de l'observateur sans entraîner le déplacement de l'organisme qui les porte.

Conclusions. — On possède maintenant tous les éléments nécessaires pour décider sur la place que les microbes doivent occuper dans la série des êtres vivants.

La délimitation du règne animal et du règne végétal est fort difficile lorsqu'on touche à leurs confins. Hœckel, en créant le règne des Protistes, dont les éléments sont empruntés incontestablement aux animaux et aux plantes, a éludé simplement la difficulté.

A ce niveau de l'échelle, où les êtres sont monocellulaires, la forme, la motilité sont des caractères généraux. En effet, les cellules végétale et animale sont arrondies ou allongées; toutes deux sont constituées par du protoplasme, doué de la contractilité. La présence ou l'absence de chlorophylle dans le protoplasma n'est pas même un caractère qui permette de faire la distinction que l'on voudrait établir. Beaucoup de végétaux, tels que les champignons, sont dépourvus de chlorophylle, tandis que plusieurs infusoires renferment des granulations de matière verte.

Il faut donc chercher les caractères de l'animalité et de la végétalité dans les réactions histochimiques. Si l'on compare l'action de l'ammoniaque, de la potasse et de l'acide sulfurique sur des cellules empruntées à des animaux et à des plantes, on s'aperçoit que ces réactifs attaquent les éléments animaux et respectent les éléments végétaux. En essayant l'acide acétique concentré, on fait une observation analogue. Ces résultats tiennent à la présence de la cellulose autour du protoplasma végétal.

Or les cellules qui constituent les microbes résistent à ces réactifs.

La question est donc tranchée; les microbes virulents ont leur place marquée parmi les végétaux. Le mot *microzoaire* doit être banni du langage des pathologistes quand ils veulent désigner les êtres vivants qui sont la cause intime des virulences.

CHAPITRE VI

PLACE DES MICROBES VIRULENTS DANS LE RÈGNE VÉGÉTAL

NOMENCLATURE ET CLASSIFICATION

DES MICROBES PATHOGÈNES

On vient de prouver que les micro-organismes virulents sont des végétaux inférieurs, il s'agit de déterminer maintenant si ce sont des champignons ou des algues.

§ Ier. — PLACE DES MICROBES VIRULENTS DANS LE RÈGNE VÉGÉTAL.

On les avait d'abord rapprochés des champignons. Robin et Nægeli ont particulièrement insisté sur l'analogie des micro-organismes punctiformes avec les levures, sur leur forme primitivement arrondie, sur l'absence presque générale de chlorophylle dans les uns et les autres, sur leur affinité pour les substances organiques. Néanmoins, frappé de quelques différences importantes, Nægeli les avait séparés des champignons et décrits sous le nom de *Schizomycètes*, c'est-à-dire champignons se multipliant par division.

Plus tard, Davaine, Rabenhorst, Cohn, s'inspirant surtout de la ressemblance qui existe entre la forme allongée d'un grand nombre de microbes et celle des Oscillariées, les ont rattachés aux algues qui renferment le groupe précédent. Ensuite, Cohn proposa de les étudier sous le titre de *Schizophytes*, c'est-à-dire algues se multipliant par scission.

Les travaux modernes justifient de plus en plus les idées de Davaine et de Cohn.

L'objection la plus sérieuse qu'on opposa d'abord à leur opinion reposait sur la différence de coloration entre les algues et les microbes. La présence de la chlorophylle est l'un des caractères dominants des algues. Souvent elle est masquée par des pigments colorés d'une autre nature, néanmoins ses propriétés subsistent. Parfois, elle fait cependant complètement défaut. De sorte qu'il existe deux sortes d'algues : les unes vertes ou diversement colorées, les autres incolores.

On ne saurait alléguer que l'absence de matière colorante doive faire ranger les algues incolores dans une classe spéciale, car, à ce compte, certaines plantes phanérogames dépourvues de chlorophylle devraient être séparées du groupe auquel elles se rattachent par le reste de leur organisation. Les botanistes ne songent point, avec raison, à faire ces distinctions.

Au surplus, l'étude des schizophytes a démontré que si la plupart de ces plantules sont incolores, plusieurs sont chromogènes, et que leur coloration est due soit à la présence de la chlorophylle, soit à celle de plusieurs couleurs analogues, dit-on, aux couleurs d'aniline.

Par la variété des teintes, les microbes ressemblent donc aux algues.

Un argument sérieux en faveur de la nature phycologique des microbes est tiré de la morphologie. Les *Oscillaires,* qui doivent leur nom à leurs mouvements et sont constituées par un filament cloisonné dans une seule direction, formé de cellules semblables colorées en vert bleuâtre, sont classées parmi les algues cyanophycées. Or les *Beggiatoa,* qui abondent dans les eaux sulfureuses, ne diffèrent des Oscillaires que par l'absence de pigment bleuâtre et leur mode de vie spécial. Il est donc impossible de placer ces végétaux dans des groupes distincts sous peine de rompre les affinités les plus évidentes.

Le contenu de plusieurs microbes bleuit par la teinture d'iode, tout au moins à un moment donné, parce qu'il présente des grains d'amidon, même quand ces microbes ont végété dans un milieu privé de substance amylacée. Les tissus de certains champignons bleuissent aussi en présence du même réactif; mais alors c'est la paroi des cellules et non le protoplasma qui offre la réaction sus-indiquée.

Il n'est pas jusqu'à la couche mucilagineuse de l'enveloppe qui ne se retrouve dans les microbes et les algues.

Le développement fournit des données encore plus certaines pour la position systématique des microbes. Unicellulaires ou pluricellulaires, les champignons inférieurs se cloisonnent dans une seule et même direction. Leurs cellules, quand elles ne s'isolent pas les unes des autres, forment des filaments articulés à croissance terminale qui peuvent se ramifier et s'enchevêtrer de manière à simuler un parenchyme. La plupart des microbes, il est vrai, se cloisonnent aussi dans une seule direction; mais plusieurs se segmentent suivant deux directions rectangulaires (*Mœrismopedia*) ou suivant trois directions (*Sarcina*), formant un thalle constitué par deux assises ou par un massif de cellules. Or un thalle semblable se rencontre chez certaines algues colorées.

Voilà donc un ensemble de caractères qui ne laissent aucun doute sur la place des microbes dans la série végétale. Ce sont des algues, que nous appellerons, à l'exemple de Cohn, des *Schizophytes*.

Ils sont plus connus, peut-être, sous la dénomination de *Bactéries*, que l'usage a consacrée, bien qu'il y ait plusieurs réserves à faire à son sujet. En général, une famille végétale emprunte son nom à celui d'un de ses principaux genres. Aujourd'hui, on peut se demander si le genre *Bacterium* existe réellement et si la forme à laquelle on donne cette épithète n'est pas une phase transitoire et plus ou moins éphémère de l'évolution d'un bacille.

Quoi qu'il en soit, il paraît légitime de conclure que les agents de la virulence sont des corpuscules solides, que ces corpuscules sont des êtres vivants, que ces êtres sont des végétaux et que ces végétaux sont des algues.

§ II. — Nomenclature et classification des micro-organismes virulents.

La nomenclature a nécessairement varié avec les idées que l'on a professées sur la nature des micro-organismes virulents et le point de vue auquel se sont placés les auteurs qui s'en sont occupés.

Cette question est ancienne et, comme il est souvent utile de fouiller dans les anciens travaux, nous croyons bon de faire précéder les classifications récentes d'une revue historique où la vieille terminologie sera résumée aussi brièvement que possible.

La nomenclature fut établie d'après la forme associée à la motilité.

Dans le siècle dernier, en 1773, O.-V. Mueller rangea parmi les Infusoires, tous les êtres que Leeuwenhoeck avait signalés, dès l'année 1675, dans une goutte d'eau croupie, et en fit deux genres, les *Monades* et les *Vibrions*.

Vers 1824, Bory de Saint-Vincent en fit la famille des Vibrionides, de laquelle Ehrenberg, en 1838, retrancha les Monades, c'est-à-dire les êtres à forme globulaire.

La famille des VIBRIONIENS, telle qu'elle a été délimitée par ce naturaliste, comprenait tous les corpuscules filiformes, homogènes ou articulés, doués de mouvements propres. Ehrenberg l'a divisée en quatre genres :

VIBRIONIENS...
1° *Bacterium*, à filaments linéaires et inflexibles;
2° *Vibrio*, à filaments linéaires, serpentiformes, flexibles;
3° *Spirillum*, à filaments spiralés, inflexibles;
4° *Spirochæta*, à filaments spiralés, flexibles.

Dujardin (1841), s'appuyant sur les caractères de la motilité, supprima le genre *Spirochæta* ; il n'admit que trois genres :

VIBRIONIENS...
1° *Bacterium*, filaments rigides, à mouvement vacillant;
2° *Vibrio*, filaments flexibles, à mouvement ondulatoire;
3° *Spirillum*, filaments à hélice, à mouvement rotatoire.

C'était la première fois que l'on voyait entrer la motilité pour une large part dans la classification de ces organismes.

Les coupes précédentes semblaient fortement établies, lorsque Ch. Robin (1853) entreprit de démontrer que toutes ces formes sont liées entre elles par la plus étroite parenté, que certains vibrions sont des infusoires véritables, tandis que d'autres sont réellement des algues, et rattacha tous les microorganismes de nature végétale à un seul genre, qu'il appela *Leptothrix*.

Telle fut peut-être la cause qui fit que l'on tira du genre *Bacterium*, le plus connu, le nom du groupe dans lequel on rangea tous les organismes décrits par les auteurs précédents.

Les mots *Bactéries* ou *Bactériens* furent dès lors fréquemment employés à la place de vibrionides ou vibrioniens.

En 1859, Davaine accorda une attention exagérée à la présence ou à l'absence de la mobilité chez les individus du genre *Bacterium* de Dujardin.

Il reprit la classification de ce naturaliste à laquelle il ajouta le genre *Bacteridium*, dont les espèces sont caractérisées par des filaments droits ou infléchis, mais immobiles.

La division des bactéries par Davaine est résumée dans le tableau ci-dessous :

BACTÉRIES
Filaments droits ou infléchis, mais non en hélice.. se mouvant spontanément...... rigides.. 1° *Bacterium*.
flexueux 2° *Vibrio*.
immobiles...... .... 3° *Bacteridium*.
Filaments tournés en hélice .... 4° *Spirillum*.

Les micro-organismes de la fièvre splénique ou sang de rate étaient, pour Davaine, un type de bactéridies. On sait aujourd'hui que s'ils sont immobiles dans le sang des malades et des cadavres, ils s'agitent souvent de mouvements rapides au sortir d'une culture récente et chauffée à $+$ 36-38 degrés. Au surplus, depuis 1869, Hoffmann avait remarqué que le caractère tiré de la mobilité et de l'immobilité est susceptible de se modifier sous l'influence des changements de température et de densité des milieux où sont plongées les bactéries.

On a lu dans un chapitre antérieur que le professeur Hallier, d'Iéna, avait observé dans les humeurs des individus affectés de maladies virulentes des particules étrangères arrondies, qu'il regardait comme des germes de divers champignons inférieurs. A cause de leur forme et de leur petitesse, il les appela des *Micrococci*.

Pour Hallier, le genre Micrococcus comprenait tous les micro-organismes des maladies.

Mais, en 1869, Hoffmann reconnaissait la nécessité de faire une place pour les bactéries linéaires, à côté des bactéries punctiformes ou micrococci de Hallier. Il divisait les cocci et les bactéries, d'après leurs dimensions, en *Microbactéries, Mésobactéries* et *Mégabactéries, — Micrococci, Mésococci, Mégacocci.*

En 1874, ces deux classifications furent reprises, associées, commentées et modifiées par Billroth dans un but exclusivement chirurgical.

Billroth crut que tous les bactériens que l'on rencontre dans les complications chirurgicales appartiennent à une seule espèce, la *Coccobactérie septique*, qui, suivant les conditions ambiantes, revêt la forme d'articles globuleux (*coccos*) ou allongés (*bactéries*). Ces deux formes peuvent se trouver sur le même filament. Aussi s'est-il contenté d'établir une classification comprenant deux séries parallèles dans lesquelles les coccos et les bactéries sont rangés d'abord d'après leur taille, ensuite d'après leur mode d'association.

En se basant sur la taille, Billroth proposait les divisions suivantes : 1° *Micrococcos, Mésococcos, Mégacoccos;* 2° *Microbactéries, Mésobactéries, Mégabactéries.*

D'après le mode de groupement ou d'association, il reconnaissait des *Monococcos, Diplococcos, Streptococcos, Gliacoccos, Pétalococcos, Ascococcos; Monobactéries, Diplobactéries, Streptobactéries, Gliabactéries, Pétalobactéries.*

Cette classification présente les défauts d'un système artificiel, à un degré d'autant plus élevé que sa base est plus étroite. On n'en a guère retenu que certaines dénominations tirées du groupement. Les termes le plus heureusement choisis ont été transportés dans des classifications récentes, avec une signification quelque peu différente.

Puisque nous venons de constater l'influence du mode d'association des bactériens sur la nomenclature, l'occasion est bonne pour signaler quelques termes qui reviennent souvent dans le langage ou sous la plume des bactériologistes.

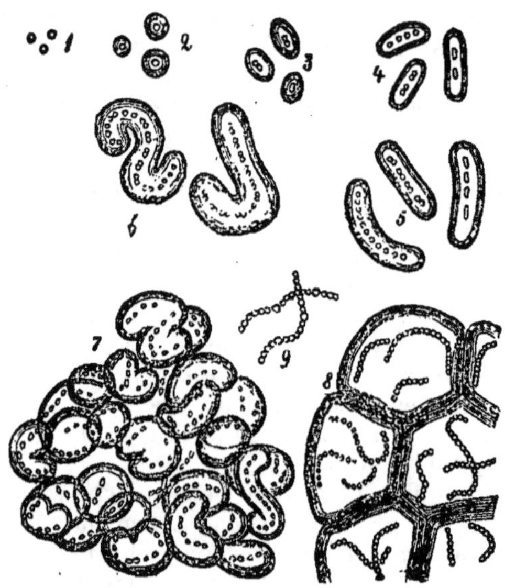

Fig. 12. — Spécimens des genres principaux de la classification de M. Guignard. — A. *Leuconostoc mesenteroides*. — 1, spores; 2, spores entourées d'une membrane gélatineuse épaisse; 3, 4, 5, 6, différents états du développement de l'enveloppe et des spores; 7, amas de petites zooglées; 8, zooglée plus ancienne dont les œufs contiennent des chaînettes; 9, chaînette isolée.

On nomme *essaims* des groupes de microbes globuleux ou filiformes rapprochés sans intervention de matière muqueuse ou glaireuse.

On appelle *zooglées* des groupes plus considérables, dans la formation desquels entre largement une solution unissante amorphe.

La dénomination de **mycoderme** est donnée indistinctement aux champignons inférieurs et aux microbes qui se disposent sous l'apparence d'un voile ou d'une membrane à la surface d'un milieu nutritif solide ou liquide. Si le mycoderme s'étale

aisément, il est lisse ; si la surface qui lui est offerte est insuffisante, il se plisse et se ride en divers sens. Dans quelques cas,
il est soulevé çà et là par les gaz qui prennent naissance à sa
face inférieure. Après avoir vécu un certain temps à la surface
des liquides, les mycodermes se fragmentent, se noient peu à

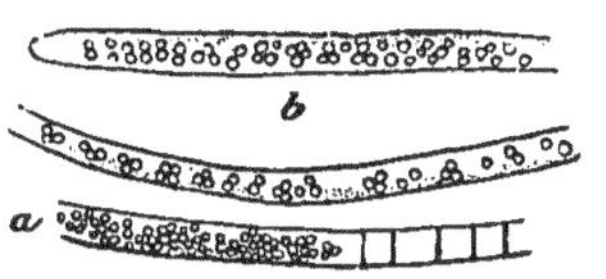

Fig. 12 B. — *Beggiatoa alba* (Warming). —
a, filament sur lequel on aperçoit la division
en cellules.

Fig. 12 C. — *Merismopedia
glauca* (Warming).

peu et finissent par disparaître ou se déposer au fond des vases
où ils ont végété.

De 1852 à 1872, Cohn s'appliqua à faire ressortir les caractères qui distinguent les bactéries des champignons et des
algues. Il divisa la famille qu'elles constituaient en quatre tribus,

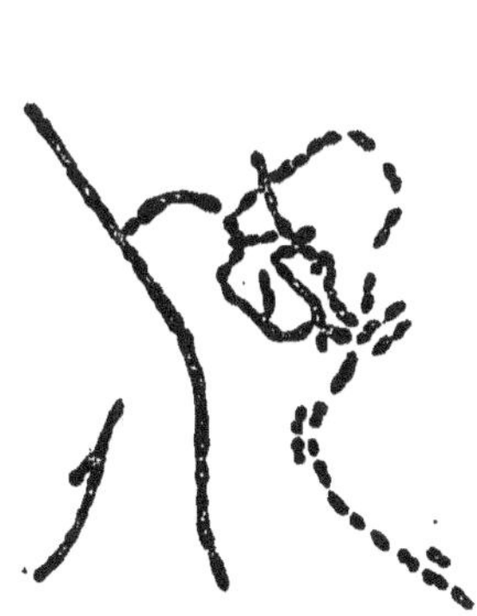

Fig. 12 D. — *Micrococci* disposés en
chaînettes (*Streptococcus pyogenes*).

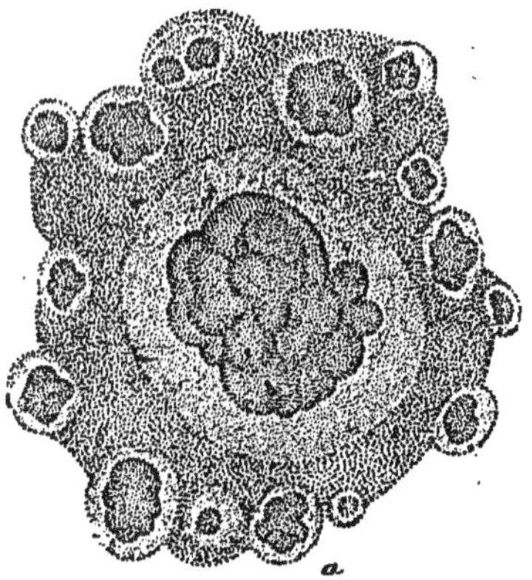

Fig. 12 E. — *Ascococcus Billrothii*. Familles réunies en zooglées.

d'après la morphologie des individus adultes. Ces tribus sont :
1° Les *Sphérobactéries* (Micrococci) ;
2° Les *Microbactéries* (Bactéries) ;
3° Les *Desmobactéries* (Bacilles et Vibrions) ;
4° Les *Spirobactéries* (Spirilles et Spirochètes).
Trois ans plus tard, en 1875, en raison des affinités que présentent les groupes précédents avec les Oscillaires et les Chroo-

cacées, il entremêla les genres de bactéries avec les Phycochromacées et fit la grande famille des Schizophytes.

Les Schizophytes furent divisées en deux tribus : 1° celle des
Glæogènes, comprenant les individus formés de cellules libres
ou réunies en familles glaireuses par une substance intercellu-

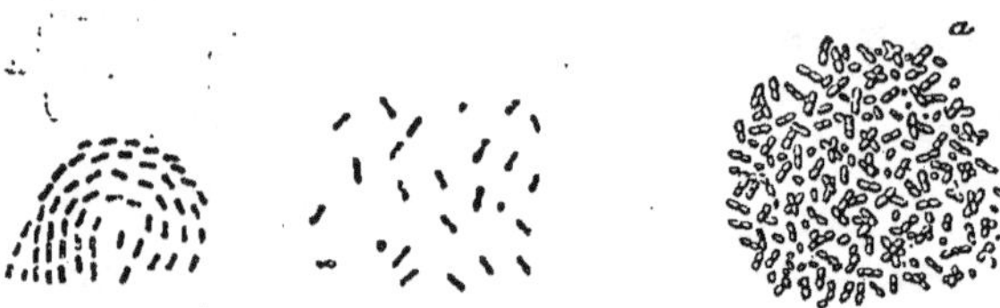

Fig. 12 F. — *Bacterium termo.*   Fig. 12 G. — *Microbacterium* du
choléra des poules.

laire ; 2° celle des *Nématogènes*, comprenant les espèces formées
de cellules disposées en filaments.

Dans la première tribu, sont disséminés les genres *Micrococcus, Bacterium, Sarcina, Ascococcus*, dont plusieurs espèces
intéressent la médecine.

Dans la deuxième tribu, [on rencontre les genres *Bacillus*,

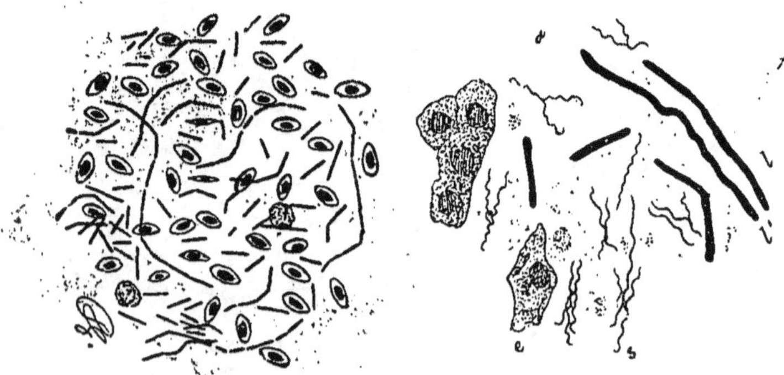

Fig. 12 H. — *Bacillus anthracis* développé chez la grenouille. Bacilles
mélangés à des globules sanguins.

Fig. 12 I. — *Leptothrix* de la bouche.
— *l, l'*, filaments de leptothrix.

Leptothrix, Beggiatoa, Vibrio, Spirillum, Spirochæte, qui renferment un grand nombre d'espèces curieuses au point de vue
de la pathologie et de l'hygiène.

En entremêlant ainsi les bactéries et les Phycochromacées,
Cohn s'est exposé à éloigner des espèces affines ou à rapprocher trop intimement des genres un peu dissemblables. Pour
perdre leur chlorophylle, les Beggiatoa et le Leuconostoc ne

se rapprochent pas pour cela, autant que le pense Cohn, des bactéries incolores. Pour acquérir parfois de la chlorophylle, les bactéries ne doivent pas être confondues avec les Nostocs et les Oscillaires bleues. La chorophylle perdue par les uns et celle gagnée par les autres ne s'équivalent pas. M. Van Tieghem a fait remarquer que la chorophylle des Nostocs et des Oscillaires est mélangée de phycocyanine, tandis que la chorophylle des bactéries vertes est de la chorophylle normale.

On trouvera dans les ouvrages spéciaux sur les microbes ou les bactéries les classifications de Wunsche, de Rabenhorst et Flugge (voy. Cornil et Babes, *les Bactéries*, et *les Microbes*, par Trouessart, p. 86 et 289), où l'on a groupé les bactéries sans se préoccuper de leurs relations avec

Fig. 12 J. — *Vibrio serpens.*

le reste des algues, en se basant sur la forme et le mode d'association de leurs cellules. Ces classifications sont fort suivies aujourd'hui dans les livres de bactériologie médicale. Peut-être ont-elles l'inconvénient de restreindre le cadre dans lequel devront être enfermées les espèces pathogènes actuellement connues,et celles que des travaux ultérieurs permettront de connaître d'une manière complète.

Autant que possible, il faut éviter en histoire naturelle les arrangements systématiques; il vaut beaucoup mieux s'inspirer des principes des méthodes naturelles, c'est-à-dire se baser sur un ensemble de caractères subordonnés d'après leur importance physiologique.

Fig. 12 K. — *Spirillum tenue.*

Fig. 12 L. — *Spirochæte* de la bouche.

C'est ce qu'a fait M. le professeur Guignard en dressant la classification ci-après qu'il donnait dans ses cours à la Faculté des sciences de Lyon et qu'il a bien voulu nous laisser publier (voy. p. 57).

Les Schizophytes y sont divisées en deux tribus, d'après un caractère tiré du mode de *reproduction*. Dans l'une d'elles, en effet, la reproduction a lieu par *kystes*, autrement dit par des cellules ordinaires du corps de la plante, qui épaississent leur membrane pour passer à l'état de vie latente. Dans l'autre, elle a lieu par spores, soit par formation, à l'intérieur d'une cellule du corps végétatif, d'une nouvelle cellule pourvue d'une membrane propre, cellule qui devient libre par la destruction de la membrane primitive.

M. Guignard désigne, comme M. de Bary, les plantules de ces deux tribus sous les noms d'*Arthrosporées* et d'*Endosporées*.

Les Schizophytes arthrosporées répondent aux Nostocacées incolores ; les endosporées, aux Bactériacées proprement dites de M. Van Tieghem.

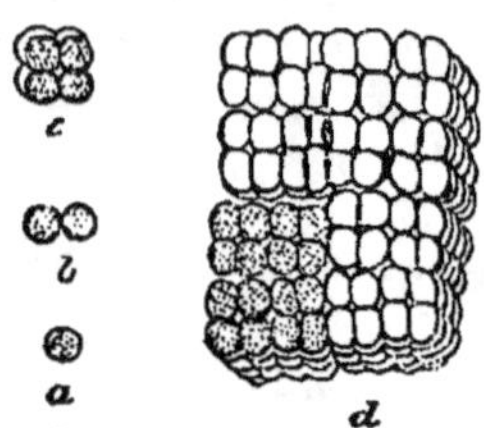

Fig. 12 M. — *Sarcina ventriculi* provenant de l'estomac. — *a*, cellule isolée ; *b*, deux cellules emplies ; *c*, cellules par quatre ; *d*, agglomération cubique de cellules (Zopf).

Examinant ensuite le processus de *multiplication*, l'auteur constate qu'il se fait par cloisonnement, et que le cloisonnement, dans chaque tribu, a lieu dans une seule ou dans plusieurs directions.

Enfin, s'appuyant sur la forme, la direction et la longueur des cellules, sur l'absence ou la présence de ramifications, sur la présence ou l'absence d'une gangue gélatineuse, M. Guignard finit par établir des groupes qui répondent sensiblement aux genres des auteurs qui l'ont précédé.

§ III. — CARACTÈRES DES PRINCIPAUX GENRES DE MICROBES PATHOGÈNES.

Les genres qui, jusqu'à présent, intéressent le plus le médecin sont les microcoques, les bactéries, les bacilles, les vibrions, les spirilles, les spirochètes, les sarcines.

Leurs caractères morphologiques sont brièvement mais suffisamment indiqués dans le tableau dressé par M. Guignard. Il est inutile de les reproduire tous ; mais il ne sera pas mauvais de dire en quelques mots les caractères qui permettent de distinguer le genre *Bacterium* du genre *Bacillus*.

Le genre *Bacterium* occupait autrefois une large place dans les descriptions. Aujourd'hui ses représentants semblent devenir de plus en plus rares au profit du genre *Bacillus*. Dans les travaux de bactériologie médicale, il est de moins en moins question des bactéries ; elles disparaissent sous le flot montant des microcoques et des bacilles.

Ce fait résulte d'une confusion facile entre les deux genres. Lorsque le bacille est adulte, il forme un filament long, grêle, multi-articulé, que l'on distingue aisément d'une bactérie isolée et courte. Mais on distingue difficilement une bactérie adulte

CLASSIFICATION DES SCHIZOPHYTES, PAR M. GUIGNARD.

Arthrosporées (Nostocacées incolores). Cloisonnement

- dans une seule direction.
  - a. Cellules globuleuses, en chapelet recouvert d'une gangue gélatineuse.. *Leuconostoc.*
  - b. Filament long, cloisonné, sans gangue gélatineuse......... *Beggiatoa.*
- dans deux directions....
  - Cellules en plaques distinctes, accolées.................... *Merismopædia.*

Endosporées (Bactériacées proprement dites). Cloisonnement

- dans une seule direction.
  - a. Cellules globuleuses..
    - isolées ou en chapelet sans gangue gélatineuse .... *Micrococcus.*
    - réunies...
      - en amas nu............ *Punctula.*
      - en amas recouvert d'une gangue .... *Ascococcus.*
      - en amas formant un réseau................. *Clathrocystis.*
  - b. Cellules en bâtonnets.
    - isolés et courts..... .... *Bacterium.*
    - réunis....
      - en amas nu............ *Polybacteria.*
      - en amas recouvert d'une gangue .... *Ascobacteria.*
  - c. Cellules en baguettes.
    - droites...
      - très courtes........... *Bacillus.*
      - filamenteuses sans gaine. *Leptothrix.*
      - — avec gaine. *Crenothrix.*
      - ramifiées............... *Cladothrix.*
    - spiralées.
      - libres
        - très courtes .... *Vibrio.*
        - plus longues et rigides....... *Spirillum.*
        - très longues et flexibles...... *Spirochæte.*
      - unies dans une gangue.. *Myconostoc.*
- dans deux ou trois directions... *Sarcina.*

d'un bacille jeune. De part et d'autre, on constate un filament grêle et homogène.

On dut examiner cette question de très près, et voici les points sur lesquels on a cru pouvoir établir des différences.

A l'état de mycélium, le bacille est plus long, plus fin que la bactérie ; de plus, il est multi-articulé, tandis que la bactérie serait monocellulaire.

A la fin de la végétation, le bacille préparerait sa reproduction par la formation de spores, tandis que la sporulation ferait toujours défaut dans les bactéries.

Cette diagnose mérite d'être discutée. D'abord, le mycélium articulé n'appartient pas exclusivement au genre *Bacillus*. La fragmentation transversale se présente chez les bactéries ; mais elle se présente rarement plus d'une fois. Quant à la reproduction par spores, on la trouve dans le genre *Bacterium* aussi bien que dans le genre *Bacillus*. M. Van Tieghem et M. Zopf admettent que la sporulation peut appartenir à toutes les formes, voire même aux micrococci, où elle serait toutefois moins fréquente que dans les formes allongées. Le premier de ces botanistes a décrit la sporulation du *Bacterium viride*, le second, celle du *Bacterium tumescens*. On a figuré des spores dans le *Bacterium lucens* et le *Bacterium cyanogenum*, etc.

Par conséquent, en dehors du cas où l'on aura sous les yeux des filaments multi-articulés et endosporés, on ne pourra distinguer sûrement un bacille d'une bactérie qu'en observant les différentes phases de leur évolution. Si un organisme ne forme jamais plus d'un ou deux articles, s'il présente à son plus grand état de développement une ou deux spores, on aura affaire à un individu du genre *Bacterium*. Si un organisme s'allonge beaucoup et forme un plus grand nombre d'articles ; si, à défaut de montrer bien visiblement ses articulations, il montre dans son protoplasme une série de spores, on aura sous les yeux un représentant du genre *Bacillus*.

CHAPITRE VII

SUBDIVISIONS PHYSIOLOGIQUES ET SPÉCIFIQUES DES BACTÉRIACÉES. POLYMORPHISME

§ Iᵉʳ. — SUBDIVISIONS PHYSIOLOGIQUES.

Cohn a rapproché les bactériens d'après quelques-unes de leurs propriétés physiologiques. Il a rangé et décrit sous des titres spéciaux les micro-organismes chromogènes, zymogènes et pathogènes.

Les bactériens *chromogènes* produisent, en végétant, une matière colorante ou pigmentaire qui se fixe dans le protoplasma ou dans l'épaisseur de la membrane d'enveloppe.

Tantôt cette substance est insoluble dans l'eau, comme chez le *Micrococcus prodigiosus* qui est rouge et le *Micrococcus luteus* qui est jaune; tantôt elle entre aisément en solution dans les liquides ambiants, commme on le voit pour le *Micrococcus aurantiacus*, le *Micrococcus chlorinus*, le *Bacillus syncyanus*, le *Bacillus pyocyaneus*, etc.

Le pigment qui se forme dans la membrane d'enveloppe et ses dépendances est généralement soluble; celui qui prend naissance dans le protoplasma est presque toujours insoluble.

Les bactériens *zymogènes* ont la propriété de produire des fermentations diverses au sein des matières hydrocarbonées ou des substances azotées. Tels sont le *Micrococcus ureæ*, le *Bacterium aceti*, le *Bacillus butyricus*, etc.

Les bactériens *pathogènes* se rencontrent dans les organes de l'homme et des animaux malades et sont regardés comme la cause de plusieurs affections. Tels sont le *Streptococcus pyogenes*, le *Micrococcus septicus puerperalis*, le *Bacillus anthracis*, le *Bacterium Chauvæi*, le *Bacillus tuberculosis*, etc.

Ce groupement, accepté en Allemagne, fut adopté en France, par M. Van Tieghem, dans son *Traité de botanique*, par MM. Cornil et Babes dans leur livre sur *les Bactéries et leur rôle dans l'anatomie pathologique des maladies infectieuses*, et par tous les auteurs qui ont écrit sur la bactériologie dans ses rapports avec la médecine.

M. Klein, en Angleterre, l'a suivi dans son ouvrage intitulé : *Microbes et maladies;* il a même ajouté aux groupes précédents un quatrième groupe, celui des bactériens *septiques*.

Les micro-organismes *septiques* sont ceux que l'on trouve dans les matières organiques en décomposition, en dehors ou à l'intérieur des êtres vivants.

Les groupes de Cohn et de Klein ne présentent aucun avantage au point de vue médical. Au premier abord, ils semblent parfaitement justifiés; mais, si on se livre à leur examen approfondi, on s'aperçoit qu'ils ne reposent pas sur des caractères physiologiques tranchés.

Pour qu'il y eût utilité à introduire ces subdivisions dans une étude sur les virus, il faudrait que les propriétés sur lesquelles elles sont établies s'exclussent les unes les autres, c'est-à-dire que les bactériens chromogènes ne fussent ni zymogènes, ni pathogènes et réciproquement. Mais on est bien loin de rencontrer une localisation exclusive des propriétés physiologiques.

Le *Bacillus pyocyaneus*, le *Staphylococcus pyogenes aureus* sont chromogènes, ce qui ne les empêche pas d'être virulents. Bien plus, le dernier peut perdre sa coloration et conserver son action pathogène, comme l'a démontré M. Rodet. Inversement, un microbe continuera à être chromogène, à végéter activement, tout en perdant une grande partie ou la totalité de ses propriétés nocives.

L'action zymotique n'est pas spéciale à quelques organismes; elle appartient à la plupart d'entre eux, surtout à tous ceux, chromogènes ou pathogènes, qui peuvent végéter et se multiplier à la fois dans l'air et à l'abri de l'oxygène.

Enfin, il est un certain nombre de microbes réputés zymogènes qui, introduits dans l'organisme sain, donnent lieu à des accidents pathologiques.

Quant à l'introduction d'un groupe de bactériens septiques dans une division qui admet déjà des bactéries zymogènes, elle constitue une véritable superfétation, car la putréfaction, œuvre principale des bactériens septiques, n'est pas autre chose qu'une fermentation. De plus, elle a le tort de laisser croire que tous les bactériens de la putréfaction sont des agents septicémiques. Pourtant il n'en est rien; plusieurs des microbes de la putréfaction sont peu ou point pathogènes. Faut-il ajouter que le mot septicémie possède actuellement en physiologie un sens vague et indéfini? Littéralement, il signifie empoisonnement du sang. Or on ne connaît qu'un cas où les éléments du sang soient réellement empoisonnés, c'est dans l'intoxication par l'oxyde de carbone. Dans les maladies infectieuses que l'on désigne par ce nom, le sang se borne à transporter aux éléments de nos tissus la substance toxique élaborée par les microbes pendant leur évolution et leur multiplication. Sous ce rapport, elles ne diffèrent pas des maladies virulentes à marche rapide.

Les idées qui tendent à s'établir de jour en jour sur ce point spécial de la pathogénie ont donc pour conséquence d'enlever une grande partie de leur valeur au mot septicémie et aux adjectifs qui en dérivent.

En cette occurrence, il semble nuisible aux progrès de la science de consacrer ces termes, surtout dans une classification qui en augmente encore l'importance.

Les zoologistes reconnaissent depuis longtemps des animaux *saprophages* et des animaux *parasites*. Les bactériologues ont transporté ces termes dans leurs classifications, et de Bary, par exemple, a subdivisé les bactéries en Saprophytes et Parasites. Les premières vivent sur des matières organiques mortes ; les secondes, à la surface ou à l'intérieur des êtres vivants, mais toujours à leurs dépens. Quand ces bactéries *parasites* occasionnent des troubles de la santé, elles deviennent *pathogènes*.

Cette division a le grave défaut d'être difficile à tracer dans le monde des micro-organismes virulents. Si certains animaux sont rigoureusement parasites à toutes les périodes de leur existence, il est infiniment probable que les micro-organismes pathogènes vivent en parasites et en saprophytes à des époques successives.

En effet, le parasitisme doit être probablement absolu pour les microbes des affections virulentes qui ne se gagnent pas autrement qu'au contact d'un malade ; tels sont ceux de la syphilis, de la rage, de la vaccine. Mais le parasitisme alterne avec le saprophytisme pour les microbes producteurs des maladies infectieuses. Le développement de ces maladies, telles que la fièvre typhoïde, le choléra, le charbon, n'exige pas nécessairement le contact avec un sujet malade. Les organismes virulents émis par celui-ci ou mis en liberté par la destruction du cadavre, après la mort, se conservent ou vivent plus ou moins longtemps dans l'eau ou les matières organiques qui forment les ingesta des individus sains. Avant de redevenir parasites, ils ont donc vécu en saprophytes.

Au point de vue médical, il y a lieu de se tenir en garde

contre certains microbes qui, en apparence et à quelques moments, se comportent en saprophytes. Autrement dit, le saprophytisme n'exclut pas le parasitisme.

Conséquemment, il est sage, lorsqu'on étudie les microbes
virulents, de se contenter des classifications basées sur les
caractères morphologiques. Si, pour plus de précision, on a
besoin de recourir aux caractères physiologiques, il faut se
borner à la propriété pathogène, la seule qui intéresse réellement le médecin. S'engager servilement dans la voie suivie
par les naturalistes, établir des divisions sur les autres propriétés physiologiques, c'est prendre volontairement un chemin
compliqué, qui expose l'observateur peu attentif à manquer
son but.

§ II. — Polymorphisme.

On sait que certains champignons inférieurs revêtent, à des
phases diverses de leur existence, des formes très différentes
qui les ont fait décrire plusieurs fois pour des espèces distinctes. Par exemple, l'étude de l'évolution a prouvé que
l'*Oïdium Tuckeri*, de la vigne, est une forme transitoire de
l'*Erysiphe Tuckeri*, que le champignon de la rouille des grami-
nées, *Uredo rubiginosa*, procède de l'*Œcidium* de l'épine-
vinette, que le *Rœstelia cancellata* du poirier est un état inférieur du *Podisoma sabinæ*, que le champignon qui détermine le
développement de l'ergot de seigle a été décrit, suivant l'état où
il fut observé, sous les noms de *Sclerotium clavus*, de *Spha-
celia segetum*, de *Claviceps purpurea*.

Dans la recherche des liens qui rattachent des champignons
morphologiquement différents, on est sans cesse exposé à des
confusions regrettables. Probablement, est-ce le cas de
M. Cocardas, qui admit dernièrement (1885) que toutes les moisissures dont se peuplent les sirops appartiennent à une seule
espèce, le *Penicillium-ferment*. L'amas mycélien qui forme
l'hyphe de ce champignon émettrait côte à côte des filaments
de *Penicillium*, d'*Aspergillus* et de *Mucor*. Il paraît impossible
que des formes aussi différentes par la disposition des organes
qui servent à la sporulation appartiennent à une seule et même
espèce. Les cultures que M. Cocardas a observées étaient probablement impures.

Sans aller jusque-là, Hallier s'est demandé autrefois, avec
quelque apparence de raison, si les champignons parasites de

l'homme ne peuvent pas revêtir, selon les conditions de leur végétation, l'état de moisissure, d'achorion, de torula, d'acrospore.

M. Hoffmann s'est enfermé dans un champ plus restreint. Bornant ses observations aux saccharomycètes ou levures, il a pensé que ces champignons étaient des conidies de Mucorinées se reproduisant à l'état monocellulaire par gemmation ou segmentation tant qu'ils ne rencontrent pas les conditions favorables à leur évolution complète.

L'opinion de M. Hoffmann est acceptée par plusieurs auteurs. Elle a été vérifiée en partie récemment dans notre laboratoire, par M. Audry (1), sur le champignon parasite de la bouche, connu sous les noms de *Oïdium albicans* (Ch. Robin), *Saccharomyces albicans* (Van Tieghem).

Grawitz prétend que ce *Saccharomyces* n'est pas autre chose que le *Mycoderma* ou *Saccharomyces vini*. Transporté de la bouche de l'homme où il revêt la forme de petites cellules rondes ou ovales, avides de matière colorante, sur la gélatine nourricière ou l'agar-agar peptoné, il végète en constituant des colonies blanchâtres et saillantes, dans lesquelles le microscope ne décèle que des cellules semblables à celles que l'on a semées. Mais, déposées dans un bouillon nutritif, la plupart des cellules s'allongent, prennent l'aspect de massues ou de filaments grêles, articulés et ramifiés, munis, sur leur trajet ou à leur extrémité, de cellules elliptiques ou conidiques. Ce changement est absolument subordonné à la nature du milieu nutritif, car, si l'on puise de la semence dans le bouillon pour la répandre sur la gélatine ou l'agar-agar, les nouvelles cellules acquièrent la forme arrondie ou ovale.

MM. Roux et Linossier ont ajouté dernièrement des données très précises à nos connaissances sur ce sujet.

Or, quand on voit, d'une part, le *Saccharomyces albicans* revêtir l'état mycélique s'il est immergé dans un milieu nutritif; d'autre part, le *Mucor racemosus* former des conidies lorsqu'il végète à l'abri de l'air, on peut légitimement se demander, à l'exemple d'Hoffmann, si les Saccharomyces ne sont point des hyphomycètes ou moisissures arrêtées dans leur développement, et si l'on ne se décidera pas un jour à les confondre avec ces dernières.

Quoi qu'il en soit, on relève de profondes modifications dans la forme des Saccharomyces suivant les conditions de leur végétation, et il est incontestable que si l'on observait seule-

_____

(1) *Revue de médecine*, année 1887.

ment un fragment des tubes qu'ils fournissent dans le bouillon, on serait fort exposé à les prendre pour des moisissures proprement dites.

Jusqu'à présent, nous ne sommes pas sortis des champignons où le polymorphisme est nettement démontré. Voyons les bactériens.

Quelques auteurs ont établi une filiation entre les bactéries et les champignons inférieurs. On a dit antérieurement que Hallier prétendait avoir constaté la transformation de plusieurs microcoques pathogènes en levures et en moisissures. Le micrococcus de la variole naîtrait du *Pleospora herbarum*, celui du vaccin du *Torula rufescens*, etc.

Brefeld, de Seynes, Nægeli, n'ont jamais pu constater cette filiation ou une filiation inverse. Il est à peine besoin aujourd'hui de discuter les idées de Hallier, puisque l'on a renoncé à placer les bactéries et les champignons dans le même groupe végétal. Le polymorphisme que nous devons étudier est donc limité aux bactéries proprement dites.

Ces organismes revêtent les formes de cellule isolée, globuleuse (*Micrococcus*), de bâtonnet court, cylindrique et isolé (*Bacterium*), de baguettes unies bout à bout plusieurs ensemble (*Bacillus*), de cellules unies en long filament simple (*Leptothrix*) ou ramifié (*Cladothrix*), ou spiralé (*Spirillum*). Peuvent-ils passer de l'une à l'autre, aux divers âges de leur développement, ou en présenter plusieurs à la fois, selon les différents points de leur longueur ? Telles sont les questions qui divisent les microbistes.

Ch. Robin est peut-être le premier naturaliste qui ait affirmé (1853) la parenté des bactéries avec les *Leptothrix* qu'il regardait comme la forme adulte vers laquelle tendent tous les bactériens. Quant à l'association de plusieurs formes sur le même individu, nous croyons qu'elle a été signalée d'abord par M. Lister (1873). Cet auteur aurait trouvé des cocci, des bactéries, des bacilles et des *Streptothrix* dans un bactérien du lait bleu. M. Billroth (1874) aurait vu réunis bout à bout des coccos et des bactéries.

M. Zopf a publié dernièrement un important mémoire (1885) où il affirme que toutes les formes offertes par les schizomycètes peuvent se trouver irrégulièrement associées sur le même sujet. Aucun observateur n'avait osé pousser le polymorphisme aussi loin.

M. Zopf divise ces végétaux en quatre groupes : les *Coccaceæ*, les *Bacteriaceæ*, les *Leptotricheæ*, les *Cladotricheæ*. Les espèces du premier groupe n'offriraient que des cocci ; mais les *Bacte-*

riaceæ, les *Leptotricheæ*, les *Cladotricheæ*, posséderaient le plus souvent des cocci, des bâtonnets droits ou courbés et des filaments droits ou spiralés. Les Bactériacées différeraient simplement des Leptotrichées en ce que, chez les premières, le diamètre des filaments consécutifs est uniforme aux deux extrémités, tandis qu'il serait inégal chez les secondes. Enfin, les Cladotrichées se distingueraient des groupes précédents par les pseudo-ramifications de leurs filaments.

Les assertions de Zopf ont eu un grand succès auprès de plusieurs botanistes, surtout en Allemagne ; mais elles ne sont pas à l'abri de toute critique.

Beaucoup d'observateurs scrupuleux et consciencieux ont cherché vainement à les vérifier.

Ce n'est pas à dire que la forme soit absolument invariable dans les bactéries. L'âge et le milieu exercent sur la morphologie de ces êtres une influence limitée.

Depuis que le ferment butyrique est connu, on s'est aperçu que certains bacilles se renflent dans leur partie centrale en restant grêles à leurs extrémités, modifications qui ont valu quelquefois à l'espèce le nom de *Clostridium*. Nous avons observé un changement analogue dans le *Bacterium Chauvæi*, conservé pendant quelque temps à basse température au sein de la tumeur charbonneuse qu'il provoque chez le bœuf (Arloing, Cornevin et Thomas).

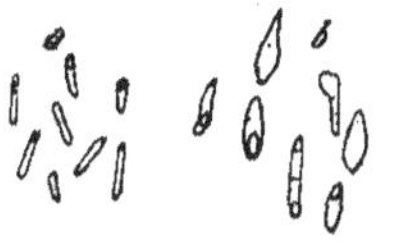

L'organisme de la septicémie gangreneuse que M. Pasteur a appelé vibrion septique évolue en bacilles courts dans le tissu conjonctif sous-cutané de l'homme et de plusieurs animaux, tandis qu'il prend l'aspect de longs filaments dans le sang (Pasteur) et les séreuses (Chauveau et Arloing).

Dès 1877, Toussaint a signalé la transformation de quelques articles terminaux du *Bacillus anthracis*, lorsqu'il végète dans l'atmosphère étroite d'une chambre humide, en pseudo-thèques où se forment de trois à six spores très réfringentes. Nous avons constaté que les spores de ce microbe insolées pendant un certain temps émettent un mycélium court, frisé, d'un aspect tératologique. Klein, de son côté, a étudié plusieurs changements apportés à la végétation du bacille charbonneux par la température ou le milieu auxquels il était soumis.

Neelsen, Cienkowski ont remarqué que le bacille du lait bleu

Fig. 13. — *Bacterium Chauvæi* (charbon symptomatique). — *a*, formes habituelles dans la sérosité d'une tumeur fraîche ; *b*, formes fréquentes dans une tumeur conservée pendant quelques jours en hiver.

revêt tantôt la forme de bacilles mobiles, tantôt celle de bactéries immobiles avec ou sans spores, tantôt enfin d'articles
tellement courts, à angles arrondis, que leur succession rappelle la forme de *torula*.

De Bary, en plaçant le *Bacillus megaterium* dans des conditions nutritives défavorables, a vu ce bactérien se diviser en
articles très courts, qui ne tardent pas à prendre
les caractères des microcoques.

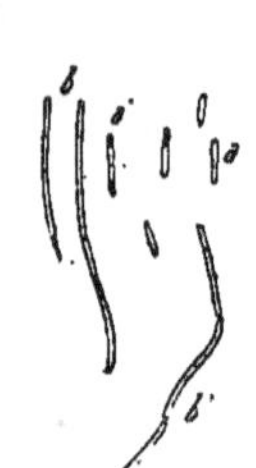

Fig. 14. — *Vibrio septicus gangrenæ* (vibrion septique de M. Pasteur). — *a, a,* formes qu'il présente dans un foyer de septicémie gangreneuse ; *b,* formes qu'il prend dans les séreuses ou le sang ; *b',* long filament desséché, sur lequel on voit bien les articulations.

Les microbacilles et les microcoques eux-
mêmes n'échappent pas à l'influence des conditions biologiques, car on a dit depuis plusieurs
années que le microbe du choléra des poules
(Pasteur) et celui de l'ostéomyélite infectieuse
(Rodet) deviennent beaucoup plus petits lorsqu'ils vieillissent dans leurs cultures.

Presque tous les bactériologistes ont observé
des variations dans la morphologie des microbes déterminées par l'état physique ou la
composition du milieu nutritif. Lorsqu'on cultive le *Bacterium Chauvæi* dans un bouillon
additionné de glycérine et de sulfate de fer, les
jeunes micro-organismes prennent la forme de
clous de girofle très brefs, au lieu de conserver
la disposition cylindrique primitive.

MM. L. Guignard et Charrin ont fait connaître dernièrement que des changements apportés au milieu nourricier peuvent modifier
la forme des bactéries d'une manière surpre-
nante.

Par exemple, si le *Bacillus pyocyaneus* avec
lequel ils ont expérimenté est semé dans du
bouillon de bœuf ou de veau pur, il se multiplie à la surface
en formant un voile sous lequel se développe peu à peu la
matière colorante qui lui a fait donner son nom. Dans ce
voile, les bacilles condensent leur contenu en un ou deux
globules, autour desquels la membrane s'épaissit, comme
s'il s'agissait d'arthrospores, bien que leur résistance à la
chaleur et à la coloration ne soit guère plus grande que celle
des bacilles normaux.

Si, au bouillon pur, on ajoute du *naphtol* β, à la dose de
0,20 à 0,25 pour 1000, du *thymol* à celle de 0,50 à 0,60 pour 1000
et de l'*alcool* à raison de 40 centimètres cubes pour 1000, la culture donne des bacilles plus ou moins longs, isolés ou soudés
en pseudo-filaments, et des filaments proprement dits, enche-

vêtrés, formant feutrage à la surface; mais ces filaments font bientôt place au bacille normal.

Si l'on additionne le bouillon de 0,10 à 0,15 pour 1000 de *bichromate de potasse,* la culture est tardive et se peuple de filaments allongés, plus gros que le bacille normal; ils disparaissent au bout de cinq à six jours; avec 0,20 pour 1000, les fila-

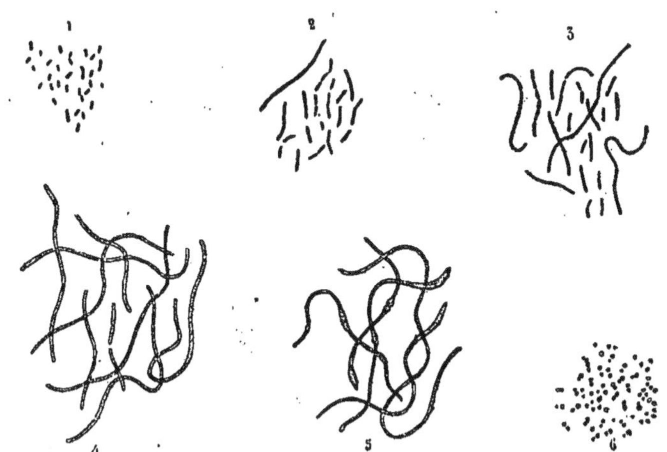

Fig. 15. — Polymorphie du *Bacillus pyocyaneus* obtenue expérimentalement par MM. Charrin et Guignard. — 1, forme normale dans le bouillon ou sur l'agar-agar; 2, culture âgée de vingt-quatre heures dans le bouillon additionné d'acide thymique à raison de 0^{gr},50 pour 1000; 3, culture du même âge dans le bouillon additionné d'alcool à raison de 40 centimètres cubes pour 1000; 4, culture du même âge dans le bouillon additionné de bichromate de potasse à raison de 0^{gr},15 pour 1000; 5, dans le bouillon additionné de 0^{gr},25 pour 1000 de bichromate de potasse; 6, culture âgée de quinze jours dans le bouillon additionné de créosote à raison de 1 gramme pour 1000.

ments sont encore plus épais et un certain nombre prennent des formes d'involution (voy. fig. 15).

En présence de l'acide borique, à la dose de 4 à 5 grammes, les bacilles, d'abord gonflés et granuleux, offrent à partir du troisième jour l'aspect de longs filaments, au contact de l'air. Si l'on élève la dose à 6 ou 7 grammes, on obtient, à côté des longs filaments, des bacilles droits ou flexueux, ou courbés en croissant et en boucle presque fermée, isolés ou réunis bout à bout. De leur agrégation résultent des spires à tours très serrés, d'une existence éphémère; en effet, le microbe finit par revêtir sa forme ordinaire (voy. fig. 16).

Enfin, si l'on cultive le *Bacillus pyocyaneus* dans le bouillon additionné de créosote, d'acide salicylique, à une température relativement basse, on observe la formation, dans presque tous les bacilles, de cellules durables, sphériques, à membranes épaissies, semblables à des microcoques, englobées dans une substance visqueuse (fig. 15, 6).

MM. Guignard et Charrin ont donc obtenu le *Bacillus pyocyaneus* tantôt sous la forme de bactérie, de bacille court ou long, droit ou courbé et de filament spiralé, tantôt sous la forme de microcoque. Dans tous les cas, il s'agissait de la même espèce, car, si l'on semait une quelconque de ces formes dans du bouillon pur, on récoltait immédiatement le bacille normal avec tous ses caractères physiologiques.

Le travail de Guignard et Charrin montre à quel point le

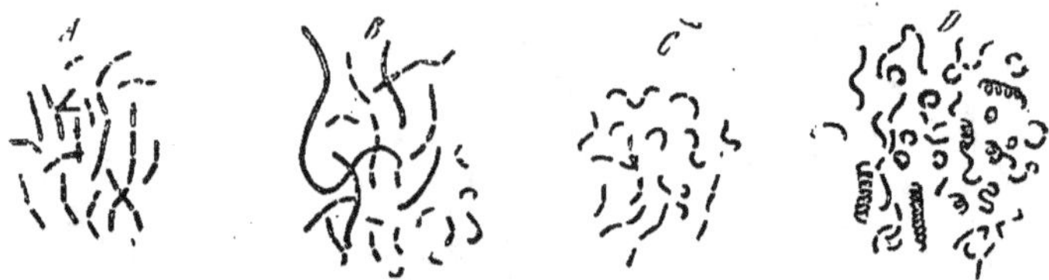

Fig. 16. — Polymorphie du *Bacillus pyocyaneus* dans du bouillon additionné d'une quantité croissante d'acide borique, observée par MM. Charrin et Guignard. — A, après deux jours dans le bouillon additionné de 5 pour 1000 d'acide borique; B, dans le bouillon additionné de 6 pour 1000; C, après quatre jours, dans le bouillon additionné de 7 pour 1000; D, après huit jours, dans le bouillon additionné de 7 à 8 pour 1000.

polymorphisme est étendu dans les bactéries, sans que les conditions où l'observation a été faite laisse prise au moindre doute. Il est intéressant au point de vue botanique, intéressant aussi au point de vue pathologique, car il nous met en garde contre les déterminations spécifiques basées sur une morphologie incomplète; intéressant encore au point de vue technique, puisqu'il nous apprend qu'une culture peut contenir des formes variées sans être impure. Sous l'empire d'idées opposées, on a souvent repoussé des cultures fort bien faites et, par suite, ajourné la solution de problèmes importants.

Wasserzug a fait des observations analogues à celles de MM. Charrin et Guignard sur le *Micrococcus prodigiosus*. Cet organisme prend la forme bacillaire dans le bouillon additionné d'acide tartrique. Par une longue série de cultures, il finit par la revêtir définitivement.

La température à laquelle végète une espèce peut suffire à

imprimer des changements de forme considérable. M. Rœser a fait, dans notre laboratoire, des observations curieuses sur un bacille présent dans une eau potable, bacille qui offrait quelques caractères attribués au bacille typhique. Toutes choses étant égales d'ailleurs, l'élévation de la température déterminait un allongement du bacille, jusqu'à lui faire prendre des dimensions vraiment gigantesques pour ce petit être. Le lecteur appréciera ces modifications en jetant les yeux sur la figure 17.

Quelques espèces, au moment où elles achèvent leur évolution, abandonnent des spores parmi des bacilles ou des bactéries plus ou moins développées. Il importe de ne pas confondre ces spores avec des microcoques. Ici il ne s'agit plus, on le conçoit, d'un cas de polymorphisme.

Certaines bactéries possèdent une sorte de polymorphisme régulier. De Bary rapporte que le *Bacillus subtilis*, semé dans un milieu liquide, donne d'abord naissance à des bâtonnets mobiles. Portés dans un milieu semblable, ceux-ci s'unissent en longs filaments et s'assemblent immobiles en zooglées à la surface du liquide. Sous cet état, ils fournissent des spores. Sui-

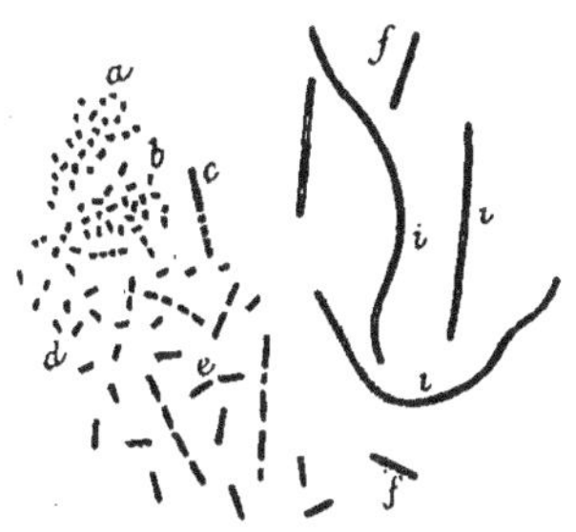

Fig. 17. — Polymorphie d'un bacille de l'eau observée par M. Rœser. — *a*, formes d'une vieille culture sur agar, souche de toutes les autres; *b*, formes à la température de 6 degrés; *c*, formes moyennes d'une culture en bouillon faite à 6 degrés; *d*, formes les plus communes dans les cultures aux températures 15-30 degrés; *e*, formes allongées aux températures 30-35 degrés; *f*, formes très allongées à la température de 37 degrés; *i*, formes filamenteuses entre 40-42 degrés.

vant la génération que l'on considère, la forme du *Bacillus subtilis* change donc légèrement.

Quoi qu'il en soit, même réduit aux proportions que l'on vient de lui accorder, le polymorphisme rend la détermination de l'espèce beaucoup plus difficile en bactériologie qu'en zoologie.

§ III. — Caractéristique de l'espèce.

La mobilité de la forme s'oppose à ce que le microbiste cherche le criterium de l'espèce dans les caractères morphologiques.

Pris isolément, aucun des autres caractères ne peut servir de base à une détermination spécifique rigoureuse :

Le volume, par exemple, se modifie suivant la nature du milieu nutritif et l'âge des cultures.

On a fait jouer un grand rôle, dans ces dernières années, aux caractères de la végétation sur les milieux solides, c'est-à-dire à la forme et à la couleur que prennent les colonies au fur et à mesure de leur accroissement. Il faut avouer que ce sont là des caractères secondaires et qui paraîtront bien insignifiants aux personnes habituées à déterminer spécifiquement avec plus de rigueur des animaux et des plantes phanérogames. Malgré des assertions contraires, l'expérience démontre que la forme des colonies, leur mode de propagation à la surface ou dans la profondeur des milieux nutritifs changent suivant un bon nombre de conditions dont la plupart sont à trouver. On peut en dire autant de la végétation dans les liquides. Quant à la couleur, elle varie beaucoup, sans que l'on en sache exactement la cause à l'heure actuelle ; tel est le cas du staphilocoque pyogène signalé judicieusement par MM. Rodet et Courmont.

Le criterium, en médecine, devrait être tiré des propriétés pathogènes. Malheureusement, celles-là encore manquent de stabilité. Les agents virulents s'atténuent par l'action de la chaleur, de l'air, du milieu nutritif, de la lumière, à un degré tel qu'ils perdent la faculté de produire des troubles rappelant la maladie dont ils sont ordinairement la cause. L'inverse peut légitimement être admis. J'ai démontré que le streptocoque de la septicémie puerpérale qui a perdu ses qualités pathogènes en végétant pendant une ou deux générations dans le bouillon de poulet neutralisé devient virulent en végétant dans le bouillon de bœuf salé. Pourtant, dans ces deux états opposés, la forme n'était pas modifiée. Par conséquent, un microbe avec les mêmes caractères morphologiques peut ne plus jouir des mêmes propriétés.

On rencontrera encore des microbes, morphologiquement semblables dans la phase moyenne de leur existence, dont les propriétés pathogènes sont entièrement dissemblables. Ainsi le microbe de la septicémie gangreneuse et celui du charbon symptomatique du bœuf sont identiques quand on les étudie dans le tissu conjonctif sous-cutané ou intermusculaire ; cependant ils ont chacun un terrain sur lequel ils végètent à l'exclusion l'un de l'autre. Ce sont des espèces pathologiquement différentes quoique morphologiquement semblables.

Dans quelques cas, rares à la vérité, on est allé jusqu'à emprunter des caractères spécifiques à la manière dont les microbes fixent les couleurs artificielles. On a dit précédemment le peu de confiance qu'il fallait accorder à cette prétention.

En résumé, il est impossible de déterminer l'espèce bactérienne à l'aide d'un critère unique. On doit recourir à un ensemble de caractères, parmi lesquels on établira une certaine subordination. En tête, figureront la forme et les propriétés pathogènes; puis viendront les caractères tirés de la végétation dans les milieux nutritifs divers, en présence ou en l'absence de l'air.

La forme sera avantageusement consultée à toutes les phases de l'évolution des microbes, et l'étude des propriétés pathogènes devra être tentée en utilisant plusieurs espèces animales et toutes les voies d'introduction offertes à l'expérimentateur. Enfin, par surcroît, on pourra recourir à la coloration artificielle à l'aide de teintures variées.

On ne sera sûr de la spécificité des microbes appartenant à un même genre qu'après les avoir soumis à cette série d'épreuves. Pour avoir négligé d'observer cette discipline quelque peu sévère et de se livrer à des travaux d'une longue durée, on a encombré la science de synonymies dangereuses ou bien on a créé des espèces qui sont, tout au plus, de simples variétés d'une espèce antérieurement décrite et bien étudiée.

DEUXIÈME PARTIE

BIOLOGIE DES MICROBES

Les microbes étant des algues, leur accroissement et leur multiplication sont donc des phénomènes de végétation.

Pour s'accomplir, la végétation des microbes exige la présence d'un aliment approprié, d'un milieu gazeux convenable et d'une température favorable à l'assimilation.

Pendant la végétation, les substances solides, liquides et gazeuses, au sein desquelles évoluent les microbes, leur cèdent des matériaux, de sorte qu'elles sont modifiées plus ou moins profondément par la vie de ces êtres.

Les milieux agissent donc sur les microbes, les microbes réagissent donc sur les milieux; aussi, pour connaître la végétation des bactéries, faut-il examiner : 1° l'influence de la composition des milieux ambiants et des conditions extérieures sur la végétation ; 2° l'influence de la végétation sur la composition et les propriétés de ces milieux.

Comme préambule à ces sujets importants, nous donnerons un court aperçu de la technique usitée pour la culture artificielle des microbes.

CHAPITRE PREMIER

CULTURE ARTIFICIELLE DES MICROBES (1)

Plusieurs fois déjà il a été question de la culture artificielle des microbes, il est temps de dire quelques mots sur cette pratique qui nous a fourni la preuve définitive de la nature animée des virus et permis d'obtenir les micro-organismes patho-

(1) Pour plus de détails, voyez les ouvrages spéciaux sur la technique bactériologique.

gènes à l'état de pureté, de suivre toutes les phases de leur évolution et d'acquérir sur leurs propriétés biologiques des données très importantes.

Toute culture suppose une semence et un milieu nutritif.

La semence est le microbe même, à l'état de mycélium ou à l'état de spores. Elle est contenue dans les humeurs ou dans les lésions organiques, chez les animaux malades ou morts d'affections virulentes.

Pour la recueillir, il faut donc puiser une petite quantité d'humeur ou une parcelle d'organe virulents. La récolte des liquides se fait à l'aide de pipettes en verre effilées à une extrémité, bouchées à l'autre à l'aide d'un tampon d'ouate et stérilisées par un passage à l'étuve sèche, chauffée à 200-220 degrés. A la sortie de l'étuve, l'intérieur des pipettes ne renferme plus aucun germe vivant.

Lorsqu'on veut s'en servir, on brise la pointe c avec des pinces, on passe plusieurs fois la partie effilée dans la flamme d'une lampe à alcool ou d'un bec Bunsen, pour détruire les germes qui pourraient exister à sa surface, puis on la plonge dans l'humeur à recueillir; on aspire avec la bouche à l'autre extrémité jusqu'à ce que la récolte soit suffisante; on la retire enfin et l'on ferme l'extrémité à la lampe, si l'on ne doit pas distribuer immédiatement la semence dans les milieux de culture.

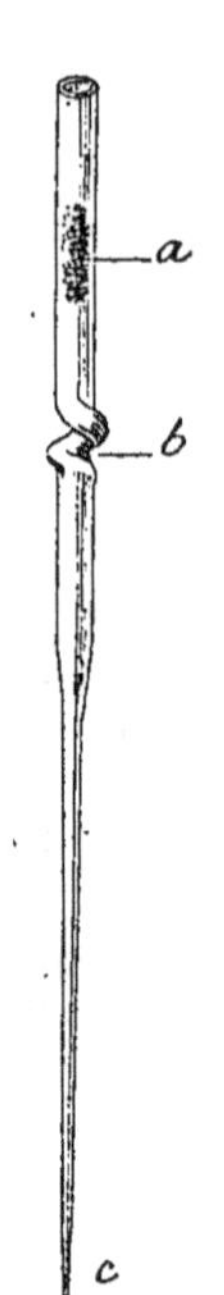

Fig. 18. — Pipette pour la récolte des humeurs virulentes. — c, pointe fermée à la lampe; a, tampon d'ouate; b, torsion imprimée au corps de la pipette pour empêcher les liquides d'arriver aisément au contact de l'ouate.

Enfermée dans ces pipettes, la semence se conserve pure comme au premier jour, si l'on prend soin d'observer toutes les manœuvres sus-indiquées. Elle y conservera même longtemps son pouvoir végétatif et son activité pathogène, si elle est à l'état de spores ou si elle n'appartient pas à la catégorie des microbes qui redoutent le contact de l'oxygène libre (microbes anaérobies).

Le milieu de culture peut revêtir l'état liquide ou l'état solide.

En France, à l'exemple de M. Pasteur, on emploie beaucoup les milieux liquides; mais on est loin d'être exclusif; à titre de comparaison, ou lorsqu'il y a un avantage quelconque à employer les milieux solides qui ont été, nous ne dirons pas découverts, mais introduits en bactériologie par M. R. Koch, on le fait volontiers.

Les milieux liquides les plus usuels sont les bouillons de viande.

Présentons, comme un type, le bouillon de viande de bœuf. Il est préparé de la manière suivante :

On prend 1 kilogramme de chair maigre ; on la réduit en menus morceaux ou en pâte et on la met en macération dans 2 litres d'eau distillée pendant vingt-quatre heures. Ensuite on fait bouillir le tout pendant deux à trois heures. On laisse refroidir et l'on filtre. On rétablit le volume primitif en ajoutant de l'eau. On additionne le bouillon de 10 grammes de sel marin par litre et de 1 à 2 grammes de biphosphate de soude. Ensuite on neutralise avec du carbonate de soude ou une solution de soude étendue.

Le bouillon ainsi préparé est un bouillon léger. Si l'on désire l'obtenir très léger, on double la quantité d'eau. Si, au contraire, on souhaite un bouillon plus nutritif, on ajoute à la viande 10 à 15 grammes de peptone sèche, au moment où l'on porte sur le feu.

A la viande de bœuf, on peut substituer la chair du veau, du poulet, du mouton, du lapin, de certains poissons, etc. On a quelquefois remplacé la chair musculaire par les pieds de veau. Parfois aussi, on a préparé des bouillons avec des substances végétales, par exemple des navets, des carottes.

M. G. Roux, de Lyon, s'est servi avec avantage de l'infusion de touraillon, à 5 pour 100, pour la culture des streptocoques ; mais il a remarqué que ce milieu était impropre à la végétation du vibrion virgule du choléra.

Enfin, pour répondre à certains besoins, on a additionné les bouillons de viande d'une certaine quantité de sucre, de glycérine ou de quelques corps réducteurs.

La préparation que nous venons de décrire se fait nécessairement en présence de l'air ; par conséquent, lorsque le bouillon est prêt, il renferme sûrement un plus ou moins grand nombre de germes de plusieurs espèces microbiennes qui se mélangeraient ultérieurement à la semence que l'on se propose de cultiver. De là l'impérieuse nécessité de stériliser une provision de bouillon dans des vases où elle sera désormais à l'abri des contaminations par l'atmosphère.

Les vases destinés à cet usage sont ordinairement cylindriques et à deux tubulures (fig. 19). On les charge de bouillon filtré jusqu'aux deux tiers ou aux trois quarts de leur hauteur (*c*). La tubulure centrale (*a*) est garnie d'un excellent bouchon traversé par un tube en verre (*t*), légèrement coudé et fermé par un tampon de coton. La tubulure latérale (*b*) est fermée aussi par un bouchon où s'engage un tube de verre (*d*) qui descend jusqu'auprès du fond. Ce tube coudé deux fois extérieurement est prolongé par un tube de caoutchouc (*d'*) muni d'un ajutage en verre étiré (*d''*). Le tube de caoutchouc et l'ajutage sont plus longs que la partie interne du tube, de sorte que l'ensemble forme un véritable siphon dont on se servira à certains moments.

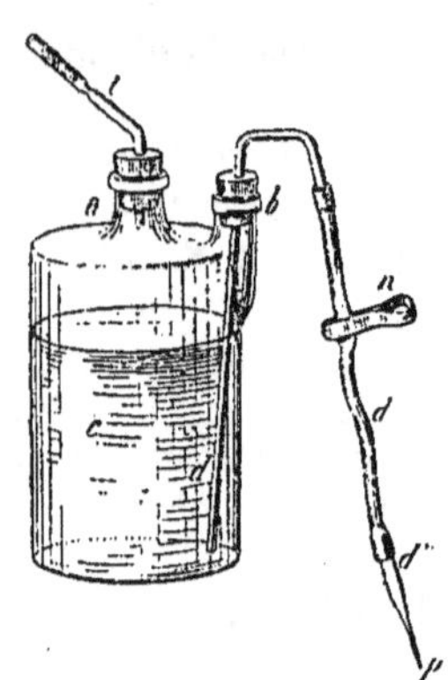

Fig. 19. — Conserve de bouillon.

Le flacon, ainsi préparé, est enfermé dans une marmite de Papin ou une marmite autoclave quelconque, et soumis à la température de 110 à 115 degrés pendant une demi-heure.

Durant cette opération, le bouillon se trouble légèrement; toutefois le précipité se dépose peu à peu au fond du flacon, pendant le refroidissement, de sorte que la plus grande masse du bouillon reste indéfiniment claire et transparente. En vieillissant, il peut perdre quelques-unes de ses qualités nutritives; mais il ne sera pas envahi par des cryptogames ou des parasites microbiens.

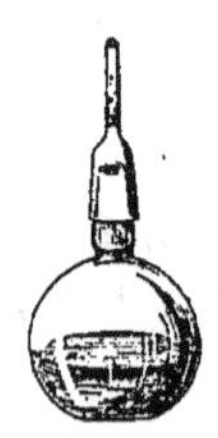

Fig. 20. — Matras Pasteur.

A part des cas exceptionnels, la culture ne se fait que dans une quantité assez minime de bouillon, déposée dans de petits matras en verre préalablement stérilisés à l'étuve sèche.

On se sert beaucoup du petit matras Pasteur représenté figure 20. Ce petit ballon est muni d'un col rodé à l'extérieur, sur lequel se renverse un capuchon de verre également rodé et surmonté d'une courte tubulure bouchée avec un tampon d'ouate. Si le capuchon de verre vient à se briser, on peut le remplacer par un capuchon en papier. Celui-ci est fait avec une bande de papier soigneusement enroulée sur la face externe du goulot et tortillée au-dessus de ce dernier (fig. 21).

Nous avons à peine besoin d'ajouter que par mesure d'économie, on substituera sans inconvénient au matras à goulot rodé un matras ordinaire à goulot non rodé.

Notre expérience nous permet d'affirmer que les matras ordinaires avec une vulgaire fermeture de papier se prêtent à l'exécution d'excellentes cultures.

Les petits matras s'emploient toujours en nombre plus ou moins considérable. On commence par les stériliser dans l'étuve sèche à une forte température. Puis on les charge d'une certaine quantité de bouillon empruntée à la conserve.

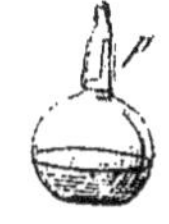

Fig. 21. — Matras à goulot non rodé fermé par un capuchon en papier.

Pour faire cette opération, on brise la pointe p de la branche extérieure du siphon $dd'd''$ (voy. fig. 19); on souffle dans le tube t, à travers le tampon d'ouate, pendant que l'on écarte les branches de la pince n, de manière à amorcer le siphon ; alors on n'a plus qu'à engager la pointe p dans le goulot de chaque matras et à desserrer la pince n ; le bouillon s'écoule naturellement dans le matras. Lorsqu'on a transvasé la quantité nécessaire, on abandonne les branches de la pince à elles-mêmes ; l'écoulement est suspendu ; on retire le matras, on le couvre de son capuchon ; puis on passe à un autre ballon et ainsi de suite. L'opérateur doit avoir à proximité une lampe à alcool allumée, afin de soumettre de temps en temps à la flamme l'extrémité p du siphon, le goulot et le capuchon, quand on ouvre et lorsqu'on ferme les matras.

Les matras étant chargés de bouillon, il est prudent, à titre d'épreuve, de leur faire passer quarante-huit heures dans l'étuve à 36 degrés. S'ils restent limpides, l'opération ci-dessus décrite a été bien faite ; on peut procéder aux ensemencements.

On féconde les matras en y déposant une goutte des humeurs virulentes que nous avons appris à recueillir.

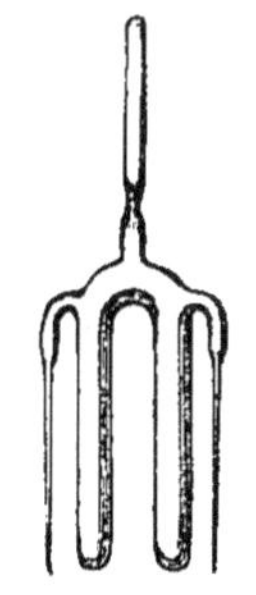

Fig. 22. — Tube Pasteur double.

Au début de ses travaux, M. Pasteur faisait les cultures dans le tube simple ou double qui porte son nom (voy. fig. 22).

Le bouillon était aspiré par la pointe effilée et tombait dans la branche renflée. La semence était introduite ensuite par le même procédé. Ou bien, le bouillon était fécondé préalablement dans un petit matras et aspiré dans le tube. A moins d'indications spéciales, le tube Pasteur n'est guère plus usité.

Le bouillon est remplacé quelquefois par du sérum sanguin ou du jus de viande.

M. Koch, qui, il est vrai, employait presque toujours le sérum gélifié, a fait connaître un procédé compliqué pour obtenir du sérum stérilisé. Depuis longtemps, nous suivons dans notre laboratoire une technique qui nous paraît plus expéditive et qui néanmoins permet d'obtenir d'emblée du sérum liquide à l'état de pureté.

Nous choisissons une conserve de 2 litres surmontée de trois tubulures (fig. 23). Les tubulures latérales sont garnies de tubes semblables à ceux de la conserve de bouillon; seulement, on a soin d'engager le siphon d'une toute petite quantité dans le flacon. La tubulure médiane est surmontée d'un tube en verre coudé, à peine effilé à son extrémité libre. Le flacon étant stérilisé, on découvre une grosse veine ou une grosse artère sur un animal de grande taille (cheval, âne ou veau). On lie le vaisseau, du côté de la périphérie pour une artère, du côté central pour une veine. On flambe ensuite sa paroi; on l'ouvre avec un instrument flambé et l'on introduit à l'intérieur du vaisseau le tube coudé S dont la pointe a été préalablement retranchée. Les parois sont étroitement appliquées contre le tube à l'aide des doigts ou d'une ligature. Le sang pénètre alors dans le flacon, par sa propre pression. Quand il l'a rempli aux trois quarts, et pendant qu'un aide lie le vaisseau, on retire le tube et on le ferme à la lampe d'émailleur. Le flacon est ensuite abandonné au repos, dressé sur son fond, dans un lieu frais.

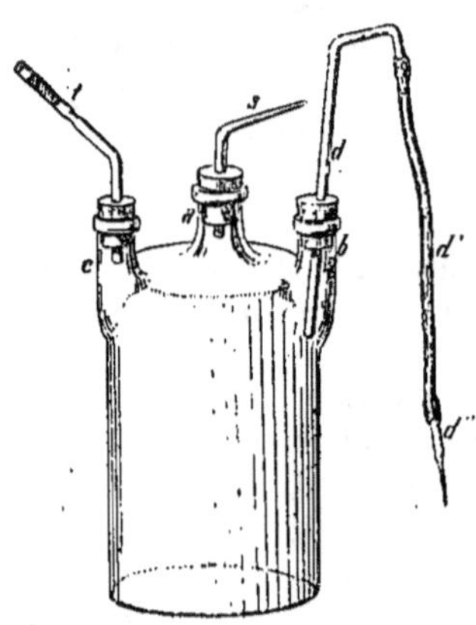

Fig. 23. — Conserve préparée pour la récolte du sérum sanguin à l'état de pureté.

La coagulation du sang s'accomplit; le caillot se rétracte et baigne de toutes parts dans le sérum.

Le moment est venu de transvaser le sérum soit dans de petits matras, si on veut l'utiliser à l'état liquide, soit dans des tubes à réaction, si l'on désire l'amener à l'état solide. Pour cela, on flambe la partie extérieure du tube siphon (*d*) et on l'enfonce dans le flacon jusqu'à ce qu'il plonge d'une certaine quantité dans la sérosité; on insuffle ensuite de l'air par le tube

latéral *t* et le sérum s'échappe au dehors par la tubulure effilée *d″*. On continue l'opération de la même manière que s'il
s'agissait de transvaser du bouillon.

Si l'on veut employer du jus de viande, on le stérilise par la
filtration à travers un filtre en por-
celaine purifié lui-même par la chaleur.

La culture sur des milieux nutritifs solides a été propagée par
M. R. Koch.

Cette méthode, à plusieurs points
de vue, présente de sérieux avantages. Les colonies de microbes végètent indépendamment les unes
des autres avec des caractères extérieurs qui permettent de les distinguer; par suite, la culture en
milieu solide se prête à la prompte
séparation des espèces mélangées
dans une humeur.

On se sert beaucoup, pour obtenir
des milieux nourriciers à l'état solide, des gelées à base de gélatine
fine connue sous le nom de gélatine
de Paris. Le moyen le plus simple
pour les préparer consiste à faire
dissoudre 8 à 10 pour 100 de gélatine dans du bouillon faible ou dans
du bouillon peptoné. A l'aide d'une
filtration à chaud, on obtient une
gelée extrêmement transparente qui
reste prise jusqu'à la température
de 25 degrés.

Les provisions sont réparties
dans des matras ou plus souvent
dans des tubes à réactions.

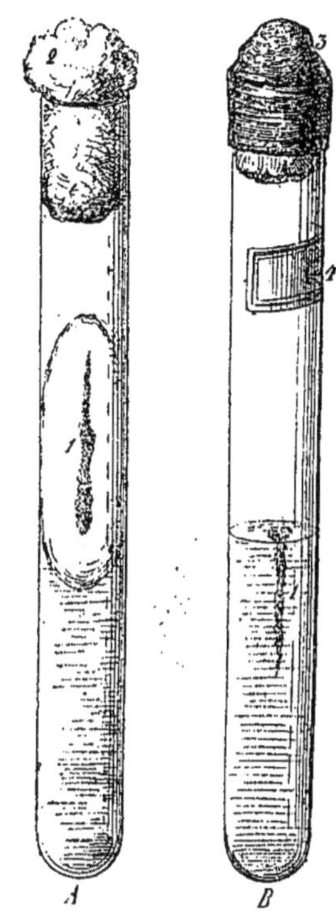

Fig. 24. — Deux tubes garnis
de gélatine nourricière et ensemencés. — 1, 1, colonies
de microbes; 2, tampon
d'ouate ; 3, capuchon de
caoutchouc pour prévenir
l'évaporation et la dessiccation.

Suivant que l'on veut posséder
une surface de culture plus ou moins étendue, on incline les
tubes ou on les maintient verticaux pendant la solidification de
la gelée. La figure 24 montre deux tubes garnis de gélatine
nourricière et ensemencés, l'un (A) en surface, l'autre (B) en
profondeur par piqûre.

Si l'on veut exposer les cultures à une température de 35 à

40 degrés, il faut substituer à la gélatine qui est beaucoup trop fusible, 20 grammes de gélose pour 1 litre de bouillon. La gélose, appelée encore agar-agar, provient des frondes d'une algue de la mer des Indes; elle sert à préparer des gelées commerciales.

MM. Nocard et Roux augmentent la valeur nutritive de l'agar en y ajoutant 5 pour 100 de glycérine neutre.

Nægggerath ajouta à la gélatine plusieurs substances colorantes solubles, pour faciliter la distinction de certaines espèces microbiennes. En effet, telle espèce se charge pendant la végétation d'une couleur déterminée, telle autre d'une couleur différente.

M. Koch, comme nous le disions plus haut, s'est servi du sérum solidifié, surtout au début de ses études sur la culture du bacille de la tuberculose. Il obtenait la gélatinisation du sérum sanguin en couchant les tubes chargés de ce liquide sur le fond d'une étuve inclinée (voy. fig. 25) dont la température est maintenue entre 65 et 68 degrés.

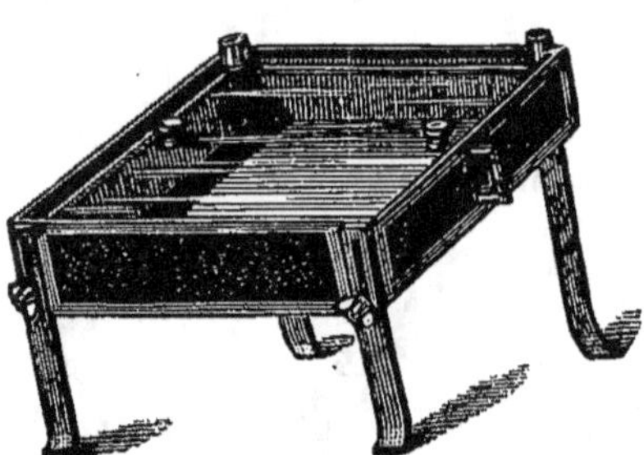

Fig. 25. — Étuve inclinée de Koch pour la stérilisation et la gélatinisation du sérum sanguin.

L'ensemencement sur la gélatine ou dans la profondeur de ce milieu se fait à l'aide d'une aiguille de platine montée sur un manche de verre. Celle-ci est chargée d'une parcelle d'une culture précédente ou d'une humeur virulente, puis on la promène sur la surface inclinée de la gélatine ou bien on la plonge verticalement dans la profondeur. Là où les germes se sont arrêtés, on voit se développer des colonies d'abord séparées, mais qui pourront se confondre au fur et à mesure que leur croissance les mettra au contact.

Si l'expérimentateur devait isoler les espèces contenues dans une culture impure ou dans un mélange, il emploierait le procédé de M. Koch qui consiste à déposer avec l'aiguille de platine une parcelle du mélange dans 10 centimètres cubes de gélatine fluidifiée à 30 degrés, à mélanger intimement par agitation et à verser le tout sur une plaque de verre maintenue horizontalement sous une cloche qui la protège contre les germes de l'atmosphère. La gélatine se solidifie sous une couche mince, uniforme, dans laquelle les microbes forment des colonies que l'on peut distinguer à la loupe, grâce aux caractères extérieurs qu'elles présentent, et recueillir isolément au bout de l'aiguille de platine pour les faire pulluler séparément dans des tubes *ad hoc* (voy. fig. 26).

Plus simplement, il emploierait le procédé d'Esmarch. Celui-ci consiste à mélanger la parcelle à analyser dans une toute

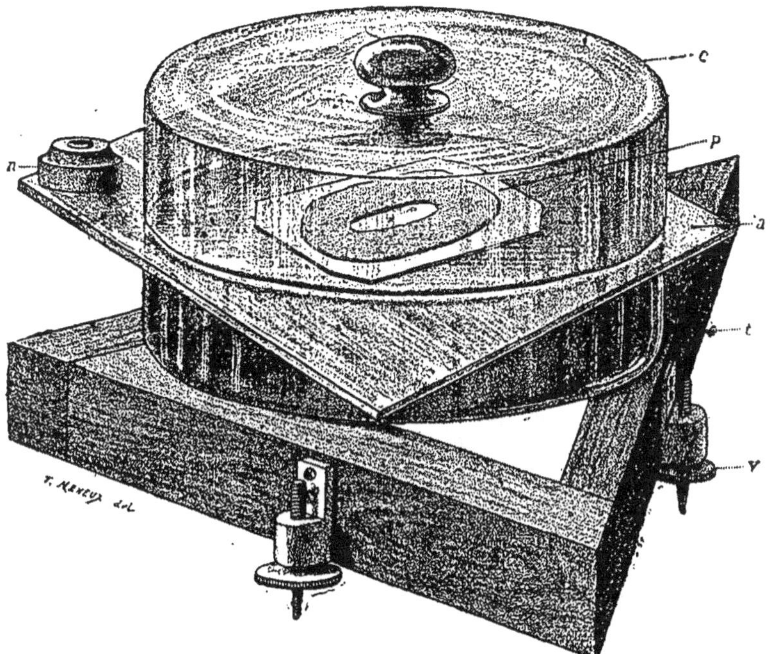

Fig. 26. — Appareil de Koch destiné à faire des cultures d'isolement sur des plaques de verre. — *t*, trépied, muni de vis calantes *v*, destiné à soutenir la plaque de verre *a* dans une direction horizontale; *n*, niveau à bulle d'air; *p*, plaque sur laquelle la gélatine se solidifie; *c*, cloche protectrice.

petite quantité de gélatine liquéfiée au fond d'un tube à essai ordinaire (voy. fig. 27). Quand le mélange est intime, on incline le tube presque horizontalement et on le fait tourner rapidement entre les doigts sous un filet d'eau froide; la gélatine se solidifie presque régulièrement en couche mince sur la face interne du tube. Les colonies se développent écartées les unes des autres, à l'abri du tampon d'ouate; on peut alors les récolter isolément avec l'aiguille de platine. Le procédé d'Esmarch met plus que celui de Koch à l'abri des germes de l'atmosphère.

Très souvent encore, on cultive les microbes sur la pomme de terre cuite, sur l'empois d'amidon ou de riz, sur du blanc d'œuf cuit, sur des tranches de pain, sur des fruits, etc. Ces indications générales étant connues, le lecteur devinera aisément les procédés que le microbiste utilisera en toutes circonstances pour obtenir des cultures à l'état de pureté.

Nous avons supposé jusqu'à présent que les microbes cultivés se plaisaient au contact de l'air. Si la culture devait porter sur des espèces anaérobies, il faudrait poursuivre cette opération dans des récipients disposés pour faire le vide ou pour substituer à l'air un gaz tel que l'acide carbonique ou l'hydrogène. H. Buchner annonça, en 1888, qu'il avait réussi à faire pulluler des microbes anaérobies en plaçant les cultures dans un récipient fermé qui contenait, au fond, une certaine quantité de pyrogallate de potasse, corps avide d'oxygène. Ce procédé est évidemment très simple; mais il ne donne pas les garanties du vide ou de la substitution d'un gaz inerte à l'atmosphère des cultures, à l'aide de la pompe à mercure.

MM. S. Kitasato et Th. Weyl (1890) ont cherché à cultiver les anaérobies dans un milieu solide additionné d'un corps réducteur. M. Liborius avait attribué aux propriétés réductrices du sucre en solution alcaline l'influence favorable qu'il exerce sur le développement des anaérobies. MM. Kitasato et Weyl, s'inspirant de cette remarque, ont essayé des substances qui jouissent de cette propriété à un degré plus élevé. Ils se sont adressés au chlorhydrate d'hydroxylamine, à la pyrocatéchine, à l'hydroquinone, à la résorcine, à l'eikonogène, au chlorhydrate de phénylhydrazine,

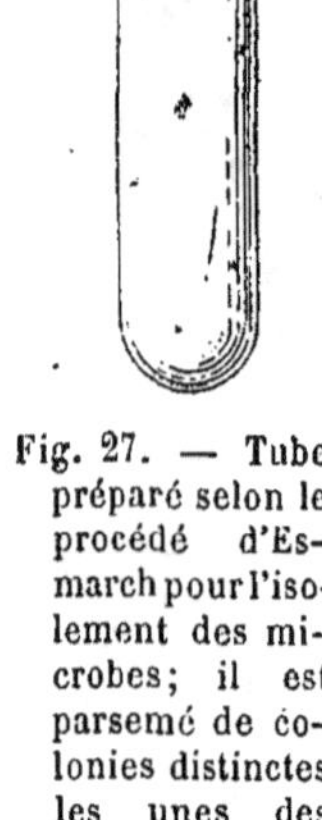

Fig. 27. — Tube préparé selon le procédé d'Esmarch pour l'isolement des microbes; il est parsemé de colonies distinctes les unes des autres.

au quinon, à l'acétaldéhyde de $CH_3C\begin{smallmatrix}\nearrow O\\\searrow H\end{smallmatrix}$, au benzaldéhyde de $C_6H_5C\begin{smallmatrix}\nearrow O\\\searrow H\end{smallmatrix}$, au formiate de soude et au sulfindigotate de soude. De tous ces corps, les deux derniers ont donné les résultats les plus encourageants dans la culture des microbes du tétanos, du charbon symptomatique et de la septicémie gangreneuse. Ces auteurs conseillent d'ajouter 50 centigrammes de formiate de soude à 100 centimètres cubes d'agar, et seulement 30 centigrammes de sulfindigotate de soude. Ils espèrent que l'on trouvera des substances dont l'action sera encore plus satisfaisante pour la culture des anaérobies.

M. Beyerinck a signalé récemment un moyen fort élégant de voir si une substance minérale donnée est un aliment pour les micro-organismes. Les spores ne se développent pas dans la gélatine pure. Par conséquent, si l'on dépose sur de la gélatine pure ensemencée une goutte d'une solution favorable à la végétation, celle-ci se diffusera dans une aire plus ou moins grande sur laquelle la germination ne tardera pas à s'établir; si la solution est incapable de servir d'aliment, la gélatine continuera à rester stérile. Cette méthode peut servir pour essayer l'action des corps qu'on soupçonne d'être vénéneux, ou pour voir de quel aliment dépendent certaines fonctions spéciales des microbes, tels que le dégagement de lumière, la formation de pigments ou d'acides.

Pour plus de détails sur la culture des aérobies et des anaérobies et sur la description et l'usage des étuves à température constante dans lesquelles on dépose les cultures lorsqu'on veut les faire marcher rapidement et uniformément ou bien quand on se propose de déterminer les températures qui favorisent ou entravent le développement des microbes et la conservation de leurs propriétés, nous renverrons le lecteur aux traités spéciaux de technique bactériologique.

CHAPITRE II

INFLUENCE DES MILIEUX AMBIANTS ET DES CONDITIONS EXTÉRIEURES SUR LA VÉGÉTATION DES MICROBES

Ce chapitre renfermera des notions très variées, car, sous le titre qui lui a été donné, nous étudierons les rapports des microbes en voie d'évolution avec les substances qui les nourrissent, avec les gaz qui les entourent, la température qu'ils supportent, etc.

§ Ier. — ALIMENTS DES MICROBES.

L'aliment doit rappeler la composition de l'organisme qui s'en nourrit. Le protoplasma des bactéries renfermant de l'eau, des matières organiques azotées et hydrocarbonéos, des matières minérales, les aliments qu'on lui offrira devront renfermer ces substances ; sinon, il végétera avec langueur.

Habituellement, les bactéries qui croissent *in vitro* trouvent la matière organique azotée qui leur est nécessaire dans les substances extractives du bouillon de viande, dans la peptone dont on enrichit souvent ce bouillon, dans la gélatine que l'on associe fréquemment à la peptone et au bouillon pour donner l'état solide aux milieux nutritifs. Parfois il suffit d'une très petite quantité de substance azotée pour qu'un milieu satisfasse aux besoins de la végétation d'une quantité considérable de bactéries. Les microbes dont le protoplasma renferme de la chlorophylle se procurent du carbone en décomposant l'acide carbonique à la façon des végétaux supérieurs.

On admettait pour eux, comme pour les plantes vertes, que le protoplasma pourvu de chlorophylle pouvait opérer la synthèse de la matière organique. Quant aux microbes sans chlorophylle, on pensait qu'ils devaient trouver la matière azotée toute préparée dans le milieu qui les entoure. Une laborieuse recherche, commencée par MM. Schlœsing et Muntz, heureusement terminée par M. Winogradsky, vient de démontrer qu'un microbe, l'agent de la nitrification, privé de chlorophylle et soustrait à la lumière, peut vivre dans un milieu exclusivement minéral et y opérer la synthèse de la matière organique.

Les aliments fort complexes dans lesquels on fait vivre les bactéries renferment toujours quelques substances hydrocarbonées. On a remarqué toutefois que l'adjonction à des milieux riches en matières azotées d'une certaine quantité d'un corps hydrocarboné augmente parfois singulièrement l'abondance et la rapidité de la végétation. Il y a plusieurs années, MM. Arloing, Cornevin et Thomas ont constaté l'heureuse influence de l'addition de la glycérine au bouillon de viande sur la culture du microbe du charbon symptomatique du bœuf. Récemment, MM. Nocard et Roux ont proposé d'abord l'adjonction du sucre au sérum sanguin coagulé, puis celle de la glycérine à l'agaragar peptoné et au bouillon de bœuf pour cultiver avec facilité le bacille de la tuberculose. Depuis, les bactériologistes ont remarqué que beaucoup de microbes fournissent des cultures plus abondantes dans les milieux glycérinés. J'ai des raisons de croire que le sucre n'est pas favorable à toutes les espèces.

Le bouillon ou l'infusion de viande, qui forment la base des aliments offerts aux microbes pathogènes, contiennent toujours en dissolution une certaine quantité de matières minérales. Néanmoins, M. Miquel a constaté l'un des premiers, sinon le premier, que l'addition de 1/100ᵉ de chlorure de sodium au bouillon ou à l'infusion de viande élevait notablement leur qualité nutritive pour un grand nombre de microbes. On peut en dire autant du phosphate de soude préconisé par M. Koch.

Les microbes se plaisent généralement dans les aliments à réaction neutre ou légèrement alcaline. Quelques-uns cependant pullulent dans les liquides acides.

De l'eau, des substances organiques azotées et hydrocarbonées, des substances minérales, sont donc nécessaires à la végétation des microbes. Mais, si la composition du véhicule, celle de l'eau, ne change pas, la nature ou les propriétés des substances organiques et minérales qui lui sont associées peuvent changer. Ces modifications exercent-elles une grande influence sur la végétation des microbes? Cette question, fort importante, est très imparfaitement étudiée. Il est vrai qu'elle est fort difficile. On possède des faits, mais leur interprétation rigoureuse est à trouver. On sait, par exemple, que certains microbes ont des aliments de prédilection; ainsi le *Mycoderma aceti*, qui brûle l'acide acétique qu'il a formé lorsque l'alcool lui fait défaut, quitte rapidement l'acide acétique si on lui offre une nouvelle quantité d'alcool. On sait que certaines bactéries végètent bien dans le bouillon de viande et croissent mal dans le sérum sanguin liquide ; que telles autres, qui végètent admirablement sur l'agar-agar ou la gélatine peptonés, sont frappés de stérilité sur la pomme de terre cuite. Nous avons rencontré des exemples semblables parmi les microbes que l'on isole dans le poumon du bœuf atteint de péripneumonie contagieuse.

Suivant les germes, les bouillons étendus conviendront mieux à leurs cultures que les bouillons concentrés, ou inversement. Enfin, quelques microbes ne végètent plus dans des bouillons préparés depuis longtemps, où se sont produites des réactions qui pourtant n'ont point changé leur état physique.

Pour être rigoureuse, une étude de cette nature devrait être faite à l'aide d'un milieu nutritif entièrement artificiel, dont on modifierait peu à peu la composition. On partirait d'une composition chimique qui procurerait le maximum de végétation et l'on comparerait à ce maximum les cultures obtenues dans le milieu nutritif après la soustraction de tel ou tel de ses principes constituants.

Outre que des recherches semblables seraient très longues, puisqu'elles devraient être faites pour chaque microbe, elles sont presque impossibles à l'heure actuelle, parce que les liquides nutritifs artificiels connus sont peu favorables à la végétation des microbes, et parce que les moyens que nous possédons pour apprécier l'abondance des cultures sont trop grossiers et trop imparfaits.

Le bactériologiste est donc dans l'obligation de recourir aux travaux entrepris par M. Raulin sur la végétation d'une moisissure, l'*Aspergillus niger*, pour se faire une idée de l'influence que la modification du milieu nutritif exerce sur la culture des végétaux inférieurs.

La voie dans laquelle excella M. Raulin avait été entrevue par Morren, M. Béchamp et Bineau, tracée par M. Pasteur et suivie plus ou moins par M. Van Tieghem et M. Jodin.

M. Pasteur, déposant de la levure de bière dans une liqueur artificielle comprenant :

```
Eau...................................................  100
Sucre candi..........................................   10
Tartrate d'ammoniaque................................    0,1
Cendres de 1 gramme de levure.
Traces de levure fraiche.
```

obtint un poids de levure supérieur à celui des traces de matières organiques contenues dans la liqueur, et démontra, de cette manière, que le végétal ferment pouvait vivre et se multiplier aux dépens du sucre, de l'ammoniaque et des éléments minéraux de la levure.

M. Pasteur appliqua les milieux artificiels à la culture des bactéries, des vibrions, des mucédinées. Il supprima successivement chacun des éléments du milieu artificiel ; il n'obtint plus que des traces de végétation. Il vit même qu'une diminution des alcalis ralentissait la végétation, et qu'il était impossible de remplacer les phosphates par les arséniates.

M. Van Tieghem, de son côté, a pu substituer le tanin au sucre dans le milieu où il faisait végéter le mycélium de certaines mucédinées.

M. Jodin a fait aussi d'intéressantes substitutions dans les liquides nourriciers où, malheureusement, il élevait des organismes divers au lieu de cultiver des espèces déterminées.

La solution nutritive de M. Pasteur convenait moins bien à la levure que le moût sucré ordinaire ; elle donnait de médiocres récoltes de *Penicillium*. Dans ces conditions, il était difficile d'apprécier avec sûreté l'influence des modifications du milieu sur la végétation. M. Raulin s'attacha à obtenir des récoltes constantes et plus fortes pour un même poids de sucre. Dans ce but, il compléta la solution nourricière et s'arrêta à la constitution suivante :

Eau	1500
Sucre candi	70
Acide tartrique	4
Nitrate d'ammoniaque	4
Phosphate d'ammoniaque	0,60
Carbonate de potasse	0,60
Carbonate de magnésie	0,40
Sulfate d'ammoniaque	0,25
Sulfate de zinc	0,07
Sulfate de fer	0,07
Silicate de potasse	0,07

Supposons ce liquide distribué dans des cuvettes à fond plat, sous une épaisseur de 2 à 3 centimètres ; répandons à la surface quelques spores d'*Aspergillus* et portons ensuite les cuvettes dans une étuve chauffée à $+$ 35 degrés ; en trois jours, le liquide est entièrement recouvert d'une couche de moisissure.

Les principes nourriciers ne sont pas entièrement épuisés pour cela, car, après avoir enlevé la première récolte, si l'on répand de nouvelles spores à la surface du liquide, celles-ci végéteront comme les premières, de sorte qu'en six jours on obtiendra deux récoltes qui, desséchées, pèseront 25 grammes.

La végétation de l'*Aspergillus* dans le *liquide Raulin* est extraordinairement abondante. L'auteur a calculé qu'elle équivaudrait, pour un végétal ordinaire, à une récolte de 10 000 kilogrammes à l'hectare.

On peut diviser les substances qui constituent le liquide Raulin en deux groupes : les unes sont utiles à l'assimilation ; les autres se bornent à entretenir dans le milieu nourricier les conditions favorables à la vie de l'*Aspergillus*.

L'ammoniaque, la magnésie, l'acide sulfurique, la silice, l'acide phosphorique, la potasse, l'oxyde de zinc se rangent dans le premier groupe. Effectivement, si on les supprime, on prive la plante de certains corps qui entrent dans sa composition et la récolte diminue plus ou moins. Ainsi la suppression de l'acide phosphorique, de l'ammoniaque, de la potasse, de l'oxyde de zinc réduit la récolte au 1/200e, au 1/150e, au 1/25e, au 1/10e de l'état normal.

Dans le second groupe, se rangent l'oxyde de fer et l'acide tartrique. Ces corps ne sont pas immédiatement utiles au tissu de la plante ; mais le fer détruit les produits sécrétés par l'*Aspergillus* dont la présence agirait comme un véritable poison sur la plantule. Quant à l'acide tartrique, il entretient dans la solution nourricière une réaction qui s'oppose à l'invasion des bactéries de l'air. Aussi la suppression de ces deux substances a-t-elle pour conséquence de faire baisser ou même de suspendre la végétation de l'*Aspergillus niger*.

M. Raulin a étudié encore l'influence de l'addition de substances nuisibles à la végétation, ce qui lui a permis de constater que la vie de l'*Aspergillus* est entravée par certains corps à doses infinitésimales. Par exemple, l'addition de 1/240e de sulfate de cuivre, de 1/500 000e de bichlorure de mercure, de 1/1 600 000e de nitrate d'argent suffit pour arrêter la végétation dans les cuvettes. Bien plus, si la culture est tentée dans un vase d'argent dont le poids, avant et après l'expérience, est le même à nos balances les plus délicates, la récolte est nulle.

Le remarquable travail de M. Raulin date de 1870. Il n'obtint pas d'abord toute la faveur qu'il méritait. De rares initiés en comprirent la haute portée. Ce ne fut que plus tard, lorsque la nature végétale des microbes pathogènes a été révélée par l'expérience, qu'il fut commenté et fouillé en tous sens. Peut-être a-t-on fait alors un usage un peu exagéré ou prématuré des résultats extrêmement intéressants qu'il renferme à l'explication de plusieurs points embrouillés, obscurs et délicats de la pathologie.

Quelques personnes ont cru trouver, dans l'influence énorme que les moindres changements du liquide nutritif exercent sur la végétation de l'*Aspergillus*, comme celle qui résulte de la suppression de la silice, de l'oxyde de zinc ou de l'oxyde de fer, l'explication de la prédisposition ou de la résistance de certaines espèces, de certaines races ou de certains individus à telle ou telle maladie virulente. On a pensé qu'il suffirait d'une modification légère des humeurs essentiellement muables de l'économie pour faire éclater une infection latente ou pour empêcher l'évolution d'un virus chez une personne qui s'est exposée à la contagion. Des causes banales, comme un changement dans l'alimentation, l'encombrement, la misère physiologique, la chaleur, le froid, seront peut-être capables de produire une modification de cette nature. L'expérimentation, entre les mains de M. Bouchard, semble avoir démontré que le froid peut déterminer certaines maladies infectieuses, dont le germe vit sur nos muqueuses, en commensal, c'est-à-dire sans inconvénient, dans les conditions normales, et entre celles de MM. Canalis et Morpugo, que le jeûne favorise l'infection des oiseaux par le bacille charbonneux.

L'influence stérilisante de l'argent, à dose impondérable, a été saisie avec empressement par les auteurs pour expliquer la spécificité de quelques médications et pour concevoir l'espérance d'en rencontrer une pour chaque maladie virulente ou tout au moins de pouvoir arrêter, par l'administration de substances antiseptiques ou microbicides, l'évolution des maladies à virus.

Malheureusement on a échoué dans plusieurs tentatives d'antisepsie médicale, et l'on en a été surpris parce qu'on ne s'était pas rendu compte qu'en versant un microbicide dans le tube digestif, dans le tissu conjonctif sous-cutané ou le système circulatoire d'un malade, on était loin d'opérer dans des conditions aussi simples qu'en les ajoutant au liquide Raulin.

Quoi qu'il en soit, le mémoire de M. Raulin nous est un guide précieux dans la culture et la détermination des agents de la virulence. Il nous apprend à essayer des milieux nutritifs variés, lorsque nous entreprenons l'étude d'un micro-organisme dont la biologie est inconnue, à ne pas nous prononcer sur l'absence d'un microbe dans une humeur supposée virulente, après un petit nombre d'essais dans quelques milieux seulement ; en pareille occurrence, un verdict négatif ne sera rendu qu'après avoir employé tous les milieux connus ou des milieux nouveaux dont on modifiera la composition de plusieurs manières. Il nous apprend enfin à varier la nature du milieu pour séparer des germes ou des bactériens accidentellement ou naturellement mélangés.

M. Duclaux, M. Laurent ont fait aussi des travaux importants sur la nutrition des levures et de l'*Aspergillus*.

L'état sous lequel se présente la matière azotée influe sur les fonctions physiologiques et pathogènes des microbes. Nous citerons comme un exemple précis l'observation faite par M. Gessard sur le microbe pyocyanique. Ce bacille sécrète une substance fluorescente verte et une substance bleue, la pyocyanine. La peptone et la gélatine ou les bouillons qui en contiennent favorisent le développement de la pyocyanine et de la matière fluorescente, tandis que l'albumine se prête seulement à la sécrétion de celle-ci.

Nous avons dit ailleurs que le bouillon de bœuf est plus favorable que le bouillon de poulet et celui de mouton à la conservation de la virulence du streptocoque puerpéral. On connaît d'autres faits analogues. Il n'est pas jusqu'au degré de concentration du bouillon, comme l'ont si bien vu M. Rodet et M. Chauveau, en étudiant le *Bacillus anthracis*, qui ne retentisse, dans quelques cas, sur la virulence des microbes pathogènes.

§ II. — TEMPÉRATURE.

Parmi les conditions extérieures susceptibles de modifier la végétation, la température mérite d'être signalée en première ligne.

Dans son étude sur l'*Aspergillus*, M. Raulin a traduit l'influence de la température par des poids qui en donnent une idée absolument concrète. Cultivant dans des vases de porcelaine contenant 700 centimètres cubes d'eau et 19 grammes de sucre, il a obtenu, à des températures différentes, les poids de récoltes suivants :

A 19 degrés	gr.	0,3	A 34 degrés	gr.	4,2
22 —		0,6	37 —		3,8
27 —		1,2	39 —		3,0
29 —		2,5	42-43 —		Traces
32 —		3,5			

Au-dessous de 19 degrés, la végétation de l'*Aspergillus* est encore possible; mais habituellement, elle est entravée par les organismes qui envahissent les milieux de culture.

Les travaux de M. Raulin démontrent donc qu'il y a une température minimum au-dessous de laquelle l'*Aspergillus* ne végète pas, une température maximum au-dessus de laquelle la végétation de cette moisissure est suspendue, une température enfin où la végétation offre son maximum d'activité.

En est-il de même pour les microbes? Oui. Mais il n'a pas été possible jusqu'à présent de mesurer avec autant de netteté l'influence de la température sur la végétation des bactériens, entre le minimum et le maximum incompatibles avec la végétation, cette influence ne pouvant s'apprécier que par le trouble plus ou moins marqué des cultures ou par l'aspect que présentent les bactéries sous le microscope, c'est-à-dire par des caractères vagues et passablement indécis.

Il importe de distinguer dans l'influence de la température son action sur la végétation des bactériens à l'état de mycélium et sur la formation des spores, et son action sur la germination de ces dernières; car elle n'est pas identique dans toutes les circonstances.

La végétation du mycélium peut commencer à + 6 degrés et s'arrêter entre 42 et 50 degrés. L'optimum s'observe entre + 20 et + 40 degrés. On en jugera par les quelques exemples groupés dans le tableau ci-joint :

MICROBES	MINIMUM	MAXIMUM	OPTIMUM
Bacillus subtilis........................	+ 6°	+ 50°	+ 39°
Bacterium termo....	+ 5°	+ 40°	+ 30° — 35°
Bacillus amylobacter............	»	+ 45°	+ 40°
Bacillus anthracis.................	+ 15°	+ 43°	+ 20° — 25°
Bacillus tuberculosis............	+ 28°	+ 42°	+ 37° — 38°

M. de Bary affirme que dans les Endosporées, la température favorable à la sporulation est assez voisine de l'optimum de végétation.

Quant à la température la plus favorable à la germination des spores, elle dépasse, en général, celle qui répond à l'optimum de végétation du mycélium. Elle serait comprise entre 30 et 40 degrés pour les spores du *Bacillus subtilis*, entre 35 et 37 degrés pour celles du *Bacillus anthracis*; elle serait voisine de + 20 degrés pour les spores du *Bacillus megaterium*.

M. Pasteur a observé que le *Bacillus anthracis* ne végète plus à partir de + 45 degrés ; entre + 42-43 degrés, il forme seulement du mycélium que le contact de l'oxygène prive de végétabilité au bout d'un mois et de virulence au bout de huit jours. L'atténuation du *Bacillus anthracis*, par M. Pasteur, fut la conséquence de cette observation.

M. Chauveau, qui s'est surtout occupé de l'influence des températures élevées sur la végétation des microbes, à l'occasion du *Bacillus anthracis*, a proposé de distinguer des températures *eugénésiques*, *dysgénésiques*, *agénésiques*, suivant qu'elles favorisent, gênent ou suppriment la végétation. Il a constaté qu'à la température *dysgénésique* de 42-43 degrés, le *Bacillus anthracis* donne un mycélium fragmenté au sein duquel se montrent des pseudospores. Si l'on soumet ce mycélium à la température *agénésique* de 47 degrés pendant une, deux, trois, quatre heures, on le prive d'une partie plus ou moins grande de sa virulence, on le transforme en *vaccins*, sans supprimer sa végétabilité, et l'on peut, si le chauffage a été convenable, faire pulluler à nouveau ce mycélium et le propager avec son atténuation par la culture.

On développera ces particularités lorsqu'on traitera plus tard la question de l'atténuation des virus. On parlera aussi de la résistance relative des spores et du mycélium à la chaleur, lorsqu'on s'occupera de la destruction des virus.

Avant de quitter l'étude entreprise ici, disons qu'il faut abandonner la prétention d'indiquer d'une manière générale la température compatible avec la végétation des bactéries. D'étranges exceptions doivent nous mettre en garde contre les surprises d'une généralisation hâtive. En effet, M. Miquel a recueilli dans l'air les germes d'un bacille filamenteux qui végète encore aux environs de + 72 degrés. M. Van Tieghem a cité un autre bacille qui pourrait végéter au-dessus de + 74 degrés. Globig aurait trouvé dans la terre plusieurs bacilles capables de végéter entre 50 et 70 degrés.

D'après Forster, un bactérien phosphorescent trouvé sur des poissons morts se cultive à zéro. Fischer a rencontré quatorze espèces qui peuvent végéter à zéro.

On est loin de + 50 degrés et de + 62 degrés, maximum et minimum que l'on a rarement vu dépasser. Il est probable qu'entre ces deux températures + 50 degrés et + 74 degrés, on rangera peu à peu un plus ou moins grand nombre d'intermédiaires.

§ III. — LUMIÈRE.

M. Zopf avait observé que le *Beggiatoa rosea-persicina* et M. Van Tieghem, que le *Micrococcus ureæ* s'accumulent ou s'appliquent sur la face éclairée d'un vase à culture. On ne saurait toutefois généraliser cette observation, car nous avons vu le *Bacillus anthracis* cultivé sur la gélatine nourricière creuser son support du côté opposé à l'arrivée de la lumière. M. Engelmann avait encore remarqué que la nutrition de la bactérie colorée connue sous le nom de *Bacterium chlorinum* est modifiée par les radiations solaires. A une lumière vive, ce bactérien décompose l'acide carbonique qui l'entoure et dégage de l'oxygène. La quantité d'acide carbonique décomposée est proportionnelle à l'intensité des rayons lumineux et surtout à l'intensité des rayons chimiques.

Pendant longtemps, nos connaissances sur les changements imprimés à la végétation des microbes par la lumière se sont bornés à ces faits, qui ne répondent pas tous directement à la question que nous examinons.

En 1877, Downe et Blunt s'occupèrent de l'influence de la lumière sur le développement des bactéries. Ils se servirent du liquide Pasteur comme milieu nourricier. Malheureusement ils observèrent des bactéries fort indéterminées, celles de la putréfaction. Quelques-unes de leurs conclusions seront examinées lorsqu'on traitera de la destruction des virus. Ici on retiendra simplement celles qui se rapportent à la végétation des microbes. Or MM. Downe et Blunt ont constaté : 1° que la lumière retarde ou empêche le développement des bactéries à la condition qu'elle agisse en présence de l'air ; 2° que l'action retardante appartient à la lumière diffuse et surtout aux rayons actiniques du spectre solaire.

En 1885, ignorant les travaux des auteurs anglais, M. Duclaux étudia l'influence de la lumière du soleil sur la vitalité des germes du *Tyrothrix scaber* ; puis, un peu plus tard, sur quelques microcoques pathogènes. M. Duclaux s'était placé au point de vue de l'assainissement du sol et de l'atmosphère.

Simultanément, et avant de connaître les recherches de M. Duclaux, nous avons fait agir la lumière sur les semis ou sur les cultures du *Bacillus anthracis* dans l'intention d'atténuer et de *vaccinifier* ce virus. Chemin faisant, nous avons relevé des observations intéressantes sur les troubles imprimés à la végétation de la bactéridie charbonneuse par les radiations lumineuses.

Si l'on se contente d'employer la lumière du gaz, l'influence des rayons lumineux sur le bacille du charbon est simplement ébauchée. Ainsi, à une température eugénésique, la lumière artificielle est incapable d'arrêter la végétation du mycélium ; elle se borne à retarder l'évolution du microphyte ; mais à une température dysgénésique, elle suspend la végétation ; celle-ci reprend aussitôt que la température devient plus favorable. Si la lumière du gaz traverse un verre rouge, son influence retardante est amoindrie. Si elle traverse un verre bleu, la sporulation se fait mal, les filaments mycéliques se déforment, se renflent en pseudothèques à l'intérieur desquelles apparaissent des spores plus ou moins parfaites.

Les rayons solaires exercent une influence plus nette et plus décisive, et il est bon d'ajouter que celle-ci est à peu près indépendante de leur température.

Si on les projette sur du *mycélium* déposé comme semence dans du bouillon transparent, ils suppriment sa végétabilité en un laps de temps qui varie, suivant l'intensité lumineuse et la pureté du ciel, entre trois quarts d'heure et six heures. En été, une heure ou deux suffisent ordinairement à produire cet effet. Dans les cas où l'insolation n'est pas assez prolongée pour supprimer la végétabilité du mycélium, elle retarde simplement la végétation ou bien celle-ci s'accomplit irrégulièrement.

Si les rayons solaires agissent sur une culture commençante, dans laquelle le mycélium est sensible à l'œil sans toutefois entraîner un trouble manifeste du bouillon, ils entravent la végétation qui s'accomplit plus lentement et irrégulièrement. Quelquefois, le mycélium évolue en filaments courts, onduleux, enchevêtrés les uns dans les autres, de sorte que les spores qui se forment plus tard à leur intérieur semblent constituer des zooglées.

Dans le cas où les rayons pénètrent dans une culture datant de deux jours et d'un aspect absolument louche, ils parviennent à éteindre la végétabilité du mycélium ; toutefois ce résultat n'est obtenu qu'au bout de vingt-sept à vingt-huit heures d'insolation, en plein mois de juillet.

Ce retard dans l'effet nocif de la lumière ne tient pas à une augmentation de la résistance du mycélium. Il est dû au trouble et à la faible transparence des cultures. Effectivement, si l'on dilue le contenu des ballons avec du bouillon clair et transparent, on obtiendra la stérilisation du mycélium en sept à huit heures.

La suppression de la végétabilité du mycélium dans les cultures en pleine évolution est précédée d'une modification lente et graduelle que l'on apprécie de deux manières : 1° par le retard qu'éprouve le développement du mycélium incomplètement insolé déposé comme semence dans du bouillon neuf ; 2° par une diminution de la fécondité de la semence.

Par exemple, si l'on emprunte une goutte de semence dans une culture exposée au soleil depuis quatre, huit, quinze et vingt heures et qu'on la dépose dans des ballons chargés de bouillon nutritif, la végétation ne sera sensible qu'au bout de vingt heures dans le premier ballon, de vingt-quatre heures dans le second ballon, de trente-six et de quarante heures dans les deux autres ballons.

Enfin, quand la végétation est achevée dans les cultures nouvelles, on peut, en se basant sur le trouble qu'elles présentent, les ranger en série régulièrement décroissante, du ballon dont la semence a été insolée quatre heures à celui dont la graine a été exposée vingt heures au soleil.

Si des matras fécondés avec des *spores* sont exposés aux rayons solaires, dans les mêmes conditions et pendant le même temps que les ballons fécondés avec du mycélium, ils sont aussi frappés de stérilité.

Nous en avons conclu que les spores, dont la résistance assure la pérennité de l'espèce, trouvent dans les rayons solaires un agent de destruction redoutable pour elles. Notre opinion fut difficilement acceptée par M. Duclaux, M. Nocard et M. Straus. Ces expérimentateurs émirent l'idée que les spores germaient dans le bouillon en dépit du soleil et que les radiations se bornaient à stériliser le jeune mycélium issu de la semence. M. Straus crut démontrer la justesse de son appréciation en établissant que si les spores sont insolées pendant six heures dans un milieu liquide privé de qualités nutritives et où, par conséquent, elles ne peuvent pas germer, elles conservent leur végétabilité. L'observation de M. Straus est exacte. Mais, si l'insolation des spores dans l'eau distillée est prolongée pendant quinze heures, on finit par éteindre chez elle tout pouvoir végétatif.

Nos expériences nombreuses et variées ne laissent pas la moindre prise au doute en ce qui concerne la destruction de la végétabilité des spores par les rayons du soleil; mais elles laissent entrevoir une influence modificatrice exercée par le milieu liquide dans lequel nagent les spores. M. Roux a étudié la question à ce point de vue. Il a remarqué que le bouillon où sont plongées les spores est rapidement altéré par l'insolation, au point de devenir impropre à leur évolution; de sorte que l'on est exposé à rapporter exclusivement aux spores des phénomènes de stérilité qui appartiennent d'abord au bouillon, et qu'elles partagent ensuite avec lui. Chose curieuse et inexpliquée aujourd'hui, le bouillon qui est devenu impropre à la germination des spores se prête encore à l'évolution du mycélium.

Certaines divergences règnent encore au sujet du temps nécessaire à la destruction de la végétabilité des spores du

Bacillus anthràcis. M. Roux admet qu'il faut, dans ce but, in-
soler les spores vingt-neuf à cinquante-quatre heures lorsqu'elles nagent dans du bouillon de veau. Il faut, à notre avis,
se garder d'accorder une trop grande valeur aux chiffres qui
ont la prétention de donner la mesure exacte de la résistance
des spores au soleil. Ces chiffres différeront suivant la latitude,
la saison, le jour où les expériences auront été faites. L'état du
ciel, si fortement instable, apportera aussi des changements
considérables dans les effets de l'insolation. Enfin le milieu où
les spores sont en suspension est un facteur d'une certaine
importance. Dans l'eau, en effet, il suffit de douze à seize
heures d'insolation pour obtenir le résultat qui demande de
vingt-neuf à cinquante-quatre heures dans une autre condition.
Or, comme la composition des bouillons est forcément variable
et vaguement variable, on doit s'attendre à des différences
notables entre les chiffres obtenus par plusieurs chercheurs
qui croient, néanmoins, avoir expérimenté dans des conditions
semblables.

Gaillard et Pansini ont continué et étendu ces recherches.
Récemment, M. R. Koch annonçait que la lumière solaire dé-
truisait également la virulence des bacilles de la tuberculose,
en quelques minutes ou en quelques heures, suivant l'épaisseur de la couche de culture exposée aux rayons. La lumière
diffuse elle-même peut tuer une culture en cinq à sept jours.

Tout autre est l'action de la lumière sur les champignons inférieurs, notamment sur le ferment alcoolique. Dumas avait
observé que la lumière active la fermentation ; M. Schutzenberger, qu'elle était à peu près sans effet sur ce phénomène.
M. Regnard a étudié de nouveau cette question, à l'aide de la
lumière électrique, en enregistrant la marche du dégagement
gazeux qui accompagne la fermentation. Il a constaté que ce
dernier s'établit et s'accomplit beaucoup plus rapidement à la
lumière qu'à l'obscurité.

§ IV. — Atmosphère.

La composition de l'atmosphère d'une culture, la pression
à laquelle elle est soumise modifient profondément la végétation
des microbes.

Tout microbe étant un lambeau de protoplasma vivant et tout
protaplasma vivant ayant besoin de respirer, la logique force à
admettre que l'air ou l'oxygène est indispensable à la vie des
microbes.

Pourtant, si l'on examine une série de microbes en présence de ces gaz, on s'aperçoit que quelques-uns végètent abondamment, tandis que d'autres semblent frappés de stérilité. Ceux-ci pulluleront si, au lieu de les laisser en présence de l'oxygène ou de l'air, on les place dans le vide ou dans le gaz acide carbonique ou dans l'hydrogène.

M. Pasteur avait observé des phénomènes analogues dans la vie de certains ferments appartenant aux schizomycètes et aux schizophytes. Par exemple, la levure de bière, le ferment butyrique ne manifestent leurs propriétés zymotiques que dans le vide ou dans une atmosphère d'acide carbonique; le ferment acétique n'agit bien qu'au contact de l'air ou de l'oxygène.

Les premiers sont des ferments *anaérobies*, les seconds des ferments *aérobies*.

Cette distinction fut transportée dans le domaine des agents de la virulence. Le *Bacillus anthracis* devint un type de microbe virulent aérobie; le *Bacillus septicus*, un type de microbe anaérobie. Celui-ci, comme l'a vu M. Pasteur et après lui un grand nombre de bactériologistes, ne se reproduit avec abondance que dans un milieu nutritif privé d'air ou chargé d'acide carbonique. Celui-là, comme l'ont observé Koch, Pasteur et Toussaint, ne prend tout son développement et n'achève son évolution que dans les milieux nutritifs où l'oxygène aborde avec facilité.

Toutefois, on a manifestement exagéré la valeur de ces termes. On a pu croire qu'un microbe anaérobie était frappé de mort par le simple contact avec l'oxygène ou avec l'air. La pratique a démontré que les anaérobies sont loin de perdre si facilement leurs propriétés pathogènes. On conserve fort bien le bacille de la septicémie gangreneuse avec toute sa virulence, après l'avoir soumis à la dessiccation dans un courant d'air.

A notre avis, tous les microbes ont besoin d'oxygène pour évoluer, croître et assimiler. C'était aussi l'opinion d'Hoffmann et de Cohn. Ces petits êtres ne peuvent vivre sans oxygène, dit Hoffmann en parlant des bactéries; si ce gaz leur manque, ils ne se multiplient pas. Cohn regarde comme indubitable que le développement des bacilles et leur reproduction par spores ne se fait que sous l'influence du libre accès de l'air.

Au surplus, dans les exemples choisis par M. Pasteur, le ferment anaérobie réclame de l'oxygène pour se développer; seulement, au lieu de le puiser dans l'air libre, il l'emprunte aux milieux nutritifs, grâce à un phénomène de dissociation spécial à la vie des êtres zymogènes.

Les mots *aérobie* et *anaérobie* n'expriment donc pas des

propriétés opposées, mais indiquent simplement des degrés aussi éloignés que possible d'un phénomène identique chez tous les micro-organismes virulents. La preuve : c'est qu'il existe des organismes qui se rassemblent au pourtour d'une goutte, dans une préparation microscopique, qui se multiplient en formant un voile à la surface du bouillon nutritif, tandis que d'autres s'éloignent des points où l'oxygène est présent, enfin qu'il en est de mixtes, c'est-à-dire qui évoluent au contact de l'air ou sans air. Le streptocoque de la septicémie puerpérale, celui de la mammite interstitielle de la brebis, deux organismes que l'on trouve dans la péripneumonie contagieuse du bœuf, le staphylocoque pyogène, le bacille typhique, etc., peuvent vivre en aérobies et en anaérobies.

Les microbes mixtes sont appelés anaérobies facultatifs. Ils reçoivent quelquefois l'épithète d'*indifférents*, à tort suivant nous ; car ceux que nous avons eu l'occasion d'étudier ne donnent pas, dans les deux cas, des cultures aussi abondantes. Règle générale, les cultures faites à l'abri de l'air sont moins riches que les autres.

Une différence analogue a été signalée dans la vie de la levure alcoolique suivant qu'elle s'accomplit à l'air ou sans air. Quand « il n'y a plus d'oxygène présent à l'état gazeux, dit M. Duclaux, la levure a manifestement une vie plus pénible. Il s'en forme encore un peu, car vie et multiplication sont en quelque sorte synonymes, mais nous n'en avons que 1 gramme au lieu de 25 pour 100 grammes de sucre consommé ».

Il est probable qu'en partant du microbe le plus aérobie que l'on connaisse, on rencontrerait une série décroissante d'intermédiaires conduisant insensiblement aux microbes réputés anaérobies.

L'absorption de l'oxygène est donc un besoin plus ou moins pressant chez les microbes. C'est bien un besoin général, car il n'y a pas un exemple de vie microbienne sans dégagement de chaleur, pas une seule atmosphère de culture qui ne renferme de l'acide carbonique, c'est-à-dire qu'il n'y a pas de vie microbienne sans oxydation. Seulement, tantôt l'abondance de l'oxygène contrarie l'assimilation et la multiplication chez les organismes, tantôt elle les favorise. Dans les anaérobies, l'assimilation est en raison inverse de la respiration ; dans les aérobies, elle est en raison directe. Une différence analogue se rencontre pour un autre facteur biologique important, la lumière, dans la vie des végétaux plus élevés que les algues pathogènes. L'esprit ne peut donc pas se refuser à l'admettre dans les termes où nous la présentons.

Quoi qu'il en soit, il ne faut pas oublier, au point de vue pratique, que si un microbe ne végète pas en présence de l'air, on devra tenter de le cultiver dans le vide ou dans une atmosphère d'acide carbonique, ou d'hydrogène, ou d'azote. S'il végète dans l'air, on devra néanmoins s'assurer s'il ne croîtrait pas aussi en l'absence de l'air. Il convient d'autant mieux de varier la composition de l'atmosphère des cultures que l'on éprouve plus de peine à conserver les propriétés pathogènes des microbes.

P. Bert, après avoir démontré que l'oxygène sous une forte tension est un véritable poison pour les éléments anatomiques des animaux, pouvait supposer que, dans les mêmes conditions, ce gaz tuerait le protoplasma végétal. L'expérimentation a confirmé ses prévisions. L'air, sous une pression de vingt à quarante atmosphères, l'oxygène, sous une pression cinq fois moindre, tuent les bacilles du charbon et de la morve à l'état mycélien. P. Bert a même observé que les spores perdaient aussi leur vitalité dans l'oxygène à haute tension au bout de neuf mois. Grossmann et Mayerhauser ont vu, de leur côté, que les bactéries, en général, ne vivent pas au delà de six à vingt heures dans l'oxygène sous la tension de cinq à sept atmosphères. Tyndall a également constaté que des pressions d'oxygène variant de dix à vingt-sept atmosphères empêchent absolument la fermentation ou la putréfaction de s'établir dans des substances éminemment altérables.

Il est donc bien avéré aujourd'hui que si l'atmosphère d'une culture est portée à une tension qui équivaut à cinq ou huit atmosphères d'oxygène, la vie microbienne est suspendue, puis détruite à son intérieur.

Mais il est probable qu'avant d'atteindre le degré qui est incompatible avec la persistance de la vie chez les schizophytes, la pression se borne à modifier la végétation des microbes.

M. Chauveau a fait entreprendre à M. Wosnessenski, en 1884, des expériences pour connaître les troubles apportés à la végétation du *Bacillus anthracis* par la compression de l'air dans l'atmosphère des cultures.

Les effets de la pression ont été associés à ceux d'une température eugénésique (+ 35 degrés) et d'une température dysgénésique (+ 42-43 degrés).

Si l'on soumet une culture fraîchement ensemencée avec des spores à la température eugénésique de + 35 degrés et à des pressions supérieures à treize atmosphères, pendant deux, trois à six jours, la végétation est suspendue; celle-ci s'établit, lorsqu'on abandonne la culture à la pression ordinaire. Bien mieux, si le bouillon a été fécondé avec les bacilles du sang, la semence est tuée rapidement.

Aux pressions égales ou inférieures à treize atmosphères, l'évolution des spores et du mycélium s'accomplit en présentant toutefois quelques modifications liées en partie à l'épaisseur sous laquelle les cultures sont faites. Ainsi, quand le bouillon est en couche mince, il se développe de bonne heure de superbes spores libres qui tombent au fond du ballon; lorsqu'il est en couche épaisse, le bouillon est uniformément troublé, il tient en suspension du mycélium fragmenté, homogène ou pourvu de spores et de rares spores à l'état libre; le nombre de celles-ci augmente avec le temps, mais il n'est pas plus grand au bout de douze jours que dans les cultures en couche mince qui datent de quatre jours.

Si l'on soumet des matras récemment fécondés avec du mycélium à la température dysgénésique de 42-43 degrés et à la pression de trois à six atmosphères d'air, la végétation est retardée et légèrement modifiée. Le bouillon est uniformément troublé quand il se présente en couche épaisse; il tient simplement en suspension de gros flocons, lorsqu'il est en couche mince. Dans le premier cas, le trouble est causé par du mycélium fragmenté en filaments courts, à protoplasma homogène ou granuleux. Dans le second cas, les flocons sont formés de très longs filaments enchevêtrés, à protoplasma généralement granuleux.

M. Wosnessenski a étudié simultanément les modifications de la virulence dans les cultures dont l'évolution avait été plus ou moins atteinte par la pression de l'atmosphère ambiante. Il a vu que cette propriété était augmentée par les faibles pressions, diminuée et anéantie par les pressions moyennes et élevées.

Les modifications de la virulence ne sont pas faciles à constater sur le cochon d'Inde; mais on les apprécie plus aisément, en employant un réactif vivant moins sensible au charbon, le mouton par exemple, comme l'a fait M. Chauveau. A l'aide de cet animal, M. Chauveau a démontré qu'entre les tensions qui activent la faculté infectieuse des cultures et celle qui y détruit toute activité, s'intercalent, dans une zone fort étroite, des tensions capables d'atténuer plus ou moins la virulence de l'agent infectieux. Il a encore observé que les spores formées dans les bouillons soumis à la pression transmettent leur virulence atténuée à plusieurs générations successives; de sorte que l'on peut se procurer, par ce procédé, des virus pour les inoculations préventives. Ces virus possèdent même quelques avantages particuliers que nous ferons connaître plus tard, lorsque nous parlerons des moyens de conférer l'immunité contre les maladies virulentes. On dira ultérieurement que le simple contact de l'oxygène à la tension normale, s'il est assez prolongé, affaiblit la virulence des cultures.

§ V. — ÉLECTRICITÉ.

Les premiers essais tentés pour déterminer l'influence de l'électricité sur la végétation des microbes proprement dits datent de 1875 et sont dus à Schiel. Auparavant, on s'était contenté de rechercher les effets de l'électricité sur le ferment alcoolique.

Schiel étudia l'action des courants induits et des courants continus sur les organismes qui peuplent les infusions de foin et de viande ou sur ces organismes transplantés dans le liquide Pasteur. Il l'apprécia par le trouble apporté dans la motilité des microbes.

Schiel conclut de ses expériences que les courants faibles suffisent à modérer le développement des bactéries. Mais on pouvait lui objecter : 1° que la végétation n'étant pas liée à la motilité et réciproquement, il est impossible d'apprécier les modifications de l'une par les troubles de l'autre ; 2° qu'opérant dans des milieux fort complexes, il était bien difficile de connaître le mécanisme du trouble apporté à la végétation ; 3° qu'en raison de la fluidité du milieu, les changements produits en un point modifiaient aisément la composition de toute la masse liquide, de sorte qu'il devenait impossible de distinguer l'influence exercée par chaque pôle.

F. Cohn et Benno Mendelsohn reprirent cette question en 1883 et la poursuivirent méthodiquement.

D'abord, ils choisirent un liquide nutritif artificiel, à composition bien définie. Puis, pour saisir l'influence polaire et éviter que la composition de toute la masse liquide ne fût modifiée à l'occasion d'un changement survenu en un point, ils firent des expériences sur un milieu nutritif solide, la pomme de terre cuite. Enfin, ils observèrent une seule espèce microbienne, le *Micrococcus prodigiosus*, et non un mélange d'espèces.

Les troubles apportés à la végétation des microbes par l'électricité résultent de l'action électrolytique des courants. Là où les courants mettent des acides en liberté, le milieu devient stérile. Conséquemment, l'action stérilisante de l'électricité manquera avec les courants induits dont l'action électrolytique est nulle.

Tout en rentrant dans la formule générale sus-indiquée, l'action des courants continus présente un certain nombre de variétés intéressantes.

Supposons le cas où les deux pôles d'un courant continu plongent dans un liquide nutritif : si le courant est très faible, il n'apporte pas de changements dans la végétation; s'il est d'une intensité moyenne, il stérilise le liquide autour du pôle positif et diminue simplement la végétation au pôle négatif; si le courant est fort, la semence est tuée en vingt-quatre heures. Lorsque le courant est d'une intensité moyenne, la stérilité au pôle positif est bien due à l'acidité du liquide et non à une autre influence, car le milieu est devenu propre à la végétation des moisissures qui se plaisent dans un milieu acide. Lorsque le courant est fort, outre son action électrolytique sur le liquide, il exerce peut-être une action directe sur la semence. A la longue, le courant fort produit du phosphate ammoniaco-magnésien au pôle négatif. Quand les phosphates ont revêtu cet état sous lequel ils sont insolubles, la solution est désormais privée de ses qualités nutritives.

Supposons maintenant que les deux pôles d'un courant continu, sous forme de deux lames de platine, soient engagés perpendiculairement et parallèlement l'un à l'autre dans une pomme de terre tranchée au niveau de son plus grand diamètre, on observera les phénomènes suivants : autour du pôle positif, la surface de la pomme de terre sera sèche et acide ; autour du pôle négatif, elle sera alcaline, humide et brune; les zones alcaline et acide viendront au contact et seront séparées simplement par une zone linéaire brune.

Sous l'influence d'un courant faible, la végétation du *Micrococcus prodigiosus* se montrera seulement au pourtour de la zone acide; à droite et à gauche du pôle positif, la surface de la pomme de terre sera stérile sur une grande étendue; au contraire, sur la zone alcaline, la stérilité sera limitée à deux étroites bandes qui accompagnent le pôle négatif. Dans les deux zones, la surface stérile s'élargira au fur et à mesure que le courant augmentera d'intensité. Lorsque ce dernier deviendra très fort, la stérilité sera générale, excepté sur l'étroite bande à réaction indifférente qui sépare la moitié acide de la moitié alcaline.

L'électricité agit donc sur la végétation des microbes en modifiant le milieu nutritif et en modifiant la semence. L'action sur la semence se manifeste quand on emploie des courants très énergiques.

Si l'on compare ces résultats à ceux qui ont été obtenus dans des expériences sur les levures, on verra qu'ils sont analogues.

L'acidification du milieu n'ayant pas d'influence sur le ferment alcoolique, l'électricité n'atteindra donc l'évolution du ferment que lorsqu'elle se présentera sous une grande intensité.

Dumas n'avait pas réussi à modifier la fermentation alcoolique avec des étincelles d'une bobine de Rhumkorf et d'une machine de Holtz. M. Regnard (1886) a ralenti la marche de la fermentation en foudroyant la levure avec des décharges donnant des étincelles de 50 centimètres de longueur; il a tué absolument la levure en l'exposant cinq minutes au courant fourni par dix éléments Bunsen.

§ VI. — Mouvements.

P. Bert s'était occupé de l'influence de l'agitation sur le développement des organismes inférieurs. Horvath a pensé que les bactéries se prêteraient fort bien à une étude de ce genre, attendu que leur évolution se fait rapidement et que leur petitesse les met à l'abri des lésions mécaniques. En imprimant de nombreuses vibrations à des cultures faites dans le liquide artificiel de Cohn, Horvath a observé que la végétation ne tardait pas à être supprimée.

Des contradicteurs surgirent bientôt. Reinke remarqua que l'agitation se bornait à ralentir la prolifération des organismes inférieurs, et Tumas crut s'apercevoir que la condition la plus favorable à la multiplication de ces organismes était non l'état de repos, mais un mouvement modéré.

Tumas fit ses cultures dans le lait ou l'urine; il attacha les récipients à l'extrémité du balancier d'une pendule; une longue tige flexible, plantée perpendiculairement, imprimait des vibrations au balancier, à chaque oscillation.

Dans les cultures soumises à l'ébranlement, la prolifération s'est montrée, en général, deux, trois ou quatre fois plus considérable que dans les cultures abandonnées au repos. Dans les limites où Tumas a fait varier la vitesse du mouvement, il a constaté que plus la vitesse augmentait, plus la prolifération était active.

Miquel n'a pas observé que le repos ou le mouvement exerçât une influence sensible sur la multiplication des bactéries contenues dans les eaux potables. Par exemple, un certain jour, l'eau de la Vanne, à Paris, accusait 28 bactéries par centimètre cube; une partie fut placée dans un tube scellé et celui-ci attaché à un moteur hydraulique qui lui communiquait

deux cent cinquante secousses à la minute; une autre fut abandonnée au repos, à côté de la première, dans les mêmes conditions de température; au bout de vingt-quatre heures, on
trouva dans l'eau agitée 71000 bactéries par centimètre cube,
dans l'eau soumise au repos, 88000. La différence entre les
deux tubes est négligeable. Si l'on voulait en tenir compte, elle
indiquerait que les mouvements ralentissent la prolifération.
En tout cas, voici une autre analyse qui parlerait en sens contraire. L'eau de la Dhuis accusait un jour 65 bactéries par
centimètre cube; on en répartit une certaine quantité entre
deux tubes qui furent traités comme ceux de l'expérience précédente; au bout de vingt-quatre heures, l'eau agitée renfermait 43000, l'eau abandonnée au repos, 31000 bactéries par
centimètre cube.

En présence de résultats si contradictoires, il est difficile de
conclure. Il est fort probable que les expérimentateurs consciencieux qui se sont occupés de ce sujet ont opéré dans des conditions différentes et mal déterminées. Ont-ils expérimenté dans
le vide et en présence de l'air? Ont-ils distingué entre les microbes aérobies, anaérobies et mixtes? Il ne semble pas jusqu'à
présent qu'on se soit préoccupé de ces différences. Aussi
regardons-nous toutes les conclusions tirées des expériences
précédentes, tous les arguments invoqués à l'appui de telle
ou telle opinion comme des assertions prématurées ou d'une
faible valeur sur lesquelles nous nous abstiendrons de disser-
ter. Nous attendrons de nouvelles recherches.

CHAPITRE III

INFLUENCE DE LA VÉGÉTATION DES MICRO-ORGANISMES VIRULENTS SUR LES MILIEUX AMBIANTS

On a démontré précédemment que l'agent de la virulence est un corpuscule solide, que ce corpuscule est vivant, qu'il est de nature végétale, qu'il est zymogène.

Il entre donc dans notre cadre de chercher les modifications imprimées aux corps hydro-carbonés et aux corps azotés par la végétation des microbes, en nous inspirant de la marche suivie par les auteurs qui se sont occupés des fermentations proprement dites.

Les ferments, dit M. Duclaux, ramènent à l'état gazeux tous les matériaux de la matière organisée et vivante. Mais, la transformation étant souvent incomplète, les produits de la fermentation existent à la fois dans l'atmosphère ambiante et dans le milieu fermentescible. En conséquence, nous devons étudier les modifications de la matière organique où végètent les agents virulents et celles de l'atmosphère qui circule ou stagne à son contact pour connaître dans son ensemble la question que nous nous sommes posée.

§ Iᵉʳ. — MODIFICATIONS PHYSIQUES DU MILIEU NUTRITIF.

Elles portent principalement sur la couleur et la consistance.

Un certain nombre de microbes émettent, quand ils sont développés, une matière colorante qui se répand peu à peu dans le milieu nutritif, au point, quelquefois, d'en changer profondément l'aspect. D'autres retiennent la matière colorante qu'ils produisent.

Pour le moment il sera question des premiers. La nature du milieu semble exercer une grande influence sur la production des matières colorantes solubles. Dans les bouillons, elle est moins abondante que dans la gélatine. L'aspect des cultures en bouillon est peu varié, surtout au début de la végétation. Plus tard, lorsque la multiplication des microbes est achevée et que ces organismes se déposent au fond des récipients, le bouillon qui surnage offre soit une teinte brune légère, soit une teinte verdâtre, soit une coloration violacée ou bleuâtre. Dans de vieilles cultures du *Bacillus anthracis*, le milieu prend une teinte jaune brun assez foncée, surtout si les matras ont été gardés à la lumière diffuse.

Parfois la matière colorante est dissimulée par son association à d'autres principes; tel est le cas de la pyocyanine, sécrétée par le microbe du pus bleu. Cette substance, qui fut isolée par Fordos et bien étudiée plus tard par Gessard, peut être retirée du bouillon à l'aide d'un dissolvant approprié, le chloroforme par exemple, auquel il communique une teinte franchement bleue. Telle est encore la substance que Roth a révélée dans la culture du bacille cholérique et qui, sous l'influence de l'acide chlorhydrique et de traces d'acide azoteux, prend une couleur rouge (choléra-roth).

Dans les cultures sur gélatine, la matière colorante imprègne peu à peu le milieu nutritif; elle est alors extrêmement évidente; exemples·: la matière vert pâle sécrétée par le bacille fluorescent des eaux courantes, la matière vert-lumière et dichroïque fournie par un bacille de l'intestin décrit par plusieurs auteurs et récemment par MM. Charrin et Roger, et la substance analogue abandonnée par le microbe de la diarrhée verte des enfants.

Dans un milieu nutritif déterminé, plusieurs causes modifient la sécrétion des matières colorantes, mais elles sont très imparfaitement connues aujourd'hui.

M. Gaillard a cité l'influence de la lumière. Guignard, Charrin, Roger ont parlé de l'action de quelques antiseptiques; Wasserzug, Gessard, de l'influence de la matière qui forme la base du milieu nutritif.

On s'est aperçu qu'en ajoutant du naphtol, du thymol, de l'alcool au bouillon, à dose presque toxique pour le bacille du pus bleu, la pyocyanine ne se développe pas. La production est diminuée par l'adjonction de 2 à 3 grammes d'acide borique pour 1000 et supprimée par l'addition de 6 à 7 grammes (Guignard et Charrin).

Le sublimé corrosif à la dose de $0^{gr},03$ produit le même effet sur la production de la pyocyanine et de la matière colorante du bacille fluorescent de l'intestin. Un corps presque insoluble, le sulfure noir de mercure, à la dose de 5 grammes par litre, empêche aussi la sécrétion de la matière colorante (Roger et Charrin). Comme le sublimé ne tue le *Bacillus pyocyaneus* qu'à la dose de $0^{gr},04$ par litre, on en conclura que les antiseptiques suppriment la production de la matière colorante avant d'arrêter le développement des microbes chromogènes.

Wasserzug s'est occupé aussi de la matière colorante verdâtre émise dans les bouillons nutritifs par le microbe du pus bleu. Il a vu. qu'un grand nombre de substances minérales, telles que les lactates de potasse et de chaux, les sels de zinc, les tartrate, phosphate, azotate et chlorate de potasse, le tartrate neutre d'ammoniaque, le sel marin empêchent, à doses plus ou moins fortes, le développement de la pyocyanine. Il a cité d'une façon toute particulière l'influence des sucres, saccharose, glycose et lactose, qui est considérable à dose relativement faible. Elle se manifeste aussi sur la fonction chromogène du *Micrococcus prodigiosus* et du *Bacillus janthinus* et sur la fonction phosphorescente d'un organisme que Forster a cultivé dans l'eau de mer pure ou additionnée de bouillon.

Quant à M. Gessard, il a observé, comme nous l'avons dit plus haut, que l'albumine ne permet pas au bacille pyocyanique de former de la matière colorante bleue, tandis que la peptone et la gélatine se prêtent à cette formation et, de plus, au développement d'une substance fluorescente verte.

A l'abri de l'air, certains organismes chromogènes végètent sans produire de couleur ; tel peut-être le *Bacillus pyocyaneus*.

Outre ces causes extérieures, la fonction chromogène est encore atteinte par une cause interne, le vieillissement. Dans une culture complètement achevée et ancienne, un nombre plus ou moins considérable d'organismes perdent cette propriété. Ils la récupèrent, si on les rajeunit par une série de cultures dans un excellent bouillon ou par un passage à travers l'organisme du lapin ; tel est le staphylocoque pyogène (Rodet).

Quand l'action des antiseptiques s'ajoute à celle du vieillissement, la suppression de la fonction chromogène est persistante, malgré une suite de cultures dans des bouillons ordinaires.

Wasserzug a fait une remarque curieuse sur l'action des acides. La dose de ces corps qui supprime la vie du *Bacillus pyocyaneus* se confond presque avec celle qui arrête la fonction chromogène ; lorsqu'elle est insuffisante à empêcher cette dernière, la coloration du milieu de culture est plus intense qu'à l'état normal. Ajoutons que la matière colorante sécrétée par le bacille fluorescent disparaît au contact d'un acide et reparaît sous l'influence de l'ammoniaque (L. Dor).

On pourra donc réaliser des conditions de milieux qui modéreront, supprimeront ou exagéreront la fonction chromogène des bactéries virulentes.

Si la végétation a lieu à la surface ou dans la profondeur d'un milieu solide, comme la gélatine, elle en amène souvent la liquéfaction. Le phénomène s'accuse d'abord par l'apparition d'une pulpe grisâtre ou colorée résultant du mélange des microbes avec la gélatine liquéfiée. Plus tard, lorsque la végétation est arrêtée, la partie liquéfiée devient transparente, et les microbes, en raison de leur densité, se déposent dans les parties les plus déclives.

Les colonies liquéfiantes qui croissent à la surface de la gélatine creusent des alvéoles autour et au-dessous d'elles, de sorte qu'elles s'enfoncent avant de se dissocier. Si elles se développent sur une surface inclinée, elles creusent une rigole plus ou moins profonde, droite ou sinueuse. Si elles se développent en même temps à la surface et dans la profondeur, comme à la suite d'un ensemencement par piqûre, elles forment une alvéole prolongée par une fine rigole ; la première est plus ou moins conique, la seconde plus ou moins large ; autant de variétés que les bactériologistes ont voulu faire servir au diagnostic différentiel des espèces.

Dans le cas où les germes liquéfiants ont été emprisonnés au sein d'une colonne de gélatine, la liquéfaction commence çà et là, dans des points isolés qui grandissent et finissent par se confondre. Quelquefois la végétation des microbes détermine l'apparition de petites bulles de gaz autour desquelles on aperçoit des traces de liquéfaction. Au bout d'un certain temps, la gélatine, rongée et minée dans sa profondeur, s'écroule sous forme d'un magma qui ne tarde pas à se fluidifier entièrement.

L'action de liquéfier la gélatine appartient à quelques espèces parmi les aérobies et les anaérobies. Jusqu'à présent, il est impossible d'établir les limites d'un groupe qui renfermerait seulement les microbes liquéfiants ; d'autant plus que telle espèce qui ne possède pas cette propriété à une période de son existence peut l'acquérir à une autre ou l'acquérir exceptionnellement. Nous avons rencontré dans le poumon du bœuf péripneumonique quatre microbes différents dont un liquéfie la gélatine d'emblée, tandis que les autres ne manifestent cette aptitude qu'après avoir vieilli plusieurs mois dans leurs cultures. Quand ils l'ont acquise, ils la conservent dans les générations ultérieures. Comme il faut attribuer la dissolution de la gélatine aux produits diastasiques excrétés par les micro-organismes, on doit admettre que la nature de ces produits se modifie plus ou moins dans le cours de la vie d'un microbe, hypothèse qui n'est pas sans analogue dans la physiologie des cellules ou des organismes plus élevés.

Certains microbes non liquéfiants creusent néanmoins la surface de la gélatine, par une sorte d'usure ou de consommation de la substance nourricière.

§ II. — Modifications chimiques du milieu nutritif.

Ce sont les plus importantes ; elles portent principalement sur les matières hydrocarbonées et azotées qui forment la masse où s'alimentent les microbes.

Leur étude a été faite plutôt avec les ferments ordinaires qu'avec les ferments pathogènes. Nous devons nous efforcer d'imiter les travaux qui nous sont légués par les chimistes sur ce sujet.

Le ferment conduit plus ou moins vite et plus ou moins directement les matières organiques à la minéralisation.

Pour les substances hydrocarbonées, il est rare qu'un seul fermènt atteigne le but ultime. La minéralisation du sucre, par exemple, réclame l'intervention successive de deux ferments. La levure, organisme anaérobie, convertit le sucre en alcool et acide carbonique ; le *Mycoderma aceti*, organisme aérobie, envahit à son tour la liqueur, brûle l'alcool et laisse, à la place, de l'acide carbonique et de l'eau.

Bien que plusieurs microbes soient facultativement aérobies ou anaérobies, les conditions nécessaires à la destruction complète d'une substance organique hydrocarbonée sont rarement réalisées dans la culture d'un microbe pathogène. Jamais, en effet, on n'a vu un microbe *amphibie* (que l'on me permette cette comparaison) agir sur les milieux ambiants avec l'intensité et la netteté de deux individus spécialisés, l'un dans la vie aérobie, l'autre dans la vie anaérobie.

Conséquemment, la végétation d'un seul microbe ne déterminera pas la minéralisation complète de la matière hydro-carbonée qui subvient à ses besoins ; elle donnera des produits susceptibles encore de brûler, comme les acides lactique, butyrique, l'alcool butylique, et elle jettera dans l'atmosphère ambiante de l'acide carbonique et de l'hydrogène, au lieu d'acide carbonique pur.

Nous avons tenté quelques recherches pour connaître l'action zymotique des microbes virulents sur les substances hydro-carbonées.

Si, comme nous l'avons fait, on emprisonne à l'abri de l'air de la glycose, de la lactose, de la mannite, de la dextrine, de l'amidon cuit, de la glycérine, avec les microbes anaérobies du charbon symptomatique et de la septicémie gangreneuse, et un peu de craie, ces substances entrent en fermentation, dégagent des gaz et se transforment partiellement en acide butyrique. Au début de la fermentation de la lactose, on rencontre des traces d'acide lactique, et à une certaine période de celle de l'amidon, on décèle manifestement la glycose. La masse gazeuse est constituée, à proportions variables, par l'acide carbonique et l'hydrogène.

Les microcoques de l'ostéomyélite infectieuse puisés dans une culture récente déterminent aussi une fermentation assez abondante de la glycose. Quant aux bacilles du charbon, essentiellement aérobies, ils ne déterminent que des traces de fermentation et encore est-il indispensable qu'ils soient empruntés à une culture datant de seize à vingt-quatre heures seulement.

Il est remarquable que l'activité pathogène des microbes virulents ne se modifie pas parallèlement à l'activité zymotique. Ainsi, les virus desséchés de la septicémie gangreneuse et du charbon symptomatique ne sont plus zymogènes, pourtant ils possèdent encore une partie de leur virulence.

Le concours de plusieurs microbes est surtout nécessaire pour la minéralisation des matières organiques azotées.

La putréfaction offre l'exemple le plus frappant. On sait qu'elle exige d'abord l'intervention de ferments anaérobies, ensuite celle de ferments aérobies qui achèvent l'œuvre des premiers. Ces ferments sont nombreux ; ils peuvent se suppléer mutuellement et on ne rencontre pas nécessairement les mêmes dans toutes les putréfactions et en tous lieux.

Avant de faire disparaître entièrement les matières azotées, les microbes de la putréfaction les font passer par une série d'états intermédiaires, de plus en plus simples, que M. Duclaux range dans l'ordre suivant : leucine, tyrosine, glycocolle, buta-lanine, et divers alcaloïdes analogues à ceux des plantes vireuses ; phénol, indol, scatol, corps volatils et odorants ; acides acétique, butyrique, valérianique et oxalique combinés à l'ammoniaque simple ou à des ammoniaques composées. Enfin, les produits de la transformation définitive sont l'acide carbonique, l'hydrogène, l'azote et parfois l'hydrogène carboné.

M. Duclaux a soin de faire observer que si la fermentation

s'établit dans un milieu très oxygéné, les gaz ci-dessus se dégagent à l'état de pureté ; s', au contraire, elle s'accomplit dans un milieu réducteur et où l'oxygène est rare, ils sont accompagnés d'hydrogène sulfuré et phosphoré.

De là, deux sortes de décomposition des substances azotées : l'une odorante, contre laquelle on se mettra toujours en garde, l'autre inodore, à l'égard de laquelle l'hygiéniste doit être constamment en éveil, car, sous des dehors sains, une matière animale, qui a subi cette altération, présente les inconvénients et les dangers d'une substance putréfiée.

Avons-nous besoin de dire maintenant que les microbes pathogènes pris isolément ne seront pas toujours capables de détruire entièrement la substance azotée qui leur sert de nourriture ! Cependant quelques-uns y parviennent et nous en avons fourni la preuve. A une certaine époque, nous avons étudié l'action zymotique des bacilles de la septicémie gangreneuse et des bactéries du charbon symptomatique sur la peptone, l'albumine et le jaune d'œuf ; or nous avons observé, dans les produits gazeux des fermentations faites avec ces virus, la présence de l'hydrogène, de l'azote et de l'acide carbonique. L'odeur dégagée par la partie liquide dénotait qu'une certaine quantité de matière azotée était restée incomplètement décomposée (1).

Les agents de la virulence déterminent donc *in vitro* des phénomènes de fermentation au sein des substances azotées et hydrocarbonées. Ils en produisent aussi dans les tissus des animaux. Ne voit-on pas plusieurs d'entre eux produire des phénomènes nécrobiotiques, accompagnés d'une infiltration gazeuse. Les gaz sont souvent inodores au début des accidents, et plus tard fétides. On en peut déduire que les virus-ferments s'attaquent d'abord aux substances hydrocarbonées.

Dans une certaine mesure, on appréciera la nature des fermentations par la composition de l'atmosphère gazeuse de la culture. Pour la connaître entièrement, il faudrait analyser les produits abandonnés dans les cultures, travail qui n'a pas encore été poursuivi avec plein succès sur les microbes virulents.

Il semble que les virus-ferments ne sauraient produire que des corps volatils nauséabonds. Pourtant M. Galtier a décrit récemment un organisme chromo-aromatique, rencontré dans le poumon d'un porc atteint de pneumo-entérite infectieuse, fort analogue au bacille pyocyanique, et dégageant une odeur agréable qui rappelle celle de la pomme reinette.

(1) M. Perdrix a cité la production d'ammoniaque dans la culture du *Bacillus anthracis.*

On voit, en somme, que les micro-organismes virulents modifient la composition du milieu organique dans lequel ils vivent, parce qu'ils lui empruntent des éléments assimilables et qu'ils produisent, à leur intérieur, des fermentations plus ou moins marquées.

Ce n'est pas tout. Les microbes virulents sont des cellules végétales, et, comme toutes les cellules vivantes, ils fabriquent un certain nombre de produits qu'ils rejettent dans le milieu nutritif où ils croissent et se multiplient. Si bien que, soit par épuisement, soit par adjonction des produits résiduels de la vie végétale, les bouillons nutritifs où ont vécu des microbes deviennent généralement impropres à de nouvelles cultures.

Toutefois, ce fait signalé jadis par M. Pasteur ne peut être accepté rigoureusement. Assez souvent, une culture n'épuise pas un bouillon ou ne le souille pas au point de le rendre absolument impropre à la vie du même microbe ou d'un microbe différent. D'après M. Sirotinin, il suffirait souvent de rétablir la réaction primitive du liquide nourricier pour rendre celui-ci propre à une nouvelle culture.

M. Garré et M. de Freudenreich ont publié aussi des recherches intéressantes sur les qualités nutritives des bouillons de culture. Celles de M. de Freudenreich ont porté sur treize microbes. Un certain nombre d'entre eux, tels que le *Bacillus pyocyaneus*, le *Bacterium phosphorescens*, empêchent presque complètement la croissance des microbes dans les milieux où ils ont vécu. D'autres, tels que le bacille typhique, le bacille du charbon, le microbe du choléra des poules, le spirille de Deneke exercent une influence très faible sur le pouvoir nutritif du bouillon. D'autres, enfin, n'exercent une action gênante qu'à l'égard de certains microbes ; le *Staphylococcus pyogenes fœtidus*, par exemple, entrave la croissance du spirille du choléra asiatique, du *Micrococcus roseus* et du *tetragenus*, sans nuire à la plupart des autres organismes étudiés par l'auteur.

Les milieux nutritifs n'acquièrent donc pas toujours, par le fait d'une première culture, une sorte d'immunité comparable à celle des individus qui ont supporté une maladie virulente. Cependant nous avons vu avec plusieurs microbes que les cultures poursuivies dans un bouillon de culture filtré allaient souvent en diminuant d'abondance au fur et à mesure qu'augmentait le nombre des générations. C'est au même ordre de faits qu'il faut rattacher l'observation de Pavone, savoir : que le bacille typhique finit par périr, après s'être atténué, dans une culture peuplé du *Bacillus anthracis* ou dans le bouillon où a vécu celui-ci.

CHAPITRE IV

PRODUITS FABRIQUÉS PAR LES MICROBES

Aussi obscure qu'on la suppose, la vie du protoplasma est toujours accompagnée d'un mouvement nutritif dans lequel le protoplasma absorbe, transforme et sécrète une certaine quantité de matière organique.

Parfois, le protoplasma fixe dans son intérieur, pour un temps plus ou moins long, quelques-uns des produits qu'il a fabriqués (1). Nous avons déjà dit que certains microbes chromogènes, comme le *Micrococcus prodigiosus*, retiennent la matière colorante qu'ils produisent au lieu de l'émettre dans le milieu ambiant.

Nous ne connaissons pas le mécanisme qui préside à la formation de la matière colorante; mais M. Schotellius a essayé de déterminer les conditions qui influent sur sa production. Cet auteur a observé que les causes qui entraînent l'affaiblissement du microbe nuisent à la genèse de la matière colorante; telles sont l'absence de l'oxygène et une température voisine de 39-40 degrés. Lorsqu'on a obtenu des microbes pâles, on les fixe dans cet état, en les cultivant pendant plusieurs générations à une température dysgénésique. La sécrétion du mucus qui enveloppe les microbes est encore profondément diminuée chez les individus privés de la fonction chromogène. M. Schottelius a voulu restituer la propriété qu'il avait fait disparaître, en cultivant les microbes incolores dans des conditions qui lui paraissaient excellentes; mais il n'a pas réussi. Cependant il est permis de prévoir que ces tentatives seront couronnées de succès un jour ou l'autre.

Notre intention est d'être bref sur ce point et de nous appesantir sur les excrétions microbiennes. Outre les matières colorantes, ces produits sont probablement nombreux; pour le moment, les recherches n'ont guère porté que sur les diastases et les ptomaïnes.

(1) M. Hammerichlag a extrait des bacilles de la tuberculose une substance soluble dans l'alcool composé de C — 5', H — 8, Az — 9, cendres — 8, oxygène et pertes — 23,4.

§ Ier. — D*IASTASES*.

Les diastases sont des substances organiques amorphes,
solubles dans l'eau, sécrétées par les ferments animés ou des
cellules vivantes. Elles préparent les matériaux nutritifs qui ne
s'offrent pas immédiatement sous un état propre à l'alimentation des microbes. Le sucre de canne ne convient pas à la
nutrition de la levure ; néanmoins celle-ci pourra, à la longue,
s'y multiplier et lui faire subir la fermentation alcoolique.
Mais ce phénomène est précédé de l'apparition d'une diastase,
nommée *sucrase* par M. Duclaux, qui change le sucre de canne
en sucre interverti, lequel est capable de servir à la nutrition
des cellules de levure. Un microbe du lait, le *Tyrothrix tenuis*,
décrit par M. Duclaux, sécrète la *caséase*, qui rend la caséine
soluble dans l'eau, et conséquemment absorbable. Le *Bacillus
amylobacter* produit une diastase qui attaque, dissout et perfore
l'enveloppe cellulosique des cellules végétales et rend l'utri-
cule azotée abordable aux microbes qui doivent s'en nourrir.

M. Duclaux estime que les microbes de la terre sont précieux
à la germination des graines par les diastases qu'ils fabriquent,
et M. Vignal a constaté que plusieurs des microbes qui habitent
l'appareil digestif sécrètent des ferments solubles qui aident
aux sucs naturels à digérer les aliments.

Ces exemples suffisent pour donner une idée générale des
diastases, de leur rôle et de leur production par les microbes.

Il est naturel de penser que beaucoup de *microbes pathogènes* fabriquent aussi des diastases qui jouent peut-être un
rôle intéressant dans la production des accidents locaux ou
généraux qui caractérisent telle ou telle maladie virulente. On
est donc autorisé à chercher ces produits dans les milieux de
culture naturels ou artificiels où ont vécu des micro-organismes
virulents.

M. Pasteur a supposé, en 1877, que le *Bacillus anthracis*
sécrétait une diastase dissolvante qui rendait les globules sanguins des animaux charbonneux mous et agglutinatifs.

M. Rietsch a extrait des cultures du *Staphylococcus aureus*
une matière qui jouit des propriétés de certaines diastases, car
elle est capable de digérer la fibrine (*Journal de pharmacie et
de chimie*, 1887).

En 1888, j'ai annoncé à l'Académie des sciences que j'avais
retiré des cultures en bouillon du *Pneumococcus liquefaciens
bovis*, ou de la sérosité des engorgements sous-cutanés déterminés par l'inoculation du suc d'un poumon frappé de la

péripneumonie contagieuse du bœuf, une substance amorphe, visqueuse, dont l'insertion dans le tissu conjonctif cause des phénomènes inflammatoires non équivoques. J'ai donné à cette substance l'épithète de *phlogogène* en raison de ses effets physiologiques. Je la regarde comme une diastase, car elle possède la plupart des propriétés physiques générales des ferments solubles. Elle est vitreuse et cassante ou blanche et opaque, à l'état sec, suivant qu'elle se présente en masse ou en poudre; elle est constamment soluble dans l'eau et dans un mélange d'eau et de glycérine. Une fois précipitée, on peut la reprendre par l'eau et la précipiter par l'alcool plusieurs fois de suite, en lui enlevant tout simplement une partie de sa solubilité. Elle est retenue dans une certaine mesure par les filtres de plâtre et de porcelaine. Elle est azotée et ne présente aucune réaction spéciale avec l'iode et l'acide azotique. Enfin, ses effets phlogogènes sont au maximum quand elle a été chauffée à $+80$ degrés pendant un quart d'heure, et disparaissent lorsque la température a dépassé 110 degrés.

Je me suis aperçu que la diastase dont il est question provoque des phénomènes inflammatoires loin du lieu où sont établis les microbes qui la fabriquent.

M. Christmas a constaté depuis que le *Staphylococcus aureus* sécrète dans le bouillon où il se développe une substance qui possède certains caractères des diastases et des propriétés pyogènes analogues à celles du staphylocoque. Injectée dans l'œil du lapin, elle produit l'œdème de la conjonctive, la décoloration de l'iris et une suppuration légère dans la chambre antérieure; mais le pus engendré de la sorte n'est pas doué de propriété pyogène.

Ajoutons enfin que MM. Roux et Chamberland supposent que les substances vaccinales du sang charbonneux sont de nature diastasique, à cause de la façon dont elles se comportent à la chaleur et à la filtration sur porcelaine.

Je n'avais pas constaté tout d'abord que la diastase phlogogène sécrétée par le *Pneumobacillus liquefaciens bovis* produisît des troubles des grandes fonctions. Mais, ultérieurement, j'ai observé que son introduction dans le sang produisait une altération profonde du rythme respiratoire et cardiaque, une faiblesse du système nervo-moteur et même la mort. Dans tous les cas, des substances similaires fabriquées par d'autres microbes peuvent déterminer quelques-uns des symptômes généraux des affections virulentes graves. J'ai précipité des cultures d'un microbe que j'ai nommé *Bacillus heminecrobiophilus*, une diastase qui provoque de la fièvre et des vomissements. M. Roussy a découvert que la levure de bière sécrète une diastase qu'il appelle *pyrétogénine,* à cause de sa propriété principale, et il admet que la fièvre causée par l'ingestion de substances plus ou moins putrides a exactement la même origine. MM. Roux et Yersin ont attribué à une diastase les effets généraux immédiats et éloignés du poison diphtéritique. M. Gamaléia vient d'établir aussi que le bacille virgule sécrète une diastase à laquelle il faut rapporter les désordres intestinaux qui accompagnent le choléra.

§ II. — PTOMAINES.

Dans les matières organiques en décomposition, il faut distinguer entre les agents de la putréfaction et les produits de la putréfaction ou substances putrides amorphes. Celles-ci, mises en présence d'un organisme sain, engendrent des effets toxiques analogues à ceux des venins.

Panum, en 1856, étudia l'influence de cette matière soluble sur les animaux et s'aperçut que l'extrait aqueux retiré des chairs putréfiées renfermait quatre fois plus de matière septique que l'extrait alcoolique.

Bergmann et Schmiedeberg, en 1868, reconnurent que l'on peut retirer du pus une substance azotée, cristallisable, susceptible de se combiner avec les acides, comparable aux alcaloïdes végétaux, à laquelle ils donnèrent le nom de *sepsine.*

L'idée de ces auteurs s'est trouvée confirmée l'année suivante, par Zuelzer et Sonnenschein, qui virent dans les produits de la putréfaction un corps mydriatique à la façon de l'atropine.

En 1872, M. Ar. Gautier poursuivit des recherches sur les transformations réciproques des albuminoïdes et s'aperçut que ces matières, en se putréfiant, donnent toujours naissance à une petite quantité d'alcaloïdes toxiques, fixes ou volatils.

Selmi suivit de près Ar. Gautier dans cette voie, à propos des alcaloïdes qui prennent naissance dans l'estomac des personnes mortes accidentellement.

De 1871 à 1880, Selmi, Morriggia, Battistini, Mosso, en Italie, Brouardel et Boutmy, en France, Nencki, en Allemagne, étudièrent au point de vue chimique et physiologique les bases alcaloïdiques de la putréfaction et des matières cadavériques. C'est dans cette période que, pour rappeler l'origine de ces poisons animaux, on leur donna le nom de *ptomaïnes.*

Mais Nencki est le premier qui ait caractérisé une de ces substances comme espèce chimique. Il retira de la gélatine en putréfaction une base capable de se combiner avec le platine, qu'il appela *colloïdine*. Ce corps, cristallisable en belles aiguilles. aplaties, a pour formule $C^8H^{12}Az$.

Depuis le travail de Nencki, on ne s'est plus contenté de mettre en évidence les produits toxiques de la putréfaction par des moyens d'analyse grossiers ou par des essais physiologiques ; on s'est efforcé d'obtenir ces produits à l'état de pureté.

A partir de 1880, M. Gautier, seul ou aidé de ses élèves, a étendu ses recherches aux matières toxiques sécrétées par les cellules des organes sains.

M. Gautier a cru bien faire de distinguer les alcaloïdes toxiques de l'organisme sain des produits cadavériques en leur donnant le nom de *leucomaïnes*. Mais la valeur de ce terme est toute relative, car les cellules qui causent les fermentations. putrides sont à l'état sain tout aussi bien que les cellules du pancréas et de la rate qui fournissent les leucomaïnes. Autrement dit, les ptomaïnes ne sont pas autre chose que les leucomaïnes des microbes de la putréfaction.

Cependant le mot *ptomaïnes* (1) est consacré pour désigner tous les corps organiques basiques, sécrétés par les microbes. dans leur milieu de culture, corps qui sont tantôt de la formule CHAz (Ar. Gautier), tantôt de la formule CHAz O (G. Pouchet).. Au surplus, les ptomaïnes se modifient dans leur composition suivant la température, suivant la phase de la putréfaction à laquelle elles se sont formées. Ainsi Brieger a isolé plusieurs variétés de ptomaïnes cadavériques dont la formule est différente. Ce sont :

La choline $(C^5H^{15}AzO^2)$;
La neuridine $(C^5H^{14}Az^2)$;
La cadavérine $(C^5H^{16}Az^2)$;
La putrescine $(C^4H^{18}Az^2)$;
La saprine $(C^5H^{16}Az^2)$;
La triméthylamine $((CH^3)^3Az)$;
La mydaléine.

De plus, ces corps se caractérisent par une action physiologique particulière.

Il importe maintenant de sortir de la putrescence pour examiner les ptomaïnes fabriquées par les agents de la virulence.

Les travaux de Brieger sur les ptomaïnes des microbes. pathogènes sont les plus importants que nous possédions. Ils. portèrent d'abord sur les produits du bacille typhique. Ayant. cultivé cet organisme dans un milieu artificiel composé d'eau,

_____

(1) M. Delore, parlant de l'analogie des microbes pathogènes avec les ferments, proposait de substituer le mot *zymaïne* à celui de *ptomaïne.*

de sucre de raisin et de sels nutritifs, au bout de quatorze
jours, Brieger procéda à l'extraction de la ptomaïne. Il prépara
avec elle un chlorhydrate déliquescent qui donna : un précipité blanc avec l'acide phosphomolybdique ; un précipité brun
avec l'iodure de potassium ioduré ; un précipité blanc jaune
avec l'acide tannique ; un précipité blanc jaunâtre avec l'iodure
de potassium et de mercure.

Administré au cobaye, ce sel le tua en vingt-quatre à quarante-
huit heures, après avoir déterminé la salivation, la diarrhée, le
ralentissement du cœur, l'accélération de la respiration, la
dilatation des pupilles, la parésie de plusieurs muscles.

Brieger cultiva aussi, dans le même but, le *Staphylococcus
pyogenes aureus*. La culture se fit sur de la viande hachée, à la
température de 30 à 35 degrés. Au bout de quatre semaines, il
prépara avec la base organique qui s'était formée pendant la
végétation un chlorhydrate capable de former un sel double avec
le chlorure de platine. Cette base était bien une sorte d'alcaloïde, car ses réactions chimiques différaient de celles des ptomaïnes des putréfactions ordinaires. Mais, si les réactifs ne
laissent aucun doute sur la nature de ce chlorhydrate, on n'a pu
le définir au point de vue physiologique ; sa toxicité a paru nulle.

En 1887, Brieger chercha les ptomaïnes fabriquées par le microbe du tétanos dans des cultures faites par Koch. Il trouva
quatre alcaloïdes différant les uns des autres, soit par leur composition, soit par leurs propriétés physiologiques, savoir : la *tétanine*, la *tétanotoxine*, l'*hydrotétanine*, la *spasmotoxine*, associées à
deux ptomaïnes de la putréfaction, la cadavérine et la putrescine.

La *tétanine*, dont la formule est $C^{13}H^{30}Az^2O^4$, semble avoir des
rapports directs avec la pathogénie du tétanos, car elle détermine chez les animaux des accidents tétaniformes très accusés.
La *spasmotoxine* possède surtout des propriétés convulsivantes.

Ces ptomaïnes ne se forment pas également bien dans les
conditions variées où peuvent se faire les cultures. La nature
du milieu nutritif exerce une grande influence sur leur développement ; ainsi la *tétanotoxine* se montre de préférence dans
les cultures sur de la viande ou de la substance nerveuse de
cheval ; la *spasmotoxine* se développe fort bien dans le lait (1).
L'influence de la chaleur est considérable ; en effet, si la température des cultures dépasse 37°,5, toutes les ptomaïnes du microbe du tétanos sont remplacées par de l'ammoniaque.

Ferran a retiré des cultures du bacille du choléra asiatique,

____

(1) M. Kund Faber, MM. Vaillard et Vincent pensent, au contraire, que le poison tétanique a les plus grandes analogies avec les diastases.

dès 1886, un alcaloïde dont la solution aqueuse produit les mêmes effets que la culture complète. Brieger annonçait aussi, en 1887, qu'il avait isolé des cultures du bacille virgule une matière colorante qu'il regarde comme une ptomaïne.

Hoffa a extrait des cultures du *Bacillus anthracis* faites sur de la viande hachée et réduite en bouillie une ptomaïne très active ; mais telle est l'influence du milieu que cette ptomaïne ne se retrouve pas dans les cultures faites avec du bouillon.

Nos connaissances rigoureuses sur les ptomaïnes fabriquées par les microbes pathogènes dans les cultures artificielles se bornent à peu près à cela. Mais il est permis de soupçonner l'existence de ces alcaloïdes ou de poisons plus ou moins analogues dans les cultures d'un grand nombre d'autres microbes. Depuis assez longtemps, M. Pasteur a montré la présence d'une matière toxique dans les bouillons de culture du microbe du choléra des poules, M. Charrin dans ceux du *Micrococcus pyocyaneus*. Je l'ai constaté aussi dans les bouillons où a végété le *Bacillus anthracis* virulent et atténué. On peut assurément prévoir beaucoup de découvertes du même genre, en attendant que l'on ait déterminé chimiquement la nature de ces divers poisons.

L'esprit devait immédiatement se préoccuper de l'existence des ptomaïnes dans les milieux de culture naturels, c'est-à-dire dans les humeurs, dans les organes et dans les sécrétions des malades atteints d'une affection virulente.

Parmi les plus belles démonstrations qui aient été fournies de la présence d'une matière toxique dans les humeurs d'un malade, il faut citer l'expérience de M. Chauveau consistant à transfuser dans les veines d'un mouton sain le sang d'un mouton charbonneux qui va rendre le dernier soupir. Ces injections massives de sang charbonneux provoquent les plus graves malaises et même la mort des animaux au bout de douze heures, sans que l'on constate la moindre prolifération des bacilles. Ceux-ci disparaissent peu à peu du sang et des capillaires des organes parenchymateux, preuve que la mort arrive par empoisonnement et que le poison est en dissolution dans la liqueur du sang.

M. Bouchard, dont les travaux sur la toxicité de l'urine normale sont bien connus, démontra que les urines provenant de personnes atteintes de maladies virulentes renferment des principes spéciaux qui en augmentent beaucoup la toxicité naturelle.

Les recherches de MM. Lépine, Guérin, Villiers, G. Pouchet, Rietsch et Nicati ont amené ces auteurs à la même conclusion, pour des maladies semblables ou différentes.

M. G. Pouchet s'est principalement occupé de la ptomaïne entraînée par les déjections des cholériques. Elle se présente sous forme d'un liquide incolore, s'oxydant rapidement à l'air et à la lumière où elle prend la coloration rose puis brune, à réaction alcaline, et capable de fournir un chlorhydrate instable qui se dissocie facilement par une élévation de la température ou dans le vide. Quant à ses effets physiologiques, M. Pouchet eut l'occasion de les éprouver sur lui-même accidentellement; ils rappelaient les symptômes du choléra.

M. Villiers, de son côté, a cherché les ptomaïnes contenues dans le foie, le poumon et les reins de sujets qui avaient succombé à la rougeole et à la diphtérie. Ces deux ptomaïnes ont paru identiques : elles sont liquides et volatiles; leur odeur et leur saveur sont piquantes; leur réaction est neutre; elles forment un chlorhydrate cristallisé en prismes blancs opaques non déliquescents. Le même auteur a trouvé un alcaloïde bien caractérisé dans l'intestin, le foie et le sang de deux cholériques.

En résumé, il est incontestable que beaucoup de microbes sécrètent des ptomaïnes plus ou moins toxiques dans les milieux artificiels où on les cultive. Sont-ce les seuls poisons qu'ils fabriquent? Nous l'ignorons. Mais il est logique de supposer, et l'on en possède quelque peu la preuve, que les agents de la virulence sécrètent des matières toxiques analogues au sein des organismes où ils se sont implantés. Chaque microbe devient donc un foyer d'où se dégagent des produits, diastases et ptomaïnes, qui troublent plus ou moins profondément les grandes fonctions de nutrition ou de relation. Les perturbations deviennent parfois assez profondes pour entraîner la mort.

Les symptômes et la terminaison fatale dans les maladies virulentes résulteraient donc d'un empoisonnement et de la prééminence de la production du poison sur son élimination. L'intoxication associe ses effets à ceux de l'encombrement ou de la destruction des organes dans les maladies microbiennes où les agents de la virulence provoquent autour d'eux des néoformations qui refoulent les éléments constitutifs des tissus ou se substituent à eux, comme dans la tuberculose.

Aujourd'hui, on tend également à expliquer l'immunité consécutive à plusieurs affections virulentes par l'adaptation des éléments anatomiques au nouveau milieu nutritif dans lequel ils ont vécu au cours de la maladie.

La toxicité n'est pas la seule propriété des ptomaïnes. Ainsi M. Leber dit avoir extrait des cultures du *Staphylococcus* une substance cristalline douée de qualités inflammatoires et pyogènes. M. Grawitz et M. Behring ont remarqué que la cadavérine provoque la diapédèse des globules blancs et la suppuration. Nous nous étendrons plus tard sur ces différents sujets.

TROISIÈME PARTIE

ROLE DES MICROBES DANS LA PROPAGATION ET LA PRODUCTION DES MALADIES VIRULENTES

La nature et la biologie des virus étant connues, il importe de suivre ces agents pathogènes dans l'accomplissement de leur œuvre nocive ; en d'autres termes, de les étudier pénétrant dans les organismes sains, par l'intermédiaire des *circumfusa* et des *ingesta*, et semant la maladie çà et là. Ultérieurement on verra le mécanisme général d'après lequel ils produisent des troubles matériels et fonctionnels d'où résultent la maladie et quelquefois la mort.

CHAPITRE PREMIER

DE LA CONTAGION (1)

On appelle contagion la communication d'une maladie virulente à un individu sain.

Quand le virus procède plus ou moins visiblement d'un malade, sa propagation à un sujet sain mérite à coup sûr le nom de *contagion* (*cum*, avec ; *tangere*, toucher). Cette expression ne cesse pas d'être applicable lorsque le virus émis par un malade séjourne dans des milieux extérieurs avant d'atteindre un individu bien portant. Actuellement, contagion est synonyme d'infection, de propagation, quel que soit le mode de transmission des agents virulents.

(1) Pour certains détails, voy. les Traités d'épidémiologie, notamment le livre de M. Léon Colin.

§ Ier. — CONSIDÉRATIONS GÉNÉRALES SUR LES MODES DE CONTAGION.

La difficulté que l'on éprouve à saisir le mode de propagation du contage explique les nombreuses distinctions que l'on a faites dans la contagion. Nous en donnerons une faible idée en rappelant la division admise par M. Jaccoud. Cet auteur reconnaît : 1° l'inoculation ; 2° le contact immédiat sans violence ; 3° le contact médiat par les personnes ; 4° le contact médiat par les choses ; 5° le contact médiat par l'air.

Les deux premiers modes peuvent se confondre sans inconvénient, puisque dans les deux cas le sujet contagifère est présent. De même, les trois derniers modes peuvent être ramenés à un seul, dans lequel la contagion s'opère sans que l'on saisisse très bien le lien qui rattache le contagifère au contaminé.

Il suffit donc que l'on reconnaisse : 1° la contagion immédiate, 2° la contagion médiate que l'on a encore appelée miasmatique ou infectieuse, pour se rendre compte des différences fondamentales observées dans la contagion.

Cette division répond assez bien à la vieille distinction des *maladies virulentes à virus fixe* et *à virus volatil*, notion qui laissait supposer, suivant les cas, une différence radicale dans l'état physique des virus.

M. Chauveau a démontré que la nature du contage ne change pas. Cette distinction indique simplement que la contagion s'accomplit avec facilité dans un cas, avec une certaine difficulté dans un autre.

La vaccine humaine et la clavelée ovine représentent très heureusement des types de maladies à contagion immédiate ou à virus fixe et de maladies à contagion médiate ou à virus volatil. M. Chauveau les a choisies, en 1868, pour entreprendre des expériences qui établirent que la virulence, dans l'une et l'autre, appartient à des particules figurées. Par conséquent, il n'y a pas de raison, puisque les deux virus ont une morphologie identique, pour que celui de la clavelée se volatilise et se mélange à l'atmosphère comme une vapeur odorante.

Pourtant, il est indéniable que la clavelée ovine, comme la variole humaine, se transmet avec une facilité inouïe, loin du malade, tandis que la vaccine ne se donne que par l'insertion directe du virus dans l'épiderme de l'homme.

M. Chauveau pense avoir trouvé la raison de cette différence dans le nombre des parcelles virulentes émises par les malades virulifères.

En effet, les lésions qui fournissent le virus, c'est-à-dire les pustules, sont toujours discrètes dans la vaccine, même dans les cas dits spontanés, tandis qu'elles sont très multipliées dans la clavelée et la variole. On trouve certainement, au bas mot, dix pustules claveleuses pour une pustule vaccinale. De plus, les pustules vaccinales sont peu étendues et peu épaisses, tandis que les pustules claveleuses sont larges et profondes, et envahissent souvent le tissu conjonctif sous-cutané. Dans tous les cas, ces dernières fournissent une quantité d'humeur virulente dix fois plus grande que celles-là.

On voit donc déjà qu'un malade atteint de clavelée ou de variole présentera dix fois plus de pustules et des pustules dix fois plus riches en humeur virulente qu'un sujet atteint de vaccine, c'est-à-dire qu'il fournira à valeur égale cent fois plus de virus qu'un vaccinifère.

La différence est en réalité beaucoup plus grande, si l'on tient compte d'un autre point capital, savoir : la richesse de l'humeur virulente en particules figurées.

La détermination du nombre des particules virulentes dans les humeurs vaccinale et variolique est impossible à faire à l'aide du microscope. M. Chauveau a résolu le problème par l'emploi des dilutions et de l'inoculation.

La dilution du vaccin au 1/50ᵉ rend les inoculations incertaines. Le claveau dilué au 1/100ᵉ donne autant de pustules que de piqûres ; dilué au 1/500ᵉ, il donne encore treize pustules sur vingt et une piqûres ; enfin dilué au 1/10000ᵉ, il fournit une pustule sur vingt piqûres, c'est-à-dire qu'une dilution de claveau au 1/1500ᵉ a le même titre virulent qu'une dilution de vaccin au 1/50ᵉ. D'où l'on peut conclure que le virus claveleux est trente fois plus riche en parcelles virulentes que le virus vaccin.

Comme un sujet claveleux fournit cent fois plus d'humeur virulente qu'un vaccinifère et que cette humeur renferme trente fois plus de corpuscules virulents, un malade atteint de clavelée émettra donc $(100 \times 30 = 3000)$ trois mille fois plus d'agents virulents qu'un malade en proie à la vaccine.

Ce n'est pas tout. Jusqu'à présent, on ne s'est occupé dans ce calcul que du virus contenu dans les pustules cutanées. N'y a-t-il pas lieu de tenir compte des lésions qui souvent existent dans d'autres parties de l'organisme? On sait, effectivement, que dans certaines affections plusieurs humeurs renferment le virus; ainsi, dans la peste bovine, les larmes, la salive, l'urine, les matières de l'intestin sont inoculables.

Dans la vaccine, l'humeur contenue dans les pustules seule

est inoculable. Dans la clavelée, le mucus nasal, en outre, est souvent chargé du contage.

Les éruptions claveleuses coïncident ordinairement avec l'existence de pneumonies lobulaires ou nodulées. Les lésions pulmonaires sont parfois assez étendues et le suc qu'elles contiennent assez riche en virus pour que les poumons d'un malade suffisent à inoculer de la clavelée la moitié de la population ovine de la France.

Le mucus qui sort d'un organe aussi virulifère répandra, après sa dessiccation, dans le milieu ambiant, on le conçoit sans peine, une quantité énorme de parcelles virulentes. Ajoutées à celles qui s'échappent des pustules cutanées, on arrive à un chiffre total effrayant qui permet de comprendre la diffusibilité apparente du virus claveleux ou variolique.

Pour expliquer la contagion médiate ou infection miasmatique, il n'est donc pas nécessaire d'invoquer la volatilité du virus ou une influence mystérieuse désignée longtemps en médecine sous le nom de *génie épidémique.* « A leur place, dit M. Chauveau, s'élève la notion simple et précise d'une cause qui est exclusivement une affaire de poids et de mesure. Si un milieu dans lequel vivent des sujets atteints de telle maladie contagieuse devient infectieuse, c'est parce qu'il est chargé d'une grande quantité d'agents virulents ; et il en est ainsi, non seulement parce que les sujets malades en produisent beaucoup, mais encore, et surtout peut-être, parce que le mode d'excrétion de ces agents est éminemment favorable à leur dispersion dans les milieux. »

La détermination de la nature animée des particules virulentes, faite depuis la publication de ces expériences, a raffermi encore les conclusions du travail de M. Chauveau.

Si, dans tous les modes de contagion, le virus se présente sous le même état physique, la logique exige que, dans les maladies transmissibles par contact médiat ou par infection miasmiatique, les agents virulents se répandent et se conservent dans l'air, dans l'eau ou le sol avant de s'introduire dans les organismes sains. On est donc amené à étudier la participation de ces grands milieux à la transmission et à la propagation des maladies virulentes.

§ II. — Participation de l'atmosphère a la contagion.

Déjà au temps d'Hippocrate, on accusa les impuretés de l'air, en général, de causer les épidémies. Depuis et à diverses époques, l'altération de l'atmosphère joua un rôle important dans les écrits publiés sur les épidémies.

Ainsi, à une époque rapprochée de nous, en 1847-1848, au moment de la grande épidémie cholérique qui désola l'Europe, Ehrenberg, Meyer et Wedl, en Allemagne, Swagne, Britton, Budd, en Angleterre, Robin, Pouchet, en France, fixèrent l'attention sur le rôle de l'air dans la propagation de la maladie. En 1853-1854, lors de la seconde épidémie cholérique, Dundas Thompson et Godolphin Osborne étudièrent l'atmosphère des égouts et des maisons où le mal avait éclaté. Le premier s'aperçut que l'air d'une salle d'hôpital remplie de cholériques peuplait un flacon d'eau distillée d'un grand nombre de vibrions. L'expérience est importante, car elle autorise à croire que ces vibrions ou leurs germes se trouvaient dans l'atmosphère des malades.

De 1855 à 1870, la question des impuretés de l'atmosphère

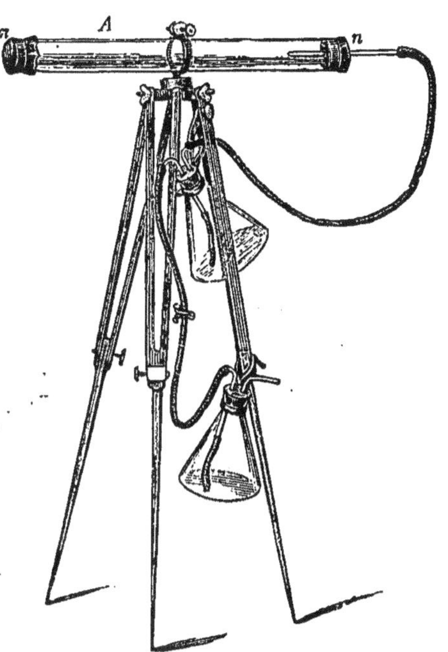

Fig. 28. — Appareil de Hesse pour compter et cultiver les germes de l'air. — *a*, membrane de caoutchouc fermant l'une des extrémités du tube A qui contient la gélatine; *n*, tube de verre servant à l'aspiration de l'air.

fut transportée sur le terrain de l'histoire naturelle et donna lieu à un débat mémorable qui passionna les esprits en France et à l'étranger. C'est au cours de ce débat que M. Pasteur démontra à Pouchet, Joly et Musset, que, parmi des débris inorganiques et organiques morts, l'atmosphère tient en suspension un grand nombre de germes vivants de végétaux inférieurs. Les fermentations, les infusions se peuplent d'organismes qui viennent de l'air, directement, ou indirectement après s'être déposés avec les grains de poussière sur les parois des vases où l'on enferme des matières fermentescibles. Il est inutile de s'étendre sur ce sujet que tout le monde connaît aujourd'hui et qui forme la base inébranlable du panspermisme.

Mais il est bon d'ajouter que la discussion entre homogénistes et hétérogénistes eut l'avantage de provoquer des recherches précises et délicates sur les germes de l'air, dans des conditions et des lieux variés.

On trouvera dans l'important ouvrage publié par M. Miquel sur *les Organismes vivants de l'atmosphère* un aperçu des travaux qui ont précédé ses patientes études. Nous serions entraîné trop loin, si nous entreprenions de les résumer. Nous renvoyons donc le lecteur qui voudrait les connaître, au livre de M. Miquel.

On a d'abord commencé par recueillir les germes de l'atmosphère à l'aide d'aéroscopes divers, tels que ceux de Pouchet, de Pasteur, de Maddox, de Cunningham, de Miquel, de Schœnauer. Puis on les a comptés sur les plaques où on les avait récoltés. Ce procédé, relativement grossier, ne peut guère servir qu'à récolter les germes des champignons inférieurs; de plus, il ne permet pas de savoir si les germes sont morts ou reviviscibles.

Pour compter les germes vivants de l'atmosphère (microbes et moisissures), il faut opérer autrement. Par exemple, on répartit un volume d'air connu, à parties égales, entre un grand nombre de conserves de bouillon (procédé de Miquel), ou bien on le fait circuler au contact d'une couche de gélatine nourricière (procédé de Hesse et de Paulowsky), ou barboter dans de la gélatine en fusion (Straus et Wurtz).

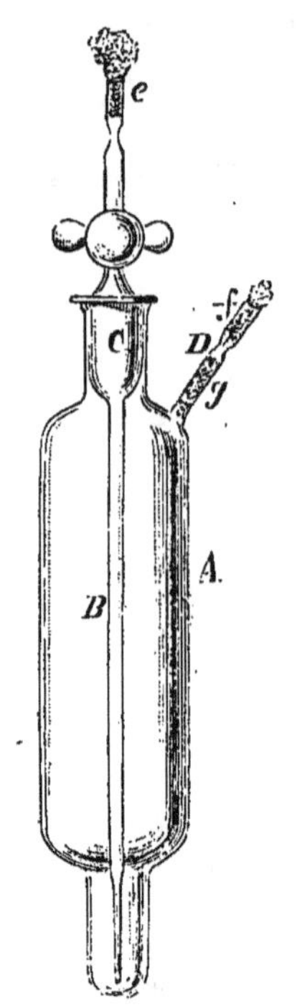

Fig. 29. — Appareil de Straus et Wurtz pour compter les germes de l'air en faisant barboter ce dernier dans la gélatine. — A, tube dans lequel est enfermée la gélatine; *e*, C, B, bouchon tubulé qui donne accès à l'air chargé de germes; D, tube d'aspiration.

Dans le premier procédé, les germes sont retenus par le bouillon; dans le second, ils adhèrent à la surface de la gélatine; dans le troisième, ils sont enfermés dans la masse nourricière. Dans l'un et l'autre cas, ils dénotent leur présence et leur vitalité par une végétation plus ou moins abondante.

On a adressé quelques critiques à ces procédés ; ils ont été modifiés légèrement dans le but de les perfectionner ; mais, comme nous n'écrivons pas un traité de technique, nous glisserons sur ces détails.

Cependant nous devons mentionner des procédés qui diffèrent profondément de ceux-là. Ils consistent à retenir les microbes sur des filtres pulvérulents formés de sulfate de soude stérilisé et desséché (Ar. Gautier) ou de sable fin privé de germes par la chaleur (Frankland et Pétri), et à répartir microbes et filtres dans des milieux nutritifs solidifiables ou liquides.

M. Miquel a observé que les germes reviviscents de l'atmosphère sont des germes de bactériens et de moisissures.

Les bactériens appartiennent surtout aux genres *Micrococcus, Bacterium, Bacillus.* On rencontre aussi quelques cladothrix et spirilles. On a reconnu principalement *Micrococcus aurantiacus, M. luteus, M. chlorinus, M. prodigiosus, M. tetragenus, Mycoderma aceti, Bacterium lineola, Bact. catenula, Bact. commune, Bact. xanthinum, Bacillus subtilis, B. amylobacter.*

Quel que soit le lieu où l'on recueille les germes, les micrococci sont de beaucoup les plus nombreux. Ils forment au moins les 2/3 de la population flottante de l'atmosphère. Si l'on se souvient qu'ils sont les plus fragiles des bactériens, on en déduira qu'ils sont versés dans l'air en nombre prodigieux.

Il est impossible de fixer d'une manière absolue le nombre des germes de l'atmosphère, même en se contentant d'une large approximation, car il varie suivant une foule de circonstances : suivant que l'atmosphère est libre ou confinée, suivant le chiffre de la population qui la hante, la quantité de matières organiques qui s'y détruit, la température, l'état du sol, la végétation, etc., etc.

D'après Miquel, la moyenne annuelle des germes de l'air est de 75 par mètre cube, au parc de Montsouris, de 150 au cime-

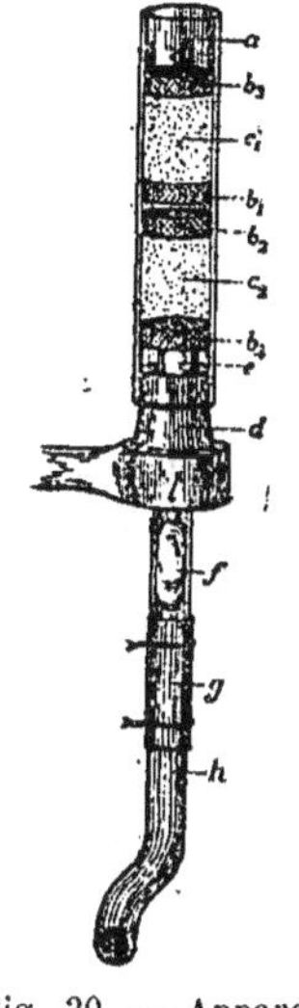

Fig. 30. — Appareil de Pétri pour l'analyse bactériologique de l'air. — L'air pénètre suivant la direction des flèches en *a; c¹, c²,* sable fin ; *b¹, b², b³, b⁴,* disques treillagés de fil de fer ; *f,* ouate ; *g, h,* tube qui conduit l'air à une pompe.

tière Montparnasse, de 750 dans la rue de Rivoli. En pleine mer, l'atmosphère est 1000 fois plus pure qu'à Montsouris, plus pure près des côtes des petites îles qu'au voisinage des grands continents.

Si nous voulions connaître l'influence des saisons sur le chiffre de la population bactérienne de l'air, nous pourrions consulter M. Miquel et nous apprendrions que les moyennes des observations faites à Montsouris pendant cinq années ont attribué à l'atmosphère : 121 germes par mètre cube en automne, 53 en hiver, 70 au printemps, 92 en été. Dans chaque saison, les moyennes mensuelles sont loin d'être uniformes; par exemple, une certaine année, on comptait 195 germes en mai, 39 en juin; une autre année, juin figure avec une moyenne de 92 et juillet avec une moyenne de 190.

La sécheresse, qui favorise la dissémination, succédant à une période chaude et humide, qui favorise la pullulation des microbes, fait augmenter le nombre des bactéries de l'air; mais la sécheresse prolongée ne tarde pas à produire une diminution. Ce fait est probablement le résultat d'une multiplication plus lente des microbes et d'une destruction plus active de ceux-ci par l'action des rayons solaires.

Les chaleurs fortes et prolongées, accompagnées d'un ensoleillement intense, sont donc redoutées bien à tort par le vulgaire. Dans le sud de nos possessions algériennes, la saison des fortes chaleurs est celle où les hôpitaux se dégarnissent de malades.

La surface des plaines et des vallées habitées est le théâtre d'une vaste destruction de matières organiques; les microbes y fourmillent et de là se répandent dans l'atmosphère. Il s'ensuit qu'au fur et à mesure que l'on s'élève au-dessus des lieux où s'agitent l'homme et les animaux les microbes sont plus rares.

Depuis assez longtemps, M. Pasteur a constaté que sur dix conserves de bouillon ouvertes dans Paris, dix se sont troublées, tandis que sur vingt conserves ouvertes au sommet du Montanvert une seule s'est altérée. M. Miquel a été plus précis : il a compté un beau jour 462 germes par mètre cube dans la rue de Rivoli, 45 dans le parc de Montsouris et 28 seulement au sommet de Panthéon à 74 mètres au-dessus du niveau de la place. Ajoutons que, dans ces derniers temps, M. Freudenreich a compté 3,44 germes par mètre cube à 2300 mètres d'altitude et seulement 1 moisissure, 12 torulacées et 1 à 2 bactéries dans 2 mètres cubes d'air, à 2900 mètres; enfin, zéro germe à 4000 mètres.

Le vent qui balaye la surface de la terre est un agent puissant de dissémination des germes. S'il souffle d'une région chaude et humide ou d'une région très peuplée, il apportera dans la région où l'on fait des observations un grand nombre de microbes. M. Miquel constatait de véritables inondations de bactéries chaque fois que le vent traversait Paris dans le sens de la plus grande dimension de la ville avant d'arriver à Montsouris. Le même observateur a calculé qu'une masse d'air qui parcourrait Paris, à raison de 4 mètres par minute, entraînerait 40 000 milliards de bactéries par jour.

C'est par l'influence combinée des vents, de la température, des régions, qu'il faut expliquer l'apparition des nuages bactériques de Tyndall. Mais ces nuages sont composés de bactéries très variées et non de petits groupes distincts, comme l'admettait l'illustre physicien. Ainsi encore s'explique l'explosion des accidents que l'on observait autrefois dans les services hospitaliers, par certains vents, lorsqu'on ne protégeait pas convenablement les plaies contres les germes de l'air, accidents qui frappaient les chirurgiens d'inquiétude et d'étonnement, et semblaient faire croire que les épidémies étaient lancées avec le souffle de Borée.

Dans l'atmosphère confinée des appartements, on trouve en général huit fois plus de germes et, dans les salles d'hôpital, douze fois plus que dans l'air libre. Le maximum s'observe en hiver, quand le minimum règne à l'extérieur. Comme l'hiver est la saison où les portes et les fenêtres sont le plus soigneusement fermées, il faut induire que, s'il y a échange entre l'intérieur et l'extérieur, l'intérieur est un foyer de production beaucoup plus intense que la rue.

Le nombre des bactéries augmente dans l'air des appartements, lorsqu'on agite la poussière déposée sur les murs et les meubles pendant les nettoyages. En soulevant des nuages de poussière, on soulève aussi des nuages de germes. M. Miquel a vu que dans 1 gramme de poussière de son laboratoire, à Montsouris, il existait 750 000 germes ; tandis que dans une chambre de la rue de Rennes, 1 gramme de poussière en contenait 1 300 000, et dans un appartement de la rue Monge, 2 100 000.

On se préoccupe beaucoup de l'air des égouts, lorsqu'on étudie l'influence des impuretés de l'air sur l'éclosion des maladies virulentes.

M. Miquel nous fait pressentir que cette préoccupation est exagérée. Dans le grand égout de la rue de Rivoli, on ne trouvait que 8 à 900 germes par mètre cube, c'est-à-dire pas beaucoup plus que dans l'air de la rue, où l'on en comptait 750. Au surplus, les égouts ne sont ni de bons centres de production pour les bactéries, ni surtout de bons centres d'émission. Nous

avons dit ailleurs que les alternatives d'humidité et de sécheresse étaient favorables à la pullulation et à la dissémination
des germes. Or l'atmosphère des égouts est humide, et son
degré d'humidité à peu près constant.

Les nombreux germes qui peuplent l'atmosphère sont-ils en
relation avec la transmission des maladies virulentes? Il
serait irrationnel de ne pas admettre de relation dans une
certaine mesure, bien que les rapports n'aient été démontrés
rigoureusement que dans un petit nombre de cas.

On a trouvé quelquefois dans l'air des salles d'hôpital les
microbes de la suppuration (*Staphylococcus aureus* et *citreus*
et le *Streptococcus pyogenes*). Le bacille de Koch a été recueilli
plusieurs fois dans les salles habitées par des phtisiques. On
sait que l'air libre renferme le bacille de la septicémie gangreneuse, le micro-organisme délié de la septicémie du lapin décrite par Davainé, le *Microbacterium agile*, qui tue le lapin en
huit jours. Voilà, à peu près, les espèces pathogènes que l'analyse bactériologique a décelées jusqu'à ce jour.

M. Miquel a cherché les microbes dangereux, d'une manière
générale, en inoculant à des séries de quatre cobayes les différentes espèces qu'il a recueillies dans ses conserves de bouillon.
Or, à la suite d'inoculations nombreuses, il a obtenu deux à
trois fois seulement des accidents mortels.

Cependant on s'abuserait, pensons-nous, si l'on croyait que
l'atmosphère ne renferme pas d'autres espèces pathogènes. Il
peut se faire que certaines espèces ne végètent pas dans les
milieux où l'on a voulu les cultiver, ou qu'elles ne s'inoculent
pas dans les conditions que nous savons réaliser aux espèces
qui ont fourni les sujets d'expérience, ou qu'elles aient besoin,
pour devenir infectantes, de passer une phase de leur existence
dans un milieu que l'on ne connaît pas encore.

Admettons que tous les germes soient détruits ou fortement
atténués par la dessiccation; nous n'aurons pas moins à redouter ceux qui se seront détachés des contagifères depuis peu
de temps.

Au surplus, il n'est pas difficile de prouver que nous sommes
fondés à craindre la contagion par l'atmosphère.

La contamination par l'arrivée de parcelles virulentes desséchées dans le poumon est possible pour quelques maladies.
MM. Gibboux, Tappeiner, Cadéac et Malet ont transmis la tuberculose par l'inhalation de virus desséché. M. Chauveau a communiqué la clavelée et la vaccine par l'insufflation de poudre
virulente dans la trachée. On a fait pénétrer de la même manière les bacilles du charbon et les cocci de la suppuration.

Lorsque la population bactérienne augmente, il est probable que les microbes virulents participent à cet accroissement comme les microbes inoffensifs. Dans ce cas, la léthalité doit varier dans le même sens, si les microbes de l'air jouent un rôle dans la contagion. A l'aide des statistiques parisiennes, M. Miquel a dressé des courbes représentant les variations du nombre des bactéries et la mortalité dans la ville de Paris pendant plusieurs années. Or on voit habituellement, sur ces diagrammes, que les crues bactériennes accompagnent un accroissement du chiffre de la mortalité. Les courbes offrent même une particularité fort importante, en ce sens que l'élévation de la mortalité ne coïncide pas exactement avec l'augmentation des bactéries, mais la suit à un court intervalle. De plus, l'augmentation de la léthalité est due à l'extension des maladies réputées contagieuses et virulentes, et non à des maladies ordinaires.

Nous rappellerons encore que dans les pays chauds la période des fortes chaleurs sèches, où le nombre des germes de l'atmosphère diminue, est également la période de décroissance des maladies infectieuses.

Nous citerons aussi des faits qui prouvent que les lieux où se forment beauconp de germes virulents sont aussi des centres d'où rayonne la contagion. M. Miquel rapporte qu'en 1880, autour de l'annexe de l'Hôtel-Dieu de Paris qui servait alors d'asile aux varioleux, entre la Seine et le boulevard Saint-Germain, on compta 49 décès par variole, en janvier et février, sur une population (10000 habitants) qui n'aurait impliqué qu'une moyenne de 3 décès. Le dépôt des varioleux fut ensuite transporté dans l'enceinte de l'hôpital Saint-Antoine : aussitôt le chiffre des décès par variole s'éleva dans le quartier environnant; on compta 3 à 4 décès de plus que n'en impliquait la population.

L'étiologie de la diphtérie nous fournit encore des arguments sérieux en faveur du rôle des poussières de l'atmosphère dans la contagion.

Klebs a remarqué, dans la ville de Zurich, au cours d'une épidémie de diphtérie, que les nouveaux cas éclataient le lendemain du balayage général, et qu'ils se développaient le long du chemin suivi par les tombereaux qui charriaient les immondices.

On a donc raison de se mettre en garde contre les dangers qui procèdent de l'existence des microbes dans l'atmosphère; mais il est impossible de préciser la gravité et l'étendue de ces dangers tant que l'on ne connaîtra pas plus complètement la résistance de chaque virus à la dessiccation, à la lumière, au froid, à la chaleur, à l'humidité. Des recherches laborieuses nous ont livré déjà des connaissances intéressantes ; néanmoins il reste encore beaucoup de découvertes à faire.

§ III. — Participation de l'eau à la contagion.

L'eau de source, puisée à son point d'émergence, est exempte de germes à la condition qu'elle procède d'une couche du sol épaisse et sans fissure, en un mot, qu'elle n'ait point eu de communication avec l'eau qui coule à la surface de la terre. Si cette condition n'est pas réalisée, l'eau de source renferme des germes, comme M. Thoinot l'a observé aux environs du Havre.

Quant à l'eau des fleuves, des rivières, des lacs, elle renferme toujours des bactériens, en nombre variable, qu'elle emprunte aux rivages et aux fonds qu'elle baigne, ou qu'elle reçoit avec la poussière qui s'abat à sa surface.

L'eau est donc exposée à contenir toutes les bactéries de l'atmosphère et de plus toutes celles qui se conservent ou se développent dans le sol humide ou dans les matières organiques submergées.

Les cours d'eau et les nappes souterraines sont, en outre, exposés à recevoir directement ou par infiltrations les déjections de l'homme et des animaux.

Ces souillures diverses sont préoccupantes à juste titre, puisque l'eau entre pour une large part dans l'alimentation. Il ne faut donc pas s'étonner si l'étude bactériologique des eaux a pris un développement considérable dans ces dernières années.

Les travaux auxquels nous faisons allusion ont eu pour but de déterminer le nombre et la nature des bactéries de l'eau

La numération se fait à l'aide des cultures dans des conserves de bouillon ou sur la gélatine.

Le procédé basé sur les cultures dans les milieux liquides consiste à répartir un volume d'eau connu, à parties égales, entre un nombre déterminé de ballons. Si l'eau est relativement pauvre en bactéries, on la sème telle qu'on la recueille ; si, au contraire, elle renferme beaucoup de micro-organismes, on la dilue au préalable. On suppose que chaque conserve qui se trouble a reçu un germe. Il est dès lors très facile de calculer le nombre de germes contenus dans 1 centimètre cube ou dans 1 litre d'eau.

Lorsqu'on emploie la gélatine, on mélange intimement à cette substance encore fluide une quantité d'eau connue, puis on étale le tout à la surface d'une grande plaque de verre (procédé de Koch), ou à la face interne d'un tube (procédé d'Esmarch). Chaque microbe devient le centre d'une colonie qui ne tarde pas à être visible à l'œil nu.

Le procédé des plaques-cultures de Koch a le défaut d'exposer la gélatine au contact des germes de l'air pendant un

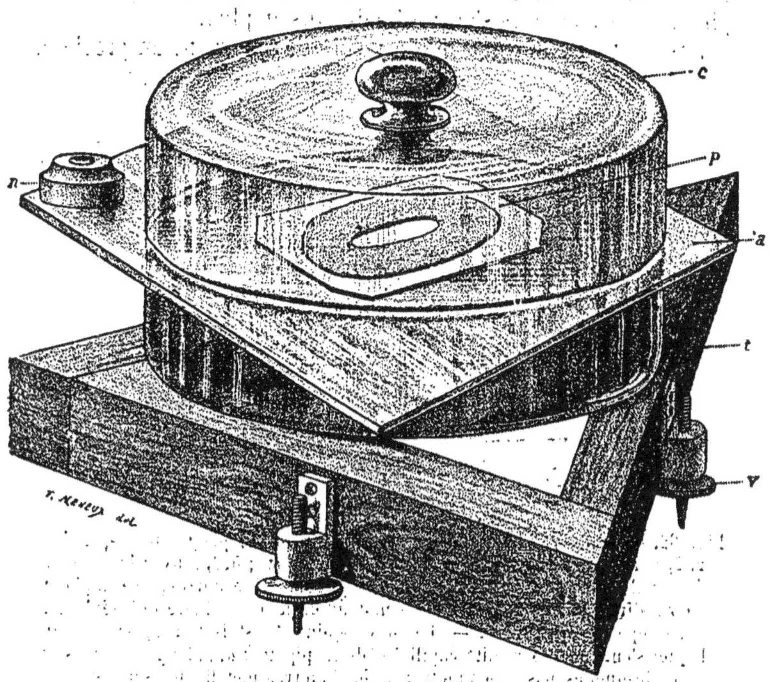

Fig. 31. — Appareil destiné à solidifier la gélatine ensemencée sur des plaques de verre, d'après le procédé de Koch. — *t*, trépied pourvu de vis calantes; *a*, plaque de verre avec un niveau à bulle d'air *n*; *c*, cloche à bouton faisant office de couvercle; *p*, plaque de verre sur laquelle on a versé la gélatine actuellement solidifiée.

certain temps; de sorte que les colonies qui se développent plus tard ne dérivent pas toujours exclusivement de germes contenus dans l'eau. Nous avons paré à cette défectuosité en faisant construire un analyseur bactériologique qui permet de déposer l'eau goutte à goutte sur la gélatine, au centre de figure d'un nombre égal de petits carrés tracés sur une plaque de verre. On n'attribue à l'eau que les colonies développées au centre de figure de ces carrés. Les autres sont regardées comme accidentelles et l'on n'en tient pas compte dans le calcul.

Les déterminations qualitatives se font à l'aide des caractères macroscopiques des colonies ou des cultures, des caractères morphologiques et des propriétés physiologiques des bactéries. Il n'est pas trop de faire concourir tous ces caractères à la solution du problème, et, malgré la multiplicité des moyens, on est souvent embarrassé, surtout aujourd'hui où le polymorphisme des bactéries s'accrédite de plus en plus.

Les cultures sur les milieux solides apportent un précieux

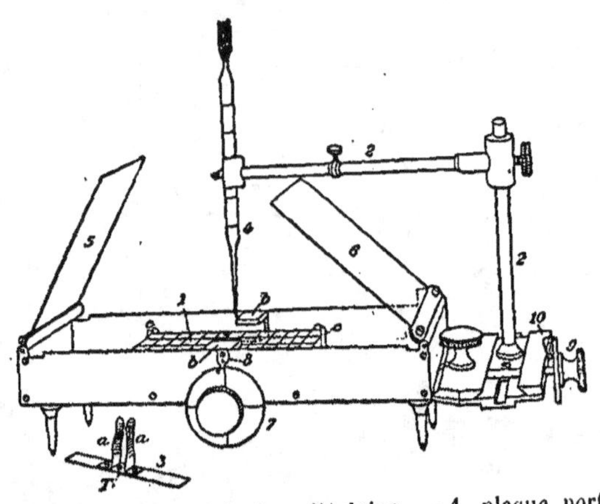

Fig. 32. — Analyseur bactériologique d'Arloing. — 1, plaque porte-gélatine; 2, 2, porte-pipette; 3, couvre-joints isolé; 4, pipette; 5, 6, couvercles en verre de l'analysateur; 7, bouton moteur de la crémaillère qui déplace la plaque de gélatine; 8, repère; 9, bouton moteur de la crémaillère qui déplace le porte-pipette; 10, repère. — Le couvre-joints 3 est isolé : T, orifice dans lequel s'engage l'extrémité capillaire de la pipette; a, a, languettes ressorts entre lesquelles passe la pipette; b, b, équerres métalliques sur lesquelles glisse le couvre-joints.

secours aux bactériologistes qui se proposent la détermination spécifique ou qualitative des germes. Les cultures dans les milieux liquides fournissent des évaluations numériques plus exactes (Miquel, Fol et Dunant), pourvu que l'on ait une notable proportion de ballons stériles (Miquel).

Le nombre des germes contenus dans les eaux est extrêmement variable. Il dépend surtout de l'importance des agglomérations humaines, et de la nature des centres industriels qui sont établies au voisinage des eaux que l'on soumet à l'étude. Les rivières, les fleuves et les lacs s'enrichissent aussi des microbes de l'atmosphère.

M. Miquel a constaté que la vapeur condensée de l'atmosphère du parc de Montsouris renferme 900 germes et l'eau de pluie, 64 000 par litre.

L'eau qui parcourt un long trajet gagne en bactéries, lors même que ce trajet s'accomplit dans des aqueducs couverts. Ainsi, l'eau du haut cours de la Vanne contient 60 000 germes par litre ; arrivée au bassin de Montrouge, à Paris, elle en présente 248 000.

Les chiffres fournis par M. Miquel pour l'eau de Seine démontrent bien l'influence effrayante des agglomérations sur les impuretés des fleuves, car ils nous apprennent qu'à Bercy, en amont de Paris, on compte 4 800 000 germes par litre, tandis qu'à Asnières, en aval, on en compte 12 800 000 (1).

L'eau de Seine au-dessous de Paris est fort souillée ; pourtant elle l'est peu comparativement à celle de la Sprée qui renferme jusqu'à 100 000 000 de germes par litre.

D'autres fleuves, plus volumineux d'ailleurs, roulent une eau beaucoup moins polluée. Ainsi, dans le Rhône, en amont de Lyon, nous avons trouvé 55 000 germes par litre ; en aval, 77 000 ; la population moyenne s'élève à 75 000 ou 76 000. Lyon, soit dit en passant, reçoit des eaux relativement très pures. Un beau jour, en 1883, dans les galeries filtrantes de la Compagnie lyonnaise des eaux, nous avons compté 7000 germes par litre, et à la sortie des canaux de distribution, à la Faculté des sciences, 14 000. Ce nombre indique un degré de souillure peu élevé. L'état actuel des eaux de Lyon est sensiblement le même, bien que, depuis quelques années, la ville de Genève se soit mise à verser dans le Rhône ses déjections de toutes sortes.

Les étangs possèdent encore plus de microbes que les eaux courantes. Frænkel a constaté que certaine glace consommée à Berlin, laquelle provient de la congélation de l'eau des étangs voisins alimentés plus ou moins par la Sprée, renferme jusqu'à 21 000 germes par centimètre cube, soit 21 000 000 par litre.

Les eaux profondes seraient presque toujours pures, d'après les travaux de Frænkel, si elles étaient parfaitement isolées de l'atmosphère. Elles se peuplent des microbes de l'air dans les puits munis de pompe, ou dans les puits ouverts à l'extérieur.

La population bactérienne des eaux comprend des micrococques, des bactéries, des bacilles, des spirilles. Les espèces les plus répandues et les mieux caractérisées sont : *Micrococcus*

(1) Les eaux de la Saône renferment 600 000 germes par litre, au barrage de Saint-Rambert, en amont de Lyon ; 1 500 000 à Vaise, après avoir reçu l'égout de l'abattoir ; 3 000 000 à la Quarantaine, en aval de la ville et après l'embouchure du collecteur de la rive droite, d'après M. G. Roux.

aquatilis, Micr. rosaceus; Bacillus erythrosporus, Bac. subtilis, Bac. flavus liquefaciens, Bac. luteus liquefaciens; Bacterium termo, etc.

Les travaux de Miquel, de Cramer, de Leone, de Meade Bolton, de Wolffhugel et Riedel ont révélé une particularité curieuse et dangereuse peut-être : quelques-uns de ces microbes évoluent dans l'eau presque pure ; une quantité infinitésimale de matières organiques suffit à leurs besoins. Le *Micrococcus aquatilis* et le *Bacillus erythrosporus* sont les types de ces bactéries dites aquatiles. En quelques jours, leur nombre augmenté dans une proportion énorme et parfois effroyable. Cramer a vu une eau abandonnée à elle-même présenter 2700 fois plus de germes qu'à l'état frais ; Leone, 100000 fois plus. La multiplication est à son maximum vers la température de + 22 degrés ; elle commence vers + 5 degrés. Elle est rapide pendant les trente-six premières heures après la récolte de l'eau, et lente du troisième au dixième jour. Passé cette époque, le nombre des microbes diminue peu à peu. De là, l'indication formelle de mettre promptement en culture l'eau dont on veut compter les germes ; sinon, il faut la conserver dans une glacière, presque à la température de zéro.

La plupart des bactéries de l'eau sont inoffensives. M. Miquel et plusieurs expérimentateurs ont inoculé vainement les cultures qu'ils avaient obtenues. Nous avons essayé, avec le même insuccès, les propriétés pathogènes des microbes de l'eau du Rhône et des fontaines de la petite ville de l'Arbresle.

Mais ces nombreux insuccès tiennent à la rareté des germes pathogènes dans le petit volume d'eau soumis à l'analyse. Si, par la filtration sur la porcelaine, on retient les germes contenus dans un grand volume d'eau, on rencontre assez souvent des microbes dangereux. Ainsi, MM. Lortet et Déspeignes ont trouvé dans les sédiments abandonnés à la surface des filtres Chamberland par les eaux du Rhône distribuées à Lyon, des espèces pyogènes et septiques et un autre microbe qui produisait sur le cobaye des lésions intestinales analogues à celles de la fièvre typhoïde. J'ai vu dans les mêmes conditions deux espèces pathogènes. Enfin, dans les dépôts qui s'accumulent sur le fond des galeries de filtration des eaux du Rhône à Lyon, M. G. Roux a constaté la présence du vibrion septique et du bacille du tétanos.

Par conséquent, le nombre des microbes ne mesure pas exactement le degré de nocivité d'un échantillon d'eau. Mais il y a lieu de supposer que plus ce nombre sera grand, plus il y aura de chance pour que l'eau présente des germes dangeréux. Dans tous les cas, une faune cryptogamique abondante dénote des relations avec des foyers où se détruisent beaucoup de matières organiques. Or, de tels foyers sont toujours préjudiciables à la salubrité des eaux.

Tenons donc pour certain que dans quelques circonstances, les rivières, les puits et les fontaines servent de véhicule à la contagion.

D'abord, il est indéniable que, par suite de négligence ou d'imprévoyance, des déjections ou des immondices, ou des débris cadavériques chargés de virus sont jetés directement ou indirectement dans l'eau alimentaire. Si le virus n'est pas rapidement détruit par l'eau, il pourra à un moment donné contaminer quelques individus sains. Or Kraus, Bolton, Karlynsky, Galtier, Cadéac nous ont appris que plusieurs microbes pathogènes conservent leur virulence assez longtemps dans l'eau stagnante ou courante. Les microbes de la suppuration ordinaire (*Staphylococcus pyogenes aureus, Micrococcus tetragenus*) la gardent près de vingt jours ; les spores du *Bacillus anthracis*, un an environ ; le mycélium du même, quatre mois ; le bacille de la fièvre typhoïde, deux mois ; celui du choléra asiatique, quatre jours ; le bacille de la morve, neuf à vingt jours, et celui de la tuberculose, dix à douze jours. Le simple pouvoir de végéter se conserve encore plus longtemps, comme l'ont vu Straus et Dubarry.

Voici des chiffres empruntés à un mémoire de ces derniers auteurs indiquant la durée du pouvoir végétatif de quelques microbes dans des eaux différentes :

	EAU DISTILLÉE	EAU DE L'OURCQ	EAU DE LA VANNE
Bacilles du charbon........	»	28 jours	65 jours
Bacilles du choléra.........	14 jours	30 —	39 —
Bacille typhique...........	69 —	81 —	43 —
Bacille de la morve........	57 —	plus de 50 jours	plus de 28 jours
Streptococcus pyogenes	10 —	14 jours	15 jours
Bacille du pus vert.........	13 —	20 —	73 —

Si, vers la fin des diverses périodes inscrites sur ce tableau, les microbes tombaient dans un milieu plus favorable que le bouillon, ils pourraient récupérer leur propriété pathogène.

Nous ajouterons que, dans quelques cas, on a trouvé directement dans l'eau certains organismes dangereux. Tels sont le microbe pyogène que M. Pasteur a rencontré dans l'eau ordinaire en 1878, le bacille typhique qui a été trouvé par un grand nombre de chercheurs, et la spirille virgule du choléra que M. Koch a observée dans les eaux des environs de Calcutta.

La présence du bacille typhique dans l'eau est devenue très intéressante, à partir du jour où l'on a établi entre elle et le développement des foyers épidémiques une relation directe. Sans sortir de notre pays, nous pouvons citer les recherches de MM. Brouardel, Chantemesse et Widal sur les épidémies de Pierrefond et de Clermont-Ferrand. A Pierrefond, l'eau des puits renfermait le bacille typhique ; elle l'avait reçu, à travers les couches perméables du sol, d'une fosse d'aisances où l'on avait déversé, à une époque antérieure, les déjections de malades atteints de fièvre typhoïde. A Clermont-Ferrand, l'eau d'une certaine canalisation avait été contaminée accidentellement par le bacille typhique près de sa source; c'est sur le trajet de cette canalisation que la fièvre typhoïde choisissait ses victimes. Notons encore un autre fait : depuis deux ans la fièvre typhoïde régnait dans la petite ville de Cluny, sans pouvoir pénétrer dans l'École normale d'enseignement secondaire spécial alimentée par une source et des puits particuliers, lorsque en 1886 un interne apporta la maladie dans l'établissement. Au bout de quelques semaines, cent quatorze personnes sur une population de deux cent cinquante furent frappées de la fièvre. Une Commission, composée de MM. Rollet, Morat et Arloing, fut désignée par M. Charles, recteur de l'Académie de Lyon, pour chercher les causes de cette épidémie intérieure; elle pensa que les déjections du malade avaient pu, grâce au mauvais état d'un égout, contaminer un puits dont l'eau mélangée, dans un réservoir central, à une excellente eau de source, donnait à toute la distribution des qualités infectantes. En fait, la Commission, avec le concours de M. A. Rodet, trouva le bacille typhique dans toutes les eaux potables de l'établissement. Elle prescrivit la fermeture des puits, la désinfection du réservoir, le nettoyage de la canalisation, l'alimentation exclusive par l'eau de source; depuis, la maladie n'a pas reparu.

A côté de ces démonstrations directes de la participation de l'eau à la dissémination du contage, il est bon de rappeler des observations qui, sans avoir la rigueur des premières, ont néanmoins une grande importance dans la question qui nous occupe.

La ville d'Auxerre a été ravagée, à une certaine époque, par une épidémie de fièvre typhoïde. La soudaineté et l'extension du mal paraissaient tenir à une cause qui agissait sur toute la population. Le docteur Dionys supposa qu'elle résidait dans l'eau alimentaire, et l'enquête qu'il fit à cette époque montra que l'aqueduc de la ville avait pu être contaminé par les déjections d'un typhique qui habitait une maison voisine.

Un quartier de la ville d'Angers, alimenté par de l'eau de puits dont la contamination est facile par l'intermédiaire des fosses fixes non étanches, était décimé par la fièvre typhoïde; on remplaça l'eau de puits par l'eau de la Loire, l'épidémie cessa.

Certains quartiers de Paris avaient encore, il y a peu de temps, le triste avantage de recevoir de l'eau de la Seine, de la Marne ou de l'Ourcq plus ou moins bien filtrée. MM. Chantemesse et Widal ont étudié comparativement la statistique de la morbidité et de la mortalité par la fièvre typhoïde dans les différentes casernes des sapeurs-pompiers de Paris et la nature de l'eau reçue et consommée dans ces agglomérations. Il leur fut facile d'établir que le nombre des cas de fièvre typhoïde était d'autant plus grand que l'eau était plus impure. Dans un autre travail, ils s'aperçurent en outre d'une augmentation des cas de fièvre typhoïde dans la population civile chaque fois que l'on distribuait une eau moins pure, c'est-à-dire chaque fois qu'il fallait substituer l'eau de rivière à l'eau de source.

On a fait des observations semblables à Vienne (Autriche). Enfin, on a vu des épidémies de maison disparaître pendant l'usage d'eau filtrée et reparaître à l'occasion d'une avarie survenue aux appareils de filtration.

La mission allemande dirigée par M. R. Koch et chargée de l'étude du choléra trouva manifestement dans les eaux le bacille producteur de la maladie en Égypte et dans les Indes.

Les enquêtes sur l'extension de cette maladie en France, pendant l'épidémie de 1884, ont permis de placer l'eau au premier rang parmi les propagateurs du virus et les agents de la contagion.

M. Bouveret a fait une étude excellente sur la marche de l'épidémie cholérique dans le département de l'Ardèche. Son enquête a été poursuivie avec un soin si minutieux que ses observations ont presque la rigueur de faits expérimentaux. Le remarquable travail de M. Bouveret montre que l'eau a été le véhicule du contage, plutôt que l'air ou tout autre milieu. En effet, partout où la population s'alimentait à des citernes ou à des puits exposés à recevoir les déjections et les eaux de lavage du sol malpropre des villages, l'arrivée d'un cholérique provoquait aussitôt une épidémie massive. Partout où la citerne ou la source d'approvisionnement étaient éloignées et surtout en amont du village, l'épidémie cholérique, en dépit des autres conditions, restait toujours discrète. Enfin, partout où l'on s'alimentait à des fontaines jaillissantes, dont l'eau était captée à la source et circulait dans des conduits exactement fermés et souvent sous pression, les cholériques ne pouvaient constituer un foyer d'infection, l'épidémie avortait toujours, ou bien les villages entiers paraissaient jouir d'une immunité insurmontable.

Les villes d'Aubenas et de Vals qui furent certainement traversées par un grand nombre de personnes sorties de divers foyers cholériques n'offrirent pas un seul exemple de contagion. Pourtant, elles avaient été cruellement éprouvées en 1854. Mais, depuis cette date, Vals et Aubenas s'étaient pourvues de fontaines jaillissantes, alimentées par des sources captées dans la montagne, et les maisons avaient été munies de fosses d'aisances cimentées.

L'épidémie cholérique dans la vallée du Jabron (Basses-Alpes) est aussi fort suggestive. Des émigrés de Marseille importèrent le choléra dans un village de la haute vallée du Jabron ; on lava le linge des malades dans le ruisseau. MM. Roustan et Queirel constatèrent que le choléra éclata dans la basse vallée partout où l'eau de rivière servait aux usages domestiques, tandis que dans les villages situés à mi-côte, où l'eau du ruisseau n'était pas consommée, les habitants restaient indemnes.

Des exemples analogues, mais relatifs à des puits, ont été signalés à Marseille et à Gênes. Plusieurs ont été racontés par M. Marey dans un grand rapport général sur la marche de l'épidémie cholérique de 1884.

Nous conclurons donc à peu près dans les mêmes termes qu'à propos de l'air :

L'eau peut recevoir des virus ou des matières contagifères et les conserver un certain temps avec leur activité primitive ; elle peut donc favoriser leur introduction dans l'appareil digestif ou leur passage sur les muqueuses, la peau ou les plaies des individus bien portants et servir à la contagion.

Pour quelques maladies, telles que la fièvre typhoïde et le choléra, le rôle de l'eau est prépondérant. De même qu'on a vu plusieurs épidémies de typhus abdominal cesser par la suppression de l'eau qui entretenait le virus, de même M. Koch a signalé une diminution du choléra à Calcutta et à Fort-Williams par l'installation d'une conduite d'eau à l'abri de la contagion.

Il convient d'ajouter que les microbes non pathogènes que l'eau recèle par milliers quittent peut-être brusquement leur état indifférent sous l'influence de conditions nouvelles et inconnues qu'ils rencontrent dans l'organisme.

Il faut donc se méfier des eaux biologiquement impures, bien que, sous ce rapport, on soit obligé à une certaine tolérance.

§ IV. — PARTICIPATION DU SOL A LA CONTAGION.

La couche superficielle du sol doit contenir au moins tous les microbes de l'atmosphère et de l'eau, à cause des rapports incessants qui existent entre ces trois milieux. Elle-même est le siège de nombreux phénomènes de putréfaction, car elle présente de l'humidité, des substances organiques, et, suivant la profondeur, une quantité d'air qui diminue peu à peu au point d'être nulle à un niveau donné, c'est-à-dire toutes les conditions et tous les éléments nécessaires à la vie et à l'activité des ferments animés, aérobies et anaérobies. On peut, en conséquence, regarder la surface de la terre comme le réservoir commun d'où procèdent et où reviennent les bactériens de l'air et de l'eau.

Plusieurs biologistes ont étudié les microbes du sol; les uns, au point de vue du nombre et de la qualité, les autres, au point de vue des migrations.

La marche suivie par les expérimentateurs pour déterminer le nombre des germes contenus dans le sol, quoique différente, se rattache néanmoins à un procédé universel qui consiste à délayer dans de l'eau stérilisée un poids déterminé de terre préalablement desséchée et à répartir le tout, par petites portions, dans des milieux nutritifs.

Si l'on se propose de déterminer la nature des germes rajeunissables, on peut se contenter de laver la terre et de répandre l'eau de lavage en toute petite quantité à la fois, soit dans des conserves de bouillon, soit dans de la gélatine nourricière suivant les procédés de Koch ou d'Esmarch. Les cultures sur gélatine rendent, dans ce cas, de très grands services.

On ne doit pas oublier que les microbes du sol peuvent être des aérobies ou des anaérobies. De sorte qu'une étude complète exige une série de cultures à l'air et une autre série dans le vide ou en présence d'une atmosphère d'acide carbonique. M. Duclaux a insisté sur ce point. Il a fait remarquer, en outre, qu'il était indispensable, pour prétendre à compter rigoureusement les bactéries de la terre, de se servir de milieux nutritifs dont on modifierait la composition et la réaction.

M. Miquel a pratiqué un certain nombre d'analyses microscopiques de terres à l'observatoire de Montsouris. Il a trouvé de huit cent mille à un million de microbes dans 1 gramme de terre desséchée.

Le nombre des microbes varie d'un sol à l'autre. Maggiora a constaté qu'il est beaucoup plus faible dans les sols déserts et forestiers que dans les terres cultivées, et dans celles-ci plus que dans le sol des lieux habités. La quantité de matières organiques d'origine animale et l'aération du sol semblent donc exercer une influence énorme sur le chiffre des micro-organismes. En effet, des observations directes ont appris au même auteur que, dans les terrains cultivés, le nombre des germes augmente avec l'activité de la culture et la puissance des fumiers, et que le nombre est surtout très grand dans les couches superficielles, autour des lieux habités. Au surplus, Miquel, Beumer, Adamatz et Pagliani ont constaté que le nombre va en diminuant rapidement dans les couches profondes. M. Koch assure qu'à 1 mètre de profondeur le sol est dépourvu de bactéries. A 3 mètres de profondeur, il n'y aurait même plus de bactériens anaérobies, au dire de Frænkel. M. Reimers vient de prétendre que la présence de cadavres dans le sol, à 2 mètres, influe peu sur le nombre des bactéries. Ce nombre serait peu différent dans une tombe datant de trente-cinq ans ou de dix-huit mois.

Les germes renfermés dans le sol appartiennent surtout au genre *Bacillus*, dans la proportion de 90 pour 100. Habituellement on les y rencontre à l'état de spores.

La plupart des microbes du sol ne paraissent pas plus dangereux que ceux de l'air et de l'eau. Mais nous avons fait nos réserves sur l'importance qu'il faut accorder aux expériences négatives.

D'ailleurs, en admettant que dans le plus grand nombre des cas les microbes du sol soient dépourvus de propriétés pathogènes, il ne s'ensuivra pas que les microbes dangereux n'éliront jamais domicile dans l'épaisseur de la couche superficielle, ne serait-ce que la durée de quelques jours ou de quelques semaines, lorsqu'ils seront déversés directement à sa surface ou enfouis dans sa profondeur avec des débris organiques. On en a trouvé quelques-uns d'une manière incontestable. MM. Pasteur, Chamberland et Roux ont rencontré au-dessus des fosses où l'on avait enfoui des cadavres d'animaux charbonneux les spores du *Bacillus anthracis* mélangées aux germes du bacille de la septicémie gangreneuse. MM. Arloing et Cornevin ont trouvé le microbe du charbon symptomatique, atténué il est vrai ; mais sa nature a été mise hors de doute, grâce à un artifice que l'on indiquera plus tard. Enfin, puisque le *Bacillus typhosus* et la spirille virgule du choléra asiatique peuvent être conduits de la surface de la terre dans la nappe

d'eau souterraine, par des infiltrations, force est bien d'admettre
que le sol les recèle quelquefois pendant un certain temps sans
détruire leur virulence. Le sol contient aussi le microbe producteur du tétanos et parfois en grande quantité, comme l'a vu
M. Peyraud, de Libourne, en expérimentant avec la terre du
sol d'une cave.

Nous parlerons plus tard de l'épandage des eaux d'égout
comme un moyen puissant d'assainissement des régions
urbaines et suburbaines. Nous verrons alors que le sol retient
énergiquement dans ses étroites porosités un nombre prodigieux de microbes. Or, dans ce nombre, se trouvent indubita-
blement des organismes pathogènes divers que les malades
émettent ou rejettent autour d'eux.

MM. Grancher et Deschamps ont arrosé de la terre avec des
cultures du bacille typhique et ont constaté : 1° que les liquides
entraînaient les bacilles à 40 ou 50 centimètres de profondeur
tout au plus; 2° que les bacilles ne sont pas encore tous détruits
cinq mois et demi après l'arrosage, malgré leur contact avec
des microbes variés.

Quand les bactéries pathogènes sont emprisonnées dans la
terre, elles ne sauraient participer à la contagion; mais il faut
compter avec elles si elles sont entraînées dans la nappe d'eau
souterraine qui alimente nos puits et nos fontaines, ou ramenées à la surface par une influence *ad hoc*.

On conçoit aisément le mécanisme qui les transporte dans la
masse d'eau souterraine; mais il est un peu plus difficile de
comprendre leur retour près de la surface. Sur ce dernier point,
Soyka et Pfeiffer se sont livrés à des expériences et ont obtenu
des résultats contradictoires. Pour M. Soyka, les microbes peuvent s'élever jusqu'à la surface par l'effet de la capillarité du
sol. Pour M. Pfeiffer, les microbes monteraient ni plus ni moins
que la nappe d'eau, le niveau des inondations souterraines
réglant celui où s'élèveront les microbes des couches profondes.

M. Duclaux a fait observer que ces deux expérimentateurs
ont bien vu l'un et l'autre; mais ils ont opéré dans des conditions différentes, qui néanmoins se trouvent réalisées dans la
nature. Si les interstices du sol sont relativement larges, les
phénomènes de capillarité devenant impossibles, les microbes
suivront forcément les oscillations de la nappe souterraine.
Si les interstices sont étroits, les effets de la capillarité s'exer-
ceront et entraîneront des germes au-dessus du niveau de la
couche aquifère. Enfin, si les interstices sont encore plus fins,
le sol, agissant à la façon d'un filtre, retiendra les microbes,
de sorte que l'eau seulement s'élèvera jusqu'à la surface.

M. Pettenkofer émit, sur la participation du sol à la contagion, une théorie qui eut beaucoup de retentissement à cause de la grande notoriété de son auteur. Le célèbre professeur de Munich admet que la couche supérieure du sol est le milieu où se multiplient, et, dans tous les cas, où doivent passer et se modifier les agents virulents de certaines maladies avant de devenir nocifs pour les individus sains. Une humidité moyenne est favorable, tandis que l'inondation souterraine est un obstacle à l'accomplissement de ce phénomène. Quand la nappe souterraine est basse, la couche dans laquelle se régénère la virulence est beaucoup plus épaisse que lorsque la nappe souterraine est élevée. Par suite, la période des basses eaux est le moment où les épidémies doivent éclater ou augmenter d'intensité.

Les germes virulents prenant naissance dans la profondeur du sol, les oscillations de l'eau souterraine ont pour effet, à chaque inondation, de charger la couche superficielle de microorganismes, qui deviennent dangereux au moment où les eaux se retirent ; l'épidémie présentera donc une succession de recrudescences qui alterneront régulièrement avec les inondations souterraines. Mais, si la nappe d'eau se maintient constamment au voisinage de la surface, l'épidémie ne prendra jamais une grande extension, en supposant même qu'elle puisse s'établir.

Telles sont les déductions qui se dégagent de la loi de Pettenkofer. Il paraît qu'à Munich la marche des épidémies de fièvre typhoïde s'est toujours conciliée avec la théorie précitée. L'auteur a examiné à la clarté de cette conception le fait si curieux de l'immunité de la ville de Lyon contre les épidémies cholériques. M. Pettenkofer n'hésite pas à l'attribuer à la hauteur constante de la nappe souterraine dans les alluvions lyonnaises. Cependant l'épidémie de 1854 a pu prendre quelques racines à Lyon ; mais M. Pettenkofer ne s'en étonne pas, attendu que cette année le Rhône est resté exceptionnellement bas pendant longtemps.

Les observations faites à Lyon par M. Vinay, pendant la dernière épidémie cholérique, ne sont pas venues corroborer la théorie de Pettenkofer. Nous en dirons autant de la marche des épidémies de fièvre typhoïde dans l'agglomération lyonnaise. Depuis une trentaine d'années, M. Rollet a remarqué, au contraire, une relation étroite entre les élévations brusques de la nappe d'eau souterraine et l'explosion des épidémies typhoïdes. M. J. Teissier, dans sa statistique générale des grandes maladies infectieuses à Lyon, durant la période quinquennale 1881-1886, a confirmé cette remarque pour les quartiers dont le sous-sol est facilement inondé par les eaux du Rhône. « Les inondations souterraines, dit avec raison M. J. Teissier, drainent dans un sol d'alluvion très perméable les matières putrides qui se trouvent à proximité des puits et des sources qu'elles souillent ; et si, à ce moment, les conditions nécessaires à la pullulation des germes typhiques se trouvent réalisées, la fièvre typhoïde éclatera chez ceux des habitants qui viennent puiser leur eau potable à ces fontaines, pour peu que leur organisme se trouve en état de réceptivité morbide. »·

La même interprétation est applicable à l'infection des puits creusés dans les alluvions du fleuve, aux pieds des coteaux qui dominent la plaine. On sait que, dans cette situation, les puits sont principalement alimentés par l'eau d'infiltration des coteaux lorsque le fleuve est bas, parce que la presssion à laquelle elle est soumise est supérieure à celle qui tend à faire filtrer l'eau fluviale. Au contraire, lorsque le fleuve grossit, la pression de ses eaux égale d'abord, puis surpasse celle qui fait circuler l'eau des coteaux. Dans ces conditions, l'eau du Rhône se déverse dans les puits, lavant le sous-sol et entraînant les microbes et les substances putridés qui se sont échappés des fosses d'aisances, des puits perdus ou des égouts défoncés.

Cependant il n'est pas à dire que l'abaissement de la nappe souterraine soit incapable d'exercer une influence sur la marche des épidémies ; mais il faut l'envisager surtout au lieu d'où procède l'eau qui sert à l'alimentation d'une ville ou d'un village, plutôt que dans le sol de la ville même. L'abaissement de la nappe souterraine, faisait observer Durand-Claye, suppose toujours une diminution de pression sur le trajet des eaux de filtration et une diminution dans le débit des sources. Or la première diminution favorisera la pénétration des germes de la surface ou des interstices du sol dans la nappe d'eau, et la seconde aura pour effet de rapprocher les germes et de les rendre proportionnellement plus nombreux dans l'alimentation journalière de chaque individu. Les chances d'infection augmenteront en conséquence.

En résumé, quelques germes du sol ont des propriétés pathogènes. Toutefois, ils ne sont dangereux qu'à la condition de quitter le sol et de pénétrer dans les cavités naturelles ou dans les plaies accidentelles de l'organisme, par l'intermédiaire de l'eau et des poussières.

Une hygiène bien comprise exigera donc pour l'usage alimentaire et chirurgical une eau autant que possible dépourvue de microbes ; elle nous mettra également en garde vis-à-vis des aliments, des instruments ou des objets couverts de poussières.

§ V. — De la contagion par les substances alimentaires.

M. Jorissen et M. Bernheim pensent que les tissus et les graines des végétaux renferment des microbes dont la présence détermine la formation des diastases utiles aux phénomènes de la nutrition. Au contraire, M. Pasteur, M. Laurent et M. Duclaux admettent que les microbes font défaut dans les plantes et les fruits dont l'épiderme est intact.

Profitant sans doute de ces divergences de vue, M. Galippe s'est demandé si les végétaux alimentaires ne pourraient pas puiser dans la profondeur du sol, réservoir commun de tous les germes, des microbes qui seraient introduits ultérieurement avec eux dans l'appareil digestif de l'homme et des animaux. Poursuivant des expériences dans cet ordre d'idées, M. Galippe aurait trouvé des bactériens dans la plupart des légumes qui végètent sur la plaine de Gennevilliers, dont le sol sert à l'épuration des eaux d'égout de la ville de Paris.

M. Fernbach a répété ces expériences, sans s'astreindre toutefois à prendre des légumes de la plaine de Gennevilliers. Il croit, en effet, que tous les sols arables sont saturés de microbes. Avec 98 échantillons de cinq espèces de légumes, il a pratiqué 555 ensemencements. Or, malgré ce chiffre considérable de cultures, il n'a obtenu que 35 ensemencements féconds, c'est-à-dire un nombre qui ne dépasse pas celui que peuvent produire les accidents de culture dans des expériences de cette nature.

M. Fernbach en conclut que l'intérieur des végétaux intacts est, règle générale, fermé aux micro-organismes du sol.

Tout récemment, M. Buchner a obtenu des résultats identiques à ceux de M. Fernbach.

Ce n'est pas à dire, toutefois, que les végétaux ne ramèneront jamais les microbes de la profondeur du sol. Une blessure causée par un instrument aratoire ou par un insecte pourra servir de porte d'entrée à des bactéries qui se propageront à une distance plus ou moins grande de la plaie. Mais il s'agit alors de végétaux avariés et il est possible le plus souvent de les rejeter de la consommation.

Les chances de contagion par l'intermédiaire des plantes se trouvent donc considérablement réduites, envisagées du point de vue où nous nous sommes placé.

Appliquée aux conserves d'aliments végétaux, la question change d'aspect. Si la préparation de ces conserves a été mal faite, des germes de l'atmosphère sont emprisonnés avec les matières organiques qu'ils altèrent de plusieurs manières et vicient toujours par addition des produits de quelques fermentations. L'ingestion de conserves avariées peut causer des empoisonnements qui simulent parfois des maladies virulentes redoutables.

Ces accidents se rattachent à ceux qui sont produits par des viandes altérées et sont connus sous le nom de *botulisme*. Mais nous abandonnerons immédiatement ce sujet, car ici nous devons nous préoccuper de la transmission de maladies virulentes et non d'accidents qui s'éteignent avec l'individu frappé.

Les aliments d'origine animale présentent-ils plus de dangers que les végétaux?

Des expériences et des observations, que l'on exposera plus tard avec détail, avaient démontré que le tube digestif sert de porte d'entrée à certains virus. Si les aliments renferment euxmêmes ces virus, leur usage peut donc transmettre quelques maladies microbiennes.

On se préoccupa vivement des dangers offerts par les aliments contaminés à partir des travaux de M. Chauveau sur la tuberculose.

M. Villemin venait de démontrer l'inoculabilité du tubercule de l'homme aux animaux. On objectait à ses expériences, pourtant si nettes et si décisives, que les espèces où l'on avait puise les animaux d'études ne contractaient pas habituellement la tuberculose et que l'introduction du tubercule avec la lancette causait un accident local capable, peut-être, d'expliquer les suites de l'inoculation.

Dans l'espoir de triompher de ces deux objections, M. Chauveau choisit, pour transmettre la tuberculose, de jeunes animaux de l'espèce bovine dont les sujets adultes présentent assez fréquemment la phtisie ou *pommelière*, et fit pénétrer la substance infectante par les voies naturelles de la digestion. Ces expériences eurent un double résultat. Elles établirent d'abord irréfutablement l'inoculabilité et la virulence de la pthisie tuberculeuse, puis probablement l'identité de la tuberculose de l'homme et du bœuf, identité presque unanimement repoussée à cette époque (1869), sous l'influence des travaux anatomopathologiques de M. Virchow.

Les recherches de M. Chauveau furent suivies de très près par les expériences analogues de M. Saint-Cyr sur le porc, de M. Viseur sur le chat.

On en déduisit que l'homme peut donner la tuberculose aux animaux et réciproquement.

On rejettera donc de la consommation les viscères du bœuf où siègent des lésions tuberculeuses évidentes. Mais la vache ou le bœuf tuberculeux ne sont-ils pas dangereux *totius substantiæ?* La chair musculaire, le sang qui l'imprègne encore, le lait qui sort de la mamelle pendant la vie ne contiennent-ils pas quelquefois le redoutable bacille de la tuberculose?

Dès 1871-72, Harms, Gunther, Zurn avaient donné la tuberculose au lapin et au porc en leur faisant ingérer de la viande d'animaux tuberculeux. Toussaint entreprit des expériences d'inoculation en 1883 et reconnut à la chair musculaire et au sang une virulence réellement effrayante qui ne laissa pas de causer quelque surprise, car on s'était accoutumé à croire qu'en dehors des lésions le virus tuberculeux était absent. Aussi ce sujet fut-il examiné de nouveau et avec un vif intérêt au Congrès international de médecine vétérinaire tenu à Bruxelles, en 1884, au Congrès national vétérinaire de Paris, en 1885, et au Congrès pour l'étude de la tuberculose, en 1888.

A côté des résultats très inquiétants obtenus par M. Toussaint, il faut citer les inoculations infructueuses faites avec le suc de la chair musculaire, et les résultats mitigés de la plupart des expérimentateurs qui se sont occupés de la question, tels que MM. Galtier, Peuch, Chauveau, Arloing, Nocard.

Effrayés par les conséquences économiques de l'ostracisme qui frapperait la viande des bêtes tuberculeuses, quelques personnes ont profité de la contradiction apparente des résultats soit pour nier tout danger, soit pour le pallier au point de le rendre négligeable.

A notre avis, cet imprudent optimisme procède de l'examen insuffisant ou partial des faits. Nous avons cherché à nous éclairer sans parti pris et voici ce que l'étude attentive des expériences de divers auteurs nous a révélé :

Dans quarante-deux séries d'expériences que nous avons dépouillées récemment, pratiquées avec le jus de viande de quarante-cinq bêtes tuberculeuses, sept furent suivies de tuberculisation. La chair d'un sixième des bêtes bovines tuberculeuses est donc capable de communiquer la phtisie. En rapportant le nombre des inoculations fructueuses à la quantité de chair employée pour préparer le jus infectant, on compte un bacille tuberculeux par 200 grammes de viande. Si l'on admet que les bacilles soient uniformément répartis dans la masse musculaire du bœuf et qu'un bœuf de taille moyenne fournisse 280 kilogrammes de viande nette, un sujet tuberculeux renfermera quatorze cents bacilles. Comme on distribue un animal entre les consommateurs à raison de 200 grammes par tête, quatorze cents personnes sont donc exposées à la contagion par l'usage d'un seul bœuf tuberculeux.

Conséquemment, chaque fois que le virus sera en migration chez un tuberculeux, le sang et la chair où il séjourne deviennent dangereux. Les inoculations pratiquées avec une parcelle de la viande d'un bœuf démontrent que ce danger se présente au bas mot dans 1/5 à 1/6 des cas.

Il a paru difficile à certaines personnes de méconnaître entièrement la valeur des inoculations positives. Mais, pour en amoindrir la portée, on a invoqué : que les bacilles virulents se détruisent promptement dans les muscles; que nos habitudes culinaires, notamment la cuisson, détruisent un grand nombre de bacilles, que la contamination par ingestion est moins sûre que l'inoculation dans le tissu conjonctif; enfin qu'il était loin d'être prouvé que la viande des bêtes tuberculeuses en bon état de graisse fût infectante comme la chair des bêtes maigres.

Ce dernier argument n'a plus de valeur depuis que MM. Veyssière et Humbert ont obtenu des inoculations fructueuses sur deux lapins avec 1 centimètre cube de jus de viande prélevé sur une vache très grasse, et que MM. Lortet et Despeignes ont infecté le cobaye avec le suc d'un ganglion lymphatique, sain à l'œil nu, tiré des masses musculaires d'un bœuf gras saisi aux abattoirs de Lyon. Quant aux autres, ils méritent d'être pris en considération, mais ils sont incapables de rassurer entièrement les consommateurs. D'abord, le système circulatoire d'un tuberculeux peut recevoir des bacilles à un moment si rapproché de la mort, que les muscles n'auront pas le temps de les détruire avant que la chair soit livrée à la consommation. Ensuite, une température de + 70 degrés, maintenue pendant une demi-heure, suffit à peine à détruire la virulence des bacilles; or il arrive souvent que cette chaleur n'est pas atteinte au centre d'une masse de chair rôtie. Au surplus, les nombreuses expériences de Johne ont établi que l'ingestion des substances tuberculeuses cuites est infectante trente-cinq fois sur cent. Enfin l'ingestion de la chair d'animaux tuberculeux, mais non tuberculeuse elle-même, donne 17 pour 100 de résultats positifs, c'est-à-dire dix-sept tuberculisations sur cent animaux soumis à ce régime.

Tout en tenant compte des influences diverses qui atténuent l'infection par l'usage de la viande de tuberculeux, le calcul arrive néanmoins à des chiffres effrayants.

Ainsi, avec 137 centimètres cubes de suc de viande, inoculés à 137 cobayes, on a tuberculisé 13 sujets. Ces 137 centimètres cubes sont retirés de 500 grammes de viande au maximum. nU bœuf fournissant 280 kilogrammes de viande contiendrait donc assez de virus pour infecter 7280 cobayes par le tissu conjonctif. Mais, l'ingestion ne donnant que 17 pour 100 de succès, ce nombre se réduit à 1237. Bien plus, comme nous supposons la viande cuite et que cette préparation diminue l'infectiosité dans le rapport 35/61, 1237 tombent à 620.

La chair d'un bœuf tuberculeux pourrait donc tuberculiser par ingestion 620 cobayes. Or les bœufs tuberculeux sont dangereux dans la proportion de 1/5. Par conséquent les 250 bœufs tuberculeux qu'on saisit à Lyon annuellement pourraient infecter 31 000 cobayes ; les bœufs tuberculeux constatés dans les abattoirs de Paris en 1888 en pourraient infecter 207 700.

Combien d'hommes cette viande aurait-elle pu infecter ? Personne ne le sait ; mais on avouera que tout le monde est en droit de se méfier d'un aliment qui recèle une si grande quantité de germes tuberculeux.

La chair des porcs tuberculeux expose aux mêmes dangers.

Ajoutons encore que certains animaux de l'espèce bovine ont peut-être des formes de tuberculose extrêmement redoutables par la diffusion du microbe infectieux dans toute la masse du sang. M. Courmont a trouvé dernièrement un micro-organisme de cette nature dans une masse tuberculeuse pleurale du bœuf, à l'abattoir de Lyon.

Bien pénétré de la nocuité de la viande des animaux phtisiques, le Congrès pour l'étude de la tuberculose a émis à l'unanimité, moins trois voix, le vœu suivant :

« *Il y a lieu de poursuivre par tous les moyens, y compris l'indemnisation des intéréssés, l'application générale du principe de la saisie et de la destruction totale, pour toutes les viandes provenant d'animaux tuberculeux, quelle que soit la gravité des lésions spécifiques trouvées sur ces animaux.* »

Ce vœu semble sévère aux personnes qui se préoccupent moins du côté hygiénique que du côté économique de la question. Toutefois il a eu l'immense avantage de disposer les producteurs de viande à faire quelques sacrifices. Dans ce but, il avait besoin d'être présenté sous une forme radicale. Cependant, il n'est pas à dire que la chair des animaux tuberculeux offrant les caractères d'une viande de bonne qualité, soit absolument sans valeur. Elle pourrait être consommée à la condition d'être mise dans l'impossibilité de nuire par la destruction des bacilles tuberculeux qu'elle contient. On a proposé, pour cela, la salaison, la cuisson prolongée sous la surveillance du personnel des abattoirs. Malheureusement, tel procédé applicable dans une région ou dans une localité, est inefficace ou irréalisable dans d'autres lieux. On parviendra donc difficilement à s'entendre sur des mesures protectrices internationales. Il faudra aboutir à une solution qui laissera aux autorités locales le choix des moyens. Dans tous les cas, l'hygiéniste ne triomphera des résistances que par la création préalable de caisses qui permettront d'indemniser les personnes dépossédées par la loi d'une partie de leur propriété.

La virulence du lait fourni par des vaches tuberculeuses a été constatée d'abord par Gerlach, Bollinger et Klebs, en Allemagne, puis par M. Peuch, en France. En 1884, M. Bang, de Copenhague, a montré que la mammite tuberculeuse n'était pas très rare sur les vaches atteintes de tuberculose généralisée. Dans ces cas, la présence des bacilles dans le produit de sécrétion n'a rien de surprenant. M. Bang a remarqué, en outre, la présence du bacille dans le lait d'animaux tuberculeux dont la mamelle paraissait absolument saine. Deux fois sur vingt-un cas de cette nature, le lait a communiqué la phtisie au lapin. Le même auteur a examiné, par la méthode des inoculations, le lait de huit femmes phtisiques sans jamais le trouver virulent.

Le lait peut donc être infectant, par inoculation et par ingestion, lors même qu'il sort d'une mamelle saine. Certains auteurs croient même que le lait d'une bête phtisique est relativement plus dangereux que la chair. Il faut donc se mettre en garde contre le lait, surtout lorsqu'il est d'une provenance inconnue.

M. Hipp. Martin inocula plusieurs fois du lait offert à la consommation des Parisiens et réussit, dans quelques cas, à donner la tuberculose au cobaye.

M. Galtier s'est assuré de la persistance des bacilles dans les fromages préparés avec du lait infecté artificiellement.

Aussi tout le monde est-il d'accord pour demander qu'une surveillance active soit exercée sur les vacheries entretenues pour la production du lait, et pour conseiller aux personnes qui font usage d'un lait de provenance inconnue de le soumettre à l'ébullition préalable. M. Bang a observé dans une expérience fort concluante que l'échauffement à 85 degrés rendait le lait inoffensif : six lapins burent du lait infecté cru, tous devinrent tuberculeux ; quatre burent le même lait chauffé à 60 degrés et à 65 degrés : deux de ces animaux présentèrent des traces d'infection ; six lapins qui le burent chauffé à 70 degrés n'eurent pas trace de la maladie.

La tuberculose n'est probablement pas la seule maladie virulente que l'homme soit exposé à contracter par l'usage d'aliments animaux. En Angleterre, Power, Cameron, Klein ont

accusé le lait de certaines vaches malades d'entraîner un microbe qui nous donnerait la scarlatine. Picheney pense avoir
constaté aux environs de Besançon un fait qui viendrait à l'appui
de cette hypothèse. Malheureusement, malgré les efforts de ces
observateurs et ceux de Jamieson, Edington et Smith, l'origine
bovine de la redoutable scarlatine n'est pas absolument prouvée.

M. Lécuyer a appelé l'attention sur la transmission à l'enfant
de la péripneumonie contagieuse du bœuf par l'usage du lait
provenant des bêtes atteintes de cette maladie. La contagion de
la péripneumonie de bœuf à bœuf est encore entourée d'une
telle obscurité qu'on ne saurait attacher beaucoup d'importance au cas isolé de M. Lécuyer. Cependant nous avons constaté dans les longues recherches que nous avons faites sur le
virus péripneumonique que l'on retrouve dans le lait des vaches
malades un microbe que l'on observe toujours dans les lésions
thoraciques. La question mérite donc d'être examinée avec
sollicitude.

Disons, au surplus, que dans d'autres affections dont les
ravages ne s'étendent pas jusqu'à l'homme, comme la peste
bovine, le lait est très virulent.

A peine est-il besoin d'ajouter que les aliments animaux et
végétaux peuvent être dangereux, non toujours par les agents
infectieux qu'ils renferment, mais par ceux qu'ils supportent
et qu'ils reçoivent de l'atmosphère. M. Pasteur et Toussaint ont
observé sur les moutons de la Beauce que la plupart du temps
les spores du bacille charbonneux pénètrent dans la muqueuse
des premières voies digestives, grâce aux éraillures que produisent les parcelles piquantes ou dures des substances alimentaires souillées par le virus. MM. Galtier et Violet ont trouvé
sur des fourrages et des graines deux microbes qu'ils accusent
de produire chez le cheval des pneumo-entérites infectieuses.

Il faudra, en conséquence, se défier des poussières qui souillent la surface des aliments, surtout pendant l'existence de
maladies épidémiques de facile diffusion. On doit s'attacher
à les faire disparaître par des lavages ou à les détruire par la
cuisson. De même, on ne devra consommer l'eau et le lait
qu'après ébullition, quand il y aura lieu de redouter leur participation à la contagion.

§ VI. — DE LA CONTAGION PAR LA VACCINATION.

La possibilité de transmettre par la vaccination les maladies
infectieuses des sujets vaccinifères a été objectée de bonne
heure aux partisans de l'œuvre de Jenner.

On avait songé d'abord à la transmission de la syphilis, de l'érysipèle; ensuite, quand on eut parlé de la contagion de la tuberculose, on songea à la propagation de la phtisie par la vaccination.

Le danger sembla conjuré à partir du jour où l'on proposa de remplacer le vaccin humain par le cowpox; mais les appréhensions reparurent, lorsque les expériences de M. Chauveau eurent démontré la malheureuse réciprocité qui existe entre l'espèce bovine et l'espèce humaine, au point de vue de la tuberculose.

Voyons donc si ces craintes sont fondées et dans quelle mesure la contagion paravaccinale est possible, en admettant qu'elle ait lieu.

Il est incontestable que la syphilis a été communiquée plusieurs fois avec du vaccin puisé sur un sujet syphilitique; mais il est non moins incontestable que plus d'une fois du vaccin de syphilitique a donné purement et simplement la vaccine.

Les syphiligraphes ont expliqué ces résultats opposés de la façon suivante : pour eux, le virus syphilitique contenu dans le sang ne transsude pas dans la pustule vaccinale, tant que les vaisseaux sont intacts; mais, dès qu'une déchirure a permis au sang de se mélanger à la lymphe de la pustule, la lancette du vaccinateur peut emporter une certaine quantité de virus syphilitique.

Le danger résulte donc de la présence du virus syphilitique dans le sang. Or le contage est-il réellement présent dans le liquide sanguin, et, dans l'affirmative, y est-il abondant?

Les contradictions qui émaillent les écrits des syphiligraphes et l'impossibilité de poursuivre, sur l'homme, des inoculations régulières, ont fait demander à l'expérimentation sur les animaux et à d'autres maladies la solution de cette question.

Dans la morve aiguë et chronique, le sang est virulent, mais à la condition de l'inoculer à dose assez considérable; quand on l'inocule à la lancette, il ne donne jamais de résultat positif. Si, à l'exemple de M. Chauveau et de son élève M. Josserand, on cultive le virus vaccin sur des animaux morveux et si on l'inocule ensuite à des sujets sains, règle générale, on transmet simplement la vaccine; par exception, on communique simultanément la morve.

M. Chauveau se rend compte des résultats exceptionnels non par le mélange accidentel d'une petite quantité de sang à la lymphe vaccinale, mais par la culture simultanée des deux virus dans la même pustule. Le virus vaccin a été déposé directement dans le derme par la lancette du vaccinateur; le virus morveux a profité du traumatisme pour sortir des vaisseaux et s'épancher dans l'épaisseur du derme. Mais les agents de la virulence morveuse sont si peu nombreux dans la masse sanguine que les cas où il s'en trouvera dans la gouttelette de sang qui s'échappe des vaisseaux ouverts par une vaccination seront fort rares.

Toussaint croyait avoir observé la présence abondante du virus tuberculeux dans la lymphe vaccinale fournie par une vache phtisique. Des causes d'erreur se sont probablement glissées dans les expériences de Toussaint, car toutes les tentatives faites depuis pour vérifier ses assertions ont été négatives. Lothar Meyer et P. Guttmann n'ont jamais constaté la présence du bacille de Koch dans les pustules vaccinales de onze sujets tuberculeux. Josserand, sous l'inspiration de M. Chauveau, a fait plus. encore ; il a inoculé dans le péritoine et sous la peau, quarante-sept cobayes avec le vaccin développé sur des phtisiques plus ou moins avancés ; sur ces animaux, quarante-trois sont restés sains, quatre seulement ont offert des lésions de voisinage dont la nature tuberculeuse est restée problématique.

Il est donc plus rare encore pour la tuberculose que pour la morve de voir le bacille virulent s'infiltrer dans la pustule vaccinale. Si l'on ajoute que les observations de M. Chauveau, de Bollinger et Fritz-Schmidt ont démontré qu'il est à peu près impossible d'inoculer la tuberculose à la lancette, comme on inocule la vaccine, il est raisonnablement permis de regarder les dangers que la vaccination fait courir à l'espèce humaine comme illusoires.

Cependant on connaît quelques. rares exemples positifs d'inoculations tuberculeuses à la lancette, ou par le tatouage (Cordier) ; dès lors, il est bon de mettre notre espèce complètement à l'abri des chances d'infection, en recourant au vaccin fourni par de jeunes veaux et en ne l'employant, comme à Lyon et à Bruxelles, qu'après s'être assuré par l'autopsie que les vaccinogènes étaient absolument exempts de tuberculose.

CHAPITRE II

INFLUENCE EXERCÉE SUR LA CONTAGION PAR LA QUALITÉ,
LA QUANTITÉ ET LE MODE D'INTRODUCTION
DES AGENTS VIRULENTS

La virulence de l'agent essentiel de la contagion est loin
d'être uniforme ; elle varie suivant un grand nombre de circonstances plutôt entrevues que déterminées par les expérimentateurs.

D'ordinaire, chez le malade, le virus jouit d'une grande
activité au sein des lésions qui se montrent çà et là au cours
d'une affection générale, telles que l'ulcère morveux, le chancre
syphilitique, les pustules varioliques et claveleuses, etc., etc.,
ou encore à l'intérieur des organes particulièrement propres
à la multiplication des microbes caractéristiques, comme dans
la rate des typhiques, la rate et les ganglions lymphatiques des
sujets atteints du charbon bacillaire. Il est encore doué d'une
grande énergie, dans l'accident qui signale la porte d'entrée de
certains agents infectieux, comme la pustule maligne et la
pustule vaccinale. Toutefois dans la pustule de la vaccine, l'activité du virus dépend de l'âge de la lésion ; la lymphe perd de
sa virulence passé le septième jour.

La règle générale souffre quelques exceptions. Le virus de
la péripneumonie contagieuse du bœuf, par exemple, s'affaiblit
dans les lésions thoraciques, puisqu'il est presque impossible
de transmettre la maladie avec le contage puisé dans le poumon. Pour reproduire la péripneumonie, il faut, comme nous
l'avons observé, faire passer préalablement la sérosité pulmonaire dans le tissu conjonctif du bœuf et encore ne réussit-on
pas toujours.

Il est probable que plusieurs virus ont besoin de traverser
une phase analogue, hors de la lésion locale ou hors de l'organisme vivant, pour redevenir aptes à la contagion. Peut-être
en est-il ainsi dans les maladies épidémiques qui semblent
plus infectieuses que contagieuses.

On se tromperait si l'on supposait que, dans les affections qui revêtent les caractères d'une maladie générale, avec ou sans localisations, le virus dût être rencontré partout dans l'organisme ou partout avec la même activité. M. Chauveau a constaté que le typhus contagieux du bœuf est transmis par tous les produits de sécrétion du malade et non par le tissu des muscles. Dans la tuberculose vraie, le sang et les muscles sont peu virulents sous un petit volume. Dans le charbon bactéridien ou sang de rate, tout le sang est extrêmement virulent, à un moment donné; dans le charbon bactérien ou symptomatique, au contraire, le sang l'est fort peu. Lorsque la vaccine parcourt sa période fébrile, chez l'homme, on chercherait vainement le virus hors de la pustule.

Nous avons remarqué avec MM. Cornevin et Thomas que les quelques microbes qui évoluent dans le sang des animaux sous le coup du charbon symptomatique s'atténuaient au point de revêtir des propriétés vaccinantes. Ils acquièrent ces qualités nouvelles sous l'influence antiseptique ou bactéricide du sérum sanguin que nos anciennes observations et les travaux plus récents de Grohman, de Nuttal, de Nissen, de Buchner, etc., ont mis récemment en évidence.

La qualité des virus empruntés aux organismes vivants dépend, dans une certaine mesure, de leur antériorité et de la nature des terrains animés où ils évoluent d'une manière successive. S'ils ont déjà passé, par contagion, à travers un grand nombre d'individus de la même espèce, leur virulence s'exalte, comme dans la septicémie de Davaine, ou bien après s'être exaltée elle se fixe à un degré déterminé, comme M. Pasteur l'a vu pour la rage canine quand on l'entretient sur le lapin, ou bien encore elle se conserve sans subir de modifications sensibles, comme dans le charbon, ou enfin elle s'amoindrit graduellement, comme dans la rage inoculée en série sur le singe.

Il faut donc s'enquérir de l'âge d'un virus ou de l'époque à laquelle remontent les premiers cas d'une épidémie pour apprécier toutes les particularités que la contagion peut offrir.

Lorsque la propagation du virus s'est faite dans une espèce autre que celle qui présente la maladie naturelle, on doit encore prévoir des modifications en plus ou en moins dans la qualité du *contagium* : ainsi l'organisme du lapin exalte la rage du chien tandis qu'il atténue le rouget du porc.

Détaché de l'organisme virulifère, le contagium est exposé à perdre son énergie. Presque tous les microbes pathogènes s'atténuent, plus ou moins rapidement, en se desséchant dans l'atmosphère. Beaucoup s'affaiblissent par leur mélange avec l'eau ou d'autres liquides accidentels. Aucun et sous n'importe quel état ne résiste longtemps à l'action de la lumière solaire. Or les microbes émis par les malades ne peuvent échapper longtemps à l'une ou à l'autre des influences que nous venons d'indiquer sommairement.

Mais, sous ce rapport, la nature ne nous a pas livré tous ses secrets. En effet, des microbes, et parmi eux, celui de la fièvre typhoïde et celui du choléra, s'entretiennent fort bien en dehors des malades, à l'état de saprophytes; il en est même pour lesquels cet état paraît nécessaire au rajeunissement de leur virulence. Quelles sont les conditions qu'ils rencontrent, si malheureusement pour nous, dans le monde extérieur? Nous les ignorons encore presque entièrement.

Dans les milieux artificiels créés par les expérimentateurs, il est rare que la virulence des microbes pathogènes s'entretienne indéfiniment au même degré. Ordinairement, elle diminue quand elle a été grande; au contraire, si la virulence était considérablement affaiblie, on pourrait la relever notablement par la culture dans un milieu nutritif bien approprié. M. Chauveau a restauré les qualités du *Bacillus anthracis* en le cultivant dans de l'eau ou du bouillon faible additionnés d'une minime quantité de sang de cobaye ou d'agneau.

Enfin, on admet théoriquement que l'association de microbes étrangers est capable d'amoindrir l'activité de certains virus, et l'on sait pertinemment, depuis que M. Roger nous a montré le résultat de l'association du *Micrococcus prodigiosus* au microbe du charbon symptomatique, qu'un rapprochement favorise parfois la manifestation des qualités d'un virus.

Avant la rénovation des idées sur la nature animée des virus, tout le monde pensait que la quantité de matière virulente jouait un rôle insignifiant dans la transmission des maladies contagieuses. Les virus, disait-on, ayant le pouvoir de se reproduire dans l'organisme contaminé, agissent à fort petites doses, tandis que les venins, s'épuisant chez le sujet mordu ou piqué, produisent des effets proportionnés à leur quantité.

Pendant quelques années, M. Pasteur et ses élèves, frappés de la facilité avec laquelle le *Bacillus anthracis* et d'autres microbes se multiplient dans d'excellents bouillons de culture, et convaincus à tort que les microbes pathogènes ne rencontrent dans l'organisme que des conditions favorables à leur évolution, persistèrent à n'attacher à la dose de virus inoculée qu'une influence sur la marche de la maladie. Si le nombre des microbes inoculés est minime, l'apparition de la maladie serait simplement retardée jusqu'au moment où les envahisseurs auront atteint, par voie de multiplication, la masse suffisante pour attaquer fructueusement l'organisme.

Il y a plus de vingt ans, M. Chauveau avait observé que les inoculations faites sur des hommes ou des génisses avec une lancette fortement chargée de vaccin donnaient les plus belles pustules. Déjà à cette époque il avait donc des raisons de croire que la dose de virus n'était pas sans influence sur les résultats de la contagion. Ses soupçons se changèrent en certitude à partir de 1879, époque à laquelle il remarqua que l'on parvenait à forcer l'immunité relative des moutons algériens contre le charbon en leur inoculant d'emblée un grand nombre de bacilles. Bientôt après, il établissait en principe que l'inoculation d'un petit nombre d'agents virulents, au lieu de tuer, pouvait conférer l'immunité. Nous avons vérifié expérimentalement cette assertion pour la septicémie gangreneuse, avec M. Chauveau ; pour le charbon symptomatique, avec M. Cornevin. Les preuves de sa justesse sont devenues si nombreuses qu'elle est admise universellement aujourd'hui. Quand la terminaison fatale n'est pas évitée, la marche de la maladie est notablement ralentie, à la suite de l'inoculation d'une faible dose de virus. Cette observation a été faite par M. A. Rodet dans la transmission expérimentale de l'ostéomyélite infectieuse.

Si l'on inocule une humeur d'une virulence excessive à un animal doué d'une grande réceptivité pour le virus soumis à l'étude, il sera presque impossible de saisir l'influence exercée par les variations de la dose sur le résultat de la contagion. Par exemple, M. Watson-Cheyne a constaté qu'un seul bacille du charbon peut déterminer la maladie complète sur le cobaye, et qu'un seul microbe de la septicémie de la souris suffit à infecter mortellement un animal de cette espèce. Mais, si l'on diminue la virulence de l'humeur par un procédé convenable, ou si l'on inocule le virus atténué à un animal doué d'une faible réceptivité, l'influence de la dose s'apercevra très aisément. Opérant sur le virus desséché du charbon bactérien, nous avons pu, mes collaborateurs et moi, graduer les effets que nous voulions obtenir en pesant la substance infectante destinée aux inoculations. Nous dosions pour ainsi dire la morbidité et la mortalité à la balance.

Conséquemment, il sera parfois impossible d'inoculer avec succès une humeur qui ne renferme qu'un petit nombre d'agents virulents. L'insuccès des inoculations peut même faire supposer que ces agents font défaut. En pareil cas, on démontre la présence des microbes infectieux par la culture d'une bonne quantité de l'humeur dans un excellent milieu nutritif. MM. Chamberland et Straus ont établi, par ce procédé, que le *Bacillus anthracis* passe quelquefois dans le sang du fœtus des brebis charbonneuses.

Il ne suffit pas de posséder une quantité convenable de virus de bonne qualité et de la mettre en contact avec l'organisme d'une manière quelconque pour être sûr de la contagion. Seulement le mode d'introduction le plus efficace ne saurait être indiqué d'une façon générale; il varie selon le virus. L'éraillure épidermique la plus légère suffit à la vaccine. L'inoculation à la lancette dans les couches profondes de l'épiderme transmet le charbon bactéridien, mais ne communique pas le charbon bactérien ni la septicémie gangreneuse, lors même que l'instrument pénétrerait dans le tissu conjonctif sous-cutané. La projection du virus de cette dernière maladie sur une large surface du derme cutané ou du tissu conjonctif, maintenue au contact de l'air, reste ordinairement infructueuse; on obtient un résultat positif si le virus est injecté profondément sous la peau.

Ainsi, en bornant cette revue à l'inoculation par un point de la surface extérieure du corps, on voit que le *modus faciendi* n'est pas indifférent à la contagion.

CHAPITRE III

INFLUENCE EXERCÉE SUR LES SUITES DE L'INOCULATION PAR L'ORGANISME CONTAMINÉ. DE L'AUTO-INFECTION

Dans toute inoculation, deux facteurs, c'est-à-dire un virus et un individu vivant, sont en présence et s'influencent réciproquement. Aussi, quelles que soient les qualités du premier facteur, les suites de l'inoculation dépendront plus ou moins : 1° de la nature spécifique et de l'état du sujet contaminé ; 2° des voies ou des tissus par lesquels le virus abordera l'organisme.

Toutes les espèces n'ont pas la même aptitude à contracter n'importe quelle maladie virulente. Quelques-unes contractent une maladie par contagion naturelle ; d'autres la prennent seulement quand on la leur inocule expérimentalement ; d'autres enfin, semblent réfractaires à la contagion naturelle et à la contagion expérimentale. Les êtres vivants présentent donc des réceptivités et des immunités particulières pour les virus. Fixons les idées sur ce point par quelques exemples.

Les animaux solipèdes (cheval, âne, mulet) contractent la vaccine, en dehors de l'intervention de l'expérimentateur ; le bœuf, parmi les autres animaux domestiques, et l'homme ne la contractent que par inoculation. Les solipèdes, le bœuf et l'homme forment donc le domaine de la vaccine, le terrain animé sur lequel s'implante et prospère le virus vaccin. Toutefois, selon la remarque de M. Chauveau, l'aptitude vaccinogène diminue des solipèdes aux bovidés, des bovidés à l'homme.

Le domaine de la variole comprend l'organisme de l'homme, du bœuf et du cheval. Il est le même que celui de la vaccine, mais notre espèce offre au virus variolique le terrain le plus favorable.

La tuberculose s'attaque spontanément à l'homme, au bœuf, quelquefois au cheval et au porc ; elle est inoculable au lapin et surtout au cobaye. Son domaine est donc un peu plus étendu que celui des deux maladies précédentes.

Bien plus vaste encore est celui du charbon bactéridien. Cette affection frappe au moins neuf mammifères, mais non avec la même facilité. Le mouton, le bœuf et le cheval s'infectent naturellement et peuvent être contaminés avec le mycélium du *Bacillus anthracis*. Le rat, le cobaye et le lapin, le chien et le porc ne contractent guère le charbon que par inoculation, et encore faut-il que le chien reçoive une grande quantité de bacilles et le porc une forte dose de spores. L'homme se place entre les animaux de la première série et ceux de la seconde.

Le domaine de la rage est peut-être le plus étendu de tous, car il comprend les organismes du chien, du loup, du renard, du blaireau, du chat, de l'hyène, du cheval, du porc, des solipèdes, des grands et petits ruminants, du chameau, du lapin, du cochon d'Inde, du rat, des oiseaux, de l'homme.

Certaines maladies dont les signes extérieurs sont fort analogues possèdent néanmoins des terrains communs et des terrains particuliers. Tels sont le charbon symptomatique et la septicémie gangreneuse. Ces deux affections peuvent s'inoculer l'une et l'autre au mouton et au cobaye; mais, tandis que le charbon s'inocule au bœuf et non aux solipèdes, la septicémie est transmissible aux solipèdes et non au bœuf; enfin, tandis que la septicémie gangreneuse s'attaque parfois à l'espèce humaine, on ne connaît pas d'exemples avérés de transmission du charbon symptomatique à l'homme.

Des espèces fort voisines les unes des autres présentent des différences étonnantes sous ce rapport. Löffler a remarqué que la souris blanche est réfractaire au virus morveux, tandis que le mulot y est éminemment sensible. Le *Mus sylvaticus*, d'après Kitt, est aussi facilement contaminé que le mulot, mais la maladie chez lui évolue plus lentement; elle frappe même de préférence sur la rate, qui devient énorme.

A l'heure actuelle, on n'entrevoit pas la base zoologique ou physiologique qui pourrait guider dans la recherche des espèces propres à recevoir tel ou tel virus. L'empirisme, l'empirisme seul, augmente chaque jour le nombre des faits que nous possédons sur ce vaste sujet, sans nous éclairer sur leurs causes et sur les liens qui les rattachent.

Lorsqu'on étudie expérimentalement une maladie, il faut se souvenir que l'aptitude des animaux à la contracter n'est pas identique. Par conséquent, si le hasard ne dirigeait pas vers une espèce favorable, il serait indispensable de tenter l'inoculation sur d'autres espèces avant de se décourager ou de douter du caractère contagieux de l'affection.

Dans une espèce donnée, le degré de réceptivité est souvent modifié par l'âge des sujets, tantôt dans un sens, tantôt en sens opposé.

La clinique enseigne, depuis longtemps, que telle maladie contagieuse est surtout une affection du jeune âge, de l'adolescence ou de l'âge adulte, que telle autre est redoutable à une certaine époque de la vie, bénigne à une période différente.

L'expérimentation a révélé des faits semblables. La jeunesse augmente la réceptivité du cobaye et du mouton pour le sang de rate. M. Colin a même observé que le *Bacillus anthracis*, qui n'atteint pas, sans artifices, l'organisme des oiseaux, tue fort bien les jeunes moineaux au nid. M. Mafucci, de son côté, a noté que l'embryon de poulet a plus de réceptivité que l'adulte pour le *Pneumococcus de Friedlander*. Inversement, nous avons remarqué que le charbon symptomatique s'inocule très difficilement au jeune veau, et Mafucci, que l'embryon de poulet est plus résistant que l'adulte au choléra aviaire.

On ne parlera pas ici des degrés de résistance fort élevés que l'on désigne sous le nom d'immunité. Un chapitre particulier sera consacré ultérieurement à cette question. Mais le moment est propice pour dire que tous les sujets opposent une résistance marquée à l'envahissement des germes morbides. M. Duclaux a comparé fort heureusement la contagion naturelle ou expérimentale à une lutte où les microbes et les cellules de l'organisme sont aux prises. L'avantage reste trop souvent aux envahisseurs; toutefois on est persuadé que dans un certain nombre de cas, leur succès tient à des causes qui ont affaibli la résistance du malade et fait naître l'état que les médecins appellent la *prédisposition morbide*.

La création des prédispositions morbides a vivement préoccupé les esprits. Il y aurait un immense intérêt scientifique et pratique à la connaître exactement.

On l'a souvent rattachée à des influences banales et complexes où figurent la misère physiologique ou l'embonpoint exagéré, l'alimentation insuffisante ou surabondante, le surmenage ou le repos, le froid ou le chaud, l'air confiné, etc. Refuser une part à ces influences équivaudrait à bannir l'observation de la médecine et à l'estimer incapable de procurer la moindre notion utile, car elle a signalé depuis longtemps des rapports entre ces influences et l'éclosion des maladies virulentes. Il faut donc tenir compte des causes dites banales, et chercher à les pénétrer par l'analyse expérimentale. C'est ce que l'on fait depuis plusieurs années.

Puisqu'il suffit que l'une des parties constituantes d'un liquide nutritif varie en proportion infinitésimale pour modifier profondément le résultat des cultures *in vitro* (Raulin), il est permis de supposer que la prédisposition peut être créée par un changement extrêmement minime imprimé à la composition du milieu intérieur.

La modification la moins profonde qui se puisse imprimer au milieu vivant est celle qui résulte d'une spoliation sanguine, car elle a simplement pour effet de diminuer la quantité et la densité du sang. Pourtant, elle réussit à diminuer la résistance des animaux au charbon. M. A. Rodet, poursuivant un jour des recherches sur la rapidité avec laquelle les virus s'introduisent dans l'organisme, constata, non sans surprise, sur un lot de lapins inoculés au bout de l'oreille avec le *Bacillus anthracis*, que le virus choisissait ses premières victimes parmi les sujets ayant subi consécutivement l'amputation de la région inoculée. Comme cette petite opération entraîne une hémorragie, on songea à incriminer la spoliation sanguine. Le soupçon n'était pas sans fondement, car sur quatre moutons inoculés à l'oreille, avec le même virus, deux seulement, à qui l'on avait fait une saignée, succombèrent au charbon.

Des changements plus profonds surviennent assurément lorsque des causes exagèrent l'usure des organes ou bien ralentissent l'élimination des déchets normaux.

M. Bouchard a montré la participation de ces troubles à la genèse de plusieurs états morbides; il est naturel de l'admettre aussi dans la création des prédispositions aux maladies microbiennes.

Au surplus, parmi les déchets que les éléments anatomiques versent dans la lymphe et le sang se trouvent des produits analogues à ceux de la vie microbienne (Ar. Gautier). Or la présence de quelques-uns de ces derniers peut amoindrir la résistance des sujets à certains virus. M. Chauveau a observé que l'inoculation d'un grand nombre de bacilles charbonneux créait la prédisposition au sang de rate chez les moutons algériens, parce que, selon toute probabilité, ces microbes déversaient dans le milieu intérieur une quantité de matières sécrétées suffisante pour le rendre propre à leur multiplication. Un de mes élèves, M. Courmont, a le premier parfaitement observé qu'un fin bacille pseudo-tuberculeux fabrique dans ses cultures une substance qui favorise singulièrement la production des effets inhérents à l'inoculation de ce bacille. M. Roger a constaté presque simultanément que les sécrétions du *Micrococcus prodigiosus* diminuaient la résistance de l'organisme du lapin au *Bacterium* du charbon symptomatique. Il a réussi également à tuer des lapins avec des cultures de pneumocoques et de streptocoques devenues complètement inoffensives, en injectant, en même temps que ces microbes, une ou deux gouttes d'une culture stérilisée du *prodigiosus*.

Enfin, M. Gamaléia a vu les produits fabriqués *in vitro* par le vibrion de Metschnikoff, créer dans l'organisme une prédisposition aux atteintes de ce microbe, en modifiant le milieu général et en affaiblissant la réaction leucocytaire (1).

M. Roger s'est demandé quelle était la substance favorisante dans les cultures du *Micrococcus prodigiosus*. Il a reconnu qu'elle était distincte de celle qui produit l'immunité; en effet, elle résiste à 120 degrés, tandis que l'autre est détruite par une température de 60 degrés. Pour exercer sa curieuse influence, elle doit se répandre dans l'économie avec le sang.

Le refroidissement, invoqué si souvent parmi les causes banales, fut pris en sérieuse considération, du jour où M. Pasteur parvint à faire contracter le charbon à une poule en la soumettant à un bain prolongé. M. Bouchard pense avoir démontré récemment que le froid favorise la pénétration dans l'organisme des bactéries pathogènes vivant en commensaux sur plusieurs de nos muqueuses que l'on accuse aujourd'hui de produire des amygdalites, des pneumonies, des pleurites, des arthrites infectieuses. En effet, il a provoqué, sans vulnération, l'apparition de microbes dans le sang de cobayes sains, en refroidissant graduellement ces animaux par l'immobilisation, le séjour dans la glacière, la faradisation cutanée, le vernissage. Pour M. Bouchard, le froid a produit ce singulier résultat en troublant « la série des actes par lesquels les cellules lymphatiques arrêtent et détruisent les microbes pathogènes, quand ils tentent de forcer les barrières et de passer de nos surfaces tégumentaires dans nos tissus ou nos humeurs ». On assiste, en définitive, à une véritable *auto-infection*.

La frayeur, chez un cobaye maintenu pendant quatre heures dans une roue semblable à une cage d'écureuil, par MM. Charrin et Roger, a produit une véritable invasion microbienne du sang. Ce fait doit être rapproché des précédents, car l'invasion était accompagnée d'un grand abaissement de la température (34 degrés).

(1) M. Lépiné a cru voir qu'un extrait alcoolique de crachats tuberculeux injecté sous la peau du cobaye favorisait l'infection de cet animal par le bacille de Koch.

La prédisposition peut être créée *localement* par l'altération des éléments anatomiques au lieu d'inoculation. Nous avions observé avec M. Cornevin que l'on semblait exalter et faire rénaître la virulence du microbe du charbon symptomatique à l'aide d'une petite quantité d'acide lactique. MM. Nocard et Roux ont vérifié ce fait; mais ils ont constaté que l'acide lactique n'a pas d'action spéciale ni sur le virus ni sur l'organisme et que toute substance capable d'amoindrir la vitalité des éléments du tissu conjonctif, voire même la simple attrition, exerce une influence identique. En effet, si les microbes sont débarrassés, par le lavage, de l'acide lactique au contact duquel ils ont séjourné avant l'inoculation, on les retrouve avec leur virulence primitive. La substance étrangère diminue donc la résistance ou le phagocytisme des éléments anatomiques qu'elle touche, au point qu'ils n'ont plus la *force* de s'opposer à la création d'un foyer virulent. Ainsi le *Bacterium Chauvæi* n'évolue pas dans le tissu conjonctif normal du lapin, tandis qu'il cause une tuméfaction mortelle s'il est inséré dans une région contusionnée.

Les influences sus-indiquées ou d'autres encore peuvent éveiller l'activité de foyers profonds à microbes engourdis. M. Verneuil a attiré l'attention sur ce mode particulier d'infection à deux degrés dont le premier a reçu de lui le nom de *microbisme latent.*

La nature de la voie par laquelle le virus pénètre ou s'introduit exerce une grande influence sur les suites de la contagion.

Quelques virus sont également inoculables par toutes les voies. D'autres ont des voies de prédilection, et, s'ils pénètrent par une voie différente, leurs effets sont plus lents ou plus incertains ou bien méconnaissables.

M. Pasteur a montré, par exemple, que la rage s'inocule à coup sûr dans les centres nerveux, plus difficilement par la peau.

Pendant longtemps, on acceptait l'idée que le sang était le milieu vers lequel tendaient tous les virus pour développer leur action nocive. M. Chauveau a commencé par voir que la sérosité virulente de la péripneumonie contagieuse ne déterminait pas de localisation pulmonaire, quand elle était injectée dans le sang du bœuf, bien qu'elle conférât néanmoins une solide immunité au sujet inoculé. Nous avons constaté, avec mes collaborateurs, que l'inoculation intraveineuse du charbon symptomatique était suivie d'effets analogues. Le virus se multiplie d'abord modérément, puis s'épuise dans la masse sanguine. Si, dans l'intervalle, une déchirure vasculaire lui permet de se répandre dans le tissu conjonctif, il provoque *in loco* la formation d'une tumeur caractéristique. En compagnie de M. Chauveau, nous avons fait la même constatation sur le virus de la septicémie gangreneuse. Enfin, M. Galtier a observé que les injections intraveineuses de virus rabique, au lieu de tuer, conféraient l'immunité au mouton et à la chèvre.

L'étude de l'influence des voies d'introduction a révélé encore des singularités très curieuses.

M. Chauveau a établi que la vaccine était inoculable aux animaux solipèdes par toutes les voies. Quand même l'inoculation n'est pas suivie de l'apparition de pustules, comme on l'observe parfois après les inoculations intraveineuses, elle donne constamment l'immunité, preuve qu'elle a été positive ou efficace. Chez le bœuf, au contraire, l'inoculation intraveineuse est négative.

Par conséquent, la même voie n'est pas toujours praticable à un virus dans toutes les espèces.

Si certains virus sont plus ou moins neutralisés dans les vaisseaux sanguins, d'autres ne développent tous leurs effets qu'à la condition d'être versés dans le sang; tel est, d'après M. Charrin, le cas du *Bacillus pyocyaneus*.

Parfois, le succès d'une inoculation dépend simultanément de la dose de virus et de la voie d'introduction. Par exemple, on triomphe de l'immunité du chien contre le charbon, en injectant, comme l'a fait Toussaint, de fortes doses de bacilles dans le sang. Parfois encore, il dépend du mode d'introduction et de l'état de végétation plus ou moins avancé sous lequel se trouve le microbe virulent. On surmonte, effectivement, la résistance du porc à l'affection charbonneuse en introduisant les spores et non simplement le mycélium du *Bacillus anthracis* dans les veines et dans l'appareil digestif.

On tue plus facilement le lapin avec le vibrion de Metschnikoff, lorsqu'on a fait passer préalablement le virus dans le poumon et la plèvre du même animal (Gamaléia). Cette particularité curieuse prouve de plus que les microbes peuvent éprouver de sérieuses modifications dans un milieu organique déterminé.

On sait encore que le degré de réceptivité d'un système organique, chez un sujet, n'est pas le même dans toute son étendue. Là où le tissu conjonctif est lâche, le virus de la péripneumonie bovine et celui du charbon symptomatique produisent leurs effets mortels; là où ce tissu est dense, serré, les effets sont souvent purement vaccinaux.

En général, lorsque la réceptivité d'un milieu, d'un tissu ou

d'une région est faible, la maladie virulente n'évolue pas complètement ou n'évolue pas avec tous ses caractères cliniques ;
s'il s'agit d'une affection générale habituellement mortelle, les
inoculés survivent et retirent de la maladie imparfaite qui les
a frappés le bénéfice de l'immunité. S'il s'agit d'une affection
caractérisée extérieurement par une inflammation plus ou moins
gangreneuse, l'accident local manque et l'on voit apparaître çà
et là des localisations secondaires très redoutables ; la maladie
avortée se termine sans tuméfaction apparente. C'est ainsi que
parfois le charbon symptomatique inoculé vers l'extrémité de
la région caudale du bœuf se transforme en charbon essentiel,
c'est-à-dire se dénonce tout à coup par la formation d'une ou
deux tumeurs sur des points quelconques du tronc, parfois
sous l'épaule, autour de la tête, ou bien se déroule de la manière la plus heureuse sans la plus petite localisation.

CHAPITRE IV

INTRODUCTION ET PROPOGATION DES VIRUS
DANS L'ORGANISME CONTAMINÉ

Il semble, au premier abord, que les voies d'introduction des virus dans l'organisme soient très variées. Mais, lorsqu'on envisage ce sujet d'un point de vue élevé, on s'aperçoit que les portes d'entrée peuvent être ramenées à deux : 1° le tissu conjonctif et ses dépendances ; 2° le sang.

En effet, tant que les virus sont compris dans l'épaisseur des épithéliums protecteurs des surfaces naturelles de l'économie, ils sont indifférents à l'organisme ; leur action ne commence réellement à se développer qu'à partir du point où ils atteignent le tissu conjonctif du derme muqueux ou cutané ou le tissu sous-dermique. S'ils sont arrivés là par imbibition, sans violence, ils se répandront dans les espaces lymphatiques, puis dans les vaisseaux de ce nom, qui sont les uns et les autres des dépendances du tissu conjonctif. S'ils ont été introduits directement dans l'épaisseur des membranes limitantes, par effraction, ils pourront, de plus, prendre la voie des vaisseaux sanguins, car l'agent d'effraction aura fatalement ouvert quelques branches du réseau capillaire.

Expérimentalement, on peut choisir cette dernière voie à l'exclusion du tissu conjonctif en s'adressant directement à un vaisseau d'un certain calibre.

Nous devons donc examiner les phénomènes consécutifs à la pénétration des virus : d'abord, dans le tissu conjonctif et ses dépendances ; ensuite, dans le sang.

§ Ier. — INTRODUCTION DANS LE TISSU CONJONCTIF
ET SES DÉPENDANCES.

Pour gagner le tissu conjonctif dans une région où il est abrité sous un épithélium stratifié, les virus ont besoin de rencontrer une érosion. Il faut excepter toutefois la muqueuse oculaire où la pénétration s'accomplit sans le secours d'un traumatisme. Dans les régions protégées par une simple couche de cellules, comme la muqueuse intestinale, les microbes gagnent le tissu conjonctif et les espaces lymphatiques aussi facilement que les granulations graisseuses pendant l'absorption des produits de la digestion.

Dans l'hypothèse où les virus pénètrent par effraction au sein du tissu conjonctif, qu'observe-t-on au point d'inoculation ?

Tantôt on ne constate que les suites du traumatisme insignifiant qui accompagne l'insertion du virus. Tantôt, au contraire, la porte d'entrée est stigmatisée par un accident local ou initial.

Celui-ci est parfois un œdème simple déterminé par une accumulation de sérosité pâle dans les mailles du tissu conjonctif, ou bien un œdème inflammatoire caractérisé par la formation d'un exsudat fibrineux, la multiplication des cellules fixes du tissu conjonctif et la diapédèse des globules blancs.

D'autres fois, il est représenté par une pustule entourée d'une simple auréole phlogosée, comme dans la vaccine, ou d'un œdème très étendu, comme dans le charbon chez l'homme.

On observe encore *in loco* des tubercules ulcérés ou non, ou des tuméfactions circonscrites du tissu conjonctif ou des collections purulentes.

Enfin, on a l'occasion de voir, après l'inoculation de la septicémie gangreneuse et du charbon symptomatique, des accidents étendus, complexes, parmi lesquels les infarctus, l'œdème, la nécrobiose et les fermentations se disputent le premier rang.

Les microbes infectieux créent donc un foyer de multiplication à leur point d'introduction dans le tissu conjonctif, d'où ils rayonnent ensuite vers d'autres régions, ou bien ils quittent rapidement leur premier gîte, sans laisser de trace, de façon même à faire douter de leur introduction.

Il est impossible de prévoir avec certitude les phénomènes qui se passeront à la porte d'entrée d'un virus.

On sait bien que le virus rabique n'a jamais produit d'accident local sur aucune espèce. Mais l'inoculation du charbon a des suites variées. Si elle est faite dans l'épaisseur de la peau, elle ne laisse aucune trace chez les animaux, tandis qu'elle cause la pustule maligne sur l'homme. Si, au lieu d'être faite dans le derme, elle a lieu dans le tissu conjonctif lâche,

il provoque chez les animaux l'apparition d'un œdème aigu,
pâle, qui prend, sur le cobaye et le bœuf, un développement
considérable.

Le bacille de Koch produit ordinairement de petits tubercules dans le tissu conjonctif; mais nous avons vu, sur le
lapin, des généralisations tuberculeuses non précédées de
lésions locales. Nous pouvons en dire autant des suites de
quelques inoculations de septicémie gangreneuse et de charbon
symptomatique.

L'accident local a été donné comme un indice de la résistance de l'organisme à l'invasion des microbes pathogènes ou
de l'atténuation relative de ces derniers.

M. Bouchard l'envisage de cette manière en s'appuyant sur
ses propres travaux. On partage aisément son opinion quand
on songe à la pustule maligne de l'homme et aux expériences
de M. Bouchard. Mais il est impossible de méconnaître que
pour certains virus l'accident local est un phénomène initial
dont les proportions sont d'autant plus grandes que l'animal
est plus apte à contracter la maladie; tels sont les virus de
la septicémie gangreneuse, du charbon symptomatique, de
la vaccine. Quelquefois après l'inoculation de ces virus l'accident local fait défaut, et néanmoins on voit éclore, loin du
point d'insertion, un ou plusieurs foyers aussi redoutables
que le serait le foyer initial. On se tromperait donc si l'on
inférait du résultat immédiat de l'inoculation à la résistance
du sujet.

§ II. — PROPAGATION DES VIRUS A LA SUITE D'UNE INOCULATION DANS LE TISSU CONJONCTIF.

Les liquides qui accompagnent les microbes infectieux
imbibent sur place les éléments anatomiques, puis se répandent dans les veines et les lymphatiques, voies ordinaires
de l'absorption. Quant aux microbes, ils semblent cheminer
dans les espaces et les vaisseaux de la lymphe.

On a observé depuis longtemps, en clinique, la tuméfaction
et la sensibilité des ganglions dont les lymphatiques afférents
émanent d'une région où s'est introduit un agent infectieux.
Assez souvent, les lymphatiques aussi sont le siège de phénomènes inflammatoires.

Les observations poursuivies sur le terrain expérimental

ont corroboré les précédentes en leur donnant plus de netteté et de précision.

Ainsi, en 1878, M. Colin démontre, à propos de la transmission du charbon, que les ganglions qui reçoivent les vaisseaux lymphatiques du point inoculé sont virulents avant le sang et les autres organes. Quelques semaines plus tard, Toussaint précise davantage les faits et établit que le ganglion doit sa virulence à l'arrivée et à la multiplication des bacilles. Le ganglion sous-scapulaire du lapin renferme le *Bacillus anthracis* cinq heures après une inoculation faite à l'oreille, et le ganglion inguinal, dix heures après une inoculation pratiquée à la face interne de la cuisse. Toussaint examine attentivement les altérations des ganglions enflammés par l'arrivée des bacilles. Il constate qu'au delà du point où les lymphatiques, issus de la région inoculée, se jettent dans la citerne sous-lombaire ou dans le système veineux, les ganglions ne renferment pas plus de bacilles qu'un organe quelconque. Par ces deux séries d'observations, il obtient des indications tellement précises sur la propagation des bacilles charbonneux qu'il peut, par l'examen du système lymphatique, désigner à coup sûr la porte d'entrée du virus chez un animal mort des suites d'une inoculation accidentelle ou expérimentale. Appliquant ces données à la détermination du mode d'infection des moutons dans la plaine de la Beauce, il démontre que les animaux s'inoculent par les premières voies digestives, et conclut que le virus se trouve à la surface des parcelles alimentaires grossières, lesquelles jouent l'office de lancettes.

MM. Pasteur, Joubert et Chamberland sont arrivés à la même conclusion en procédant en sens inverse. Ils ont offert des aliments grossiers et piquants, souillés de virus, et ont noté plus tard des lésions infectieuses dans les ganglions sous-glossiens et rétro-pharyngiens sur les moutons qui avaient contracté le charbon à la suite de cette expérience.

M. Muskatbluth a fait aussi des recherches très curieuses dans le but de savoir si les virus déposés simplement à la face interne du poumon se propagent au delà par les lymphatiques plutôt que par les vaisseaux sanguins. Dans une première série d'expériences, il injecte des cultures du *Bacillus anthracis* dans les bronches du lapin, en évitant d'inoculer le tissu conjonctif ; seize heures après l'injection, il rencontre des bacilles dans les lymphatiques des ganglions bronchiques, tandis qu'il n'en voit aucun dans les vaisseaux sanguins de ces organes. Dans une deuxième série, il injecte le virus de la même manière, mais il attend la mort des sujets ; alors les

microbes ont quitté les lymphatiques du poumon ; on les trouve
maintenant dans les vaisseaux sanguins de ce dernier et dans
ceux des ganglions bronchiques.

La propagation des microbes par le système lymphatique
est donc un mode général consécutif aux inoculations ayant
directement ou médiatement le tissu conjonctif pour théâtre.
Elle s'accompagne habituellement de l'altération des ganglions
qui se charge ainsi de jalonner la route suivie par les agents
virulents.

Nous avons signalé une curieuse exception : sur le cobaye,
le virus tuberculeux humain frappe successivement tous les
ganglions situés sur son chemin. Sur le lapin, il frappe
d'emblée le poumon et ne laisse aucune trace de son passage
dans le système lymphatique. La particularité offerte par le
lapin, aujourd'hui inexpliquée, rend cet animal peu propre à
la démonstration de la réinoculabilité de la tuberculose. Le
cobaye s'adapte, au contraire, parfaitement à cet usage. Il
suffit de pratiquer la seconde inoculation vingt jours après la
première et dans une région symétriquement opposée relativement au poumon, par exemple, à la base de l'oreille, lorsque
la première aura été faite à la face interne de la cuisse ; on
oberve ensuite deux séries de lésions ganglionnaires distinctes
tendant de part et d'autre vers la cavité thoracique.

Voici une autre particularité intéressante : la rate du cobaye
se tuberculise avant le poumon, à la suite des inoculations
pratiquées à la cuisse, comme si elle était située sur le trajet
des lymphatiques qui transportent le virus. Pourtant il n'en
est rien. C'est par la voie sanguine seulement que le virus se
rend à la rate. Mais il n'est pas irrationnel d'admettre que
la rate reçoit les bacilles tuberculeux avant le poumon et
surtout en plus grande quantité grâce aux innombrables leucocytes qui fourmillent dans sa pulpe et dans ses radicules
lymphatiques.

Avant de quitter ce sujet, nous ajouterons que les engorgements ganglionnaires ne sont pas toujours des indices
certains de la présence des microbes pathogènes. Nous avons
montré qu'une matière soluble, sécrétée par quelques agents
infectieux, pouvait être entraînée par le courant lymphatique et
produire des effets phlogogènes à distance des foyers microbiens, dans les ganglions ou le tissu conjonctif.

La propagation du virus rabique au delà de la morsure a
donné lieu à des considérations spéciales. Les symptômes précurseurs de la mort chez les enragés révèlent l'envahissement
des centres nerveux axiaux par le virus. En fait, le cerveau, le

bulbe rachidien et la moelle épinière sont les parties du cadavre
où l'on rencontre toujours le virus et à son maximum d'intensité. Or, si l'on songe à cette notion, nettement établie par
M. Pasteur, et à la longue période d'incubation qui succède
aux morsures rabiques, on est en droit de se demander si le
virus de la rage est transporté de la morsure dans les centres
nerveux par les voies précitées, ou s'il ne chemine pas plutôt
par des conducteurs moins perméables que ceux qui naissent
dans le tissu conjonctif lâche ordinaire.

Peut-être se propage-t-il exclusivement dans les cordons
nerveux?

Cette hypothèse a été défendue avec beaucoup de talent, en
1879, par Duboué, de Pau. L'auteur y fut conduit par l'analyse minutieuse et savante des observations cliniques. Il fit
ressortir avec un soin particulier les fourmillements que les
enragés éprouvent dans la région mordue et l'endolorissement
qu'ils accusent dans les nerfs étendus de ce point à l'axe
cérébro-spinal. Il montra surtout un rapport constant entre
la durée de l'incubation et la longueur des cordons nerveux
se rendant vers la morsure. La pratique a effectivement démontré que la rage éclate plus promptement après les morsures
faites sur la tête et sur le tronc qu'après les morsures faites
sur les mains et les pieds.

Une conclusion si importante, quoique logiquement et brillamment déduite, devait être soumise au critère de l'expérimentation.

Et d'abord le virus existe-t-il chez un enragé, dans les
nerfs dont les fonctions sont profondément atteintes? En 1884,
MM. Pasteur, Chamberland et Roux ont communiqué la rage
en inoculant le suc des nerfs pneumogastrique et sciatique
d'un chien mort de cette maladie. Ils ont donc démontré que
dans le cours de l'affection rabique, le virus se répand du
bulbe rachidien et de la moelle épinière à l'intérieur des
nerfs périphériques.

Mais on ne peut inférer de cette expérience, dont le résultat
n'a pas été toujours confirmé, que les nerfs transportent
le virus de dehors en dedans. Di Vestea et Zagari, en 1887,
se mirent à la recherche d'une démonstration complémentaire.
Malheureusement, leurs nombreuses expériences ne firent
qu'augmenter les probabilités en faveur de l'hypothèse de
Duboué sans la justifier irréfutablement. Ainsi, ils constatèrent, sur le lapin : 1° que l'inoculation du virus rabique
dans l'intérieur d'un nerf est beaucoup plus sûre que l'inoculation sous-cutanée; 2° qu'elle est plus certaine, lorsqu'elle est

pratiquée dans la profondeur du nerf qu'à la surface; 3° que la période d'incubation est plus courte à la suite d'une inoculation intranerveuse qu'après une inoculation sous-cutanée faite à la même hauteur que la première, et cependant plus longue qu'après l'inoculation intracrânienne; 4° qu'à la suite d'une inoculation pratiquée dans le nerf sciatique ou le nerf cubital, la paralysie rabique commence par le membre innervé par ces cordons, ou bien est plus prononcée dans ce membre que dans les autres, lorsqu'elle devient générale; 5° qu'après l'inoculation du nerf sciatique, la virulence et le trouble des fonctions de l'axe cérébro-spinal apparaissent d'abord dans la moelle lombaire, ensuite dans le bulbe rachidien. Enfin, ils virent, une seule fois, sur le cobaye, le virus se répandre du sciatique dans la région lombaire de la moelle et respecter la région cervico-dorsale que l'on avait séparée de la précédente par une section transversale. L'envahissement du segment supérieur des centres nerveux et la mort furent évités par une section du conducteur.

M. Bardach, d'Odessa, fournit en 1888 l'argument péremptoire qui manquait à la série des résultats probants de Vestea et Zagari. Un homme succomba à la suite d'une morsure faite à la main droite, par un loup enragé. M. Bardach inocula comparativement le suc des nerfs du bras droit et du bras gauche. Le suc des nerfs du bras mordu seul communiqua la rage.

Si l'on s'en tenait à l'expérience de M. Bardach, la question serait résolue. Mais dans une expérience semblable faite par M. Roux, les nerfs des deux côtés étaient virulents le jour de la mort. Conséquemment, la solution doit être ajournée jusqu'au moment où l'on découvrira les conditions qui président à ces résultats divers.

MM. Roux et Nocard associèrent un instant leurs efforts pour démontrer d'abord que l'envahissement des centres nerveux axiaux se fait de proche en proche. Ils inoculèrent de jeunes chiens au bout de la queue et constatèrent, ce qui n'est point surprenant, qu'à l'apparition des premiers symptômes rabiques toutes les parties, moelle, bulbe et cerveau, étaient virulentes. Dans l'impossibilité de tirer parti de cette expérience, ils résolurent d'inoculer des lapins sur le cerveau, avec un virus qui tue en huit jours, et d'examiner les centres nerveux de ces animaux, au point de vue de la distribution de la virulence, à partir du troisième jour, en les sacrifiant successivement. Mais le virus se dissémina plus vite qu'ils ne l'avaient supposé et défia leurs calculs; dès le quatrième jour, on le ren-

contrait depuis le bulbe rachidien jusqu'à la moelle lombaire.
Ils furent réduits à faire la même expérience en sens inverse.
On sait que la mort est due à l'invasion du bulbe par le virus
rabique ; or la mort des lapins est un peu plus tardive quand
l'inoculation a été pratiquée à la surface de la moelle lombaire
au lieu de la surface du cerveau.

Il paraît donc que le virus rabique a gagné l'encéphale en
pullulant et en cheminant dans la moelle et non en profitant
des vaisseaux.

Ils expérimentèrent ensuite sur les nerfs. Si le virus rabique
se cultive et se propage peu à peu dans les cordons nerveux,
il est permis d'espérer qu'en enlevant un nerf inoculé depuis
un certain temps, la virulence de son suc diminuera au fur et
à mesure qu'on s'éloignera de la porte d'entrée du virus. Tel
fut le point de départ de la deuxième série d'expériences de
MM. Nocard et Roux. Pour la conduire plus aisément à bonne
fin, ils choisirent des animaux dont les nerfs ont une grande
longueur. Ils inoculèrent la rage du lapin et la rage des rues
dans le nerf plantaire sur l'âne et le cheval. Huit jours après
l'inoculation de la première, et quinze après celle de la seconde,
ils enlevèrent le nerf entier, le divisèrent en cinq tronçons,
écrasèrent et inoculèrent chacun d'eux séparément. Le résultat
fut uniformément négatif.

On l'explique de deux manières, en disant que le virus s'est
détruit sur place ou qu'il avait déjà franchi la longueur du
nerf au moment où l'expérience fut achevée.

Quoi qu'il en soit, nous restons dans la même perplexité
qu'en 1887. Nous ne saurions affirmer que le virus rabique se
transmet exclusivement par la voie nerveuse ; néanmoins, on
peut soutenir, sans témérité, que la charpente conjonctive des
nerfs est très apte, plus apte même que le tissu conjonctif
ambiant, à sa propagation aux centres encéphalo-rachidiens.

§ III. — Rapidité avec laquelle les virus se répandent
au dela du point d'inoculation.

Il est très difficile de formuler une simple règle générale
au sujet de la rapidité avec laquelle les virus se propagent en
dehors du point où ils ont été déposés par inoculation.

Pourtant la question a été examinée depuis longtemps. On
se plaisait à espérer que cette étude nous enseignerait quand
et comment on entreprendrait avec succès la destruction des

virus sur place, avant qu'ils eussent le temps de déterminer
des phénomènes locaux sérieux ou une infection généralisée.

Malgré soi, on schématise les phénomènes consécutifs à une
inoculation virulente. On imagine volontiers que, dans une
inoculation punctiforme, le virus sommeille pendant quelque
temps, puis se multiplie *in loco* ; qu'enfin il se répand au
loin lorsque les microbes ne peuvent plus être contenus dans
le foyer primitif ; et que, si l'on détruit le foyer avant la dispersion des microbes, on préviendra l'infection générale, ou bien
l'on arrêtera net les phénomènes locaux au cours de leur développement. Théoriquement, il semble donc très précieux
de savoir l'heure au-dessus de laquelle une tentative de destruction locale deviendrait inutile.

La clinique et l'expérimentation ne sont pas encore parvenues
à nous éclairer sur ce point spécial des actes de la contagion.
Mais nous serions injuste envers les expérimentateurs, si
nous ne donnions une idée sommaire des efforts qu'ils ont faits
pour arriver à une solution pratique.

La technique générale qu'ils ont suivie consiste à inoculer
un virus à la lancette dans une région du système conjonctif,
à s'opposer ensuite à la diffusion du virus, à des instants plus
ou moins éloignés de celui de l'inoculation, enfin à apprécier
les effets de la précédente manœuvre soit par l'observation
simple, soit par une inoculation d'épreuve. Ce second mode,
beaucoup plus compliqué, est cependant nécessaire pour démontrer l'inoculation de certains virus qui n'entraînent ni la
mort ni des symptômes évidents, mais procurent seulement
l'immunité.

La destruction de la région inoculée par la cautérisation ou
son ablation furent simultanément préconisées pour empêcher
la propagation du virus.

. Parmi les expériences réglées poursuivies avec cette méthode,
il faut citer celles que Eug. Renault a faites, en 1847, avec les
virus morveux et claveleux. La cautérisation pratiquée trois
jours, quarante-huit heures, vingt-quatre heures, douze heures
et dix heures seulement après l'inoculation n'a pas entravé le
développement de la morve. Elle fut incapable de prévenir
l'évolution de la clavelée, cinq minutes après l'insertion du
virus.

Il faut encore rappeler celles que M. Colin a exécutées en 1868
et répétées en 1877 avec le sang charbonneux. Il inocula des
lapins au bout de l'oreille, puis il amputa, sans profit, l'extrémité de l'organe, cinq, quatre et même trois minutes seulement après l'inoculation. Sur le cheval, l'amputation de

l'oreille, pratiquée plus tardivement, put empêcher la mort.
M. Colin attribua cette différence à l'accident local qui suit toujours l'inoculation charbonneuse sur le cheval, accident dans
lequel le virus subit une sorte de temps d'arrêt.

Aux résultats quasi désespérants obtenus par M. Colin, il
convient d'opposer ceux que M. A. Rodet recueillit en 1881. Cet
expérimentateur a vu survivre des lapins sur lesquels l'amputation du bout de l'oreille a été faite une, trois, sept et dix
heures après l'inoculation. Il est vrai, malheureusement, qu'il
a vu succomber des animaux appartenant à la série des précédents sur lesquels l'amputation avait été pratiquée deux, cinq,
six et neuf heures après l'inoculation.

A cet ordre de faits, j'ajouterai l'expérience suivante publiée
par A. Martin, en 1863 : on vaccina sept enfants ; on cautérisa
les piqûres au bout d'une heure, une heure et demie, deux
heures, trois heures, dix-neuf heures et vingt heures après
l'inoculation ; le développement des pustules fut arrêté ; néanmoins cinq de ces enfants ne purent être revaccinés, et deux,
ceux qui avaient été cautérisés trois et dix-neuf heures après
l'inoculation, présentèrent à l'épreuve des pustules avortées ;
on les rangea dans la catégorie des succès incomplets. Là
encore, on n'obtint pas la précision que l'on cherchait.

N'est-on pas obligé de reconnaître qu'un virus met à sortir
du point d'inoculation un temps fort variable dont la durée est
subordonnée à la vitesse de la circulation lymphatique, à la qualité de la lymphe, à la température, à l'activité des phagocytes
répandus dans la région? A ces causes modificatrices, il convient d'en ajouter une, particulière à l'envahisseur. Selon leur
puissance de végétabilité, les microbes mettront un temps variable à former un nombre imposant : long, si la végétabilité
est faible ; court, si la végétabilité est très active. Dans le premier cas, les phagocytes s'opposeront assez longtemps à la
marche de l'ennemi ; dans le second, les défenseurs faibli-
ront bientôt devant la masse des assaillants.

Après l'énumération des influences multiples et délicates,
imprévoyables, qui dominent la diffusion des virus autour d'une
inoculation, on comprend qu'il soit très difficile d'assigner une
limite à la phase de la contagion que nous appellerons, pour
abréger le langage, *incubation locale*.

Aussi est-il toujours sage de tenter la destruction des virus
sur place, avec des caustiques énergiques, lors même que
l'inoculation serait faite depuis quelques heures et ne laisserait
aucune trace. On devra la tenter plus tardivement encore s'il
existe un accident local.

Il convient cependant de ne pas se faire de trop grandes illusions sur la lenteur de l'infection générale par les virus qui déterminent constamment un accident local après certains modes d'inoculation. On n'a pas découvert un rapport nécessaire entre la marche de l'accident initial et celle de l'infection de l'organisme. Au lieu de la suivre, le plus souvent l'infection accompagne ou précède l'apparition manifeste de l'accident local. Par exemple, après l'inoculation du virus vaccin, on observe à peine un petit cercle rougeâtre autour des piqûres, pendant les deux ou trois premiers jours; les troisième et quatrième jours, on sent au toucher une papule, qui prend la forme ombiliquée caractéristique le cinquième jour seulement; la pustule n'est à son maximum que le huitième ou neuvième jour. Pourtant, M. Diday affirme que l'immunité vaccinale est *toujours* acquise quatre jours après l'inoculation. Monneret, de son côté, aurait observé que l'immunité existe même souvent à la fin du deuxième jour. M. Chauveau a vu mieux encore sur le cheval : l'excision de la peau faite vingt-quatre heures après l'inoculation n'a pas empêché une éruption généralisée de pustules vaccinales.

Malgré ces résultats, on a beaucoup vanté dans ces derniers temps l'excision de l'accident initial comme traitement abortif de la syphilis. L'idée n'était pas nouvelle, car Jean de Vigo, en 1508, et Blegny, en 1696, avaient recommandé la cautérisation de l'accident, ce qui équivalait presque à l'ablation. Elle fut reprise par Ricord et Huter. Quelques-uns des représentants les plus autorisés de l'école syphiligraphique lyonnaise, les Rodet, les Diday et les Rollet ont toujours repoussé la prétention de supprimer les accidents secondaires et tertiaires de la syphilis par l'ablation du chancre. Ils sont effectivement convaincus que l'infection générale est un fait accompli lorsque le chancre apparaît, c'est-à-dire vingt jours environ après la contamination. Ricord pensait que celle-ci a lieu au bout de quatre jours. Rodet va plus loin; pour lui, le virus syphilitique ne peut plus être détruit sur place quatre à cinq heures après l'inoculation.

Aujourd'hui les syphiligraphes se partagent en deux camps. Dans l'un, se rangent ceux qui pensent que l'infection générale précède le développement du chancre; dans l'autre, ceux qui admettent que l'infection et le chancre évoluent simultanément. Pour les premiers, l'ablation de l'accident primitif est inutile; pour les seconds, elle prévient ou atténue les accidents éloignés.

Telle était la doctrine professée à Berlin, par Huter, en 1867, à Vienne, par Auspitz et Unna, en 1877. Elle se répandit partout depuis cette époque. Les Recueils de 1880 à 1884 enregistrèrent un grand nombre de cas de syphilis suivis de l'excision du chancre infectant.

M. Leloir publia une statistique portant sur cent six cas d'excision; dans quarante-quatre cas seulement, on évita les accidents secondaires, et encore ne peut-on les compter tous pour des succès, car quelques-unes des personnes qui paraissaient avoir été guéries par l'excision transmirent la syphilis à leur descendance.

Il est bien difficile d'emboucher la trompette de la louange pour vanter une méthode qui donne soixante-deux insuccès sur cent six opérations. Les partisans les plus déterminés furent tenus à une certaine modestie. Ils se bornèrent à passer à l'actif de l'excision une bénignité plus grande des accidents secondaires.

Bumm et Rienecker complétèrent l'ablation du chancre par celle du ganglion malade le plus voisin, opération logique en apparence, mais passablement inutile. Qu'on en juge par analogie avec les expériences suivantes que j'ai entreprises à la demande de deux syphiligraphes, MM. Diday et Doyon : le 5 février, on inocule du suc de lésion tuberculeuse à la face interne de la cuisse sur six cobayes. Le 13 février, on ne saurait dire si les ganglions lymphatiques inguinaux sont tuméfiés; néanmoins on les extirpe sur un sujet. Le 1ᵉʳ mars, les ganglions inguinaux sont manifestement gonflés sur tous les inoculés; on les enlève sur trois animaux. Le 13 avril, on sacrifie les six cobayes; tous sont également tuberculeux. Le 23 février, on fait une nouvelle inoculation à quatre cobayes. Le 1ᵉʳ mars, on croit percevoir le début du gonflement ganglionnaire; on enlève les ganglions inguinaux à deux sujets. Le 22 avril, on sacrifie les quatre cobayes. Tous sont infectés. On ne constate pas de différence entre les cobayes qui subirent l'ablation des ganglions et les autres.

Ce qui revient à dire qu'au moment où les ganglions inguinaux présentent des signes d'infection, le virus les a déjà franchis. Il est à présumer que le virus syphilitique se comporte de la même manière.

Si l'ablation du chancre et du ganglion ne peut supprimer l'infection, à moins d'être faite à un moment miraculeusement propice, peut-elle réellement amoindrir les accidents secondaires? Cette prétention est soutenable. En effet, le chancre n'est que le prélude de la syphilis. On dirait qu'il fabrique le virus qui manifestera ultérieurement sa présence sous forme d'éruptions secondaires. Par conséquent, supprimer ce foyer

et surtout le supprimer promptement, c'est diminuer le nombre
des agents producteurs de ces éruptions. Si le virus syphilitique était comparable au virus vaccin, s'il donnait l'immunité à l'organisme qu'il envahit, il y aurait avantage à conserver le plus possible l'accident initial; mais, en présence de
ses attaques sans cesse renouvelées, il faut viser à diminuer le
chiffre de ses forces, et, pour cela faire, il n'est pas mauvais de
supprimer le foyer qui les lui prépare.

§ IV. — Introduction des virus dans le sang.

Lorsque les virus sont introduits dans le sang avec une
grande habileté, sans inoculer ni les parois de la veine ni le
tissu conjonctif ambiant, ils ne provoquent jamais d'accidents
locaux. Ils sont immédiatement mélangés à la masse sanguine
et lancés plus ou moins, après quelques révolutions cardiaques,
dans toutes les parties du corps. Il serait donc oiseux de nous
étendre sur le mode de propagation du virus dans l'organisme.
Ici, l'infection générale est obtenue d'emblée ; de sorte que, si
plus tard on observe, çà et là, des localisations caractéristiques
de tel ou tel virus, ces accidents sont secondaires et non pas
primitifs. De ce nombre, sont les éruptions qui suivent parfois
les injections intraveineuses de vaccin sur le cheval, et les
tumeurs crépitantes qui compliquent, très rarement il est vrai,
les injections du charbon symptomatique sur le bœuf, etc., etc.
Si les phénomènes locaux et la dispersion des virus à la suite
des injections intraveineuses ne se prêtent pas à de longues
considérations, les phénomènes consécutifs à ce genre d'inoculations sont extrêmement intéressants.
Il est probable que tous les virus rencontrent des obstacles
à pulluler dans le sang. Certains microbes parviennent cependant à encombrer le sang de leurs victimes au moment de la
mort. D'autres ne produisent leurs véritables effets pathogènes
qu'à la condition d'en sortir et de trouver un asile dans le
domaine du système conjonctif; tant qu'ils restent prisonniers
dans les vaisseaux, ils ne donnent qu'un tableau incomplet de
la maladie dont ils sont l'agent producteur. Tel est le cas des
microbes des maladies éruptives et du microbe de la septicémie
gangreneuse. Tant que les premiers n'ont pas élu domicile dans
le tissu conjonctif de la peau, ils produisent un état général
plus ou moins grave qui peut servir de prodrome à l'une ou à
l'autre de ces affections. Nous en dirons autant du second;
mais, s'il trouve des déchirures vasculaires qui lui permettent

de s'introduire dans le tissu conjonctif lâche, la scène change tout à coup : les troubles généraux s'aggravent et l'on assiste au développement d'une tumeur œdémateuse et crépitante au point d'irruption.

Les virus introduits dans le sang sont présentés indistinctement à tous les organes ; et pourtant, règle générale, tel virus se localise de préférence dans des régions déterminées. Il est difficile d'expliquer ces affinités dans l'état actuel de la science. Un peu plus loin, nous nous hasarderons cependant à émettre des hypothèses.

Empressons-nous de dire que cette règle générale comporte des exceptions. Celles-là ne manquent pas de dérouter péndant quelque temps le pathologiste à la recherche de l'origine et de la nature de ces localisations hétérotopiques.

Cependant nous ne croyons pas que les microbes soient anéantis dès qu'ils ont pénétré dans le milieu sanguin. Ils font effort pour y pulluler et ils y réussissent dans une certaine mesure. A notre avis, les exemples suivants en sont des preuves.

M. Chauveau a observé que les inoculations pratiquées avec du virus vaccin dilué dans cinquante volumes d'eau sont inefficaces. Néanmoins, si l'on injecte cinq à six gouttes de vaccin dans le sang d'un cheval, la dilution au 100000ᵉ environ qui résulte du mélange de ces cinq à six gouttes avec la masse sanguine produit parfois des éruptions pustuleuses sur plusieurs points du corps. Il est donc probable que le virus s'est d'abord multiplié dans le torrent circulatoire.

Nous avons vu avec MM. Cornevin et Thomas que la sérosité d'une tumeur de charbon symptomatique cesse d'être dangereuse et devient vaccinale lorsqu'elle est diluée dans trente-deux volumes d'eau. Cependant dix gouttes mélangées au sang (dilution au 50 000ᵉ) peuvent lui communiquer une virulence telle que si l'on détermine, le lendemain de l'injection, l'épanchement de quelques centimètres cubes de ce sang dans un point du tissu conjonctif, on provoque la formation d'une tumeur *in loco*.

Une particularité de l'expérience, que nous allons signaler, établit à nos yeux la pullulation du microbe dans les vingt-quatre heures qui suivent l'inoculation : la plaie faite en vue de découvrir la veine qui reçoit l'injection n'est jamais le siège d'une infection charbonneuse, contrairement à ce que l'on serait en droit d'attendre si le sang devenait immédiatement virulent, car la plaie reste accessible à ce liquide pendant plusieurs heures après l'injection.

D'ailleurs, c'est peu à peu que ce genre d'organismes finit par disparaître dans les vaisseaux. Si le nombre des microbes que l'on y introduit est assez grand, chacun devenant la souche d'une descendance respectable, le sang ne parvient pas à s'en débarrasser; sa masse tout entière devient virulente et l'animal succombe après avoir présenté des accidents généraux immédiats. Nous avons observé ce résultat sur la brebis à la suite de l'injection de 10 centimètres cubes de sérosité de charbon symptomatique dans la veine jugulaire. On l'observe encore pour les microbes qui encombrent habituellement le sang au moment de la mort. M. Toussaint a produit d'emblée le peuplement du sang en injectant dans la jugulaire du chien une grande quantité de bacilles charbonneux; il a fait varier la durée de la maladie, chez le lapin, en élevant ou abaissant le nombre des bacilles employés dans les inoculations.·

Dans les conditions ordinaires, après s'être multipliés dans une faible mesure, les bacilles disparaissent de la masse du sang, se réfugient dans les vaisseaux capillaires de certains organes, de préférence dans les points où ces derniers forment des réseaux fins et compliqués, et là subissent un sort différent suivant l'existence ou l'absence de l'immunité chez les animaux qui les ont reçus. Si les sujets possèdent une immunité solide, ils y seront détruits rapidement; si l'immunité est d'une solidité moyenne, ils s'y multiplieront, mais ne pourront pas en sortir. Par leur présence, ils gêneront les fonctions des organes dont ils embarrassent la circulation et entraîneront peut-être la mort si les organes sont délicats ou très importants à la conservation de la vie. Enfin, si les sujets sont dépourvus d'immunité, ils pulluleront dans les organes parenchymateux où ils se sont établis, disposeront probablement le sang à les recevoir, puis l'envahiront complètement en quelques heures.

Nous justifierons ces assertions en rappelant des expériences de M. Chauveau et de MM. Roux et Chamberland.

M. Chauveau a poussé des doses massives de sang charbonneux dans les veines de quelques moutons algériens doués d'une remarquable immunité naturelle; deux heures plus tard, il n'a plus rencontré de bacilles dans le sang; mais les sujets ont présenté plus tard des symptômes de méningite grave; à l'autopsie, il a trouvé les fins vaisseaux de la pie-mère crânienne remplis de bactéridies charbonneuses; ni le reste du sang ni la pulpe de la rate n'étaient inoculables. Sur d'autres moutons pourvus de l'immunité naturelle renforcée par des inoculations légères, M. Chauveau a vu les bacilles se fixer dans les réseaux capillaires du poumon et de la rate ; mais, si on les y recherchait au bout de quelques jours, on s'apercevait qu'ils avaient entièrement disparu.

En 1887, c'est-dire sept ans plus tard, MM. Roux et Chamberland ont injecté des bacilles *atténués* dans les veines d'animaux dépourvus d'immunité. Ces animaux étaient des lapins ; ils recevaient jusqu'à 40 centimètres cubes de cultures charbonneuses atténuées. Immédiatement après l'injection, chaque goutte de sang emprunté aux animaux était capable de féconder un matras de bouillon ; une demi-heure après, il fallait cinq gouttes de sang pour obtenir le même résultat ; au bout d'une heure, dix gouttes étaient insuffisantes. Les bacilles s'étaient retirés dans la rate où le microscope permettait de les voir quatre heures après l'inoculation ; mais passé quatre heures, leur présence dans la pulpe splénique n'était dévoilée que par le procédé des cultures. Au bout de cent quarante heures, ils paraissaient entièrement détruits. Quelques lapins ont néanmoins succombé à ces inoculations et ont présenté, au moment de la mort, le système circulatoire garni de microbes. Par conséquent, chez eux, certains bacilles avaient gardé leur pouvoir végétatif et leur virulence dans les organes parenchymateux où ils s'étaient réfugiés.

Dans des cas fort rares, les bacilles restent cantonnés dans les parenchymes, s'y multiplient, empoisonnent l'organisme, et n'en sortent qu'après la mort pour se répandre dans les vaisseaux.

Wyssokowitsch, en 1886, avait étudié à l'aise le devenir des microbes introduits dans le sang en se servant d'espèces non pathogènes. Il avait observé que ces microbes disparaissaient rapidement de la masse du sang, s'accumulaient dans le foie, la rate, la moelle des os, les reins où ils ne tardaient pas à être détruits.

Les microbes pathogènes éprouvent le même sort lorsqu'ils sont inoculés à petite dose et ne résistent pas aux causes de destruction qu'ils rencontrent dans les vaisseaux capillaires.

Quelles sont ces causes qui attendent les microbes pathogènes à leur arrivée dans le torrent circulatoire ?

Lorsqu'on étudie au microscope les réseaux capillaires sanguins compliqués des organes parenchymateux, à la fin de plusieurs maladies infectieuses, on les trouve souvent embarrassés par un nombre considérable de microbes. Les capillaires peuvent donc agir comme des sortes de filtres et entraîner peu à peu la diminution du nombre des micro-organismes qui parcourent l'intérieur des vaisseaux. Mais jusque-là il n'est pas question de la destruction des microbes. Cependant on constate ces phénomènes à un moment donné.

Deux agents destructeurs interviennent dans sa production.

Nous signalerons d'abord le sérum sanguin, dont les propriétés bactéricides générales, bien mises au jour par les expérimentateurs que nous avons cités précédemment, s'opposent à la multiplication des microbes en même temps qu'elles affaiblissent leur vitalité et leur virulence. Les qualités antiseptiques du sang ne manquent jamais. Elles se manifestent à divers degrés sur les différentes espèces pathogènes. Dans des cas déterminés, elles augmentent sous l'influence de la vie microbienne et se maintiennent à une plus haute intensité pendant quelque temps. Ainsi, MM. Charrin et Roger annonçaient récemment que le sang des animaux vaccinés contre la maladie pyocyanique était moins propre à l'évolution et à la propagation du *Bacillus pyocyaneus* que le sang des animaux vierges de cette affection. Dans cet exemple, le sang paraît avoir acquis les qualités d'un bouillon auquel on aurait ajouté soit un antiseptique, soit le liquide d'une ancienne culture filtrée. M. Gamaléia a vu l'humeur aqueuse du mouton se prêter mal à la culture du *Bacillus anthracis* pendant un certain temps après une vaccination charbonneuse.

Nous indiquerons ensuite les cellules migratrices ou globules blancs du sang dont le protoplasma, doué de mouvements amiboïdes, peut saisir et emprisonner les microbes.

Cette propriété des leucocytes est anciennement connue. On savait que les globules blancs du sang emprisonnent des granulations étrangères, de fines parcelles minérales et même des globules rouges, et qu'à l'instar des êtres unicellulaires connus sous le nom d'amibes, ils les digèrent ou les rejettent. MM. Metschnikoff et Wyssokowitsch ont attiré vivement l'attention sur cette propriété et ont montré qu'elle contribuait largement à débarrasser l'organisme des microbes envahisseurs.

M. Metschnikoff l'a rajeunie sous le titre de *phagocytisme* et en a élargi l'importance. Les cellules migratrices et aussi les cellules fixes du tissu conjonctif, les cellules nerveuses, les fibres musculaires, les cellules endothéliales, les globules rouges sont des phagocytes; mais, en ce moment, nous avons principalement à nous préoccuper des premières.

Quand on a injecté des microbes dans le sang, on ne tarde pas à en apercevoir dans le protoplasma des globules blancs. Ils sont d'abord intacts; plus tard, ils se résolvent en fragments et finissent par disparaître, servant de pâture aux phagocytes. Le nombre des appétits à satisfaire étant considérable, si les microbes sont un aliment de bon aloi, s'ils n'ont pas certaines qualités qui éloignent les phagocytes ou diminuent leur appétence, ils cessent bientôt d'être libres. On devine aisément les conséquences.

Grâce au phagocytisme des globules blancs, les microbes sont emprisonnés, beaucoup périssent dans leur prison animée et ambulante ; quelques-uns, en raison même des propriétés du protoplasma des phagocytes, peuvent recouvrer la liberté et la recouvrer dans un autre milieu, plus apte que le sang au développement de leurs effets pathogènes.

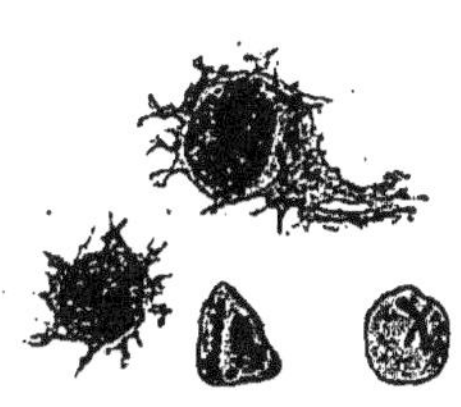

Fig. 33. — Plusieurs phagocytes avec des microbes à leur intérieur, venant d'un foyer de septicémie gangreneuse.

Les globules blancs ne sont pas nommés cellules migratrices sans un motif plausible. Chargés de leur proie, ils peuvent effectivement traverser la paroi des vaisseaux capillaires, s'arrêter dans les espaces du tissu conjonctif des organes parenchymateux et membraneux, ou les franchir de manière à gagner la couche profonde de l'épiderme et des épithéliums où ils s'accumulent parfois et créent des foyers microbiens plus ou moins nombreux.

Nous sommes disposé à attribuer à la migration des phagocytes un rôle sérieux dans la détermination des localisations microbiennes. Nous croyons que si une cause naturelle ou accidentelle ralentit la marche des cellules errantes dans un organe ou une région, ou favorise la diapédèse des phagocytes chargés de microbes, il en résultera *ipso facto* une localisation de la maladie en ce point, ou une forte prédisposition à cette localisation. Nous pensons aussi que les accidents cutanés ou muqueux dans les maladies éruptives sont dus à la cession des agents virulents puisés dans le sang par les cellules migratrices aux couches profondes des épithéliums.

Il est probable qu'il faut attribuer à des influences analogues la tuberculisation anticipée de la rate chez le cobaye qui a reçu le bacille de Koch dans le tissu conjonctif, et les éruptions qui suivent un état général grave, révélant l'envahissement profond de l'organisme.

CHAPITRE V

TROUBLES ANATOMIQUES ET PHYSIOLOGIQUES
CAUSÉS PAR LA PROPAGATION ET LA FIXATION DES VIRUS
DANS L'ORGANISME

Quelques virus se répandent et vivent temporairement dans l'économie sans afficher de tendance marquée pour un organe plutôt que pour un autre. Ces virus se rencontrent partout dans le milieu intérieur et déterminent le type des maladies sans siège fixe ou *totius substantiæ*. Telles sont les septicémies du genre du choléra des volailles.

D'autres peuvent se trouver partout en petite quantité ; mais ils se réfugient de préférence dans certains systèmes ou certains organes où ils manifestent leur présence par des altérations anatomiques locales plus ou moins évidentes. Telles sont la vaccine et certaines formes de la tuberculose.

Il faut bien se pénétrer qu'il n'existe pas de différence absolue entre ces deux groupes ; au contraire, des intermédiaires les relient par une transition insensible.

Dans les maladies sans siège fixe, la présence du virus se traduit par des troubles physiologiques ; dans les autres, par des altérations matérielles et dynamiques.

§ Ier. — TROUBLES ANATOMIQUES.

Ils sont caractérisés par une altération des éléments, laquelle est immédiate ou précédée d'un processus édificateur.

L'altération est parfois des plus simples ; telle est la dissolution des cellules de l'épithélium intestinal dans le choléra. Cependant il arrive que la nécrose atteint aussi la couche superficielle de la muqueuse.

Les altérations sont souvent beaucoup plus étendues. Dans

un foyer de charbon symptomatique, par exemple, les microbes
s'insinuent à l'intérieur des fibres musculaires dont le contenu
est çà et là strié ou hyalin, cassé transversalement et plus ou
moins rongé au niveau des cassures ; le tissu conjonctif, distendu par l'œdème, présente des cellules fixes ratatinées par
suite de la rupture de leurs fins prolongements, mélangées à
des cellules migratrices et à des globules rouges échappés de

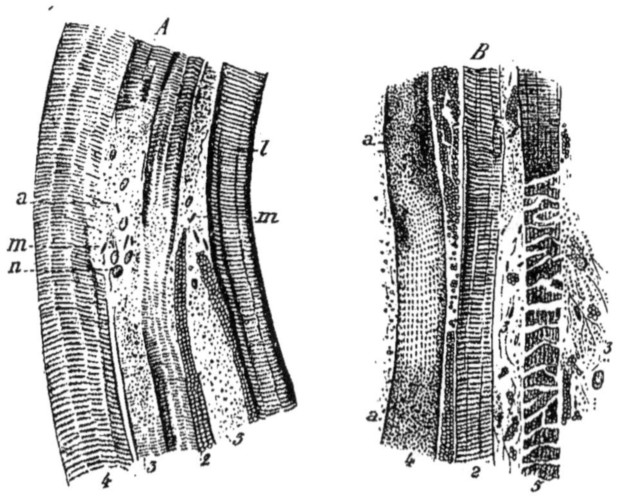

Fig. 34. — Coupes faites au sein d'une tumeur dans un cas de charbon symptomatique (bœuf). — A : 1, fibre musculaire striée normale ; 2, 2, amas de
globules rouges épanchés entre les fibres musculaires ; 3, 3, 3, fibres musculaires dont le sarcolemme a été rompu et le contenu entièrement détruit
dans les points *a*, *a* ; *n*, cellules lymphatiques associées aux microbes *m*,
dans les points où les fibres sont détruites ; 4, 5, fibres musculaires entamées
par l'action des microbes.— B : 1, 1, amas de globules sanguins ; 2, fibre musculaire saine ; 3, 3, 3, réticulum fibrineux enfermant des microbes ; 4, fibre
musculaire en dégénérescence graisseuse dans les points *a*, *a* ; 5, fibre en
train de subir la dégénérescence vitreuse.

quelques capillaires déchirés. Tous ces éléments profondément
modifiés dans la forme et l'aspect sont, en outre, le siège d'une
modification chimique accusée par les gaz qui infiltrent la
tuméfaction.

La mortification est encore très évidente dans la pustule
maligne de l'homme. Commencée par Davaine, poursuivie par
Wagner, Virchow, Cornil et Babes, Straus, l'étude de cette
lésion microbienne a révélé, à toutes les périodes, un processus
dégénératif. Au début, il frappe sur la couche moyenne de

l'épiderme et provoque une vésiculation; ensuite, il s'étend à la couche profonde de l'épiderme et aux papilles dermiques et détermine une eschare épidermo-papillaire; enfin, il gagne le derme et en mortifie une petite portion. Le *Bacillus anthracis*, auteur de tous ces accidents, quitte rapidement l'épiderme

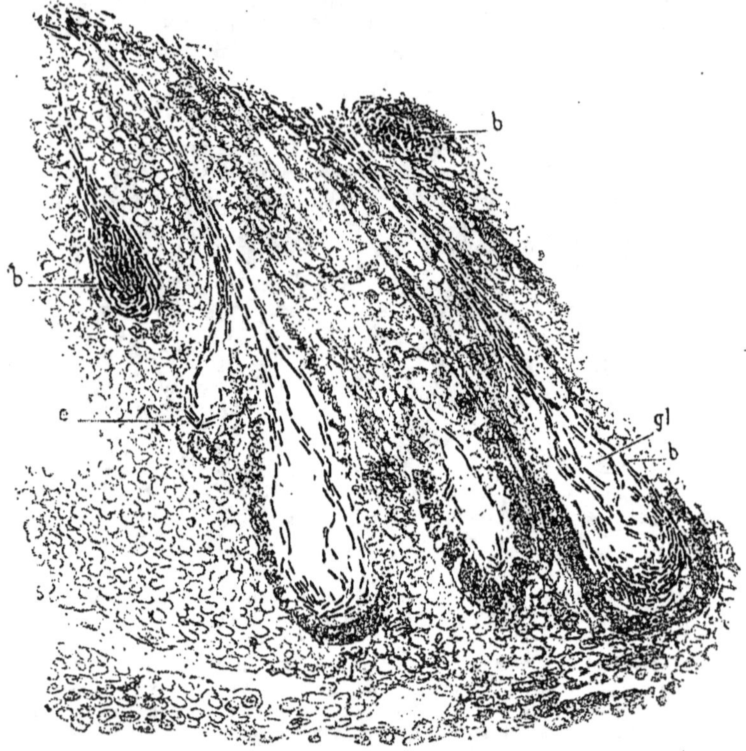

Fig. 35. — Coupe de la muqueuse de l'estomac de l'homme dans un cas de charbon. — La surface de la muqueuse est dépouillée de son épithélium et couverte de mucus contenant des bacilles. — *b*, bacilles s'insinuant dans et autour des glandes *gl*; les vaisseaux lymphatiques sont dilatés dans les parties profondes.

pour élire domicile dans l'eschare papillaire et principalement dans le derme; il habite entre les faisceaux connectifs, jamais dans les vaisseaux sanguins et les follicules glandulaires.

Des altérations analogues se produisent sur la muqueuse de l'appareil digestif dans les formes gastro-intestinales du charbon (voy. fig. 35).

L'anatomie pathologique de la pustule vaccinale démontre
aussi l'influence destructive immédiate du virus vaccin sur les
éléments dermo-épidermiques. Weigert a signalé la dégénérescence vitreuse nécrosique des cellules du corps muqueux,
l'infiltration du derme autour du point dégénéré de l'épiderme,
d'où résulte la disposition ombiliquée de la pustule, enfin l'apparition de cavités anfractueuses, cloisonnées entre les cellules
épidermiques où s'épanchent de la sérosité, des leucocytes et
des globules rouges du sang. Après la guérison, une cicatrice

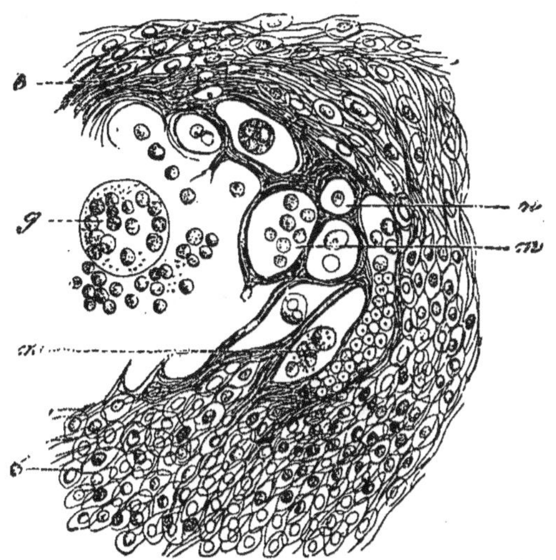

Fig. 36. — Lésions du corps muqueux de l'épiderme cutané dans la variole.
— *m*, *m*, cavités contenant des leucocytes et des cellules vésiculeuses;
n, cellule vésiculeuse contenant un leucocyte; *g*, grande cellule vésiculeuse
libre dans la cavité centrale de la pustule; *b*, *b*, cellules de l'épiderme.

persistante témoigne de l'antériorité de phénomènes nécrobiotiques.

La formation de cavités dans le corps muqueux de l'épiderme
s'observe aussi dans la variole (voy. fig. 36 et 37).

Les virus sans siège fixe peuvent entraîner la dégénérescence
des éléments anatomiques au contact desquels ils sont déposés,
bien qu'ils aient été préalablement atténués. Ainsi, une culture
vaccinifiée du microbe du choléra aviaire détermine au sein du
tissu musculaire une eschare décrite par M. Cornil, dans laquelle
les fibres musculaires présentent la dégénérescence de Zenker,
et le tissu conjonctif est infiltré de fibrine et d'hématies. Plus
tard, l'eschare s'entoure d'une membrane qui l'isole des parties

saines; mais, comme elle subit les attaques incessantes des phagocytes qui partent des parois de la poche, elle finit, à la
longue, par être entièrement résorbée.

Dans d'autres cas, avons-nous dit, les éléments prolifèrent d'abord au contact des microbes ou de leurs sécrétions : les tubercules, les gommes syphilitiques en sont des exemples. Autour d'une cellule géante (fig. 37) renfermant habituellement des bacilles de Koch s'ordonnent des cellules épithélioïdes, puis des cellules embryonnaires mélangées à des éléments fibrillaires; tel est le follicule tuberculeux (fig. 38). Dans la zone d'action de quelques microbes, le tissu conjonctif se laisse infiltrer par de nombreuses cellules embryonnaires, puis se multiplie au point de former une enveloppe à la masse celluleuse; telle est la gomme syphilitique.

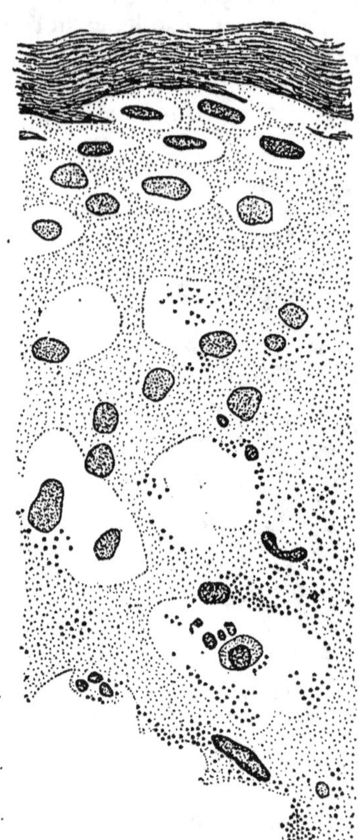

Fig. 37. — Coupe à travers le corps muqueux dans la variole, montrant des cavités creusées dans le corps muqueux; des microbes punctiformes sont répandus dans l'épaisseur de l'épiderme et dans ces cavités.

Tout d'abord, les éléments qui constituent ces lésions présentent les réactions histo-chimiques des cellules normales; mais elles ne tardent pas à subir une dégénérescence marchant du centre à la périphérie.

Le tubercule commence par la dégénérescence vitreuse de M. Grancher et finit par la caséification.

A la première période, les éléments tendent à se confondre; leur masse est comme sèche, friable et craquelée. A la seconde, le tubercule se résout en une sorte de bouillie granuleuse blanc jaunâtre. Dans la gomme, les noyaux des cellules prennent de moins en moins le carmin, en allant de la périphérie au centre, puis ils le refusent tout à fait, enfin ils disparaissent et les cellules elles-mêmes se fondent en une masse granuleuse jaune clair.

M. Bard a été vivement frappé de la dégénération rapide que subissent les cellules dans les processus d'origine microbienne. Il a fait de cette prompte déchéance l'une des caractéristiques de ces processus. Dans toute prolifération où les microbes sont étrangers, les cellules poursuivent leur évolution physiologique en restant parfaitement vivantes. Les tumeurs ne seraient donc pas, comme plusieurs l'ont prétendu, des processus infectieux. Mais, si les observations de M. Bard sont très exactes, la déduction est peut-être prématurée.

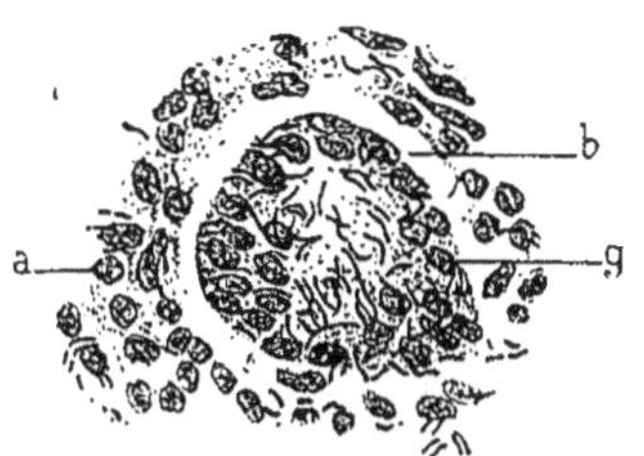

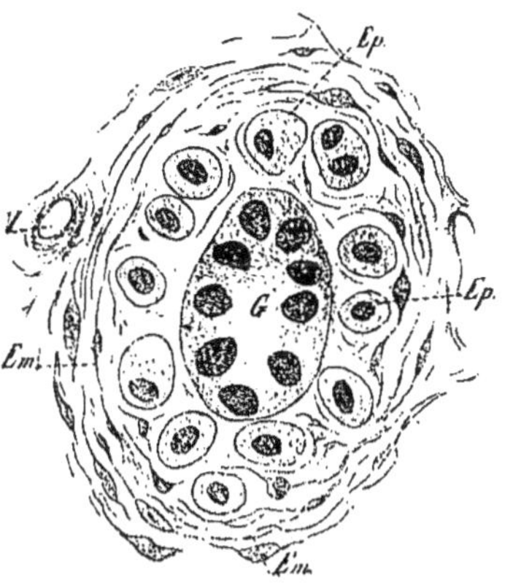

Fig. 38. — Cellule géante prise dans une lésion tuberculeuse. — *b*, cellule géante dont le protoplasma est semé de noyaux *g* et de bacilles de la tuberculose; *a*, noyaux des cellules de la ceinture épithélioïde.

Fig. 39. — Organisation du tubercule; demi-schématique.—G, cellule géante avec sa couronne de noyaux; E*p*, E*p*, ceinture de cellules épithélioïdes; E*m*, E*m*, enveloppe de tissu conjonctif embryonnaire; V, coupe d'un vaisseau.

MM. Lortet et Despeigne, à la suite de l'inoculation d'un microbe contenu dans la vase d'un bassin, ont vu se développer dans le tissu conjonctif un véritable néoplasme. MM. Gley et Charrin ont observé une tumeur osseuse du maxillaire infiltrée de staphylocoques. Évidemment ces faits ne démontrent pas l'origine microbienne des tumeurs malignes; toutefois ils doivent inspirer sur ce sujet une prudente réserve.

M. Bard a fait remarquer encore que la dégénération des lésions microbiennes est loin d'être identique dans tous les cas. Ainsi, elle diffère dans le tubercule et dans la gomme. Il ne serait donc pas impossible de remonter de la lésion au microbe qui l'a produite à l'aide de notions précises sur la déchéance des éléments proliférés. M. Babes, par exemple, dit avoir observé des altérations particulières de la substance chromatique des endothéliums et des leucocytes dans la diphtérie.

Les virus peuvent encore produire des néphrites (fig. 40) parenchymateuse et interstitielle avec dégénérescence amyloïde (Bouchard et Charrin), des hépatites analogues, des formations fibrineuses dans les espaces interlobulaires des poumons et une prolifération épithéliale dans les infundibula (fig. 41), des nodosités sur les valvules du cœur, des abcès dans les

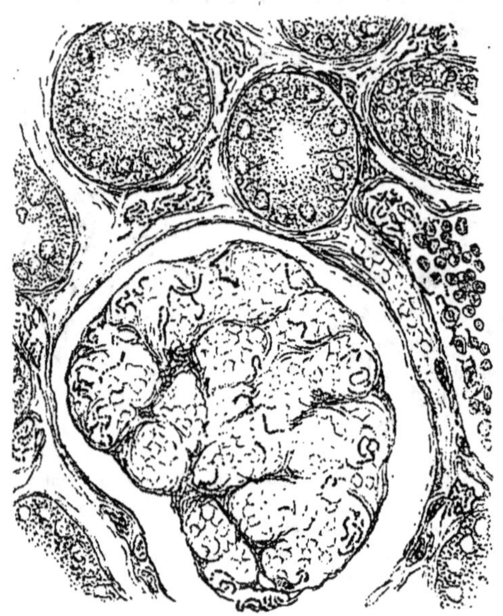

Fig. 40. — Coupe du rein dans la septicémie de Charrin. — Les microbes répandus entre les tubes urinifères et dans l'intérieur d'un glomérule de Malpighi déterminent l'albuminurie.

différents points de l'économie; à la surface des muqueuses; des productions pseudo-membraneuses fort encombrantes, comme dans la diphtérie.

Les troubles anatomiques ont une double origine : tantôt ils tiennent à la présence même des micro-organismes virulents; tantôt à celle de leurs sécrétions. L'édification tuberculeuse semble bien se rattacher à l'action immédiate du microbe, puisque M. Laulanié a démontré l'identité du follicule tuberculeux bacillaire et du tubercule développé autour des larves du strongle des vaisseaux, identité facile à saisir en comparant les figures 39 et 42.

Maintenant rien n'empêche qu'à l'irritation causée par le microbe vienne s'ajouter celle des sécrétions et que toutes deux provoquent des phénomènes hyperplasiques. On sait bien que les cellules d'une lésion ne sont pas nécessairement en contact par leur surface ou leur profondeur avec un microbe.

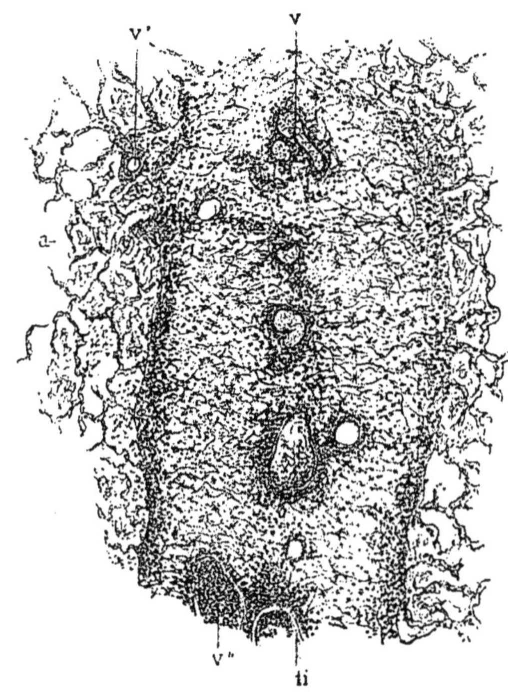

Fig. 41. — Péripneumonie aiguë chez l'homme. — *tt*, tissu interlobulaire du poumon enflammé; *v*, vaisseau rempli de sang; *v''*, vaisseaux lymphatiques; *a*, tissu du poumon dont les alvéoles contiennent de la fibrine.

L'action des produits sécrétés est dissolvante ou inflammatoire. La première s'exerce localement; ainsi les substances fabriquées par le spirille du choléra attaquent vigoureusement et dissolvent l'épithélium intestinal; elle se fait sentir en outre à une distance plus ou moins grande du foyer microbien.

Quant à la seconde, elle détermine une immigration leucocytaire abondante et aboutit à la tuméfaction phlegmoneuse ou à l'abcès.

Les sécrétions du *Pneumobacillus liquefaciens bovis* jouissent, comme nous l'avons montré, de propriétés phlogogènes remar-

quables. Les bouillons de culture de ce bacille, filtrés et injectés dans le tissu conjonctif sous-cutané du bœuf, font naître,
à l'instar d'une culture complète, une tuméfaction inflammatoire, douloureuse, temporaire. Les bouillons doivent cette
aptitude à la présence d'une matière diastasique précipitable
par l'alcool.

Éminemment diffusible, cette diastase passe des foyers microbiens dans les lymphatiques, ensuite dans les vaisseaux
sanguins, de sorte qu'elle est bientôt promenée dans tout l'organisme. Elle ne tarde pas à provoquer le gonflement inflammatoire de presque tous les ganglions lymphatiques. Il ne faudrait pas s'en laisser imposer et déduire de l'extension des lésions à l'extension des microbes. La plupart de ces ganglions n'en
renferment pas.

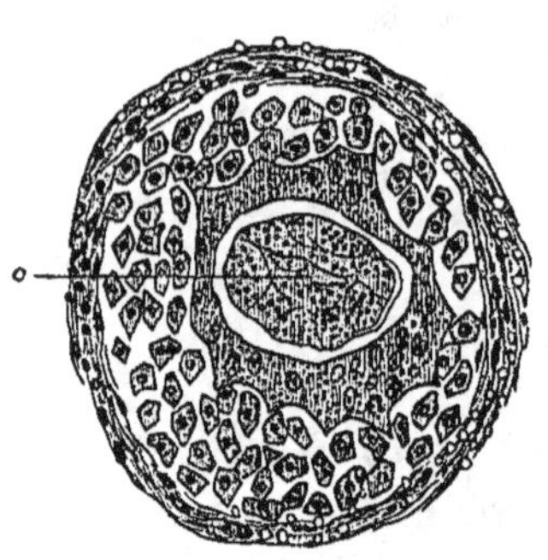

Fig. 42. — Tubercule déterminé
dans le poumon du chien par
l'œuf du *Strongylus vasorum* (Laulanié). — *o*, œuf de strongle contenu dans la cellule géante centrale du tubercule.

Depuis notre travail, plusieurs expérimentateurs, Christmas,
Roux, Eraud, Leber, Scheurlen, Grawitz et Bary, etc., ont trouvé
une substance phlogogène dans les produits solubles de quelques microbes. Elle est proba-
blement sécrétée en plus ou moins grande quantité par tous
les agents virulents dont l'action inflammatoire s'étend loin de
l'accident initial et disparaît rapidement après la destruction
du foyer principal. Effectivement, la promptitude avec laquelle
le gonflement périphérique diminue à la suite de cette opération
démontre bien qu'il est pauvre en microbes.

La matière phlogogène, tantôt entraînée par l'alcool, tantôt
soluble dans ce liquide, exerce une influence curieuse sur la
tonicité des cellules pariétales des vaisseaux capillaires et sur
les nerfs vaso-moteurs : l'exhalation plasmatique et la diapédèse des leucocytes sont accrues ; les globules rouges peuvent
aussi s'épancher en dehors du système circulatoire. De là, les
œdèmes séro-fibrineux pâles ou sanguinolents que nous avons
signalés ; de là même, des abcès.

On conçoit maintenant la genèse des accidents locaux occa-
sionnés par les venins, sans qu'il soit nécessaire de faire inter-
venir des microbes cherchés vainement dans ces dernières années. M. Kaufmann, en se plaçant dans d'excellentes conditions

pour obtenir le venin de la vipère très pur, n'a jamais pu y démontrer, par la culture, la présence d'un micro-organisme. On doit donc attribuer les effets locaux si caractéristiques des morsures venimeuses à des matières solubles phlogogènes sécrétées par les cellules de la glande à venin. L'analogie qui existe entre une cellule et un microbe permet d'établir également une analogie entre les sécrétions; celles du microbe pouvant être phlogogènes, les sécrétions de la cellule glandulaire peuvent parfaitement jouir des mêmes propriétés.

L'analogie entre les venins et les sécrétions microbiennes se poursuit jusque dans l'immunité que possèdent certaines espèces contre les uns et les autres. M. Lortet a remarqué que le cobaye défie le venin de l'abeille ; nous avons observé, de notre côté, que les sécrétions du *Pneumobacillus liquefaciens bovis* sont incapables d'enflammer le tissu conjonctif du cobaye et du chien.

Il est plausible d'admettre que les sécrétions microbiennes qui modifient anatomiquement la région où elles sont introduites, favoriseront ou entraveront l'implantation des microbes dans cette région, et rationnel de croire qu'elles peuvent être suppléées par des substances chimiques ou par des actions mécaniques capables d'altérer les éléments anatomiques. Il faut vraisemblablement expliquer de cette manière l'influence favorable exercée sur l'inoculation du charbon symptomatique par l'acide lactique (Arloing et Cornevin), par la triméthyl-amine (Nocard, Roger), par les produits solubles du *Bacterium Chauvæi* (Roger), par les contusions (Nocard et Roux).

M. Roger a observé que le *Micrococcus prodigiosus* exerce une action favorisante sur les inoculations du charbon symptoma-tique et que cette action dérivait d'une modification générale de l'organisme et non d'un effet local. M. Monti a vu de même les produits du *Proteus vulgaris* exagérer les effets du microcoque de l'érysipèle et de la pneumonie.

Les sécrétions microbiennes étant des matières organiques délicates, une influence physique légère, le chauffage par exemple, peut en modifier les propriétés, de telle sorte que la sé-crétion jouissant d'un effet *favorisant* à l'état normal revêt une propriété plus *favorisante* encore après avoir subi l'action de la chaleur. Nous avons observé avec M. Cornevin un fait singulier qui doit, en attendant mieux, recevoir cette interprétation. Si l'on chauffe la sérosité virulente du charbon symptomatique à des températures graduées, on s'aperçoit qu'à une tempéra-ture assez rapprochée de celle qui détruit la virulence, la séro-sité prend une violence excessive. Il serait illogique de suppo-ser qu'une température si élevée fût éveillante pour l'activité propre du microbe. Il me semble plus rationnel de penser que la température a transformé les matières solubles contenues dans la sérosité et leur a donné des propriétés *favorisantes* eu égard au *Bacterium* du charbon symptomatique.

Quant à la possibilité de suppléer les substances favorisantes, d'origine microbienne, par d'autres substances organiques non microbiennes, elle a été démontrée par Platania qui a fait développer le charbon sur des animaux naturellement réfractaires, comme le chien et la grenouille, en donnant, avec le virus, du curare, de l'alcool ou du chloral. Bujwid aussi a vu que la glycose favorisait l'inoculation du staphylocoque pyogène. Enfin, Wagner a observé que l'antipyrine et le chloral diminuent la résistance de la poule au charbon.

Les lésions matérielles causées par un microbe autour du point d'inoculation sont parfois subordonnées dans une certaine mesure à l'état du système nerveux sympathique. Ainsi, d'après MM. Charrin et Rüffer, les lésions produites par le bacille pyocyanique se développent mieux chez le cobaye lorsque le nerf de la région a été coupé. Tout récemment, M. Roger montrait que si l'on extirpe d'un côté le ganglion sympathique cervical sur un lapin, l'inoculation du microbe de l'érysipèle produit d'abord des effets presque semblables dans les deux oreilles ; puis, à partir du troisième jour, les altérations continuent à évoluer dans l'oreille dont le sympathique est intact, tandis qu'elles guérissent dans l'oreille énervée. En résumé, dit M. Roger, la paralysie vaso-motrice semble d'abord favoriser l'infection, puis ensuite favoriser la guérison ; la paralysie sensitive produit un effet inverse.

L'auteur attribue ce résultat à l'augmentation de la diapédèse après la section du sympathique ; les cellules migratrices, sortant plus facilement des vaisseaux, déblayent plus promptement la région des microbes qui l'envahissent. J'ai constaté que la paralysie des vaisseaux ne suffit pas à prévenir la mort après une inoculation charbonneuse à l'oreille du lapin.

Quelques sécrétions microbiennes, celles du bacille pyocyanique et du vibrion de Metschnikoff, paraissent, au contraire, propres à combattre les effets des substances phlogogènes. MM. Charrin et Gamaléia annonçaient récemment que si l'on injecte dans les veines d'un lapin, de deux en deux heures, 5 à 8 centimètres cubes par kilogramme de culture pyocyanique stérilisée, on supprime les phénomènes inflammatoires consécutifs à l'application d'huile de croton sur les oreilles. Ils ont cherché si les produits solubles du bacille pyocyanique agissent directement sur les vaisseaux ou par l'intermédiaire des nerfs vaso-moteurs et ils ont vu avec M. Gley que ces substances paralysent les agents de la vaso-dilatation.

Au congrès international de médecine tenu à Berlin en 1890, M. Bouchard a beaucoup insisté sur l'influence vaso-motrice des sécrétions microbiennes, parce qu'elle entrave ou favorise la diapédèse des cellules migratrices, c'est-à-dire diminue ou augmente le phagocytisme et, par suite, augmente ou diminue les chances d'infection et la résistance de l'homme ou de l'animal à la pullulation des microbes dans l'organisme. Il fait rentrer dans cette explication l'effet signalé plus haut par Roger et Monti et l'influence du surmenage sur l'éclosion et la marche des maladies virulentes.

§ II. — Troubles physiologiques.

Il est à peine besoin de dire que la gêne matérielle apportée à quelques organes par des lésions d'origine microbienne peuvent amener des troubles fonctionnels. Lors même que ces lésions ne siègent pas dans des organes essentiels à la vie, elles deviennent ordinairement la cause de modifications physiologiques plus ou moins profondes, car les agents virulents qu'elles contiennent fabriquent et émettent des substances toxiques qui se répandent partout, comme s'il s'agissait de virus sans siège fixe.

Nous avons publié sur cette analogie un exemple schématique tant il est convaincant. Introduit dans un organe privé de circulation sanguine et lymphatique par la torsion du pédicule vasculaire, le *Bacillus heminecrobiophilus* provoque une fermentation locale, accompagnée de phénomènes généraux. Les altérations matérielles ne dépassant pas les limites de l'organe anémié, les troubles s'étendent donc à l'économie entière par la diffusion des produits solubles engendrés dans le foyer microbien. Ces produits imbibent les tissus voisins de l'organe altéré, puis ils sont entraînés par les capillaires veineux et lymphatiques de la région circonvoisine. Or nous avons vu qu'il suffisait de pratiquer l'ablation du foyer pour faire cesser les troubles physiologiques comme par enchantement.

Les détails dans lesquels nous allons entrer s'appliquent donc d'une manière générale aux deux formes principales des affections microbiennes.

La fièvre ou l'hypothermie, l'hyperexcitabilité du système nerveux ou la paralysie, l'accélération et l'affaiblissement du

cœur, la dilatation ou le resserrement des vaisseaux, la précipitation ou le ralentissement de la respiration, les hémor-
ragies, l'albuminurie, la diarrhée, l'abattement, le coma, tels
sont les principaux troubles physiologiques révélateurs des
maladies virulentes à une phase ou à l'autre de leur évolution.

Les décrire purement et simplement équivaudrait à reproduire les symptômes des maladies virulentes, tels qu'il sont
tracés dans les ouvrages de pathologie. Le but que nous nous
sommes proposé est différent ; nous tenons à montrer les efforts
déployés par l'expérimentation dans l'étude analytique de ces
troubles pour arriver à la connaissance de leur mécanisme
intime.

a. L'expérimentateur s'est primitivement attaché à provoquer avec des matières d'une virulence parfaitement reconnue
les symptômes complexes des maladies microbiennes.

A notre connaissance, c'est M. Chauveau qui le premier tenta
de reproduire expérimentalement les symptômes généraux
d'une maladie virulente. Pour cela, il transfusa à des moutons
sains une grande quantité de sang emprunté à un animal dont
les vaisseaux étaient peuplés de bacilles charbonneux. Les
sujets présentèrent immédiatement les troubles circulatoires,
respiratoires et nerveux qui caractérisent le sang de rate,
comme s'ils fussent tombés sous le coup d'un empoisonnement
aigu.

Le rôle des bacilles dans l'expérience précédente est fort peu
important ; le dénoûment est légitimement attribuable aux sécrétions des microbes contenus dans le plasma sanguin. Toutefois
la preuve n'en était pas fournie. Aussi, doit-on citer comme un
fait très important l'expérience dans laquelle M. Pasteur détermina, sur la poule, les symptômes cardinaux du choléra des
volailles, en injectant des bouillons filtrés dans lesquels avaient
vécu les agents de cette maladie. Dans la pathogénie des
symptômes, il faut donc attribuer un rôle important aux substances solubles fabriquées par les microbes.

b. Puisque nous venons de parler des recherches de
M. Chauveau sur la production expérimentale des troubles
physiologiques du sang de rate, nous ajouterons quelques mots
sur un point particulier.

On avait fait jouer au *Bacillus anthracis* un rôle spécial dans
le dénoûment fatal des inoculations charbonneuses. On supposait qu'il disputait victorieusement aux cellules et aux fibres
l'oxygène charrié par les globules rouges. M. Chauveau a vu
que le sang d'un mouton expirant sous l'invasion des bacilles
renferme encore une proportion d'oxygène presque normale.

L'analyse physiologique d'une fonction a donc permis de recti-
fier une idée fausse.

Nous avons poursuivi, dans les mêmes intentions, le dosage
de l'acide carbonique exhalé par le cobaye et le rat blanc au
cours de deux maladies mortelles, le charbon causé par un
microbe aérobie, la septicémie gangreneuse, due à un microbe anaérobie. Cette opération nous a permis d'observer que
l'exhalation de l'acide carbonique diminue, dans ces deux
affections, surtout aux derniers moments de la vie. La diminution, dans le charbon, s'établit à partir de l'inoculation, tandis
qu'elle est précédée, dans la septicémie, d'une légère modification de sens inverse. On en jugera par les deux exemples
suivants :

Avant l'inoculation du charbon, un rat rejetait 2572 centimètres cubes d'acide carbonique par kilogramme de poids vif
et par heure. Dans les douze heures qui suivirent l'inoculation,
il n'exhalait que 2561 centimètres cubes ; dans les deux
périodes suivantes, comprenant chacune douze heures,
2236 centimètres cubes et 1682 centimètres cubes. Enfin, dans
le dernier quart d'heure de la vie, 401 centimètres cubes.

Avant l'inoculation de la septicémie, un rat exhalait 2035 centimètres cubes d'acide carbonique par kilogramme et par
heure. Après l'inoculation, dans les douze premières heures, il
rejetait 2118 centimètres cubes ; dans les douze heures suivantes, 1752 centimètres cubes ; enfin, dans la période qui
comprit l'instant de la mort, 537 centimètres cubes.

c. On doit tirer de ces expériences un enseignement intéressant, savoir : que l'hyperthermie ne coïncide pas toujours
avec une augmentation de l'acide carbonique dans l'air expiré.
Par conséquent, l'action hyperthermisante des virus n'est pas
liée constamment à une exagération de la thermogénèse, et
surtout de l'oxydation des substances hydro-carbonées. Il serait
donc important d'approfondir le mécanisme de l'échauffement
pénible et dangereux que présentent les sujets frappés de certaines maladies virulentes. On peut déjà attribuer une part
importante aux nerfs vaso-constricteurs, car, incontestablement, l'émission de la chaleur par les surfaces limitantes a
subi une diminution dans nos propres expériences.

Nous profiterons de l'occasion pour examiner les influences
hyperthermisantes.

MM. Charrin et Rüffer ont observé que la fièvre peut se développer sous l'influence des produits solubles des cultures du
bacille pyocanique absolument privés de tout germe mort ou
vivant. M. Serafini et M. Lucatello ont obtenu le même trouble,

le premier, avec les sécrétions du microbe de Friedlander, le second, avec le microbe de Frænkel. M. Roussy a isolé des cultures d'un microbe une substance dont la composition, encore assez mal définie, provoque si facilement la fièvre, qu'il a proposé de la nommer *pyrétogénine*.

Les sécrétions microbiennes sont donc souvent pyrétogènes. Elles ont cette propriété en commun avec les sécrétions des éléments anatomiques proprement dits si bien étudiés par M. Ar. Gautier. Ainsi M. Bouchard a constaté que les injections de bouillon de viande pur et stérilisé produisent de l'hyperthermie ; M. Roux et M. Gamaléia ont fait la même constatation en se servant des extraits alcooliques de rates saines.

MM. Charrin et Rüffer s'aperçurent que l'influence pyrétogène était à son summum lorsque les cultures du bacille pyocyanique contenant les microbes à l'état de cadavres provoquaient dans l'économie l'activité englobante particulière des phagocytes. Cette observation donnerait une certaine valeur à une hypothèse de M. Gamaléia d'après laquelle les phagocytes engendreraient pendant leur action digestive une substance qui allumerait la fièvre.

L'élévation de la température serait due, dans tous les cas, à une substance soluble, sécrétée directement par les microbes ou par les phagocytes en digestion de microbes. Cette substance exagérerait la thermogénèse par son contact immédiat avec tous les éléments anatomiques ou bien agirait sur les centres nerveux vaso-moteurs, thermiques et modérateurs de la sécrétion sudoripare. Mais il est juste de reconnaître que la plupart de ces assertions sur le mécanisme de l'hyperthermie réclament une démonstration rigoureuse.

d. Nous avons étudié l'influence de plusieurs toxines microbiennes sur la température centrale, et, nous avons vu, règle générale, que les toxines hyperthermisantes commencent par produire un refroidissement passager.

e. Nous en connaissons dont l'effet principal est hypothermisant. L'injection de ces toxines dans les veines détermine habituellement une élévation de la température qui dure peu de temps, et ensuite un refroidissement progressif qui fait baisser le thermomètre de 2 à 3 ou 4 degrés, bien que la mort arrive en une heure ou une heure et demie. Nous citerons comme telles, les sécrétions du vibrion du choléra (Klebs) et celles qu'émet le vibrion septique dans le tissu conjonctif d'un animal ou dans des cultures anaérobies, et celles du *Staphylococcus pyogenes aureus* que MM. Rodet et Courmont ont étudié sous nos yeux.

f. Outre les modificateurs de la calorification, il existe, parmi les sécrétions microbiennes, des produits spéciaux qui déterminent les troubles particuliers à telle ou telle maladie.

Les cultures du choléra produisent des crampes (Klebs).

Nicolaier et Rosenbach ont avancé que le bacille du tétanos sécrétait un poison chimique dont les effets sur le système nerveux rappellent les symptômes classiques de la maladie. Breiger a retiré de ce poison trois substances essentielles : la tétanine, la tétanotoxine et la spasmotoxine. L'accord n'est pas parfait sur la nature de ces substances, mais l'existence d'une toxine est incontestable.

Manfredi et Traversa ont produit des désordres- nerveux remarquables avec les cultures stérilisées du microbe de l'érysipèle. Au début, ce sont des phénomènes d'excitation du système nervo-moteur ; puis des phénomènes de paralysie impliquant l'inhibition fonctionnelle des centres nerveux axiaux, des nerfs et enfin des muscles. La respiration est troublée et le cœur est ralenti. Poussant plus loin l'analyse des accidents nerveux , les auteurs sont parvenus à localiser l'influence néfaste des sécrétions du microbe de l'érysipèle sur les centres encéphaliques et particulièrement sur le bulbe rachidien.

g. Certaines hypersécrétions peuvent tenir à l'influence immédiate de microbes ou à un empoisonnement par leurs produits ou aux deux effets combinés.

Si le microbe évolue dans l'intestin, il détermine la diarrhée par l'action de ses diastases sur l'épithélium intestinal; mais comme une partie des sécrétions est résorbée, ce trouble est encore provoqué par une intoxication des nerfs vaso-moteurs et excito-secrétoires de l'intestin.

Si le virus est localisé dans une autre région, il produit le même résultat, grâce à ses sécrétions. On détermine effectivement la diarrhée par l'injection intraveineuse du sang charbonneux, des cultures filtrées du *Bacillus anthracis*, du *Bac. heminecrobiophilus*, du *Bac. pyocyaneus.*

L'action vaso-dilatatrice est poussée quelquefois très loin, et, quand elle s'associe à une diminution de la tonicité des éléments constitutifs des vaisseaux capillaires, elle peut s'accompagner d'hémorragie.

h. MM. Roux et Yersin ont déterminé des paralysies analogues à celles qui succèdent souvent à la diphtérie avec des cultures filtrées du microbe de Klebs et Löffler.

M. Charrin a eu l'occasion de voir dans les paralysies consécutives- à la maladie du bacille pyocyanique et à l'infection causée par les produits solubles de ce bacille, que les troubles

nerveux sont purement dynamiques. Il lui fut impossible, en
effet, de trouver des lésions dans le système nerveux central,
les nerfs et les muscles des lapins paralysés.

Les recherches de Hoffa sur les sécrétions du *Bacillus anthracis* méritent d'être mentionnées à côté des précédentes.
M. Hoffa a séparé des cultures un alcaloïde dont les effets sont
la somnolence et le coma.

i. Le cœur est souvent impressionné vivement par le contact
des toxines microbiennes avec sa face interne, surtout lorsque
ce contact se produit pour les premières fois.

Nous avons injecté les bouillons de culture du *Bacillus heminecrobiophilus* dans la jugulaire de l'agneau et du chien. Immédiatement après l'injection, le cœur s'est ralenti et la pression
artérielle a baissé considérablement, comme si l'on avait poussé
brusquement une solution de chloral dans le sang. On observa
ensuite une restauration presque complète de la pression. Puis,
à partir de ce moment, les nouvelles injections que l'on poussa
dans la veine, de la même manière, produisirent des effets
immédiats de moins en moins prononcés.

Nous avons obtenu des effets analogues avec le suc pulmonaire chargé des sécrétions du *Pneumobacillus bovis* et avec le
bouillon de culture du *Bacillus anthracis*.

Tantôt, l'excitabilité des nerfs modérateurs du cœur reste
intacte, comme pendant l'intoxication par le *Pneumobacillus* et
l'*heminecrobiophilus*, tantôt elle est fortement diminuée, comme
sous l'influence des toxines du bacille charbonneux.

j. La plupart des virus sécrètent des substances dont le
passage dans le sang provoque une grande accélération de la
respiration. Nous avons obtenu cette modification entrecoupée
de quintes de toux ou de phases d'apnée avec les cultures filtrées du *Bacillus anthracis*, du *Bacillus heminecrobiophilus*
et du *Pneumobacillus bovis*. La plus troublante de ces substances est fournie par le *Pneumobacillus* au sein même des
lésions qu'il engendre dans le poumon du bœuf. A la dose de
4 centimètres cubes, la sérosité retirée par expression d'un poumon malade détermine un état réellement inquiétant sur de
jeunes bouvillons du poids de 220 à 250 kilogrammes; elle a
causé la mort d'un animal pesant seulement 139 kilogrammes.

Ces troubles résultent de l'imprégnation des centres respiratoires et des terminaisons nerveuses excito-réflexes intra-
pulmonaires par les poisons microbiens, car on en obtient quelques-uns par l'introduction directe des bouillons de culture
dans l'épaisseur du poumon presque aussi bien que par l'injection intraveineuse.

La toux dans les maladies infectieuses n'est donc pas toujours le signe d'une localisation des agents virulents dans les voies respiratoires. Elle peut signifier simplement que les produits modificateurs de la respiration sont arrivés au contact des terminaisons des nerfs laryngés ou des filets pulmonaires des nerfs pneumogastriques.

k. Pendant l'évolution naturelle des maladies virulentes, il est bien rare que les troubles de la respiration aient l'intensité des modifications provoquées par l'injection intraveineuse des bouillons de culture; mais il ne faut pas oublier que, dans le premier cas, les matières troublantes sont déversées peu à peu dans les liquides nutritifs et s'y trouvent rarement à dose aussi forte que dans le second cas.

L'accumulation dans le sang des sécrétions du *Bacillus anthracis* augmente l'émission de l'urine. La stase des microbes dans les vaisseaux du rein détermine l'albuminurie; cependant ce trouble grave est causé, dans quelques cas, par l'action répétée des produits solubles sur la glande rénale. On observe les deux sortes d'altérations physiologiques dans le cours ou à la fin de beaucoup de maladies virulentes.

En résumé, l'expérimentation a reproduit presque tous les troubles anatomiques et physiologiques qui caractérisent les maladies virulentes.

Malheureusement ces troubles ne sont pas analysés aussi complètement qu'on pourrait le souhaiter. Mais on sait qu'ils sont à la fois l'œuvre des microbes et de leurs sécrétions. On sait même que l'intoxication par les produits solubles peut créer des altérations organiques longtemps après la disparition des microbes ou tout au moins des symptômes aigus déterminés par leur présence. Il n'est pas jusqu'à la mort qu'on ne puisse imputer aux sécrétions microbiennes. M. Charrin a empoisonné avec les bouillons de culture du bacille pyocyanique; nous avons tué avec ceux du *Bacillus anthracis*, du *Bacillus heminecrobiophilus*, du *Pneumobacillus liquefaciens bovis* et du vibrion septique; M. Manfredi, avec celui du microbe de l'érysipèle; MM. Rodet et Courmont, avec ceux du *Staphylococcus* et du *Streptococcus pyogenes*, etc. Actuellement, je ne connais pas de matière plus toxique que les sécrétions du bacille de la péripneumonie bovine. J'ai constaté que les cultures sont toxiques pour le bœuf à la dose de 0^{gr},064 par kilogramme de poids vif, et la sérosité filtrée des lésions à la dose de 0^{gr},028.

MM. Chamberland et Roux ont observé que l'activité des sécrétions du *Bacillus anthracis* et du *Bacterium Chauvæi* est plus grande quand les microbes évoluent dans un milieu vivant.

Toutefois, il faut se garder d'interprétations exclusives. Si les sécrétions microbiennes peuvent briser à elles seules les grands ressorts de l'organisme, on ne saurait méconnaître que l'encombrement d'organes importants, par les agents pathogènes, que les lésions matérielles, que les susceptibilités nerveuses qu'ils font naître par leur présence, concourent dans une certaine mesure à tuer les malades.

Avant de quitter ce sujet, nous tenons à faire observer que des microbes différents sécrètent des substances toxiques physiologiquement identiques. D'après M. Lesage, la sécrétion du microbe qui habite l'intestin des malades frappés du choléra infantile détermine, comme celle du choléra asiatique, une diarrhée de desquamation, l'algidité et la mort. La toxine se retrouve dans les muscles, le foie et l'urine des animaux rendus cholériques suivant la méthode de M. Koch ou de M. Doyen.

QUATRIÈME PARTIE

LUTTE DE L'ORGANISME CONTRE LES VIRUS
EXTINCTION NATURELLE ET DESTRUCTION ARTIFICIELLE
DE LA VIRULENCE

Étant donné le pouvoir de prolifération étonnant des microbes pathogènes, il semblerait, de prime abord, qu'ils dussent envahir impitoyablement, jusqu'à la mort, l'organisme où ils se sont établis. Le dénoûment fatal est effectivement la règle générale dans quelques maladies, comme la tuberculose, la lèpre, la morve, la rage. Il survient rapidement ou par phases successives plus ou moins éloignées les unes des autres. Mais dans la plupart des affections virulentes, un grand nombre de sujets triomphent du mal. Dans certaines d'entre elles, la mort est même tout à fait exceptionnelle.

Une lutte énergique, quelquefois victorieuse, s'engage donc entre l'organisme et les microbes. Il est intéressant de l'examiner avec quelques détails.

Il importe aussi d'étudier la manière dont la virulence s'éteint autour de nous sous l'influence des causes naturelles, et les moyens artificiels que l'homme peut employer pour venir en aide aux causes naturelles et restreindre la contagion.

CHAPITRE PREMIER

LUTTE DE L'ORGANISME CONTRE LES VIRUS
GUÉRISON DES MALADIES VIRULENTES

L'organisme des malades est capable de mettre un terme à la pullulation des microbes envahisseurs, capable de les détruire, de les rejeter, capable de se débarrasser des sécrétions toxiques que ces hôtes dangereux ont déversées dans les tissus et les humeurs pendant la période d'occupation.

Beaucoup de microbes sont détruits dans l'organisme. Nous avons vu précédemment ce que deviennnent les microbes introduits dans le sang. Metschnikoff et Wyssokowitsch ont constaté qu'ils sont la proie des leucocytes ou des cellules endothéliales des capillaires et qu'ils ne tardent pas à s'accumuler avec les cellules lymphatiques dans le foie, la rate et la moelle des os. Là, ils sont morcelés et digérés par le protoplasma des phagocytes. Des spores de microbes non pathogènes, celles du *Bacillus subtilis*, par exemple, sont. retrouvées parfois dans ces organes, un, deux et trois mois après leur passage dans le torrent circulatoire.

Ceux qui sont injectés dans le tissu conjonctif sont immédiatement assaillis par les cellules migratrices : un grand nombre sont englobés par elles; d'autres sont retenus par les cellules fixes, étoilées des mailles celluleuses ; d'autres encore, par les éléments endothéliaux des vaisseaux ou des espaces lymphatiques, où ils subissent le sort des agents virulents saisis par les phagocytes.

Il n'est pas jusqu'aux microbes producteurs de néoplasies réactionnelles qui ne succombent au sein des lésions qu'ils ont déterminées. Ainsi les bacilles de Koch périssent dans les anciens tubercules.

Les assiégeants éprouvent donc de ce chef des pertes considérables.

Dans les affections microbiennes essentiellement locales et à foyer unique, les premiers phagocytes qui se pressent au-devant des agents virulents pour engager la lutte peuvent être frappés mortellement. Atteints par les diastases des assaillants, ils meurent et dégénèrent, et leurs cadavres se mêlent à ceux des envahisseurs et aux microbes survivants. L'amas qu'ils forment devient une sorte de corps étranger éveillant autour de lui un travail éliminatoire. Les cadavres des combattants et les microbes vivants finissent par se détacher des tissus sains. Tels sont les phénomènes qui se passent dans la furonculose. Ils diffèrent de ceux que nous avons signalés tout d'abord, en ce que la guérison est précédée d'un duel à mort entre les microbes et les éléments d'une toute petite portion de l'économie.

A ce processus, se rattachent, comme des variétés, les modes d'élimination observés au niveau des lésions extérieures des maladies éruptives.

Dans la vaccine et la variole, les microbes sont éliminés de l'organisme avec les éléments mortifiés de l'épiderme et de la couche superficielle du derme cutané. Dans la scarlatine et la rougeole, le derme échappe à l'influence nécrobiogène des microbes et de leurs sécrétions ; tous les accidents évoluent dans l'épaisseur de l'épiderme dont la ·mue est considérablement activée en certains points.

Les épithéliums de revêtement peuvent concourir efficacement à débarrasser l'économie des agents infectieux. Mais il

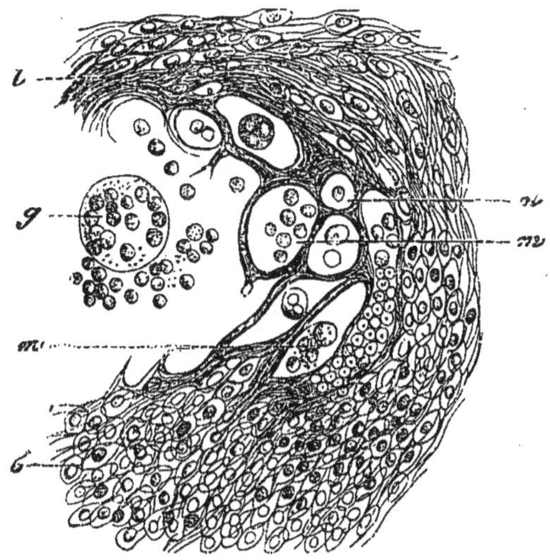

Fig. 43. — Destruction de l'épiderme au niveau d'une pustule variolique. — *b, b,* cellules du corps muqueux ; *m, m,* cavités limitées par des cloisons et contenant des leucocytes et des cellules vésiculeuses ; *n,* cellule vésiculeuse contenant un leucocyte ; *g,* grande cellule vésiculeuse libre dans la cavité centrale de la pustule, renfermant elle-même plusieurs leucocytes et entourée des mêmes éléments en liberté.

faut que ceux-ci s'arrêtent ou soient apportés dans leur couche profonde par les cellules migratrices dont les caractères physiologiques, très remarquables ont été racontés dans un chapitre précédent.

Nous avons déjà dit que les microbes qui voyagent avec le sang, s'arrêtent aisément dans les réseaux capillaires. Ils s'entasseront donc de préférence dans les organes glandulaires dont les réseaux sont fins et compliqués. Pourront-ils profiter de la disposition spéciale et du rôle physiologique de ces organes pour sortir avec la sécrétion? Cela n'est plus douteux aujourd'hui. La virulence du lait dans la tuberculose, de la salive dans la rage, de l'urine, des larmes dans le typhus des bêtes bovines, de la bile dans le charbon symptomatique, etc., etc., témoigne de l'élimination de quelques microbes par les voies d'excrétion des glandes. L'élimination du microbe rabique avec la salive pourrait même commencer trois jours avant l'apparition des symptômes de la maladie chez le chien, d'après MM. Nocard et Roux.

Mais il est raisonnable de se demander si la sortie des micro-organismes par les glandes n'est pas plus accidentelle que naturelle, et si elle est assez abondante pour débarrasser notablement l'économie des microbes qui l'ont assaillie et mériter le nom d'*élimination*. Envisagée sous cet aspect, la question, fixée principalement sur le rein, a été examinée, retournée, discutée par plusieurs auteurs. Elle a été résumée et complétée par M. Berlioz dans une thèse inaugurale entreprise sous les auspices de M. Cornil.

Nous allons donner une idée des points principaux que renferme ce travail.

La présence de microbes dans l'urine au moment de l'émission ne prouve pas qu'ils proviennent du rein. Avant de se prononcer, on doit s'enquérir si les individus n'ont pas reçu d'injections dans les voies urinaires ou si des instruments ou appareils n'ont pas porté des germes dans la vessie ; on doit même s'informer, lorsqu'il s'agit de sujets absolument sains, si l'urine n'entraînait pas habituellement quelques germes introduits antérieurement dans l'urètre de dehors en dedans. Les urologues et les syphiligraphes sont unanimes pour affirmer que ces derniers exemples ne sont pas rares. M. Eraud a constaté, dans notre laboratoire, que certains microbes des voies urinaires de l'homme étaient incapables de végéter dans l'urine, hors de l'organisme, de sorte que leur présence passerait inaperçue si l'on ne prenait pas le soin de répartir l'urine dans du bouillon nutritif où les parasites prolifèrent avec une grande activité.

De la vessie, les microbes peuvent même gagner les reins et pénétrer dans les cellules épithéliales des tubes urinifères. MM. Lépine et G. Roux ont obtenu des lésions rénales en injectant des cultures pures de *Micrococcus ureæ* dans la vessie. Au surplus, l'envahissement ascendant de l'uretère et des reins est démontré par les exemples de *pyélonéphrite* relevés en clinique, à la suite d'affections vésicales.

Il ne suffit donc pas de trouver des micro-organismes dans la vessie, ni même dans les tubes urinifères, pour conclure qu'ils sont éliminés de l'économie.

Les investigations réclament plus d'exactitude et surtout plus de précision.

De 1868 à 1880, Fischer, Recklinghausen, Waldeyer, Klebs, Weigert, Bartels, Leyden, Litten, Kölliker, Birsch-Hirschfeld ont vu des microbes dans les vaisseaux capillaires du rein au cours de maladies infectieuses naturelles ou expérimentales. Ceux-là ne venaient point du dehors.

En 1880, M. Bouchard a établi que dans les maladies infectieuses, à une époque variable dont la durée oscille entre trois et huit jours, les microbes provoquent une *néphrite infectieuse*, de l'albuminurie, et s'éliminent avec l'urine. Ses observations ont porté sur les fièvres typhoïde, puerpérale et herpétique, la rougeole, l'érysipèle de la face, l'angéioleucite érysipélateuse, l'ostéomyélite, l'amygdalite aiguë infectieuse, le pseudo-rhumatisme, la typhlite ulcéreuse, la dysenterie, l'angine diphtéritique, la tuberculose, la bronchite purulente et la rage.

Kannenberg fit ensuite des observations analogues dans des cas de scarlatine, de pneumonie, de fièvre intermittente, de typhus exanthématique et de fièvre récurrente.

Dans ces différentes affections, la présence des microbes coïncide avec celle de l'albumine dans la sécrétion urinaire. Kannenberg a remarqué, en outre, que dans la fièvre récurrente les microbes apparaissent dans l'urine au moment où éclatent les accès et disparaissent lorsque l'accès est passé.

Nous pourrions citer un grand nombre d'auteurs dont les études sur des affections fort diverses ont conduit aux mêmes résultats.

Cependant, malgré le chiffre imposant de ces faits, la démonstration laisse encore à désirer. Si l'on trouve dans le rein, au moment de la mort, le même microbe que l'on a vu dans l'urine, il est fort probable que la glande rénale a été le siège d'une élimination microbienne. Mais la certitude n'est absolue que si l'on provoque par l'inoculation de l'urine ou de ses cultures la maladie infectieuse dont la cause est le microbe observé. Or cette preuve péremptoire a été obtenue par Philippowicz. Il a reproduit la morve par l'inoculation de l'urine d'une femme qui avait succombé à cette affection, et il a trouvé deux fois les bacilles spécifiques dans l'urine de cobayes morveux.

Straus et Chamberland ont également constaté d'une façon certaine le passage des bacilles du charbon à travers les reins, et Charrin, celui du bacille pyocyanique et du bacille d'une septicémie spéciale qu'il a décrite chez le lapin.

Reste à savoir si les microbes sortent par les reins normaux, sans avoir produit préalablement des lésions locales ou une altération de l'épithélium glandulaire et des vaisseaux.

La clinique est peu favorable à cette interprétation, attendu qu'elle a presque toujours observé simultanément l'albuminurie et la présence des microbes dans l'urine ; parfois même, l'albuminurie et les micro-organismes pathogènes étaient accompagnés de globules sanguins dont le passage dans la vessie dénotait une diapédèse excessive ou une déchirure des réseaux capillaires.

Au contraire, l'expérimentation, conformément à l'opinion de Cohnheim, a démontré plusieurs fois que l'élimination peut avoir lieu à travers une glande saine. Cornil et Berlioz ont injecté, dans le sang du lapin, les bacilles de l'infusion de jéquirity ; une heure et demie après, ils ont trouvé les bacilles dans l'urine ; néanmoins, les cellules des tubes urinifères et la cavité des tubes étaient normales. Berlioz, continuant des expériences analogues, a vu passer de la même manière à travers les reins le *Pneumocoque de Frænkel*, celui de *Friedlander* et le *Micrococcus tetragenus*. Finckler et Prior ont fait une constatation semblable avec les microbes du *choléra nostras* et du choléra asiatique ; Kraüse et Passet, avec le *Staphylococcus pyogenes albus ;* Frænkel et Simmonds, avec le bacille de la fièvre typhoïde, à la suite d'une expérience.

Il est bon d'ajouter que Wyssokowitsch, dans une série de recherches faites avec plusieurs microbes, n'a jamais constaté une élimination physiologique ; la présence des microbes dans l'urine était liée à une altération des reins.

De toutes façons, un certain nombre de microbes disparaissent de l'organisme en prenant la voie des glandes. Une légère altération du rein, sous l'influence de la cantharidine, par exemple, favorise notablement l'élimination. Dans les maladies proprement dites, les microbes ou leurs sécrétions modifient la glande et préparent les conditions favorables au passage des agents figurés des virus.

L'élimination par les glandes et les reins en particulier n'entre donc que pour une part assez modeste dans le travail précédant la guérison d'une maladie virulente. Elle entraîne même habituellement un trouble de la sécrétion urinaire qui constituerait une complication assez redoutable, si elle n'était prévue et surveillée.

Il est impossible de supposer que tous les microbes soient détruits par les phagocytes ou rejetés par les voies possibles d'élimination. Comment ceux qui échappent temporairement à la phagocytose ne deviennent-ils pas la souche de générations nouvelles renouvelant indéfiniment la lutte contre les éléments protecteurs de l'organisme? Probablement parce qu'ils végètent péniblement et qu'ils ont perdu une partie de leur virulence. Nous ne manquons pas d'arguments pour étayer ces assertions.

Les recherches de M. Raulin ont démontré que la soustraction d'une substance à peine représentée dans un milieu de culture, ou l'addition d'une minime quantité d'une substance nuisible suffisaient à diminuer ou à supprimer la végétation de l'*Aspergillus*. Cette observation a été corroborée maintes fois par les bactériologues sur des microbes. Elle est donc applicable au fait que nous examinons.

Or les microbes pathogènes ne peuvent vivre et pulluler dans l'organisme qu'en lui empruntant quelques matériaux et en déversant dans ses humeurs les produits de leur nutrition. Le milieu de culture représenté par le malade est à la fois spolié d'éléments utiles et enrichi d'éléments nuisibles à la végétation des agents virulents. Il devient assez impropre à leur multiplication et, de plus, il agit comme un milieu plus ou moins antiseptique sur ceux qui parviennent à végéter malgré les mauvaises conditions qu'ils rencontrent, c'est-à-dire qu'il en amoindrit la virulence. En un mot, les microbes ont affaire à un état particulier des humeurs désigné fort heureusement par M. Bouchard sous le nom d'*état bactéricide*.

Il n'est pas jusqu'à la température élevée accompagnant la période grave des affections virulentes qui ne soit dysgénésique pour les microbes.

Les trois influences précitées concourent donc à l'extinction de la virulence.

Tout dans ce raisonnement n'est pas hypothétique ou analogique. Certains travaux de Chárrin et Roger, Metschnikoff, Gamaléia, cités précédemment, ont montré que les humeurs des animaux vaccinés contre quelques maladies virulentes se prêtaient moins bien aux cultures que le bouillon pur. M. Charrin a encore observé que chez un lapin qui guérit de la maladie pyocyanique, les fonctions chromogène et virulente du microbe s'atténuent spontanément et progressivement.

Évidemment il ne faut pas se presser de généraliser ces notions. Néanmoins il est bien permis de supposer qu'au *fastigium* d'une maladie virulente, le sang et les humeurs commencent à présenter l'état qu'ils offrent chez les animaux artificiellement pourvus de l'immunité.

Ajoutons que la dégénérescence des microbes dans les humeurs de l'organisme, hors de l'intervention des phago-cytes, a été signalée par plusieurs auteurs et notamment par Christmas-Dirkinck.

Après les détails donnés dans le précédent chapitre sur l'ori-gine des troubles physiologiques qui caractérisent telle ou telle affection microbienne, faut-il encore, pour obtenir la gué-rison d'une maladie virulente, que l'organisme parvienne à éli-miner assez rapidement les sécrétions microbiennes pour em-pêcher leur accumulation jusqu'à la dose toxique.

On est conduit à cette conclusion par l'étude expérimentale des bouillons de culture. Se justifie-t-elle en clinique? Oui. Dans l'organisme des malades, comme dans les milieux artifi-ciels de culture, les microbes virulents fabriquent des produits toxiques solubles qui se font jour par la sécrétion urinaire. On doit cette connaissance à M. Bouchard. Il a communiqué, en 1885, à l'Association française pour l'avancement des sciences, des expériences relatives à l'injection d'urine de cholériques chez un animal réfractaire au choléra. Outre la toxicité com-mune à toutes les urines normales, les urines des cholériques possèdent une toxicité spéciale qui cause une série de phéno-mènes morbides nervo-musculaires et intestinaux semblables à ceux du choléra.

Les cultures filtrées du spirille virgule n'ont pas produit de désordres comparables à ceux de l'urine. On peut donc hésiter sur la provenance des matières toxiques de celle-ci. Sont-elles élaborées par le microbe ou par les cellules du cholérique? Sans nier absolument toute participation aux cellules de l'orga-nisme, il est certain que le rôle principal appartient aux mi-crobes. En effet, M. Bouchard, injectant les urines stérilisées des animaux malades de l'infection pyocyanique, a reproduit chez le lapin les paralysies que l'on observe pendant l'évolution de cette maladie et que MM. Charrin et Rüffer ont obtenues par l'usage des cultures filtrées.

Nous savons que MM. Bouchard, Lépine, J. Teissier ont encore cherché et trouvé une matière toxique spéciale, les deux premiers dans l'urine des typhiques le dernier, dans celle des érysipélateux.

Les sécrétions toxiques déversées dans l'organisme sont donc éliminées par les glandes. Il est important que l'élimination contre-balance la production, tant qu'elle est active. A un moment donné, elle l'emportera sur la production et déterminera la guérison à bref délai.

Quelques médications favorisent la sortie régulière des substances toxiques, tandis que d'autres la retardent. Ainsi MM. Weill et Roque ont remarqué que l'urine des typhiques traités par l'antipyrine est moins toxique que celle des sujets traités par les bains froids, tant que dure la médication; mais, aussitôt que l'usage de l'antipyrine est suspendu, l'urine des premiers acquiert une toxicité exceptionnelle.

Somme toute, la guérison d'une maladie infectieuse curable est la résultante d'actions multiples concourant toutes au même but, à la tête desquelles il faut placer la phagocytose, l'état bactéricide des humeurs et les sécrétions glandulaires. Celles-là sont générales. Quant aux autres, leur importance varie suivant les maladies. Il est probable que l'état bactéricide des humeurs qui est comme le premier degré de l'immunité est légère dans les affections récidivantes. Sahli et surtout Hanau pensent, dans ces cas, que la guérison résulte de l'évolution même du microbe qui finit par atteindre une de ses phases naturelles à laquelle la virulence est sur le point de s'éteindre.

Il nous faudrait ajouter ici l'indication des moyens artificiels que le médecin peut ajouter aux ressources de l'organisme pour lutter contre l'action nocive des microbes pathogènes; mais il vaut mieux renvoyer cette question après l'étude de la destruction artificielle des virus hors de l'organisme.

Les causes de la mort découlent de la connaissance du mécanisme de la guérison.

Dans certains cas, le nombre des foyers microbiens est tel que la pullulation des envahisseurs et la fabrication des substances toxiques lassent l'activité des phagocytes et des épithéliums glandulaires.

Si une terminaison fatale se conçoit très bien dans l'hypothèse précédente, il faut une explication particulière pour les maladies qui envahissent peu à peu l'organisme par poussées successives entre lesquelles le sujet paraît revenir à la santé. Force est d'admettre qu'entre les poussées certains microbes résistent à la phagocytose, attendant pour proliférer et constituer de nouveaux foyers que le milieu intérieur ait repris sa composition normale ou soit redevenu propre à la manifestation de leur virulence. Nous avons dit un mot antérieurement sur les conditions qui favorisent, à notre avis, l'extension progressive des bacilles tuberculeux dans un système organique continu, comme le système lymphatique; nous n'insisterons pas de nouveau.

CHAPITRE II

EXTINCTION ET RÉVEIL DES ÉPIDÉMIES

La marche d'une épidémie de quelque gravité se traduit généralement par une courbe dont la partie descendante est plus rapide que la portion ascendante. En langage ordinaire, cette courbe signifie que la contagion, propagée d'abord avec une grande intensité, s'est abattue sur beaucoup de malades en peu de temps, puis s'est brusquement limitée à un petit nombre de sujets.

Théoriquement, il semblerait que le nombre croissant des malades dût entraîner une production et une dissémination plus abondantes de virus et conséquemment une augmentation toujours plus grande des cas nouveaux, de sorte que la marche d'une épidémie devrait être régie par des lois analogues à celles du mouvement sur un plan incliné.

Il y a donc entre les faits et la théorie une sorte de contradiction, frappante surtout dans les épidémies transportées hors du lieu où elles sévissent habituellement, épidémies qui s'éteignent tout à coup après avoir fait rage. Mais, si l'on prend la peine de l'examiner à la lueur des notions acquises sur la physiologie générale des virus, elle cesse d'exister. Les épidémies doivent s'éteindre et s'éteindre rapidement à un moment donné, sans l'intervention de moyens artificiels, parce que les facteurs d'une épidémie, les sujets et les virus se modifient peu à peu forcément et naturellement.

Tous les individus d'une espèce ne possèdent pas le même degré de réceptivité pour un virus déterminé. L'expérimentation démontre qu'on peut les diviser, à ce point de vue, en trois groupes d'une importance inégale : 1° celui des sujets doués d'une grande réceptivité naturelle ; 2° celui des sujets pourvus d'une réceptivité moyenne ; 3° enfin, celui des individus dépourvus ou presque dépourvus de réceptivité. Vers les points de contact, ces trois groupes se confondent par transition insensible.

L'épidémie sévira d'abord sur les sujets du premier groupe où le contage ne rencontre aucun obstacle à se transmettre d'un individu à l'autre. Chaque malade constituant un milieu de culture aussi favorable que possible émettra une grande quantité de virus très actif; on verra donc le nombre des malades augmenter et atteindre rapidement le maximum.

Les individus de réceptivité moyenne qui avaient échappé à la contagion au moment de l'invasion, plongés maintenant dans un milieu plus riche d'un virus plus actif, vont être atteints à leur tour, dans une certaine proportion, bien inférieure toutefois à celle des sujets du premier groupe. L'épidémie entrera dans sa période de déclin, laquelle se prononcera avec une grande rapidité, attendu que la quantité du virus disséminé dans le milieu ambiant diminuera en raison du nombre des malades.

La gravité de l'épidémie suivra une marche analogue, vu que dans cette période elle s'attaque à des sujets de moindre réceptivité.

Le contage finira par se trouver en présence des individus du troisième groupe. Là il ne pourra faire qu'un bien petit nombre de victimes. En effet, ces sujets étaient préparés à la résistance avant l'apparition de l'épidémie; ils le sont encore mieux à la fin, car, vivant dans un milieu virulifère, ils ont probablement subi une ou plusieurs infections légères qui élèvent le degré de leur immunité naturelle.

Ainsi, à n'envisager que les sujets, l'extinction des épidémies se conçoit; elle s'impose, si l'on envisage le *devenir* des agents virulents.

Le nombre et la malignité des agents pathogènes ont une influence énorme sur l'extension d'une épidémie. Il est inutile d'en donner les raisons. Si le nombre et la virulence décroissent à partir du début de l'épidémie, la contagion se restreindra de plus en plus.

Or le nombre diminue incontestablement, à la fin de la période d'augment des épidémies, par la limitation du chiffre des malades. De plus, d'un bout à l'autre des épidémies, une certaine quantité de germes est détruite par les causes extérieures aux malades.

Quant à la virulence des germes à leur sortie des organismes virulifères, elle varie suivant les maladies et suivant les sujets. Tantôt elle s'accroît lorsque les germes passent d'un malade à l'autre; tantôt elle s'affaiblit. Elle finit toujours par diminuer lorsque les germes évoluent dans des organismes d'une faible réceptivité, condition qui se présente fatalement au cours moyen d'une épidémie.

Les virus, après avoir subi une certaine exaltation, traduite par une élévation de la morbidité et de la mortalité, éprouveront donc un amoindrissement graduel en passant à travers les organismes plus ou moins réfractaires.

Les virus sont atteints, en outre, par les causes de destruction que rencontrent les germes quand ils se répandent hors des malades.

A leur émission, les microbes tombent dans l'air ou dans l'eau où ils séjournent plus ou moins avant de contaminer un sujet sain. Dans ces deux milieux, ils perdent de leur virulence.

Règle générale, *tout microbe transporté par l'air* se dessèche. Or la dessiccation détruit rapidement la virulence des micro-organismes éliminés à l'état d'organes de végétation, c'est-à-dire de microcoques, de bacilles et spirilles non sporulés, ou bien la modifie profondément. M. Koch a fait remarquer la fragilité du microbe du choléra dans l'air sec. M. Cornevin a vu disparaître la virulence et la vie du microbe du rouget au bout de quatre jours de dessiccation. Si l'on dessèche une rate charbonneuse, elle ne garde pas sa virulence. Nous avons remarqué que la sérosité du poumon péripneumonique perd les effets si remarquables qu'elle produit dans le tissu conjonctif du bœuf par la simple dessiccation.

Les microbes éliminés à l'état d'organes de conservation ou de reproduction, arthrospores ou endospores, résistent au contraire fort longtemps à la dessiccation. Tels sont les agents de la tuberculose, de la septicémie gangreneuse, du charbon symptomatique qui forment des spores chez les malades, tels sont les bacilles du charbon lorsqu'ils se sont cultivés après la mort du sujet. On peut retrouver la virulence au bout de plusieurs mois et même de plusieurs années dans la sanie desséchée des tumeurs du charbon symptomatique et de la septicémie gazeuse (plus de neuf ans pour cette dernière). La vie persiste parfois étonnamment dans les spores des germes vulgaires de l'atmosphère. Cependant, d'après M. Duclaux, elle ne dépasserait pas vingt ans.

En se promenant dans l'air, les microbes sont pour ainsi dire plongés dans un bain d'oxygène sans cesse renouvelé. L'action de ce gaz serait, pour M. Pasteur et ses élèves, un puissant adjuvant de la dessiccation. Elle modifierait peu à peu le protoplasma, dont la rénovation nutritive est suspendue, par une oxydation lente. L'influence atténuante de l'oxygène a été mise en relief dans des expériences faites avec des cultures achevées en milieu liquide ; mais nous ne connaissons pas d'observations spéciales démontrant la participation de l'oxygène dans la destruction de la virulence chez des microbes soumis à la dessiccation. Toutefois, par extension, il nous coûte peu de l'admettre.

A l'état d'organes de végétation, les *microbes confiés à l'eau* perdent assez rapidement la virulence et la végétabilité. Nous nous sommes déjà étendu sur ce sujet lorsque nous avons traité de la contagion. Nous rappellerons simplement quelques faits. Le *Staphylococcus pyogenes aureus*, le *Micrococcus tetragenus* sont inoffensifs au bout de quelques jours. Le bacille du choléra est tué au bout de trente jours. M. Galtier a remarqué que le virus tuberculeux maintenu dans un courant d'eau est inactif après huit à douze jours ; celui de la morve, entre neuf et vingt jours.

Les bacilles garnis de spores résistent beaucoup plus longtemps à l'action destructive de l'eau. Le *Bacillus anthracis* sporulé est encore susceptible de revivification au bout d'un an.

Certains bacilles, appelés aquatiles pour ce motif, se conservent au contraire fort bien dans l'eau et même y pullulent à la faveur d'une quantité insignifiante de matières organiques. Mais, dans l'état actuel de nos connaissances, la plupart de ces bacilles aquatiles sont négligeables au point de vue médical.

La virulence des microbes s'épuise donc dans l'eau comme dans l'air. Cependant on notera qu'elle disparaît moins vite dans le premier milieu que dans le second. Heureusement une circonstance particulière contribue à amoindrir les chances de contagion pendant la survie des virus déversés dans l'eau : nous voulons parler de la dilution qui écarte les parcelles virulentes et fractionne considérablement les doses capables d'infecter un sujet à un instant donné.

On peut ajouter que les microbes sont accompagnés de matières organiques qui donnent à l'eau stagnante des qualités fermentescibles. Il est vraisemblable qu'un certain nombre d'espèces s'altèrent au contact des fermentations vulgaires qui naissent dans leur véhicule. Ce phénomène intervient très probablement dans l'assainissement spontané des cours d'eau que M. Cazeneuve a envisagé dernièrement dans la *Revue d'hygiène* de M. Vallin.

Qu'ils soient abandonnés à l'air ou à l'eau claire et courante, les microbes sont constamment soumis à l'action atténuante de la lumière.

Tous les bactériologues ont observé que les cultures gardent mieux leur vitalité à l'obscurité qu'à la lumière diffuse. M. Cornevin a vu, avec une certaine précision, que la végétabilité des cultures du microbe du rouget était éteinte au bout de soixante-quinze jours à la lumière diffuse, au bout de cent jours à l'obscurité.

L'action destructive des rayons solaires est incomparablement plus puissante. Ainsi, dans l'air, à sec, M. Duclaux a constaté que les rayons solaires tuent les micro-organismes non sporifères en quelques heures, en deux à quatre jours au plus. Si les bactéries renferment des spores, il faut compter de six semaines à deux mois. Sous le soleil de Naples, d'après M. Pansini, les spores du *Bacillus anthracis* résistent environ trois fois plus longtemps que les bacilles.

Si les microbes sont plongés dans un milieu liquide clair et transparent, le soleil les détruira en un temps bien plus court. A l'état de mycélium, le *Bacillus anthracis* est tué après une à cinq heures d'insolation, suivant l'intensité de la lumière. J'ai établi que dans l'eau distillée et en présence de l'air, douze à quinze heures d'insolation suffisaient à supprimer la végétabilité des spores du *Bacillus anthracis*.

L'addition de substances organiques et salines augmente l'action microbicide de l'eau ensoleillée. Immergées dans du bouillon de bœuf ou de veau, les mêmes spores sont tuées au bout de deux à cinq heures au lieu de douze à quinze heures. M. Roux a supposé que la rapidité de la destruction des spores tient, dans ce cas, à l'altération du bouillon par son contact avec l'air.

Un de nos élèves, M. Gaillard, a fait des observations fort semblables à celles que nous venons de résumer, sur les microbes de l'ostéomyélite infectieuse, de la fièvre typhoïde et sur le *Micrococcus rosaceus*.

M. Pansini a vérifié sous le ciel de Naples ce que nous avions remarqué sous le ciel de Lyon, savoir : que la température des rayons solaires exerce une influence presque insignifiante relativement à celle de l'intensité lumineuse.

Le même expérimentateur a constaté par un procédé élégant que la destruction des microbes insolés est rapide pendant les premières minutes, très lente ultérieurement ; ce qui revient à dire que les rayons solaires agissent sur un nombre considérable de microbes peu résistants associés à un chiffre beaucoup plus faible d'individus très vivaces. Par exemple, telle goutte de culture du *Bacillus anthracis* conservée à l'obscurité donne, incorporée à la gélatine, deux mille cinq cent vingt colonies ;

une goutte de la même culture exposée dix minutes ne donne plus que trois cent soixante colonies; exposée vingt minutes, cent trente colonies; trente minutes, quatre colonies; quarante minutes, trois colonies; une heure dix minutes, zéro colonie.

La lumière est donc un grand purificateur de l'air et des eaux transparentes. Elle agit en raison de son intensité. Par suite, son influence se fera sentir principalement pendant les saisons où l'atmosphère est claire et où le soleil reste longtemps au-dessus de l'horizon; elle variera avec la latitude du lieu.

Associées, les actions directes de l'air, de l'eau et de la lumière entraînent la destruction d'un certain nombre de germes virulents et l'atténuation des autres. Elles atteindront ce double résultat d'autant plus aisément que les germes séjourneront plus longtemps dans les milieux ambiants intermédiaires aux malades et aux sujets contaminables, et qu'elles s'appliqueront à des microbes développés dans des conditions moins favorables, comme à la période de déclin des épidémies.

Nous ne terminerons pas ces considérations relatives à la disparition des microbes virulents sans dire un mot de l'influence du sol. Si les microbes sont en suspension dans l'air, ils tombent vers la terre en vertu de leur propre poids ou bien ils y sont entraînés par les gouttes de pluie qui traversent l'atmosphère. L'humidité habituelle les fixe à la surface du sol. Quant à la pluie, elle les fait pénétrer plus profondément, en un lieu où ils restent, tandis que l'eau purifiée continue sa route pour aller sortir en un autre point.

L'action bienfaisante du sol sur les eaux polluées est aujourd'hui si nettement démontrée que l'on a recours à elle pour retenir et détruire la masse prodigieuse de microbes qui pullulent dans les eaux d'égout des grandes villes.

Par conséquent, les milieux qui nous entourent s'épurent sous l'influence de causes naturelles, et celles-ci ont de moins en moins à s'exercer au fur et à mesure que l'épidémie s'éloigne de sa naissance. On peut légitimement prévoir l'heure où ils ne contiennent que peu de germes ou des germes inactifs. A ce moment, l'épidémie prend fin; la lutte cesse par l'épuisement des assaillants.

Cette conclusion soulève une question subséquente. Puisque les épidémies d'affections autochtones, ou parfaitement acclimatées, s'éteignent par l'épuisement du virus, comment peuvent-elles réapparaître au bout d'un temps variable?

On peut répondre que du virus très actif a probablement été importé d'un foyer éloigné en période d'augment dans un foyer épidémique éteint où, pendant l'accalmie, un certain nombre d'individus ont perdu une partie de leur résistance ou immunité naturelle. Mais l'importation d'un virus actif n'est pas absolument nécessaire au réveil d'une épidémie. Les milieux ambiants se bornent souvent à faire disparaître la virulence d'une partie des germes en laissant subsister leur végétabilité. Ces microbes pathogènes déchus ne se distinguent plus des simples saprophytes. Mais, comme ils ont conservé la vie, des circonstances favorables, présentement inconnues, peuvent rendre tout à coup la virulence à leurs nouvelles générations. On sait que des bacilles charbonneux atténués par le vieillissement ou les antiseptiques, qui n'ont plus de virulence apparente, ni même de végétabilité quand on cherche à les rajeunir dans de vieux bouillons, donnent brusquement des générations virulentes si on les dépose dans d'excellents bouillons frais. Nous avons dit, ailleurs, que M. Chauveau restituait la virulence à des bacilles extrêmement atténués par l'oxygène sous tension, en ajoutant une goutte de sang au milieu de culture. Enfin, lorsque le milieu nutritif reste en apparence identique, la végétabilité longtemps suspendue peut néanmoins se réveiller alors qu'on l'aurait crue à jamais éteinte. Nous avons vu des exemples de reviviscence avec le *Bacillus anthracis*, et tout récemment M. Leroy en signalait un très remarquable avec le microbe de l'érysipèle. Une culture de cet agent sur la gélatine arrêtée à la fin de 1887 reprit une certaine activité au commencement de 1889, sans motif déchiffrable.

Dans la grande épidémie de grippe qui parcourut l'Europe à la fin de l'année 1889 et gagna le nouveau monde, la maladie s'étendit avec une telle rapidité que la contagion d'homme à homme ne suffisait pas à expliquer la généralisation du mal. On se rabattit sur des modification climatériques, qui, elles, ont pu marcher avec la rapidité du vent. Mais il est bien difficile d'accepter l'éclosion d'une maladie semblable en dehors de l'intervention des virus animés. Au surplus, la pratique releva de nombreux cas de contagion. Par conséquent, si la propagation de l'épidémie ne peut s'expliquer par le transport du contage, on est bien forcé d'admettre que ce contage était présent partout autour de nous, et que des changements dans les conditions climatériques ou telluriques l'ont rendu brusquement agressif; ou bien encore que nous portions le germe en nous-mêmes et que nous sommes devenus tout à coup vulnérables à ses atteintes, par suite de modifications générales auxquelles les populations furent soumises sur de nombreuses et vastes surfaces du globe. (Voyez ce que nous avons dit de l'influence des causes générales sur la contagion, p. 162 et seq.)

Nous savons que les adeptes des vieilles doctrines médicales, que ceux qui tremblent sous les menaces du *génie épidémique* triomphent de ces raisonnements semblant dénoncer l'impuissance de la bactériologie et le retour prochain à la spontanéité des maladies virulentes. Leur joie ne nous trouble pas. En acceptant la réalisation, dans la nature, de faits que nous observons dans nos laboratoires, nous sommes conséquents avec nous-mêmes. Il nous reste même un immense avantage sur nos adversaires, car nos hypothèses reposent sur des faits réels et palpables, tandis que leurs conceptions sont purement imaginaires. La microbie a soulevé un coin du voile mystérieux qui cache la vérité. Avec de nouveaux efforts elle parviendra à le déchirer tout entier et elle suivra invariablement sa marche ascendante sans se laisser décourager.

Ajoutons enfin qu'une maladie épidémique peut réapparaître chez un ancien malade imparfaitement guéri, malgré les apparences, et s'étendre ensuite à d'autres sujets. M. Physalix a rencontré des bacilles charbonneux vivants, capables de végéter *in vitro*, dans les cellules des ganglions lymphatiques chez des cobayes inoculés du charbon quatre-vingts jours auparavant. Si pareil fait se présentait dans le cas d'une affection récidivante, il est évident que ces microbes, qui sont comme enkystés, pourraient incessamment quitter leur retraite, pulluler et reproduire la maladie dont ils sont les agents.

Depuis M. Nocard a signalé un exemple où le bacille de la tuberculose a été hébergé par une chèvre pendant cinq ans sans inconvénient, puis a déterminé tout à coup des lésions nombreuses et étendues au moment où l'animal était envahi par une affection parasitaire cutanée.

Rien ne nous empêche de supposer que d'autres causes perturbatrices, affaiblissantes pour l'organisme, puissent réveiller des virus engourdis ; mais nous reconnaissons que cette hypothèse réclame des vérifications sérieuses.

CHAPITRE III

DESTRUCTION ARTIFICIELLE DE LA VIRULENCE
HORS DE L'ORGANISME DES MALADES

On éteint plus promptement une épidémie si l'on vient en
aide aux agents destructeurs naturels de la virulence par l'emploi de moyens artificiels, tels que la chaleur et les antiseptiques.

§ Ier. — DESTRUCTION PAR LA CHALEUR.

Considérations générales. — En étudiant l'influence de la
température sur les végétaux, on constate qu'au-dessous et
au-dessus d'un certain *optimum* la végétation languit, puis se
suspend ; si l'on s'en éloigne davantage, on parvient à un degré
incompatible avec la vie de ces êtres.

On peut donc détruire les agents animés de la virulence, micro-
organismes d'origine végétale, en les soumettant à des températures basses et élevées.

Mais, si des considérations scientifiques nous montrent deux
voies pour atteindre le même but, la pratique nous enseigne à
adopter l'une de préférence à l'autre. En effet, la vitalité des
microbes aux basses températures est d'une ténacité désespérante. Nous avons vu la sérosité virulente du charbon symptomatique se congeler plusieurs fois de suite à une température de — 25 degrés sans perdre son activité. Celli a fait une
observation analogue, à — 20 degrés, sur le virus rabique.

Les plus grands froids qui règnent à la surface du globe sont
incapables de tuer les microbes. On en jugera par l'expérience
suivante faite à Genève, en 1884, par MM. Raoul Pictet et E. Yung.
Ces deux savants résolurent d'étudier l'influence du froid sur
les œufs de plusieurs invertébrés, sur des graines et sur des
végétaux inférieurs. Je leur ai adressé, à cette occasion, des

échantillons de deux microbes, le *Bacillus anthracis* et le *Bacterium Chauvæi*, enfermés dans de petits tubes en verre. Grâce au concours de plusieurs équipes de préparateurs, tous ces objets furent soumis :

1° Pendant vingt-quatre heures, à un froid de — 70 degrés, produit avec de l'acide sulfureux liquide ;

2° Pendant quatre-vingt-quatre heures, à un froid de — 70-76 degrés, produit avec de l'acide carbonique solide, à la pression ordinaire ;

3° Pendant vingt heures, à un froid de — 120-130 degrés, produit avec de l'acide carbonique solide et une certaine dépression.

Les échantillons de *Bacillus anthracis* et de *Bacterium Chauvæi* me furent renvoyés après la réfrigération. J'ai observé, à l'aide de plusieurs essais, que la végétabilité et la virulence de ces deux microbes étaient encore parfaitement conservées.

Comme il est déjà extrêmement difficile de produire ces basses températures, et, à plus forte raison, de les dépasser, il est indiqué de procéder à la destruction des germes virulents par l'emploi de températures supérieures à l'*optima*.

Dans ces conditions, la tâche est infiniment plus commode, car à l'état d'organes de végétation, les microbes ne résistent pas à une température supérieure à + 100 degrés. Sauf de rares exceptions, les microcoques sont tués entre + 50 degrés et + 60 degrés, les bacilles entre + 70 et + 100 degrés.

Si les microbes renferment des spores ou des arthrospores, ils ne sont tués qu'entre + 110 et + 125 degrés.

M. Tyndall a fait ressortir, dans une expérience très curieuse, la différence qui vient d'être signalée. Il a remarqué que *trois heures d'ébullition* consécutives ne stérilisaient pas une infusion de foin dans laquelle plusieurs germes étaient sporulés ou à l'état de spores, tandis que *trois minutes d'ébullition* répétées pendant trois jours consécutifs, une fois par jour, suffisaient à en assurer la conservation. Ce résultat paradoxal tient à ce que, dans l'intervalle des ébullitions, les spores germaient et passaient à l'état de mycélium incomparablement moins résistant à la chaleur que les formes de repos.

Lorsqu'on applique la chaleur à la destruction des virus, il faut tenir compte de la température et de la durée du chauffage.

Nous dirons plus tard qu'une même température modérée imprime à la plupart des virus une atténuation d'autant plus grande qu'elle est appliquée plus longtemps. La durée de la survie chez les animaux inoculés avec ces virus est plus ou moins régulièrement proportionnelle à la durée du chauffage.

A un moment donné, le chauffage imprime aux virus une atténuation vaccinale, c'est-à-dire compatible avec la conservation de la vie. Au delà, l'atténuation est telle que le virus ne jouit même plus de propriétés vaccinantes. On sait, par exemple, qu'en chauffant la bactéridie charbonneuse à 55 degrés pendant plus de dix minutes, on ne peut plus la faire servir de vaccin.

Ainsi en est-il de la destruction. On l'obtient rapidement à l'aide d'une température très élevée ; on l'obtient aussi avec une température relativement moindre appliquée pendant plus longtemps. Dans nos expériences sur le charbon symptomatique, nous avons noté, avec MM. Cornevin et Thomas, que la sérosité fraîche était anéantie au bout de vingt minutes, par une température de 100 degrés ; après deux heures, par une température de 80 degrés ; après deux heures vingt minutes, par une température de 70 degrés.

Cette particularité est loin d'être indifférente à la pratique, car tantôt on a beaucoup de peine à obtenir des températures élevées, tantôt à les faire supporter aux objets soumis à la désinfection. Dans quelques circonstances, on conciliera tout en usant méthodiquement de températures modérées.

Il faut aussi tenir compte de l'état sous lequel se trouve le virus dans les objets à désinfecter. A l'état frais, les virus sporulés sont toujours plus facilement détruits par la chaleur. On devra donc éviter autant que possible de les laisser se dessécher avant les tentatives de désinfection.

Si la dessiccation n'a pu être évitée, on fera sagement d'employer une température supérieure à celle qui tue le virus frais et de l'employer plus longtemps que ne l'indiquent les recherches de laboratoire.

Nous fixerons les idées par un exemple. Nous écrivions plus haut que la sérosité virulente du charbon symptomatique était stérilisée par la température de 100 degrés appliquée pendant vingt minutes ; si la sérosité a été desséchée, puis hydratée avant d'être soumise à l'action de la chaleur, il faut, pour la stériliser, la chauffer à 110 degrés pendant six heures.

On est parfaitement pénétré de ces différences dans tous les laboratoires de bactériologie ; aussi les bouillons, les milieux de culture en général, y sont stérilisés par des températures de 100 à 115 degrés ; les objets en verre, par des températures supérieures à 200 degrés.

Nous avons été des premiers à faire remarquer, dans notre étude sur le charbon symptomatique, que le pouvoir destructeur de la chaleur dépend largement de la nature du corps qui la transmet aux virus. Dans un bain d'air chauffé à 100 degrés, il faut vingt minutes pour stériliser 1 centimètre cube de sérosité virulente du charbon symptomatique; dans un bain d'eau bouillante de même volume, il suffit de deux minutes. A 100 degrés, le pouvoir destructeur de l'eau est donc dix fois plus rapide que celui de l'air. Cela tient évidemment à la capacité calorifique des intermédiaires. La capacité calorifique de l'eau à l'état de vapeur étant moins élevée que celle de l'eau à l'état liquide, l'emploi de la vapeur serait donc moins avantageux que celui de l'eau chaude, si l'on ne pouvait pas compenser et au delà ce désavantage en combinant à l'action de la vapeur celle de la pression qui élève la température au delà de 100 degrés et la rend plus destructive.

Ces considérations générales étant exposées, engageons-nous sur le terrain de la pratique.

Applications. — Les germes virulents émis par les malades sont en suspension dans les excrétions diverses, crachats, urine, fèces, répandus sur les vêtements, les objets de literie ou de pansement, associés à la poussière sur le sol, le parquet, les parois et les meubles des appartements ou en mouvement dans l'atmosphère. Leur destruction par la chaleur sera plus ou moins facile suivant le lieu qu'ils occupent.

Nous ne parlerons pas ici des germes éliminés avec l'urine et les fèces, car, si on les détruit avant qu'ils aillent à la fosse d'aisances ou à l'égout, c'est par d'autres moyens que la chaleur.

Désinfection des crachats. — Quant aux germes contenus dans les crachats, on pense aujourd'hui qu'il vaut mieux les détruire par la chaleur que par les antiseptiques.

On peut garnir les crachoirs de sciure de bois. Lorsqu'ils sont souillés, on brûle leur contenu au feu; puis on les nettoie en les plongeant un instant dans l'eau bouillante.

Comme on a toujours à redouter la dessiccation des crachats sur quelque point des crachoirs, il est préférable de les garnir préalablement d'une certaine quantité d'eau et de les stériliser en bloc avec leur contenu, en les immergeant dans l'eau bouillante, ou mieux dans l'eau chauffée à une température supérieure à celle de l'ébullition.

MM. Geneste et Herscher, qui se sont fait une spécialité des inventions touchant à l'hygiène publique et privée, ont construit un appareil pour la désinfection des crachoirs. Cet appareil peut recevoir plusieurs crachoirs métalliques et une solution de carbonate de soude dont la température est portée à 106 degrés. En vingt minutes, un grand nombre de crachoirs sortent de l'appareil parfaitement stérilisés et nettoyés tout à la fois.

L'invention de MM. Geneste et Herscher rend d'importants services dans les hôpitaux, surtout dans les salles de phtisiques.

Dans les maisons particulières où il y a un malade, on doit s'en inspirer pour la destruction des crachats virulents.

Désinfection du linge, de la literie, etc. — Lorsque le virus est répandu sur des objets de pansement ou des vêtements, la literie et les tissus d'ameublement, deux cas peuvent se présenter : les objets ont une minime valeur, alors il faut les brûler; ils ont un certain prix, alors il importe de les stériliser.

Détruire sûrement et rapidement les microbes en détériorant le moins possible les tissus divers qui les supportent, telles sont les qualités d'un bon procédé de stérilisation. Le meilleur sera celui qui les possédera au plus haut degré.

Les étuves seules réunissent ces conditions, parce qu'on peut y entasser une certaine quantité d'objets et régler la température au degré nécessaire. Mais on doit choisir entre les différents systèmes connus.

Ce que nous avons dit ailleurs des qualités de l'air comme volant de chaleur nous dispense de justifier longuement le dédain que nous professons pour les étuves à air chaud. Nous ne prétendons pas qu'il soit impossible de stériliser du linge et de la literie dans ces étuves; mais l'opération, pour être fructueuse, doit être prolongée, et par conséquent elle menace de détériorer les tissus et d'y fixer d'une manière indélébile les taches faites par les matières excrémentitielles.

On a songé à augmenter l'action destructive de l'air chaud en le saturant de vapeur d'eau. J'ai vu une étuve construite dans ce but à l'hôpital de l'île, à Berne. C'était une petite salle basse, aux murs très épais, tapissée intérieurement par une batterie de tubes métalliques où circulait de la vapeur. Le plancher était constitué par un grillage en bois; il laissait passer un courant d'air chaud saturé de vapeur dont la condensation était prévenue par la batterie de tubes sus-indiquée. La literie et les objets à désinfecter étaient suspendus à mi-hauteur dans l'étuve.

Nous avons appris qu'il ne fallait pas moins de six heures pour stériliser un matelas à l'hôpital de l'île. Ce temps est beaucoup trop long. L'étuve de Berne présente presque tous les inconvénients de l'étuve à air chaud et sec.

A cette étuve fait suite l'étuve à circulation de vapeur à 100 degrés, assez exactement représentée, sauf les dimensions, par le stérilisateur à vapeur de Koch usité dans les laboratoires.

On sait que le stérilisateur est une cavité cylindrique surmontée d'un cône et d'un évent, et entourée d'une enveloppe mauvaise conductrice de la chaleur. A la partie inférieure, une rampe à gaz vaporise de l'eau. La vapeur circule autour ou dans l'épaisseur des objets suspendus dans le stérilisateur et s'échappe par l'évent du sommet.

Budde a remarqué, paraît-il, que dans les étuves de ce genre la température au centre du linge peut s'élever à 104 et 105 degrés, par suite d'un phénomène de condensation, ce qui permettrait d'expliquer leur efficacité sur les spores.

La petite ville de Göttingen a fait construire, sur ce principe, deux étuves pour l'usage municipal : l'une a 70 sur 50 centimètres; l'autre, 1ᵐ,40 sur 80 centimètres. A l'intérieur un dispositif *ad hoc* préserve les objets du contact de la paroi métallique. La plus grande peut recevoir un matelas enroulé.

L'installation et le fonctionnement de ces étuves sont économiques. Le prix de revient est de 180 francs pour la première, 320 francs pour la seconde; le gaz consommé par heure représente 25 centimes pour celle-là, et 60 centimes pour celle-ci. Néanmoins, nous ne saurions les recommander. D'abord, les opérations marchent trop lentement; il faut compter trois quarts d'heure à une heure pour porter l'appareil à 100 degrés, et une à deux heures pour la destruction des germes; total, trois heures pour stériliser une petite masse d'objets. De plus, nous craindrions que la destruction des microbes sporulés ne fût pas absolument certaine, surtout s'ils s'étaient desséchés avant de passer à l'étuve, comme cela arrive d'ordinaire. Enfin, l'évaporation ne suffisant pas à sécher les tissus et surtout les objets de literie sortant de ces appareils, une nouvelle intervention deviendrait nécessaire pour atteindre ce résultat.

Cependant on utilise beaucoup ces étuves à l'étranger où l'on en connaît plusieurs modèles : telles sont les étuves de Thursfield, de O. Schimmel et Cⁱᵉ, de Recke.

Pour détruire plus sûrement les germes à spores, on a utilisé des courants de vapeur surchauffée. M. Ed. Henry a construit pour l'usage domestique ou celui des petits établissements des étuves à désinfection qui atteignent le but que l'on s'est proposé. Elles se composent de deux grandes marmites emboitées, séparées l'une de l'autre par un intervalle que l'on remplit d'eau saturée de sel de cuisine ou additionnée d'une quantité plus ou moins considérable de chlorure de calcium. La marmite centrale reçoit le linge à désinfecter; son axe est occupé par une cheminée, percée de trous à sa base, et dont le sommet dépasse la hauteur de la marmite. L'appareil est fermé par un couvercle à double paroi renversé sur le bain d'eau. Il est chauffé soit par une rampe à gaz, soit par tout autre foyer.

L'eau saturée de sel de cuisine n'entre en ébullition qu'à 107 degrés. La vapeur produite, grâce aux joints d'eau, est obligée de traverser le linge qui remplit l'étuve pour se dégager par la cheminée centrale. Les germes infectieux sont donc forcément soumis à l'action de la vapeur. On estime que l'opération est terminée, lorsque la vapeur sort vivement par le tuyau central depuis une demi-heure.

Si l'on a remplacé le sel de cuisine par du chlorure de calcium, on peut atteindre, selon le degré de concentration, les températures comprises entre 100 et 125 degrés.

L'appareil Henry, en raison de l'inclusion de l'étuve dans le bain vaporisable, assure à peu près complètement la température de la vapeur qui circule à travers les tissus et les matelas. Le dégagement de la vapeur à la partie supérieure permet de compter sur le déplacement de l'air qui remplit au début les fins interstices des tissus ou des masses de laine. Les conditions nécessaires à une sérieuse désinfection sont assez bien réalisées ; mais subsiste toujours l'inconvénient d'un séchage supplémentaire à la sortie de l'étuve, car les objets sont retirés pénétrés de vapeur d'eau.

Si l'on voulait désinfecter par cette méthode de grosses masses d'objets, il faudrait nécessairement disjoindre le générateur de vapeur et l'étuve ; alors, de deux choses l'une : ou bien l'étuve est ouverte et l'appareil se transforme en une étuve à circulation de vapeur à 100 degrés, ou bien l'étuve est close et, dans ce cas, l'air emprisonné dans les objets modère singulièrement l'action de la vapeur. En conséquence, pour une application sur une grande échelle, la vapeur surchauffée sans pression ne donne pas plus de sécurité que les procédés examinés jusqu'à présent.

Reste à ajouter à l'action de la vapeur celle de la pression. Bien appliqué, ce procédé complexe réunit les conditions d'une bonne désinfection : il rend celle-là certaine, rapide et presque sans inconvénient pour la conservation du linge ; en outre, grâce à la température élevée des objets à la sortie de l'étuve, il détermine spontanément et promptement leur dessiccation. Malheureusement, ce procédé partage avec les autres le défaut de fixer les matières colorantes dans les fibres végétales ; aussi faut-il avoir soin de *batillonner* le linge taché avant de le mettre à l'étuve.

MM. Geneste, Herscher et Cie ont construit une étuve pour l'emploi de la vapeur directe sous pression.

Le générateur de vapeur est distinct de l'étuve. Dans les établissements où l'on possède une machine, on peut faire une prise de vapeur sur la chaudière. Par excès. de précaution, le séchage se fait dans l'étuve même, à la suite de la désinfection. Un détail de construction permet d'obtenir ce résultat en peu de temps. Voici d'ailleurs la description sommaire de l'appareil :

L'étuve à désinfection Geneste et Herscher se compose principalement d'un grand cylindre métallique horizontal formant la chambre d'épuration dans. laquelle les objets traités sont exposés directement à l'action de la vapeur. sous pression. Bien que cette pression doive être normalement correspondante à 100 degrés centigrades seulement (environ une demi-atmosphère effective) et soit réglée par une soupape de sûreté

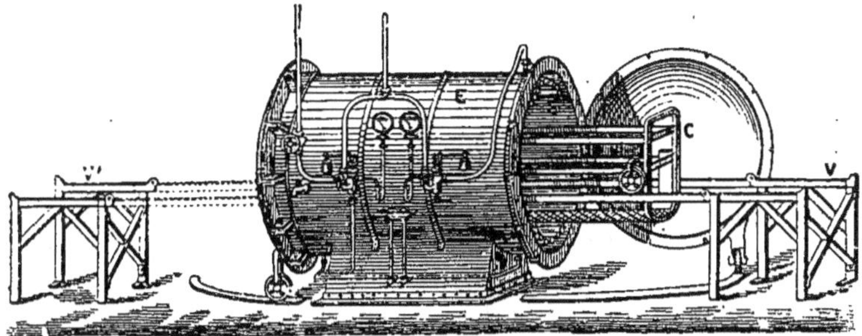

Fig. 44. — Étuve fixe de MM. Geneste, Herscher et Cⁱᵃ, pour la désinfection du linge et de la literie. — E, corps de l'étuve sur lequel on voit les tubes abducteurs pour la vapeur, les manomètres, les purgeurs, etc.; la porte de droite est ouverte ; C, chariot mobile sur lequel on dispose les objets à désinfecter ; il roule sur les rails mobiles *v* et *v'* pour faciliter l'introduction et la sortie des objets.

au maximum de 115 degrés (3/4 de kilogramme), le corps du cylindre est construit en tôle d'une résistance bien supérieure. Ledit cylindre est entouré d'une enveloppe isolante et pourvu d'une porte d'entrée et d'une porte de sortie. Celles-ci sont montées sur simples pivots et se meuvent sur un galet avec une grande facilité : elles ferment au moyen de boulons à bascule d'une. manœuvre rapide et le joint est fait à rainure circulaire avec garniture souple et hermétique.

L'intérieur de l'étuve est muni, à droite et à gauche, d'une voie de roulement sur laquelle se meut un chariot à galets destiné à recevoir les objets à épurer. En avant et en arrière du corps cylindrique, une double voie ferrée permet au chariot de se mettre en position pour le chargement des objets ou leur déchargement.

L'étuve est en. outre pourvue de deux batteries chauffantes

complémentaires dont le rôle est important. L'une de ces batteries, formée d'une rangée de tubes en fer de petit diamètre, est en quelque sorte accolée au plafond de la chambre à désinfection, et elle est doublée d'un écran au-dessus des objets à épurer; la seconde batterie garnit le vide laissé en contre-bas du chariot. Cette dernière est disposée de manière à provoquer le séchage rapide des objets après l'épuration; la batterie haute a surtout pour but d'éviter des chances de taches et de mouillage par la chute de l'eau condensée à la surface intérieure de l'étuve. Ces surfaces chauffantes complémentaires sont desservies par une arrivée de vapeur distincte et indépendante qu'il est bon de porter et de maintenir à la température de 135 à 140 degrés centigrades. Il convient de ne pas dépasser cette limite; cependant, pour simplifier l'opération, lesdites batteries sont construites de manière à supporter accidentellement les plus hautes pressions des chaudières qui les alimentent.

L'appareil désinfecteur est pourvu de deux manomètres, de deux robinets d'entrée de vapeur et d'une soupape de sûreté; lorsque la chaudière est placée dans le même local et est affectée exclusivement au service de l'étuve, on peut supprimer un des manomètres et un des robinets d'entrée de vapeur.

Le chariot, sur lequel on charge les objets à désinfecter, d'une construction légère et solide, est agencé de façon que les matelas puissent être placés verticalement, condition très recommandée. Les traverses-guides qui séparent les matelas sont garnies de bois pour éviter les chances de taches par contact; enfin de simples claies en osier, jetées à volonté sur lesdites traverses-guides, forment des compartiments étagés tout à fait convenables pour recevoir les linges et vêtements.

La désinfection dans l'étuve Geneste et Herscher est simple et rapide. Pour des objets épais, comme des matelas, on l'obtient en quinze à vingt minutes; vingt minutes suffisent pour le séchage; total quarante minutes pour la stérilisation d'un volume considérable de vêtements, de linge et de pièces de literie.

Pendant toute la durée de l'opération, on doit chauffer les batteries additionnelles. La première partie est très utilement coupée par un arrêt de trente à soixante secondes durant lesquelles on ouvre le robinet purgeur, afin de chasser, avec une certaine quantité de vapeur, l'air emprisonné dans les objets à désinfecter.

Le séchage s'effectue dans l'étuve même en entre-bâillant simplement la porte de sortie, après avoir supprimé l'arrivée de la vapeur, excepté dans les batteries additionnelles.

Pour un service important, l'étuve doit être installée de telle sorte que les objets désinfectés ne viennent jamais au contact des objets souillés.

Elle sera placée dans un local clos, propre, muni de fenêtres et divisé en deux compartiments par une cloison pleine.

Les dimensions dudit local seront d'au moins 8^m,50 de longueur sur 5^m,50 de largeur. Pour un service un peu actif, ces dimensions devront être augmentées et, même pour un service ordinaire, il y a commodité et avantage à disposer de 9 mètres de longueur et 6^m,50 de largeur. Une hauteur de 3 mètres suffit au point bas des fermes; on donnera pourtant le plus de hauteur possible à la cheminée de la chaudière.

Dans la cloison divisant le local en deux compartiments, on réserve une ouverture grillagée de quelques décimètres carrés située à environ 1^m,40 au-dessus du sol, ouverture utile pour la communication rapide des avertissements nécessaires au fonctionnement général.

Dans la chambre d'entrée, ou chambre des objets à désinfecter, la porte de l'étuve sort de la cloison d'environ 10 centimètres; cette chambre est munie d'une voie extérieure (v) nécessaire à la manœuvre du chariot. La chambre de sortie, ou chambre des objets épurés, renferme la presque totalité du corps cylindrique de l'étuve, tous les appareils de distribution de vapeur, la chaudière et ses accessoires, ainsi que la voie (v') supportant le chariot à sa sortie de l'étuve.

Le sol du pavillon doit être bien carrelé ou cimenté, de manière à pouvoir être maintenu toujours propre et en bon état.

Des expériences faites à Paris, par les soins de M. Grancher, ont démontré qu'au centre d'un matelas désinfecté dans l'étuve Geneste et Herscher, la température s'élevait à $+$ 115, $+$ 118 et $+$ 120 degrés, et que les virus qu'on y avait placés étaient stérilisés.

L'administration des hospices civils de Lyon, désirant acquérir cette étuve, fit répéter les expériences de Paris par une Commission spéciale dont M. Vinay fut le rapporteur. La Commission eut à examiner le pouvoir stérilisateur de l'étuve et l'influence que le chauffage, à cette température, pouvait exercer sur la conservation du linge, de la literie et des vêtements. J'ai éprouvé le pouvoir stérilisateur de l'appareil en me servant de deux virus desséchés sporulés extrêmement résistants, ceux de la septicémie gangreneuse et du charbon symptomatique. Ces virus ont été répandus sur des échantillons de tissus divers ou inclus dans des pipettes fermées avec un tampon d'ouate, échantillons et pipettes ont été placés soigneusement dans la

profondeur d'un matelas. Ils sont sortis de l'étuve invariablement tués. La partie des expériences relative à la conservation
des objets a donné de très bons résultats. Aussi l'administration
des hospices n'a pas hésité à adopter cette étuve. Aujourd'hui,
non seulement elle l'emploie à la désinfection des objets contaminés, mais elle voudrait s'en servir pour stériliser le coton et
les autres objets de pansement.

Les ministères de la guerre, de la marine et du commerce et
plusieurs grandes administrations publiques font également
usage de la même étuve.

MM. Geneste et Herscher, soucieux de répondre à toutes les
exigences de la pratique, ont créé des étuves mobiles. Le géné-

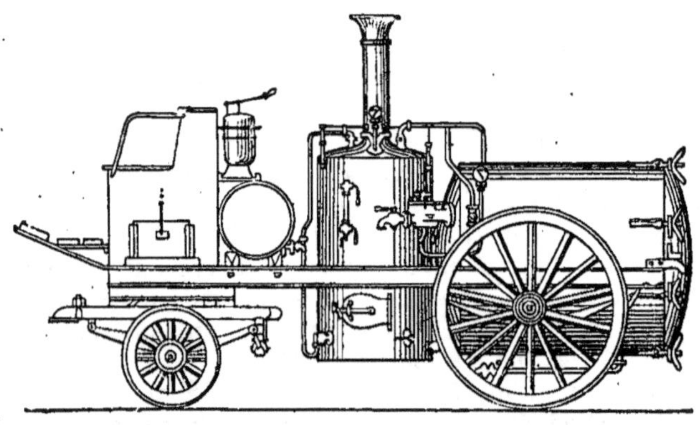

Fig. 45. — Étuve mobile de MM. Geneste et Herscher.

rateur de vapeur, l'étuve et tous les accessoires, sont intelli-
gemment disposés sur des roues, qui permettent de les transporter partout où le besoin surgit, dans les villes ou dans les
campagnes. Au cours de l'année 1889, le département du Rhône,
grâce à l'insistance de son préfet M. Cambon, fit l'acquisition
d'une étuve mobile, qui rendit de réels services dans une cruelle
épidémie de diphtérie et qui en rend actuellement dans tous les
cas de maladie infectieuse qui se présentent à Lyon et aux
environs.

Désinfection des appartements. — Nous avons dit précédemment que les germes émis par les malades sont encore associés
à la poussière sur le sol, le parquet, les parois et les meubles
des appartements ou dans l'atmosphère. Pour les détruire dans
ces situations diverses, il est difficile d'employer la chaleur,

il vaut mieux recourir aux lavages ou aux pulvérisations antiseptiques et aux fumigations de même nature. En Allemagne,
on emploie aussi les frictions avec la mie de pain pour enlever
les microbes qui peuvent être fixés sur les tapisseries.

M. Redard a conseillé un jet de vapeur surchauffé pour la
désinfection des wagons à bestiaux. Son système serait difficilement applicable dans les appartements; mais on pourrait s'en
servir avantageusement pour désinfecter les wagons où on
évacue des malades, les cabines et les entreponts des navires,
en cas d'épidémie à bord (1).

§ II. — DESTRUCTION PAR LES ANTISEPTIQUES.

On pourrait croire que cette question soit toute faite et que
nous allions présenter des solutions catégoriques. Malheureusement, la destruction des microbes par les antiseptiques, malgré
sa simplicité apparente, est entourée de nombreuses difficultés.
Il s'agit, en effet, de détruire des agents infectieux, dont la vitalité varie autant que les conditions où ils se trouvent placés.
Par conséquent, tel antiseptique qui se montrera efficace
contre une espèce ne le sera plus contre une autre; bien plus,
efficace contre une espèce sous un certain état, il peut se montrer insuffisant contre la même espèce sous un état différent.

Comme l'empirisme a été jusqu'à ce jour presque le seul
guide dans la recherche, le choix et l'étude des antiseptiques, il
en résulte que nous possédons une longue suite de notions inco-
ordonnées sur ce sujet. D'aucuns penseront que nous n'avons
guère mieux à souhaiter, au point de vue pratique, car un
moment viendra où il ne restera plus qu'à choisir la meilleure
dans une collection de recettes. Mais, si l'on examine attentivement les résultats des nombreux travaux qui ont été faits sur
les antiseptiques, les nombreux mécomptes auxquels on est
exposé dans les applications, on reste convaincu, avec M. Duclaux, que le progrès ne peut venir que d'une étude rigoureuse
et scientifique, c'est-à-dire de la détermination des conditions qui
président à la destruction des germes infectieux sous leurs divers
états, par les différentes substances réputées antiseptiques.

Nous démontrerons que l'on a eu souvent le tort de généraliser les conséquences d'un fait particulier avec l'aveuglement
de l'empirisme. Il faut distinguer. Généralement l'eau éteint fort

____

(1) Pour plus de détails, voyez le livre de M. Vinay : *Manuel d'asepsie*, etc.,
1890.

bien les incendies ; pourtant, on sait que ce n'est pas le meilleur moyen de limiter les dangers du pétrole enflammé. La science nous apprend la cause et l'importance de ces distinctions.

Quoi qu'il en soit, nous ne devons pas regretter les efforts que l'on a dépensés. D'abord, parce que la marche vicieuse que nous signalons est dans l'ordre naturel des choses ; on citerait difficilement une question qui n'ait pas traversé une phase empirique avant d'arriver à la phase scientifique ; ensuite, parce qu'ils nous ont procuré la connaissance de distinctions utiles et le sentiment que le secours nous viendra de la science.

Naturellement, les lignes suivantes refléteront les desiderata exprimés précédemment ; en attendant mieux, nous nous efforcerons d'utiliser le moins mal possible les notions un peu confuses que nous avons acquises.

Définition, détermination et classement des antiseptiques. — Pour l'hygiéniste qui s'occupe de désinfection, l'antiseptique est une substance capable de détruire les microbes et leurs germes. Mais hâtons-nous de dire que cette définition est trop rigoureuse. Un antiseptique, comme Schimer le fait remarquer, atteint son but quand il empêche simplement l'action pathogène des microbes. Nous appellerons donc antiseptiques tous les agents qui mettent les microbes hors d'état de nuire à la santé de l'homme et des animaux.

Les propriétés antiseptiques des corps sont quelquefois révélées par la composition chimique. Les corps coagulants et oxydants, solubles ou gazeux, sont généralement de bons antiseptiques. Toutefois, il faut éviter de confondre les désinfectants véritables, c'est-à-dire les destructeurs des microbes, avec les *désodorants* ou les destructeurs des matières volatiles dont le dégagement est lié souvent à la présence des microbes.

Si la composition chimique permet de soupçonner des qualités antiseptiques, les notions les plus sûres ont été fournies par l'expérimentation.

On a mesuré la puissance des antiseptiques par comparaison, en suivant l'une des cinq méthodes générales que nous allons indiquer :

1° M. Miquel a associé les antiseptiques à un milieu putrescible, peuplé naturellement de germes divers et indéterminés ;

2° M. Jalan de la Croix les a fait agir sur des substances où les germes étaient déjà en voie d'évolution ;

3° On les a ajoutés à un bouillon stérilisé, en même temps qu'on y déposait une semence donnée.

Dans ces trois procédés, la valeur des antiseptiques est inversement proportionnelle à la dose nécessaire pour empêcher la pullulation ou arrêter l'évolution des microbes ;

4° On les a versés en quantité connue dans une culture achevée, puis, au bout d'un temps variable, on a transporté une goutte de culture, à titre de semence, dans un milieu nutritif ;

5° Enfin, on les a ajoutés à une culture achevée ou à une humeur virulente, puis, après un contact plus ou moins prolongé, on a éprouvé l'activité des microbes par des inoculations.

Dans ces deux derniers procédés, la puissance d'un antiseptique est inversement proportionnelle à la dose de cet agent et à la durée du contact.

Les deux premiers procédés ont été plus usités sur le terrain de l'histoire naturelle que sur celui de la médecine ; cependant ils ont fourni des résultats dont l'hygiène bénéficie et bénéficiera, à la condition de ne pas les transporter sans examen dans ce nouveau domaine.

M. Miquel a divisé les antiseptiques en six groupes, d'après la dose nécessaire à stériliser un litre de bouillon de bœuf neutralisé. Il distingue :

DEGRÉS D'ANTISEPSIE	DOSES EFFICACES	
	gr.	gr.
1° Des substances éminemment antiseptiques......	0,01 à	0,10
2° — très fortement —	0,10 à	1,00
3° — fortement —	1,00 à	5,00
4° — modérément —	5,00 à	20,00
5° — faiblement —	20,00 à	100,00
6° — très faiblement —	100,00 à	300,00

Si nous choisissons quelques exemples, nous citerons : dans le premier groupe, l'*eau oxygénée*, le *bichlorure de mercure*, le *nitrate d'argent* ; dans le second, l'*iode*, le *brome*, le *sulfate de cuivre* ; dans le troisième, le *bichromate de potasse*, le *chloroforme*, le *chlorure de zinc*, l'*acide phénique*, le *permanganate de potasse*, l'*alun*, le *tanin* ; dans le quatrième, l'*acide arsénieux*, l'*acide borique*, l'*hydrate de chloral*, le *salicylate de soude*, le *sulfate de fer* ; dans le cinquième, le *borate de soude*, l'*alcool* ; dans le sixième, l'*arséniate de potasse*, l'*iodure de potassium*, le *sel marin*, la *glycérine*.

M. Jalan de la Croix a également dressé un tableau où les substances antiseptiques sont rangées d'après leurs aptitudes. Mais il a soin de distinguer pour chacune : 1° *les doses qui empêchent ou n'empêchent pas le développement des micro-organismes ;* 2° *celles qui arrêtent ou n'arrêtent pas le déve-*

loppement des germes quand il est établi ; 3° celles qui stérilisent ou ne stérilisent pas une semence.

Les indications de ce tableau ne concordent pas exactement avec celles de M. Miquel. Les divergences se conçoivent. Les deux auteurs agissent sur des ensemencements naturels, c'est-à-dire sur des espèces qui existent dans un cas et n'existent pas dans un autre. De plus, ils ignorent l'état sous lequel se présentent les microbes. Enfin, ils opèrent à la température ambiante, conséquemment à une température variable.

Le classement de M. Jalan de la Croix est encore exposé à ne pas être toujours semblable à lui-même, lorsqu'il porte sur les substances capables d'arrêter les fermentations commencées. En effet, la réaction du milieu fermentescible atténuera ou supprimera l'action de certains antiseptiques en les neutralisant ou en les décomposant plus ou moins. L'expérience a démontré que les sels sont généralement moins antiseptiques que les acides.

La méthode qui consiste à déposer simultanément un antiseptique et une espèce microbienne donnée dans un milieu nutritif est passible d'un grave reproche. L'antiseptique peut se borner à enlever les qualités nutritives du milieu sans toucher à la vitalité de la semence. On est alors dupe d'une apparence trompeuse.

On en dira autant de celles qui font agir l'antiseptique sur une culture pure et qui éprouvent ultérieurement l'effet destructif par l'ensemencement ou l'inoculation, à moins que l'épreuve n'ait été pratiquée avec de grandes précautions. Si l'on prélève une parcelle du mélange pour la déposer purement et simplement dans un milieu nutritif ou dans un organisme vivant, on emporte avec les microbes une petite quantité d'antiseptique qui gêne leur développement. Aussi faut-il avoir soin de se débarrasser de l'antiseptique par un lavage soigné, tel que l'ont indiqué Yersin, Koch et Geppert. Afin de procéder à l'imprégnation et au lavage avec plus de sûreté, M. Koch a conseillé de tremper un fil de soie dans une culture et de le faire passer ensuite successivement dans un bain antiseptique et dans un bain de lavage qu'on renouvelle plusieurs fois. M. Geppert a montré, dans des expériences très délicates, la difficulté que l'on rencontre à débarrasser exactement les microbes des antiseptiques puissants avec lesquels on les a maintenus en contact.

L'oubli de ces précautions fausse profondément les résultats. Après un lavage insuffisant, on peut croire que les spores charbonneuses sont tuées par sept minutes de contact avec une solution de sublimé à 1 pour 1000, tandis qu'en réalité ce résultat n'est obtenu qu'au bout d'une heure, terme moyen. Si l'on mesure la puissance antiseptique du sublimé corrosif par la durée du contact nécessaire à l'anéantissement de la spore, on est donc exposé à lui attribuer une activité neuf fois plus grande que l'activité réelle.

Un expérimentateur aurait-il observé scrupuleusement, dans l'étude de quelques antiseptiques sur certains microbes, toutes les précautions que nous avons fait entrevoir, que nous ne saurions nous flatter de posséder un classement capable de nous guider infailliblement dans tous les cas de l'hygiène pratique !

Sans doute, tous les corps ou toutes les substances réputées antiseptiques attaquent bien la vitalité et la virulence de tous les microbes infectieux ; mais on s'exposerait à de graves surprises si l'on s'imaginait qu'ils les attaquent tous avec le même succès.

Par exemple, l'eau oxygénée, le chlorure de zinc, l'acide salicylique, l'alcool sont jugés, à peu de chose près, inefficaces sur le *Streptococcus septicus puerperalis;* l'acide salicylique tue, au contraire, fort bien le microbe du charbon symptomatique. L'essence de térébenthine presque sans effet sur ce dernier détruit aisément le *Bacillus anthracis.* La glycérine, l'alcool, le borax neutralisent le virus du rouget du porc, mais sont incapables, dans le même temps, d'amoindrir visiblement les virus du sang de rate et du charbon symptomatique. Les émanations d'hydrogène sulfuré agissent énergiquement sur le *Bacillus typhosus,* fort peu sur le *Bacillus anthracis,* nullement sur le *Bacterium Chauvæi.* L'action de l'acide sulfureux, en fumigations, sur les deux virus de la septicémie gangreneuse et du charbon symptomatique est tellement tranchée que nous l'avons employée, avec MM. Cornevin et Thomas, pour obtenir le second virus à l'état de pureté dans les cas où il était mélangé accidentellement au premier.

Comment oser prétendre, en face de telles variétés, à un bon classement général des antiseptiques? Mieux vaut proclamer qu'il n'y a pas d'antiseptiques universels auxquels le médecin puisse recourir dans tous les cas, les yeux fermés, et que l'avenir réclame la détermination d'antiseptiques spéciaux.

Il faudra donc dresser un tableau pour chaque maladie où le médecin puisera, suivant les circonstances et suivant les indications, en tenant compte des états frais ou secs, mycéliens ou sporulés sous lesquels se rencontrent les virus. Cette dernière précaution est indispensable, car le pouvoir destructeur des antiseptiques est mis plus ou moins en échec par quelques-uns de ces états. Ainsi, l'acide oxalique, le permanganate de potasse, le chlore, le sulfure de carbone, détruisent l'activité de la sérosité virulente fraîche du charbon symptomatique et ne détruisent pas celle de la sérosité desséchée ; l'acide phénique tue le mycélium du *Bacillus anthracis* en solution à 0,25 et à 0,50 pour 100 et ne tue les spores qu'en solution à 5 pour 100. L'acide sulfurique à 1 pour 100 tue les bacilles du charbon en quinze minutes, tandis qu'il met plus de dix jours pour en tuer les spores.

En résumant quelques notions obtenues jusqu'à ce jour par les expérimentateurs, sur les conditions qui permettent, favorisent ou entravent l'action des désinfectants, nous donnerons une idée de l'œuvre accomplie et du chemin qui reste à parcourir pour arriver à l'ère des données rigoureusement scientifiques.

Conditions qui permettent, favorisent ou entravent l'action des antiseptiques. — Le contact intime avec les microbes est indispensable pour assurer l'effet destructeur des antiseptiques.

Pour les antiseptiques solides et liquides, la propriété d'entrer en solution ou en émulsion dans le véhicule des agents virulents garantit l'intimité du contact. Pour les gaz et les vapeurs, l'existence de l'une ou de l'autre de ces propriétés est également nécessaire si les microbes sont associés à des liquides. Si les virus sont desséchés sur des corps solides, ou se trouvent en suspension dans l'atmosphère, les gaz et les vapeurs, grâce à leur expansibilité, les atteignent directement et les modifient autant qu'il est en leur pouvoir.

A ce propos, nous nous arrêterons un instant sur le *modus operandi* des essences dont quelques-unes sont de puissants antiseptiques.

Depuis plusieurs années, on connaissait les propriétés microbicides des essences de térébenthine, de thym et d'eucalyptus. En 1887, M. Chamberland a examiné le pouvoir antiseptique de cent quatorze essences. Son manuel opératoire consistait à placer dans un tube Pasteur double, en U, d'un côté du bouillon ensemencé, de l'autre, l'essence soumise à l'épreuve. Les vapeurs dégagées par l'essence venaient librement au contact de la surface du bouillon de culture. Cent quatre essences sur cent quatorze ont stérilisé les semis. Sur ce chiffre, vingt-sept ont donné lieu à un léger précipité ; les autres se dissolvaient dans le bouillon. Les essences qui ont paru douées de la plus grande activité étaient les essences d'angélique, de cannelle, de géranium et de vespetro.

Dans ces conditions, la stérilité des cultures tenait à une altération passagère des milieux et de la semence, et non à une destruction de celle-ci, car, si l'on volatilisait l'essence qui s'était introduite dans le bouillon, la végétation s'établissait tout à coup.

Il était permis d'espérer qu'en rendant le contact des essences avec les microbes plus intime, on réussirait à détruire les germes. M. Chamberland a obtenu cette intimité de contact à l'aide de la saponification préalable. Il a vu, alors, le pouvoir antiseptique des essences sus-indiquées devenir égal à celui du sulfate de cuivre.

L'acide thymique mérite une mention particulière. Dans une expérience faite avec une série d'antiseptiques sur le *Bacillus anthracis*, M. Chamberland a placé l'acide thymique *après* le bichlorure de mercure et le nitrate d'argent et *avant* le sulfate de fer, le sulfate de quinine, le bichromate de potasse, le chromate de soude et le chlorure de zinc.

MM. Cadéac et Meunier ont assuré l'intimité du contact par un autre procédé : ils plongent un fil de platine flambé dans une culture ; lorsque les microbes se sont séchés à sa surface, ils l'immergent un temps variable dans telle ou telle essence ; ils laissent évaporer cette dernière, puis transportent les microbes sur un milieu nutritif.

Leurs nombreuses expériences ont confirmé à peu près tous les résultats obtenus par M. Chamberland. Ils ont vérifié la puissante activité des essences de cannelle, activité déjà connue des anciens, puisque les Égyptiens accordaient une large place aux diverses cannelles dans la préparation des momies.

M. Onimus a remarqué que l'action antiseptique des essences était considérablement augmentée par l'évaporation sur la mousse de platine incandescente. Il a pensé que sous cet état les essences exerceraient plus efficacement leur influence heureuse dans le traitement local de la phtisie pulmonaire.

Pendant longtemps, les expérimentateurs se sont préoccupés du choix de l'antiseptique, de son degré de concentration, et ont à peine examiné la durée du contact de l'agent destructeur avec l'agent virulent. Pourtant ce dernier point est aussi important dans la désinfection par les antiseptiques que dans la désinfection par la chaleur.

Les gens du monde se figurent qu'il suffit d'un jet de vapeurs antiseptiques, d'un coup d'éponge donné avec une solution phéniquée pour que la virulence des microbes soit anéantie.

Il est urgent de les détromper, par des exemples bien choisis. Le *Bacterium* du charbon symptomatique est l'un des agents infectieux les plus résistants que nous connaissions, cela est vrai ; mais il faut de huit à quarante-huit heures de contact entre

la sérosité virulente fraîche et les solutions antiseptiques, mélangées à parties égales, pour détruire son activité. Si l'on fait agir
les vapeurs de thymol et d'eucalyptol sur le virus sec, on
s'aperçoit que la virulence est à peu près intacte au bout de
quarante-huit heures, seulement atténuée au bout de soixante-
dix, et détruite passé cent heures (Arloing, Cornevin et Thomas).
Beaucoup de virus sont moins résistants ; néanmoins, il ne
suffit pas de leur *montrer* les antiseptiques pour les anéantir.
L'usage rapide d'une solution antiseptique équivaut à un simple
entraînement mécanique. Le virus est déplacé, mais il n'est pas
détruit.

L'expérience personnelle que nous avons acquise à l'égard
du charbon symptomatique, de la septicémie gangreneuse et de
la septicémie puerpérale nous a mis en garde contre les résultats
trop optimistes signalés par MM. Gærtner et Plagge. Opérant
sur une douzaine de microbes, ces auteurs auraient vu que le
sublimé corrosif à 1 pour 1000 et l'acide phénique à 3 pour 100
les détruisent par un contact de huit secondes, et l'acide phénique à 2 pour 100, par un contact de trente à quarante-cinq
secondes. Il est à peine besoin de dire que ces résultats tombent sous le coup de la critique de Koch et de Geppert que nous
avons indiquée précédemment. Si on les acceptait avec confi-
fiance, on s'abuserait étrangement.

Deux de nos élèves, M. Courboulès et M. Truchot, ont démontré que la chaleur est un adjuvant des antiseptiques. Le
premier a vu que les solutions d'acide phénique à 1 et 2 pour 100
modifient à peine l'activité du virus de la septicémie gangreneuse, à la température moyenne de + 15 degrés, tandis
qu'elles la détruisent en six heures à la température de
+ 36 degrés.

Le second a remarqué que l'acide borique à 4 pour 100 tue
le virus de la septicémie puerpérale en une heure, à la température de + 42 degrés à + 52 degrés, alors qu'il le laisse
presque intact au bout de plusieurs jours, à une température ordinaire. M. Ch. Richet a fait des observations analogues.

On pourra donc, étant donné un antiseptique, suppléer à la
dose par addition de la chaleur, et, réciproquement, suppléer à
un abaissement de la température par la concentration de la
substance antiseptique. Il est facile de prévoir les applications
possibles de ces connaissances. Si, dans une grande opération
de désinfection, on éprouvait de la peine à se servir d'une haute
température, on atteindrait probablement le but en ajoutant à
la température moyenne dont on dispose l'action de vapeurs
antiseptiques. Si l'on avait à redouter les effets toxiques d'une

substance dans la désinfection de la surface ou d'une cavité superficielle du corps, on diminuerait le titre de la solution antiseptique et l'on augmenterait son pouvoir destructeur en élevant sa température autant que le permet la susceptibilité de l'organisme.

Il n'est pas jusqu'au mode d'application des antiseptiques qui ne puisse en favoriser les effets. Il résulte de recherches faites en Allemagne que des pulvérisations vigoureuses dirigées sur des corps souillés de virus valent mieux que des lotions. MM. Geneste et Herscher ont construit à cet effet de grands pulvérisateurs pour projeter des solutions de sublimé contre les murailles des habitations infectées. Après ce genre d'opération, généralement, on laisse sécher les vapeurs antiseptiques; puis, au bout de quelques heures, on entraîne le dépôt qui s'est formé à la suite de l'évaporation par un bon lavage avec une solution de carbonate de soude. Ce procédé nous semble logique pour désinfecter les murailles, la surface des solides; mais les pulvérisations sont illusoires pour désinfecter l'atmosphère.

Les dissolvants *favorisent* ou *entravent* l'action des antiseptiques. M. Laplace a vu que l'on augmentait beaucoup l'effet microbicide des solutions de sublimé et d'acide phénique en les acidifiant par l'acide chlorhydrique ou l'acide sulfurique.

Ajoutons que M. Frænkel a constaté que la valeur antiseptique des mélanges d'acide phénique et d'acide sulfurique variait suivant qu'ils étaient préparés à froid ou à chaud. Le mélange à froid employé à la dose de 3 pour 100 a paru neuf fois plus actif que le mélange préparé à chaud.

Au contraire, M. Koch a noté que l'acide phénique en solution alcoolique ne tue plus les virus à spores. Nous avons vérifié cette assertion sur le virus du charbon symptomatique.

On peut en dire autant parfois des véhicules ou des matières organiques qui accompagnent les microbes. Pour de rares antiseptiques, le véhicule des microbes réalise les conditions indispensables au développement du'pouvoir destructeur; tel est le cas de l'iodoforme. Ce corps est fixe et insoluble dans l'eau, et pourtant peu d'antiseptiques jouissent d'une plus grande réputation en chirurgie. D'où vient cette contradiction entre les résultats de la pratique et les déductions théoriques?

Règle générale, l'iodoforme, mélangé à du bouillon ensemencé, n'empêche pas la végétation des microbes. Mais de Ruyter, Sattler et Neisser, qui ont expérimenté avec un grand nombre de microbes, ont remarqué que la plupart de ceux que l'on cultive au contact de l'iodoforme sont au moins affaiblis; celui du choléra finit même par succomber. L'iodoforme manifeste donc quelque valeur antiseptique dans un milieu où il paraît insoluble. Il est probable qu'il se montrerait réellement efficace, s'il entrait en dissolution dans le véhicule des microbes. En effet, si on le dissout dans une solution éthéro-alcoolique ou dans une matière grasse, il devient antiseptique. Or il n'est pas douteux qu'il rencontrera des substances grasses dans les plaies. Mais il rencontrera en outre du pus et des substances organiques sécrétées par les microbes de la putréfaction. De Ruyter a constaté que ces matières décomposent l'iodoforme et mettent en liberté une certaine quantité d'iode dont les propriétés antiseptiques sont très efficaces.

Inversement, le véhicule des microbes ou les microbes mêmes nuisent parfois au développement de l'action antiseptique.

Vantée par P. Bert et M. Miquel comme un microbicide puissant, l'eau oxygénée s'était montrée sans valeur dans d'autres mains. Nous avions vu, notamment, qu'elle était incapable de détruire le virus du charbon symptomatique. M. Desmoulins a repris, dans notre laboratoire, l'examen de l'eau oxygénée. Il a constaté qu'à la dose de 1/6ᵉ, elle rend le bouillon impropre à la végétation du *Bacillus anthracis* et du *Staphylococcus pyogenes aureus*, qu'ajoutée à une culture achevée elle stérilise entièrement celui-là, tandis qu'elle laisse subsister la végétabilité et la virulence de celui-ci. M. Desmoulins a observé qu'une eau oxygénée titrant 12 était à peine décomposée par son contact avec une culture de *Bacillus anthracis*, alors qu'elle était rapidement dissociée en arrivant dans la culture de *Staphylococcus*. L'auteur a conclu que l'eau oxygénée, pour être efficace, doit se conserver intacte en présence des microbes. Il fut alors conduit à chercher la cause de la décomposition dans la culture de *Staphylococcus*. Puisque l'eau oxygénée se conserve dans le bouillon normal, la décomposition se rattache à la présence du microbe ou à celle des produits sécrétés par ce dernier. Mais les produits solubles, séparés par filtration, décomposent en partie seulement l'eau oxygénée. Le rôle principal revient donc aux microbes, rôle qu'ils perdent s'ils sont tués par la chaleur à 100 degrés ou par le contact de l'acide cyanhydrique.

On peut inférer des expériences de M. Desmoulins que l'eau oxygénée est un antiseptique illusoire dans la plupart des cas de la pratique chirurgicale, car elle rencontre presque toujours dans les plaies ou sur les surfaces saignantes les causes déterminantes de sa décomposition. Tout au plus agit-elle comme topique excitant. L'engouement dont elle a été l'objet à un moment donné n'est donc pas justifié.

Nous rapprocherons des influences qui entravent l'action des antiseptiques, l'accoutumance des microbes aux effets des désinfectants, lorsqu'ils n'ont pas été soumis d'emblée à une dose capable de les tuer.

Entrevu par Bucholtz en 1875, ce curieux phénomène a suggéré à M. Kossiakoff un travail intéressant qu'il a exécuté en 1887, sous la direction de M. Duclaux. M. Kossiakoff a expérimenté avec le borate de soude, l'acide borique, le bichlorure de mercure, et quatre microbes, le *Bacillus anthracis*, le *Bacillus subtilis*, le *Tyrothrix scaber* et le *Tyrothrix tenuis*. Il a commencé par faire des cultures types de ces microbes dans du bouillon normal, puis des cultures plus ou moins modifiées dans du bouillon additionné de doses croissantes des antiseptiques sus-indiqués, jusqu'à refus de végétation. Puis, il a mesuré le degré de susceptibilité des microbes types et modifiés en déterminant comparativement la quantité d'antiseptiques qu'il fallait ajouter au bouillon pour empêcher la végétation des uns et des autres. Il a observé qu'il fallait ajouter au bouillon 1/250ᵉ de borate de soude pour empêcher le développement du *Bacillus anthracis* normal, et 1/143ᵉ pour s'opposer à celui du bacille accoutumé à cette substance, et ainsi de suite pour les quatre microbes et les trois substances. Au surplus, nous allons reproduire le tableau publié par l'auteur.

PROPORTIONS D'ANTISEPTIQUES NÉCESSAIRES

POUR EMPÊCHER LE DÉVELOPPEMENT DES MICROBES NEUFS ET DES MICROBES ACCOUTUMÉS

MICROBES	NEUFS	ACCOUTUMÉS
BORATE DE SOUDE		
Bacillus anthracis............................	1 : 250	1 : 143
Tyrothrix scaber............................	1 : 91	1 : 66
Bacillus subtilis............................	1 : 91	1 : 55
Tyrothrix tenuis............................	1 : 62	1 : 48
ACIDE BORIQUE		
Bacillus anthracis............................	1 : 167	1 : 125
Tyrothrix scaber............................	1 : 125	1 : 100
Bacillus subtilis............................	1 : 111	1 : 91
Tyrothrix tenuis............................	1 : 111	1 : 91
BICHLORURE DE MERCURE		
Bacillus anthracis............................	1 : 20.000	1 : 14.000
Tyrothrix scaber............................	1 : 16.000	1 : 12.000
Bacillus subtilis............................	1 : 14.000	1 : 10.000
Tyrothrix tenuis............................	1 : 10.000	1 : 6.000

D'après ces tableaux, les microbes gagnent en résistance au contact d'une dose insuffisante d'antiseptique. Ce fait permettra sans doute d'expliquer certaines irrégularités de l'action des microbicides.

Le travail de M. Kossiakoff est incontestablement très curieux ; mais il ne nous dit pas si les microbes accoutumés à un antiseptique le seraient pour d'autres substances du même genre. Ce point vaut la peine d'être étudié.

Modes d'action des antiseptiques. — Si, à l'exemple de M. Schnirer, on se borne à voir dans les antiseptiques des substances capables d'empêcher, dans le corps de l'homme et des animaux, l'effet pathogène des microbes qui interviennent dans les maladies, l'action des antiseptiques peut s'envisager de deux manières : tantôt comme un obstacle au développement et à la multiplication des microbes, tantôt comme une entrave à la production des sécrétions microbiennes qui, dans un grand nombre de cas, sont la cause prédominante des troubles caractéristiques des maladies infectieuses.

Il est inutile d'insister sur le premier mode, tant il est simple. Nous rappellerons seulement que les antiseptiques sont capables de modifier profondément la morphologie des microbes, quand ils ne suspendent pas leur évolution.

On avait observé des déviations du type morphologique de quelques espèces, à l'occasion de plusieurs influences agissant à la façon des antiseptiques : absence d'oxygène (Toussaint), chaleur, air comprimé (Chauveau, Wosnessensky), lumière (Arloing). MM. Charrin et Guignard ont appelé l'attention, en 1887, sur les formes variées, souvent méconnaissables pour un observateur non averti, que revêt le *Bacillus pyocyaneus* en présence des antiseptiques (voy. fig. 15 et 16). Wasserzug vérifia et étendit les observations des auteurs précédents au *Micrococcus prodigiosus*. Cultivé dans du bouillon acidulé par l'acide tartrique, le *M. prodigiosus* affecte la forme bacillaire et mesure de 2 à 5 µ jusqu'à 30 et 40 µ. Bien plus, par une longue série de cultures, il revêt définitivement cette forme nouvelle, et, dès lors, devient morphologiquement méconnaissable. MM. Chamberland et Roux ont remarqué depuis longtemps que le *Bacillus anthracis* ne développe pas de spores dans le bouillon additionné de bichromate de potasse. Ces bacilles asporogènes sont privés de leur caractéristique essentielle ; en outre, ils sont d'une grande fragilité aux causes de destruction, entre autres, au vieillissement.

Faut-il attacher plus d'importance au second mode ? Nous

ne connaissons pas d'expériences spéciales établissant que les antiseptiques suppriment les *sécrétions toxiques* des microbes pathogènes ou neutralisent plus ou moins les effets de ces sécrétions quand ils n'ont pas pu en empêcher la production. Mais il existe des faits d'ordre très voisin qui nous autorisent à conclure affirmativement.

Par exemple, Wasserzug a montré, en 1887, que des antiseptiques empêchent la production et l'excrétion de la substance chromogène par le bacille pyocyanique. Ainsi le sel marin qui tue ce bacille, dans le bouillon, à la dose de 6 à 7 pour 100, arrête le passage de la pyocyanine dans le milieu ambiant à la dose de 5 pour 100; le sublimé qui tue à 1,10 pour 100, arrête la sécrétion à la dose de 0,85 pour 100; l'acide phénique qui tue à 14 pour 100, supprime la sécrétion à 9 pour 100. La production est également supprimée, car le chloroforme n'extrait plus de matière colorante du protoplasma des microbes.

Ajoutons que MM. Duclaux, Kjeldahl, A. Petit, Bourquelot, ont vu les antiseptiques diminuer bien souvent l'action des diastases, substances qui sont, comme les poisons microbiens, des produits sécrétés par des cellules vivantes. M. Duclaux a appelé ces substances *paralysants des diastases.* Le *sublimé* affaiblit la présure, la sucrase, l'amylase et la pepsine; le *borax* agit de la même manière sur la présure, la sucrase et la pepsine; le *nitrate d'argent,* sur la présure et la sucrase; le *sulfate de quinine,* l'*alcool,* les *essences diverses,* sur la sucrase, etc.

Il ne nous est pas défendu de transporter ces données sur le terrain de la pathologie; car, outre la similitude d'origine entre les diastases et les sécrétions toxiques microbiennes, les microbes pathogènes produisent de vraies diastases dont l'action dans les processus morbides est plus importante qu'on ne l'admet généralement. Mais, pour conclure avec certitude, il importe d'entreprendre et de mener à bien des expériences particulières sur les bouillons de culture de plusieurs microbes pathogènes.

Applications. — Il y a donc encore beaucoup d'études à faire pour doter l'hygiène publique et la médecine des connaissances nécessaires à l'application sûre et rationnelle des antiseptiques.

Cependant il est impossible de rester dans l'inaction en attendant que la science ait mis entre nos mains des armes irréprochables. Je qualifie de la sorte les moyens qui atteignent le but sans exposer à des dangers ou à des dépenses inutiles. Il faut se résigner, en l'absence d'indications très précises, à aller au delà des besoins nécessaires pour ne pas s'exposer à rester en deçà.

On sait que le sublimé corrosif est le roi des antiseptiques. Pourquoi ne pas recourir à lui, lorsque l'expérience ne nous aura pas fait connaître un antiseptique moins violent et néanmoins bien approprié à la résistance du virus que l'on se propose de détruire? Par exemple, Jæger a vanté dernièrement les merveilleux effets des laits de chaux sur le bacille de la fièvre typhoïde. Si cette découverte se confirme, il est incontestable que l'on fera sagement de désinfecter tous les véhicules suspects de propriétés typhogènes, avec un lait de chaux, bien que cette substance ne jouisse pas d'une grande réputation parmi les antiseptiques généraux.

En résumé, au fur et à mesure que nous apprendrons à connaître des antiseptiques spéciaux et les meilleures conditions pour développer leurs effets, nous les emploierons avec autant de confiance que de certitude. Tant que ces découvertes se feront attendre, nous utiliserons les substances les plus actives, en nous inspirant, dans leur choix, de considérations économiques et hygiéniques, dans leur usage, des notions que nous possédons déjà sur la biologie des microbes.

Les traités sur la désinfection, notamment celui de M. E. Vallin, donnent de précieux conseils que les personnes intéressées feront bien de mettre à profit.

Quant à nous, convaincu que l'éclectisme, en matière de désinfection, est forcément encore à l'ordre du jour, nous pensons que l'on ne doit pas reculer devant l'association de procédés divers pour s'assurer les bénéfices d'une bonne désinfection.

Le lecteur comprendra parfaitement ma doctrine actuelle, s'il veut bien jeter les yeux sur l'instruction suivante préparée par une commission du Conseil d'hygiène publique et de salubrité du Rhône dont j'eus l'honneur d'être le rapporteur :

MOYENS DE DÉSINFECTION

A EMPLOYER CONTRE LES MALADIES TRANSMISSIBLES OU ÉPIDÉMIQUES

Instruction adoptée par le Conseil d'hygiène publique
et de salubrité du département du Rhône.

I. *Précautions à prendre par l'entourage des malades.* — Les personnes qui soignent les malades auront des vêtements spéciaux qu'elles quitteront : 1° au moment de sortir dans la rue; 2° pendant la durée des repas; 3° lorsqu'elles devront se trouver en contact avec les personnes bien portantes de la maison.

Elles se laveront les mains fréquemment, surtout avant le repas, avec du savon et une grande quantité d'eau renouvelée plusieurs fois.

II. *Désinfection des ustensiles qui servent aux malades.* — Les tasses, bols, assiettes, cuillers, etc., dont les malades se sont servis, seront rigoureusement nettoyés à l'eau bouillante, et l'on veillera à ce qu'ils ne soient pas utilisés par d'autres personnes.

Les restes d'aliments laissés par les malades ne doivent jamais être consommés par les personnes en bonne santé.

III. *Désinfection des matières rendues par les malades.* — Les vomissements et les selles seront immédiatement mélangés à un verre d'une solution acidulée de sulfate de cuivre (eau, 100 grammes ; sulfate de cuivre, 2 grammes ; acide sulfurique ordinaire, 4 grammes), puis jetés dans les cabinets. Les vases où ces matières ont été reçues seront, en outre, rincés aussitôt : d'abord avec un second verre de solution acidulée de sulfate de cuivre, puis avec une grande quantité d'eau ordinaire.

A la campagne, les matières seront enfouies dans le sol, après désinfection, loin des cours d'eau, des sources ou des puits qui servent à l'alimentation ou à des usages domestiques.

Si les matières ont été répandues sur le parquet, elles seront absorbées avec de la sciure de bois que l'on fera brûler aussitôt. La tache sera lavée avec une éponge ou un torchon imprégnés d'eau phéniquée à 2 pour 100. Ces objets seront ensuite projetés dans un baquet d'eau phéniquée, dont il sera question bientôt.

Si les matières ont souillé les draps de lit, des serviettes ou des mouchoirs, on plongera ces objets le plus tôt possible dans l'eau phéniquée et on les traitera comme les autres pièces de linge (voy. ci-après).

IV. *Désinfection du linge dans le cours de la maladie.* — Le linge de corps, les serviettes, les mouchoirs, les draps de lit, seront désinfectés dans la maison avant d'être soumis au blanchissage.

Pour cela, aussitôt qu'ils auront cessé de servir, qu'ils soient souillés ou non souillés, on commencera par les plonger pendant une *demi-journée* au moins dans un baquet ou cuveau rempli d'eau phéniquée à 2 pour 100 ; on les sortira de ce liquide, on les tordra légèrement, puis on les maintiendra pendant vingt minutes ou une demi-heure dans l'eau réellement bouillante ; ensuite on les soumettra à la lessive sur place, ou bien on les livrera au blanchisseur.

Il est très important de savoir que les matières quelconques rendues par le malade ne doivent jamais se dessécher sur les pièces de linge qui les ont reçues.

Si la chose est possible, on remplacera avantageusement l'ébullition dans l'eau par un passage à l'étuve à désinfection.

La solution phéniquée ainsi employée sera versée dans les cabinets d'aisances, jamais dans les dégorgeoirs des cabinets de toilette ou des éviers.

Les linges et autres objets de pansement de peu de valeur seront brûlés ; dans le cas contraire, ils seront désinfectés de la même manière que le linge de corps.

V. *Désinfection des habits, de la literie, des tapis et des tentures à la fin de la maladie.* — Les habits des malades et des garde-malades, la literie (couvertures, matelas, oreillers), et les tapis et les rideaux de la pièce dans laquelle la maladie a évolué, seront enveloppés dans des draps humectés d'eau simple ou phéniquée et portés dans l'étuve à désinfection, où ils subiront, pendant vingt minutes, l'action de la vapeur d'eau sous pression.

Ces objets ne seront remis en place qu'après la désinfection du logement.

On traitera de la même manière les hardes et chiffons, alors même qu'ils devraient être donnés ou vendus.

VI. *Désinfection des meubles et de la chambre du malade.* — Cette opération comprend plusieurs temps qui seront toujours exécutés dans l'ordre suivant :

1° Humecter uniformément le carrelage ou le parquet avec de l'eau ordinaire ;

2° Essuyer soigneusement le plafond, les murs ou la tapisserie avec un linge légèrement humecté, afin d'entraîner et de fixer les poussières ;

3° Imprégner fortement les meubles d'une minime valeur, tels que berceaux en bois et en fer, chaises ordinaires, etc., etc., avec une solution de sublimé à 1 pour 1000 (eau, 1000 grammes ; sublimé, 1 gramme).

L'intérieur des tables de nuit devra toujours être traité ainsi ;

4° Pour les meubles plus importants, tels que les lits et les sommiers, introduire de la solution de sublimé dans les joints, comme s'il s'agissait de la destruction des punaises, et essuyer les surfaces cirées ou vernies avec un tampon imprégné d'huile ;

5° Battre, puis frotter avec une brosse trempée dans la solution de sublimé, la surface des sièges garnis de tissus divers ;

6° Laver et brosser le parquet ou le carrelage de la chambre, les boiseries ou les murailles, jusqu'à la hauteur de 2 mètres, avec des balais et des éponges emmanchées trempés dans la solution de sublimé (1) ;

7° Deux heures après, au minimum, on procédera à un lavage abondant, à l'aide d'éponges emmanchées, mouillées cette fois avec une solution alcaline (eau, 1000 grammes ; carbonate ou cristaux de soude du commerce, 10 grammes).

En même temps, on lavera largement, avec la solution alcaline, les meubles d'une minime valeur qui ont été préalablement imprégnés avec la solution de sublimé ;

8° Absorber l'excès de liquide ; ventiler fortement, afin d'amener une dessiccation assez rapide des parois et du parquet de la chambre.

Les mesures précédentes doivent donner une sécurité suffisante.

Cependant, dans les cas où les pièces à désinfecter peuvent être évacuées pendant quarante-huit heures, on fera bien de compléter la désinfection de la chambre et du mobilier qu'elle contient par une fumigation à l'acide *sulfureux*.

---

(1) Si l'on avait affaire à un appartement dont la décoration est luxueuse, on se contenterait de pulvérisations antiseptiques sur les parois et les tentures suivies d'un battage ou d'un brossage après dessiccation complète.

Pour cela, et avant la dessiccation, on dispose au milieu de la chambre une bassine en fer battu, dans laquelle on place de la fleur de soufre à raison de 15 à 20 grammes par mètre cube de l'espace à désinfecter. Pour éviter les dangers d'incendie, on place le récipient contenant le soufre au centre de bassines en fer ou de baquets contenant une couche de 5 à 6 centimètres d'eau. On bouche la cheminée et l'on colle des bandes de papier sur toutes les fissures qui permettraient aux vapeurs de s'échapper. On enduit de graisse les objets en métal qui ne peuvent pas être enlevés. On arrose le soufre d'un peu d'alcool et on l'enflamme. On ferme la porte de la pièce et l'on colle extérieurement des bandes de papier sur les joints. Le gaz acide sulfureux se dégage et on le maintient emprisonné pendant douze heures au moins. Le lendemain, la chambre est largement aérée. On peut la réhabiter dès que l'on ne perçoit plus l'acide sulfureux qui, d'ordinaire, cause des picotements aux yeux et à la gorge, c'est-à-dire environ vingt-quatre heures après le commencement de l'aération.

Enfin, quand on le pourra, on fera bien de remplacer le papier de la tapisserie ou de faire, suivant le cas, badigeonner ou peindre les murs à nouveau.

Cette instruction a été adoptée par M. Cambon, préfet du Rhône, pour servir de guide aux familles frappées par des affections contagieuses et à l'équipe organisée par les soins du département, en vue de procéder à la désinfection des locaux et des objets mobiliers dans les appartements occupés par des malades.

CHAPITRE IV

Nous n'oserions pas proclamer que l'extériorité de l'agent des maladies virulentes et infectieuses soit universelle, mais nous affirmons qu'elle constitue la règle générale. Il a été dit longuement que des influences physiques, que des corps divers sont capables de détruire cet agent ou de le modifier de façon à l'empêcher de nuire. Dès lors, on peut concevoir l'espérance de préserver les parties superficielles de l'organisme ou les régions profondes ouvertes par le chirurgien de l'abord des microbes ou bien de détruire les microbes dans ces points s'ils s'y étaient préalablement établis, à l'aide de moyens appropriés.

Les mémorables travaux de M. Pasteur sur la panspermie, résumés au commencement de ce livre, ont éveillé dans l'esprit de quelques chirurgiens l'idée de protéger les plaies contre les germes de l'atmosphère. De cette idée, naquirent le pansement ouaté de M. Alphonse Guérin et le pansement antiseptique de M. Lister. Le premier, simple cuirasse filtrante, empêchait aux microbes de l'air de venir coloniser dans les tissus, après l'opération. Le second, non seulement arrêtait les germes, grâce à son impénétrabilité, mais, de plus, n'en apportait pas au moment de son application, attendu que ses pièces constituantes avaient été préalablement désinfectées. Effrayé par les germes de l'atmosphère, M. Lister entreprit même de détruire ceux-ci dans l'air où baigne l'opéré en y pulvérisant une solution d'acide phénique ; tentative louable, logique à l'époque où elle fut conçue, mais bien illusoire aujourd'hui. Nous savons, en effet, que ces pulvérisations ne sont pas efficacement microbicides. Elles s'attaquent à un ennemi plus fort qu'elles et nous donnent une fausse sécurité. Il faut même se demander si, par une condensation inévitable, elles n'entraînent pas sur la plaie un nombre de microbes plus grand que celui qui tomberait spontanément d'une atmosphère sèche.

C'est, sans doute, pour préserver plus sûrement les plaies que Volkmann avait pris le parti d'opérer sous une douche de liquide antiseptique; pratique peu suivie, car elle a paru nuisible à la cicatrisation.

Pendant plusieurs années, il était seulement rationnel d'attribuer aux microbes extérieurs les complications des plaies chirurgicales; actuellement, il serait impossible de prétendre le contraire, puisque la bactériologie a découvert des microbes pyogènes et septiques. Si l'on est assez heureux pour empêcher à ces germes spéciaux d'aborder les tissus entamés par le bistouri de l'opérateur, ceux-ci, obéissant sans entrave à leur plasticité physiologique, marchent vers une prompte cicatrisation. Mais on est persuadé qu'il est plus urgent de se défendre contre les germes déposés sur les corps solides que contre les germes errants de l'atmosphère. Aussi les chirurgiens s'efforcent-ils de faire disparaître les microbes de la surface du champ opératoire, de leurs mains et de celles de leurs aides, de la surface de leurs vêtements, de celles de leurs instruments et de tous les objets exposés à venir au contact de la plaie. Le but qu'ils se proposent peut être atteint par l'usage de solutions antiseptiques pour la toilette de l'opéré et des mains du chirurgien, par l'immersion des instruments, des fils à suture et des éponges, dans des solutions analogues, par l'emploi d'ouate et de gaze antiseptiques. On peut également l'atteindre en substituant les agents physiques de stérilisation aux substances antiseptiques. On lave avec une eau stérilisée par la filtration ou la chaleur, on opère avec des instruments flambés, on panse avec des matières purifiées par une haute température.

M. le professeur Léon Tripier a installé depuis plusieurs années, dans sa clinique de la Faculté de médecine de Lyon, l'outillage nécessaire pour obtenir l'antisepsie sans antiseptiques, c'est-à-dire ce que l'on nomme l'*asepsie* en chirurgie et en médecine. L'eau aseptique est fournie par des filtres système Chamberland agencés d'une manière spéciale par M. L. Dor; les instruments construits *ad hoc* sont stérilisés par immersion dans un bain d'huile chauffé à 120 degrés; l'ouate, les bandes de gaze, etc., sont purifiées dans l'autoclave à 120 degrés et séchées à 100 degrés dans une étuve-magasin.

Dans tous les cas où le chirurgien opère sur des régions où les téguments sont intacts et les parties profondes exemptes de foyers microbiens, M. L. Tripier trouve de sérieux avantages, au point de vue de la simplicité de la guérison, à obtenir l'asepsie, sans le secours des substances microbicides.

Mais, si l'opérateur intervient pour remédier à des accidents d'origine microbienne ou à des plaies ouvertes aux germes infectieux depuis un temps plus ou moins long, il n'obtiendra pas le résultat cherché s'il se contente d'opposer une barrière aux germes de l'air par l'application d'un pansement aseptique. Il doit associer à l'usage de ce dernier la désinfection du foyer et il poursuit celle-ci par l'emploi de lavages et d'injections avec des solutions microbicides. Pratiquée de la sorte, la lutte contre les microbes reçoit le nom d'*antisepsie chirurgicale*.

Ainsi comprise, l'antisepsie a donné de merveilleux résultats ; elle a augmenté l'audace des chirurgiens au grand profit de l'humanité. Grâce à la méthode antiseptique, le bistouri pénètre dans les régions qui lui semblaient, il y a quelques années, à jamais interdites, sous peine d'homicide par imprudence, et les maternités de certains hôpitaux sont devenues moins redoutables aux accouchées que les plus opulentes demeures.

Ai-je besoin d'ajouter, après ces quelques lignes, que l'antisepsie est l'objet de toute l'attention du corps médical? C'est une grande déesse dont les faveurs sont acquises à ceux qui suivent le plus scrupuleusement ses nombreuses et délicates prescriptions.

Écarter les agents infectieux d'une plaie chirurgicale ou les attaquer dans les foyers superficiels et circonscrits qu'ils ont créés sont œuvres relativement faciles. La tâche est beaucoup plus laborieuse et plus incertaine si les virus sont plus profondément engagés dans l'organisme, s'ils sont répandus çà et là, sans siège fixe, dans la trame des tissus. Néanmoins, le médecin n'a pas le droit d'abandonner la lutte, de renoncer à faire de l'*antisepsie interne*, c'est-à-dire à combattre les maladies infectieuses par les modificateurs des virus.

. Personne plus que M. le professeur Bouchard ne s'est efforcé de démontrer expérimentalement et cliniquement la possibilité de combattre avec une certaine efficacité l'agent intime des maladies virulentes dans la profondeur de l'organisme.

On est encouragé à le suivre dans la voie qu'il a tracée d'une main autorisée, si l'on veut bien se remémorer certains faits de la pratique médicale et de l'expérimentation.

Les maladies dont la médecine triomphe le plus sûrement sont les infections pour lesquelles elle a trouvé des médicaments spécifiques. Or ces affections, comme la syphilis et la malaria, sont des maladies virulentes, et leurs médicaments spécifiques, le mercure, l'iode, la quinine et les arsenicaux, sont des substances antiseptiques.

' Nous ferons remarquer, en outre, que ces substances agissent bien par leurs propriétés antiseptiques, en tuant ou modifiant le virus de la syphilis et de la malaria. En effet, le mercure et l'iode guérissent les lésions syphilitiques et non les altérations analogues qui reconnaissent une autre cause. De même, la quinine et les arsenicaux n'arrêtent pas toutes sortes d'accidents fébriles, mais quelques-uns seulement parmi ceux qui se rattachent à une influence microbienne.

M. Raulin remarqua, le premier, dans ses travaux sur la culture artificielle de l'*Aspergillus niger*, que l'introduction d'une minime quantité de substance antiseptique dans le milieu nutritif peut arrêter ou troubler profondément l'évolution du végétal. Un seize cent millième de nitrate d'argent arrête la végétation; un cinq cent millième de sublimé corrosif, un huit millième de bichlorure de platine, un deux cent quarantième de sulfate de cuivre diminuent considérablement la récolte. Qu'on suppose, disait M. Duclaux en 1882, un microbe pathogène aussi sensible au nitrate d'argent que l'*Aspergillus niger*, 40 milligrammes de cet antiseptique suffiraient à le faire disparaître du corps d'un homme pesant 60 kilogrammes; et, si ce microbe évoluait exclusivement dans le sang, il suffirait pour le tuer de 5 milligrammes de substance microbicide.

On s'imagine aisément l'enthousiasme qui s'empara des médecins à la lecture d'une analogie si fermement optimiste, enthousiasme qui s'accrut tout d'abord lorsqu'on s'aperçut, *in vitro*, que plusieurs microbes pathogènes étaient extrèmement et inégalement sensibles à l'influence des antiseptiques. Mais il fallut bientôt abandonner des espérances conçues à la hâte. Détruire des microbes dans un milieu aussi complexe que l'organisme d'un malade, parmi un nombre prodigieux de forces agissantes diverses, n'est pas aussi facile que de les détruire dans un bouillon de culture. J'en ai fait, comme plusieurs autres microbistes, la malheureuse expérience. MM. Chamberland et Straus avaient montré que l'adjonction d'une très petite dose de chloral à un bouillon de culture empêchait le développement du *Bacillus anthracis*. J'avais conclu que la chloralisation d'un animal le préserverait des suites funestes d'une inoculation charbonneuse. Illusion décevante! Un lapin inoculé, plongé dans un sommeil chloralique presque permanent pendant trente heures, inondé de flots de chloral, a succombé dans les délais habituels.

Cet échec n'est pas motif à découragement. Il démontre simplement que tous les antiseptiques efficaces *in vitro* ne le sont pas toujours et nécessairement *in corpore*, et que les efforts doivent tendre à trouver pour chaque virus le microbicide spécifique, c'est-à-dire l'agent *efficace* à la plus petite dose possible, problème difficile, mais dont la solution a été préparée par les travaux de M. Bouchard.

Au surplus, la médecine doit, à moins d'abdication, se vouer résolument à cette recherche. Elle ne saurait avoir la prétention de guérir les maladies virulentes si elle se bornait à en combattre les symptômes. Son objectif sera désormais de détruire ou d'arrêter au milieu de leurs effets pathogènes les agents de la virulence. Elle se résignera seulement et temporairement à jouer un autre rôle.

On aura une idée générale du but et des voies et moyens de l'antisepsie interne ou médicale, si l'on veut bien réfléchir aux modalités diverses qu'affecte la nocivité des microbes.

Les microbes nuisent aux malades, quelquefois, par leur présence, le plus souvent, par les poisons qu'ils sécrètent. De là l'indication de tuer les microbes *in situ*, ou de s'opposer à leur pullulation dans l'organisme malade, ou de les rendre incapables de sécréter des poisons actifs, ou, si l'on ne peut mieux faire, l'indication de détruire ou d'évacuer les poisons au fur et à mesure de leur formation (1).

La médecine entreprendra la lutte avec des armes empruntées aux modificateurs physiques et chimiques des virus.

La dessiccation est un agent de destruction très énergique sur les formes microbiennes non sporulées ; mais on ne saurait songer à en tirer parti dans le cas qui nous préoccupe.

La lumière, les rayons solaires surtout, sont de puissants modificateurs et même des destructeurs des virus sous tous les états ; mais, comme ils ne possèdent plus, au delà de la barrière opposée par les téguments, une influence suffisante, il est impossible de compter sur leur emploi.

La chaleur peut anéantir les virus, à la condition de la porter à des degrés incompatibles avec la vie des êtres supérieurs. Par conséquent, on doit abandonner le projet de détruire radicalement les virus avec son aide. Mais il ne faudra pas renoncer aux effets des températures simplement dysgénésiques. Il suffit d'abaisser ou d'élever légèrement la température *optima* à laquelle végètent certains microbes pour gêner leur multiplication et amoindrir leur virulence. Ces variations sont parfaitement compatibles avec la conservation des fonctions physio-

(1) Depuis la découverte de R. Koch, on peut ajouter une autre indication : celle de détruire les néoformations provoquées par la présence des bacilles, comme les tubercules dans la phtisie.

logiques de l'organisme. Par suite, on est autorisé à les utiliser, principalement lorsqu'il s'agit de lutter contre des foyers microbiens circonscrits et superficiels.

M. Aubert, de Lyon, traitant les bubons consécutifs aux chancres simples par des bains de siège prolongés à la température de $+$ 40-42 degrés, aurait transformé ces accidents au point d'éviter la terminaison par suppuration.

M. le professeur Renaut a modéré promptement les effets du microbe de l'érysipèle par la réfrigération produite avec le chlorure de méthyle, sans atteindre la virulence des agents pyogènes qui peuvent être associés à ce dernier.

Mais c'est surtout dans le traitement de la fièvre typhoïde par les bains froids que se manifeste le plus nettement la puissance des modificateurs physiques dans la lutte contre les maladies virulentes.

Si l'on consulte le livre de MM. Raymond Tripier et Bouveret, on verra que la méthode de Brand, adoptée sans restriction par l'École lyonnaise, sous l'impulsion intelligente et convaincue de M. Frantz Glénard, a diminué la mortalité de plus de la moitié dans les hôpitaux et des trois quarts dans la pratique civile où la maladie est soignée convenablement à son début.

L'action des bains froids, dans la méthode de Brand, est plus qu'antithermique ; elle gêne l'évolution du bacille d'Eberth, comme le prouvent les excellents effets des réfrigérations locales (poitrine et abdomen), ralentit la marche des ulcérations intestinales (Renaut), favorise l'élimination des sécrétions toxiques du microbe typhoïgène par les voies urinaires, au fur et à mesure de leur production (Weill et Roque). Bref, la balnéation réalise plusieurs des qualités de l'antisepsie médicale.

On oppose l'influence bienfaisante des bains froids à la rougeole, la scarlatine, la variole, lorsque la température centrale, dans ces maladies virulentes éruptives, s'élève à un degré inquiétant. Les personnes habituées aux anciennes pratiques médicales ne voient pas sans terreur appliquer, à ces affections, pareille thérapeutique. Elles craignent pour l'éruption, que l'on a regardée comme une crise extérieure salutaire. Quelques mots suffiront à calmer ces appréhensions. Quand ces maladies suivent un cours aussi heureux que possible, l'éruption coïncide avec une température centrale de $+$ 39 degrés environ. On n'empêchera pas l'éruption de se produire en ramenant et en maintenant à $+$ 39 degrés une température qui oscille entre $+$ 40°,5 et $+$ 41 degrés, laquelle est fort gênante et même menaçante pour les fonctions du malade.

L'efficacité des modificateurs chimiques des virus ou antiseptiques proprement dits pour combattre les maladies internes microbiennes a été mise en doute par M. R. Koch. Partant d'expériences *in vitro*, il lui a paru que la dose des antiseptiques nécessaire à stériliser l'organisme entraînerait fatalement la mort. Aujourd'hui, les temps sont bien changés !

M. Bouchard a fait remarquer au Congrès international de médecine, siégeant à Copenhague, qu'il était imprudent de conclure d'expériences *in vitro* à l'effet des antiseptiques sur les microbes pathogènes contenus dans l'organisme des malades. En présence de cellules vivantes et des liquides nutritifs, la résistance des virus est peut-être moins grande que dans un milieu artificiel (1). De plus, il est des substances presque inoffensives pour l'homme qui, néanmoins, détruisent fort bien certains microbes. Enfin, l'antisepsie médicale ne vise pas seulement à la destruction des virus. Elle estime qu'elle rendra un très réel service aux malades en entravant la pullulation des microbes ou en modifiant les sécrétions toxiques. Ces avantages, elle peut les obtenir avec une dose d'antiseptique qui ne troublerait pas trop profondément le milieu où vivent nos éléments anatomiques.

M. Bouchard ajouta encore que dans quelques maladies, par exemple, la dysenterie et le choléra, l'agent infectieux reste assez longtemps à la surface de la muqueuse intestinale pour nous permettre de l'attaquer avec succès sans convertir toutes les humeurs de l'économie en une solution antiseptique.

Dans plusieurs circonstances, il est vrai, la lutte est poursuivie à la fois dans l'intestin et dans la profondeur des tissus.

Quel que soit le cas, le médecin qui désire combattre les maladies virulentes par les antiseptiques doit concilier la sûreté de l'antisepsie et l'intégrité de l'organisme.

Il ne faut donc pas choisir sur une liste d'antiseptiques établie par des expériences faites dans des milieux inertes. Le choix se déterminera d'après des recherches *in anima vili* sur le rapport de la puissance antiseptique à la puissance toxique.

M. Bouchard a fait connaître une marche à suivre pour déterminer la valeur des médicaments antiseptiques.

Son procédé, essentiellement comparatif, se divise en trois temps :

Dans le premier, on cherche les doses *minima* de deux anti-

----

(1) On voit quelquefois l'inverse. D'après Behring (*D. med. Wochenschr.*, 1887), il faut une plus grande quantité de sels d'argent pour produire un effet antiseptique dans l'organisme qu'*in vitro*.

septiques, dont l'un est pris comme type, capables d'empêcher le développement d'un microbe déterminé dans un bouillon donné, et l'on en déduit, par une simple division, le rapport (P) de leur puissance antiseptique;

Dans le second, on introduit ces deux médicaments dans les veines, sur des animaux de la même espèce, afin de trouver les doses minima qui tuent 1 kilogramme de poids vif; ensuite on détermine le rapport (T) de leur puissance toxique;

Dans le troisième temps, on divise le rapport T de la puissance toxique par le rapport P de la puissance antiseptique; le quotient exprime la valeur antiseptique de la substance étudiée relativement à la substance type.

Par conséquent, la valeur antiseptique comparative d'un médicament (V) se tirera de la formule ci-dessous :

$$V = \frac{T}{P}.$$

Pour plus de clarté, prenons un exemple; comparons le naphtol β au biiodure de mercure. Il faut ajouter à 1 litre de bouillon 40 centigrammes de naphtol pour empêcher le développement du *Bacillus pyocyaneus;* il suffit de 25 milligrammes de biiodure pour obtenir le même résultat. Le rapport P des puissances antiseptiques est donc égal à $\frac{0,40}{0,025} = 16$. Autrement dit, le biiodure de mercure est 16 fois plus antiseptique que le naphtol β.

Si l'on étudie les puissances toxiques, on s'aperçoit que 15 milligrammes de biiodure de mercure tuent 1 kilogramme de lapin, tandis qu'il faut, pour obtenir cet effet, $3^{gr},80$ de naphtol β. Le rapport T des puissances toxiques est donc $\frac{3,80}{0,015} = 187$. C'est-à-dire que le biiodure de mercure est 187 fois plus toxique que le naphtol.

Conséquemment, à dose physiologique, la valeur antiseptique V sera égale à $\frac{187}{16} = 12$.

En résumé, à doses compatibles avec la vie, le naphtol β pourra stériliser 12 fois plus de substance que le biiodure de mercure. Le naphtol est donc préférable au biiodure pour essayer d'obtenir l'antisepsie médicale.

M. Maximovitch a déterminé, par le procédé de M. Bouchard, la valeur antiseptique du naphtol α comparativement à celle du naphtol β sur quatorze espèces microbiennes. La dose agénésique du naphtol α a varié de 8 à 10 centigrammes pour 1000 grammes de bouillon. La dose toxique est de $3^{gr},25$ par kilogramme de lapin. Si nous nous rappelons que la dose agénésique du naphtol β est 40 centigrammes pour 1000 et la dose toxique $3^{gr},80$ pour 1000, le naphtol α se montre 4 fois plus antiseptique et 1,19 fois plus toxique que le premier. De sorte que, à dose physiologique, le naphtol α a une valeur antiseptique 3,3 fois plus grande que le naphtol β.

Telles sont les données théoriques qui permettront de dresser un tableau comparatif d'où l'on tirera soit des équivalents thérapeutiques, soit les indications nécessaires à l'emploi judicieux des antiseptiques. Parmi ces indications, la plus importante est relative à la détermination de la dose médicamenteuse des antiseptiques. Afin de nous guider dans cette opération, M. Bouchard a cherché de plus pour chaque substance la dose minima qui, injectée dans le sang, cause quelque trouble des grandes fonctions ; il la nomme dose pathologique.

Le savant et ingénieux professeur a dressé ensuite un tableau où figurent la dose antiseptique, la dose toxique et la dose pathologique de plusieurs substances, rapportées à 1000 grammes de bouillon et à 1000 grammes de lapin. Voici un spécimen :

SUBSTANCES	DOSE ANTISEPTIQUE	DOSE TOXIQUE	DOSE PATHOLOGIQUE
	gr.	gr.	gr.
Iodoforme...................	1,27 p. 1000	0,50 p. 1000	0,05 p. 1000
Iodol......................	2,75 —	2,17 —	1,24 —
Naphtaline.................	1,51 —	3,40 —	1 » —
Naphtol β	0,40 —	3,80 --	1,10 —
Naphtol α	0,10 —	3,25 —	1 » —

Ce tableau renferme tous les éléments pour la détermination de la valeur antiseptique des substances qui y sont inscrites.

Supposons que nous voulions déterminer celle de l'iodol en prenant l'iodoforme pour type. Nous cherchons d'abord le rapport P des puissances antiseptiques ; il est égal à $\dfrac{2,75}{1,27} = 2,2$. Nous chercherons ensuite le rapport T des puissances toxiques, exprimé par $\dfrac{2,17}{0,50}$; il est égal à 4,34. La valeur antiseptique de l'iodol sera donc égale à $\dfrac{4,34}{2,2}$, c'est-à-dire à 1,19, celle de l'iodoforme étant 1. Pour obtenir le même effet antiseptique, on pourra donc prendre 1,19 fois moins d'iodol que d'iodoforme.

Quant aux limites entre lesquelles varient les doses médicamenteuses, elles sont indiquées par les doses toxiques et pathologiques.

Depuis de longues années, M. Bouchard s'est préoccupé de neutraliser les microbes habituels ou accidentels du tube digestif, quand leur présence se révèle par des troubles généraux dont la cause première se rattache aux fermentations ou aux produits toxiques sécrétés par ces hôtes dangereux. Il a tenté autrefois la désinfection de l'intestin, dans la fièvre typhoïde, par la poudre de charbon de bois. Aujourd'hui, il est plus fermement convaincu que jamais de l'utilité de l'antisepsie intestinale dans un bon nombre de cas, et surtout dans plusieurs maladies virulentes dont les agents sont répandus à la surface de la muqueuse ou à une petite profondeur dans cette membrane.

M. Bouchard assimile la masse des matières liquides ou semiliquides de l'intestin à un bouillon que l'on se proposerait de stériliser. Chez un homme adulte de 65 kilogrammes, le poids moyen de cette masse est de 6 kilogrammes environ. Il faudra donc six fois plus d'antiseptique pour obtenir l'antisepsie de l'intestin, à un moment donné, que pour stériliser 1 litre de bouillon, c'est-à-dire :

gr.		gr.
7,62 d'iodoforme, au lieu de......................		1,27
16,50 d'iodol,	—	2,75
9,06 de naphtaline,	—	1,51
2,40 de naphtol β,	—	0,40
0,60 de naphtol α,	—	0,60

Si l'on détermine, pour ces substances, la dose toxique et la dose pathologique, on possédera les éléments d'un tableau analogue à celui publié ci-dessus et auquel on empruntera les renseignements nécessaires pour choisir le corps le plus convenable à réaliser l'antisepsie intestinale. Tel est le tableau suivant :

	DOSE ANTISEPTIQUE POUR L'INTESTIN	DOSE TOXIQUE	DOSE PATHOLOGIQUE
	gr.	gr.	gr.
Iodoforme................	7,62 p. 1000	32,50 p. 1000	3,25 p. 1000
Iodol....................	16,50 —	141,05 —	80,60 —
Naphtaline...............	9,06 —	211 » —	65 » —
Naphtol β	2,40 —	247 » —	71 » —
Naphtol α................	0,60 —	211,75 —	65 » —

D'après ces chiffres, on obtiendra un maximum d'effets anti-septiques et un minimum de troubles physiologiques avec le naphtol α, ensuite avec le naphtol β, puis avec la naphtaline, etc. Ce ne sont donc pas les plus puissants antiseptiques qui jouissent de la valeur thérapeutique la plus grande. M. Bouchard a rendu un service très important en démontrant expérimentalement le bien fondé de cette contradiction apparente.

M. Lortet eut l'idée de préconiser le naphtol β pour obtenir l'antisepsie du tube digestif des abeilles nourrices, dans les ruches affectées de la *loque*. Plusieurs apiculteurs ont suivi ses conseils et ont obtenu d'excellents résultats.

M. Bouchard a songé encore à utiliser les merveilleuses propriétés antiseptiques de quelques essences, celles d'origan, de cannelle de Chine et de Ceylan, d'angélique, de vespétro, de géranium d'Algérie. Il a remarqué, par son procédé général d'épreuves, que la valeur thérapeutique du mélange de ces six essences, supérieure à celle de chacune en particulier, l'emportait sur celle du naphtol. Néanmoins, les essais tentés sur l'homme n'ont pas donné des résultats encourageants.

MM. Cadéac et Albin Meunier ont entrepris de laborieuses recherches sur une longue série d'essences. Ils ont étudié parallèlement les effets antiseptiques et les effets physiologiques de plusieurs essences, afin de choisir celles qui gêneront plus sûrement l'évolution des microbes en troublant le moins les fonctions de l'organisme. Nous savons qu'ils possèdent un grand nombre de matériaux. Espérons qu'ils serviront un jour à la thérapeutique des maladies virulentes ; mais jusqu'à présent les tentatives faites par ces auteurs pour neutraliser un virus en action chez le malade n'ont pas été couronnées de succès.

Quel que soit l'antiseptique sur lequel la préférence se sera fixée, il est bon d'agir énergiquement au début du traitement et de prolonger l'effet destructeur par l'emploi de faibles doses. Nous savons que certains microbes s'accoutument aux antiseptiques, quand la dose est incapable de supprimer toute végétation. On fera donc bien, si l'on n'est pas en possession d'un spécifique, de substituer dans le cours d'une médication de longue durée un antiseptique à un autre, d'après les tableaux qui servent à calculer les équivalences.

Dans l'application, il va sans dire qu'il faut tenir compte du nombre et de l'activité présumés des microbes contre lesquels on engage la lutte, et savoir profiter de toutes les circonstances extérieures et intérieures qui peuvent venir en aide à l'antiseptique. Ainsi, parfois, on obtiendra de sérieux avantages en augmentant la vitalité des tissus par des moyens appropriés. La pratique et le tact médical permettent ces appréciations délicates. Nous nous bornerons à signaler leur importance.

Dans beaucoup de cas, il est établi que les microbes nuisent aux malades par leurs sécrétions toxiques. Il est donc indiqué d'absorber ou de dénaturer ces produits sur place ou de favoriser, tout au moins, leur destruction dans l'organisme ou leur prompte élimination par les émonctoires naturels.

M. Bouchard, qui se met toujours en garde contre les auto-infections d'origine intestinale, devait insister à plus forte raison sur cette précaution, lorsque le tube digestif est hanté par des microbes infectieux. Aussi a-t-il recommandé d'absorber ou de dénaturer les sécrétions microbiennes par la poudre de charbon, le salicylate de bismuth, l'iodoforme, etc., de faciliter leur destruction en excitant les fonctions du foie, si énergiquement dépuratives à l'égard des poisons (H. Roger), de hâter leur élimination soit par entraînement (purgations ou lavages), soit par l'activité glandulaire (diurétiques).

Dans le choléra, dit M. Bouchard, une partie des sécrétions microbiennes est résorbée par la muqueuse intestinale et rejetée avec l'urine qui prend des propriétés toxiques spéciales. C'est donc une maladie contre laquelle l'antisepsie intestinale sera opposée avec raison. Anéantir le bacille virgule dans l'intestin, neutraliser le poison qu'il fabrique et accélérer son élimination, combattre l'épaississement du sang, telles sont les indications dominantes dans la thérapeutique du choléra. M. Cantani a cru les remplir avec avantage par l'emploi de l'acide tannique. Il a remarqué qu'une solution à 1 pour 100 empêche le développement du bacille virgule, qu'une solution à 1/2 pour 100 le retarde. La même solution ajoutée à une culture stérilisée supprime les effets fâcheux qui suivent habituellement l'introduction de celle-ci dans le péritoine des cobayes. Aussi M. Cantani a-t-il préconisé l'entéroclyse à l'acide tannique au début, dès l'apparition de la diarrhée, et l'hypodermoclyse pendant la période algide.

M. Hueppe a proposé, en pareil cas, l'emploi du salol, qui jouit d'ailleurs d'une grande efficacité contre les affections vésicales, et du salicylate de bismuth. D'autres ont parlé du calomel.

Nous glissons rapidement sur ces questions, malgré l'intérêt qu'elles présentent, car le caractère de cet ouvrage ne nous permet pas de sortir des généralités. Le lecteur trouvera dans le *Traité d'antisepsie* de M. Legendre et dans la *Thérapeutique des maladies infectieuses* de M. Bouchard tous les détails théoriques et pratiques qu'il peut désirer.

Cependant il me semble impossible de ne pas indiquer ici le merveilleux et mystérieux procédé de M. R. Koch, pour la guérison de la tuberculose. M. Koch a annoncé au congrès international de médecine de Berlin (4 août 1890) qu'il était en possession d'une substance, dont la nature est encore tenue secrète aujourd'hui (1ᵉʳ décembre 1890), à l'aide de laquelle il rendait des animaux inattaquables au virus tuberculeux et guérissait ceux qui étaient frappés de la maladie. Depuis cette époque, des essais ont été poursuivis sur l'homme dans les hôpitaux de Berlin. Il en résulte que la *lymphe* préparée par M. Koch, administrée avec ménagement sous la peau de l'homme, détermine une *réaction générale* très vive, surtout chez un individu porteur de lésions tuberculeuses, et une *réaction locale* dans ces lésions mêmes. Celle-ci entraîne la mortification du tissu tuberculeux, mais n'entraîne pas fatalement la mort des bacilles. De sorte que la guérison exige l'élimination des tubercules nécrobiosés; sinon, on est exposé à voir les bacilles se répandre hors de la lésion et créer de nouveaux foyers. Dans les cas de tuberculose cutanée, l'élimination est facile et naturelle; dans les cas de tuberculose osseuse, articulaire ou ganglionnaire, elle demande l'intervention du chirurgien; enfin, elle reste incertaine dans les cas de tuberculose pulmonaire.

Il est encore trop tôt pour apprécier exactement l'étendue du service rendu à l'humanité par la découverte de M. Koch. Quoi qu'il en soit, celle-ci inaugure une phase nouvelle dans le traitement des affections microbiennes et elle ne peut manquer de porter avec elle de grands bienfaits.

L'antisepsie médicale a été parfois utilisée préventivement pour rendre l'organisme impropre à l'implantation de certains microbes. Envisagée à ce point de vue, l'antisepsie mérite d'être étudiée avec les moyens de conférer artificiellement l'immunité.

CINQUIÈME PARTIE

IMMUNITÉ DE L'ORGANISME CONTRE CERTAINS VIRUS

Quelques maladies virulentes, comme la septicémie puerpérale et l'érysipèle, peuvent se montrer plusieurs fois sur le même sujet; d'autres, telles que la variole, la fièvre typhoïde, la scarlatine, la rougeole, la coqueluche, etc., ne récidivent pas, règle générale. Celles-ci créent un état spécial, connu sous le nom d'*immunité*, qui exempte les malades de nouvelles atteintes.

L'immunité n'est donc pas, ainsi qu'on le croyait autrefois, l'un des caractères généraux des affections virulentes. Certaines, à évolution longue, la tuberculose par exemple, procèdent même par poussées successives, rapprochées ou fort éloignées les unes des autres. Il semble que les premières atteintes, loin de préserver l'organisme, créent une prédisposition, un danger permanent de léthalité. Cependant la tuberculose ne se comporte pas toujours de cette manière.

La pratique médicale d'abord, l'expérimentation ensuite, ont démontré l'existence de l'immunité.

CHAPITRE PREMIER

IMMUNITÉ ACQUISE ET IMMUNITÉ NATURELLE

L'immunité est *naturelle* ou *acquise*. La première résulte d'un défaut de réceptivité individuelle dont la cause n'a pas été soupçonnée à l'avance. La seconde est créée par la maladie contractée accidentellement par le sujet ou provoquée par l'expérimentateur, au moyen de procédés artificiels variés sur lesquels nous nous appesantirons prochainement.

Quelle que soit son origine, elle se présente à des degrés divers ; mais elle est rarement insurmontable.

§ Ier. — DE L'IMMUNITÉ ACQUISE.

L'immunité acquise est passagère ou durable. Elle est efficace pendant quelques jours, quelques mois ou quelques années, ou bien elle persiste pendant toute la vie de l'individu. L'immunité d'origine expérimentale est généralement celle qui dure le moins. L'immunité d'origine accidentelle est plus persistante ; cependant elle s'affaiblit avec le temps, à moins qu'une influence procédant de l'âge du sujet ne se substitue à elle graduellement. Elle peut être transmise héréditairement.

Causes. — Les causes de l'immunité sont encore mal connues. L'expérimentation a simplement permis de les entrevoir. Mais comme un immense intérêt s'attache à leur détermination scientifique, elles sont depuis longtemps l'objet d'études très attentives que nous allons résumer avec les hypothèses qu'elles ont suggérées reposant : les unes, sur une altération du milieu intérieur de l'organisme ; les autres, sur une modification des propriétés des éléments anatomiques.

A. Les théories de l'immunité basées sur l'altération du milieu nutritif découlent de la comparaison que l'on a faite entre la vie des plantules, des algues virulentes et celle des végétaux supérieurs. On sait qu'une plante rend le sol sur lequel elle a évolué assez impropre à la végétation d'une autre plante de la même espèce. On attribue ce fait à deux causes : à l'épuisement du sol et à son adultération par les excrétions radicellaires. Cette double influence a été manifestement prouvée dans les expériences de M. Raulin sur la végétation de l'*Aspergillus niger*. La moisissure ne pousse plus lorsqu'une végétation antérieure a épuisé la petite quantité de zinc qui entre dans la composition du liquide nutritif ; on observe le même résultat lorsque les éléments nuisibles abandonnés par une culture précédente n'ont pas été détruits par une certaine dose de fer dont la présence dans le liquide nutritif n'a pas d'autre usage.

Par analogie, nous pouvons donc supposer que les microbes pathogènes, en évoluant dans l'organisme des malades, qui joue à leur égard le même rôle que le liquide de M. Raulin pour l'*Aspergillus niger* et le sol pour les végétaux supérieurs, modifieront le milieu intérieur de deux manières : en lui retirant certains principes utiles à la vie microbienne, ou en y déversant quelques produits d'excrétions nuisibles.

De là, la théorie de l'immunité par épuisement et la théorie par addition ou altération du milieu nutritif.

1° La première théorie se trouve déjà en germe dans les écrits de Raspail attribuant, on le sait, le développement des maladies virulentes à un parasitisme grossier et hypothétique. M. Pasteur l'a émise, en 1880, à la suite de ses travaux sur le microbe du choléra des poules. M. Pasteur s'est aperçu que le bouillon dans lequel on cultivait ce microbe devenait graduellement impropre à une nouvelle culture au fur et à mesure des progrès de la végétation à son intérieur. Lorsque la végétation était terminée, le bouillon ne convenait plus à la pullulation du microbe du choléra aviaire, mais il pouvait se prêter à la culture d'un autre micro-organisme.

M. Pasteur en a conclu que chaque microbe puise dans le milieu nutritif les éléments les plus convenables à sa végétation ; de sorte qu'un milieu épuisé pour une espèce peut ne pas l'être pour une autre. Par extension, on comprendrait qu'un sujet prémuni contre une affection soit accessible à d'autres maladies virulentes.

Cette manière de voir est passible de plusieurs objections.

D'abord, la stérilité du bouillon d'une culture achevée peut tenir aussi bien à l'addition d'une matière *empéchante*, comme dit M. Bouchard, analogue aux excrétions radicellaires des végétaux supérieurs, qu'à l'épuisement de certains principes.

Ensuite, elle ne se concilie pas très bien avec plusieurs des caractères de l'immunité. Ainsi, Grawitz a fait observer que la résistance à la variole procurée par un bouton de vaccin ou par les nombreuses pustules d'une variole confluente, presque égale dans les deux cas, était loin d'être en rapport avec le chiffre des microbes qui ont évolué dans l'économie des malades. La théorie de l'épuisement concorde donc mal avec ce résultat.

De plus, comment expliquer la persistance de l'immunité, après la guérison, dans un organisme tendant à se reconstituer à l'état normal, et où l'état de santé parfait semble impliquer le retour des humeurs à leur composition primitive ? M. Pasteur a pensé que la substance soustraite pouvait se trouver en très minime quantité tout à la fois dans les humeurs et dans le milieu ambiant où l'organisme emprunte ses reconstituants, si bien que sa disparition serait presque sans influence sur la santé et que l'organisme mettrait fort longtemps à la récupérer.

2° L'objection la plus sérieuse découle d'une série d'expériences communiquée par M. Chauveau, le 28 juin 1880.

M. Chauveau a observé que du virus charbonneux fort, inoculé sur des moutons algériens doués de l'immunité naturelle, a bien plus de chances d'infecter et de tuer ces animaux, si le virus est abondant, que s'il est introduit en quantité très minime. Il montra, de plus, le 19 juillet de la même année, que ces résultats étaient identiques, quand on avait créé et renforcé l'immunité par des inoculations préventives, c'est-à-dire par une suite de maladies artificiellement provoquées.

Voilà donc des terrains impropres à la vie de quelques bacilles, soi-disant par épuisement, qui tout à coup deviennent aptes à en nourrir des légions. M. Chauveau a déduit de ces faits qu'un microbe ayant rendu un milieu rebelle à une culture ultérieure « a exercé cette action, non pas en épuisant le terrain, en le privant de toutes les substances nécessaires au développement du microbe, mais bien en y laissant des substances nuisibles qui imprègnent ce milieu de culture et lui font subir certaines modifications inconnues d'où résulte sa stérilisation plus ou moins complète ».

La théorie de l'immunité par addition de substances nuisibles au milieu organique prenait *ipso facto* une solidité beaucoup plus grande. Elle deviendrait encore plus probante, s'il était démontré qu'un organisme peut acquérir l'immunité en recevant les matières élaborées par les bacilles, sans subir le contact direct de ces derniers.

M. Chauveau s'attacha à fournir cette démonstration, de 1879 à 1886. Dès 1880, il annonçait que les agneaux nés de mères inoculées du sang de rate pendant la gestation, deviennent tous plus ou moins réfractaires à l'action du virus charbonneux. Étant données, d'après les recherches de Brauëll et de Davaine, appuyées récemment par celles de Sanchez-Toledo sur la contagion de la tuberculose, les propriétés filtrantes du placenta maternel, les agneaux n'ont pu recevoir, dans le sein de leur mère, que les matières solubles du sang. Autrement dit, leurs tissus ont été simplement imprégnés des produits *vaccinants* sécrétés par les bacilles charbonneux dans le sang de la mère et non exposés à l'action simultanée des microbes pathogènes et de leurs sécrétions.

Il est vrai que MM. Straus et Chamberland, M. Perroncito, M. Koubassoff et M. Malvoz ont douté de l'exactitude rigoureuse des idées de Brauëll et de Davaine sur la filtration à travers le placenta. Quelques microbes peuvent dans certains cas passer du sang de la mère dans les vaisseaux du fœtus. Mais les recherches faites à Lyon ont montré que, règle générale, le placenta retient exactement tous les bacilles. Sur onze cas, où des brebis arrivées aux dernières semaines de la gestation ont succombé à l'inoculation charbonneuse, deux fois seulement on rencontra des bacilles dans le fœtus. Or, comme M. Chauveau a constaté l'existence de l'immunité sur quarante agneaux au moins, trente-trois, au pis aller, devaient leur résistance spéciale à la matière diffusible sécrétée par les bacilles.

Par conséquent, l'immunité acquise par le fœtus chez la brebis inoculée du charbon semble bien démontrer la création de cette propriété par l'action d'une matière soluble, produit de la vie microbienne.

Nous reconnaissons cependant que les expériences de M. Chauveau ont fortement ébranlé la théorie de l'épuisement, mais ne l'ont pas ruinée tout à fait. Effectivement, si les éléments figurés ne traversent pas le placenta, la partie liquide du sang fœtal et du sang maternel se mélangeant au niveau de cet organe, les bacilles pourraient, tout en restant dans les vaisseaux de la mère, emprunter des éléments solubles aux humeurs du fœtus.

Peut-être est-ce cette réflexion qui pendant plusieurs années empêcha M. Pasteur d'accepter la théorie de M. Chauveau. Ce fut seulement dans sa première note sur les inoculations antirabiques (26 octobre 1885) qu'il manifesta un changement dans ses opinions. A cette époque, il émit l'hypothèse que, dans les moelles rabiques desséchées, il pouvait bien exister à côté des microbes une substance non vivante capable de donner un commencement d'immunité. Il fut beaucoup plus affirmatif, en janvier 1887, dans une lettre adressée à M. Duclaux.

3° Qu'avait-il surgi dans l'intervalle ? La croyance à la possibilité de créer l'immunité avec les produits fabriqués par les microbes pathogènes dans un organisme étranger ou dans un milieu artificiel.

L'idée première revient à Toussaint. Lorsqu'il eut réussi à vacciner des moutons avec quelques gouttes de sang charbonneux chauffé, il attribua ce résultat à la partie liquide du sang. Les expériences de contrôle faites ultérieurement par M. Pasteur et ses élèves ont établi que l'interprétation donnée par Toussaint n'était vraie que dans un petit nombre de cas ; le plus souvent, le sang chauffé renferme encore des bacilles atténués. Toussaint n'insista pas.

Pendant la dernière épidémie cholérique, M. Ferran, de Tortosa, envoya à l'Académie des sciences de Paris, le 23 juillet 1885, une note où il annonça qu'il préservait l'homme du choléra par l'inoculation des cultures du bacille-virgule. Il inoculait sous la peau, contrairement aux pratiques usuelles, une grande quantité de culture avec la pensée que « le microbe ne se reproduit pas dans le tissu cellulaire » et que « l'action prophylactique est due à une sorte d'accoutumance ou d'habitude de l'organisme à la substance active, diffusible, apportée par le microbe ». L'hypothèse de M. Ferran fut accueillie avec défiance et vivement critiquée. Cependant M. Chauveau démontra devant l'Association française pour l'avancement des sciences, au congrès de Grenoble, en août 1885, à l'aide de quelques faits bien acquis à la physiologie générale des virus, qu'elle n'était pas invraisemblable.

Quelques semaines plus tard, l'adhésion de M. Pasteur aux théories de ce genre calma l'opposition. Bien plus, on s'empressa de chercher leur vérification expérimentale.

Alors on apprit que Woldrigde aurait communiqué l'immunité contre le charbon par l'injection de cultures filtrées du *Bacillus anthracis* faites dans une infusion de thymus et de testicules de veau ; que Salmon et Smith auraient préservé des pigeons du choléra hog avec des cultures stérilisées du microbe de cette maladie ; que Charrin, en octobre 1887, avait notablement augmenté la résistance du lapin à la maladie pyocyanique par des injections de cultures stérilisées ; que Roux et Chamberland (décembre 1887) avaient procuré une immunité plus ou moins forte et plus ou moins durable contre la septicémie gangreneuse en injectant dans le péritoine les substances solubles fabriquées par le vibrion septique dans une culture ou dans les tissus d'un animal vivant.

Nous avions déjà vu, avec M. Chauveau, que la sérosité septique, débarrassée du vibrion septique par la filtration, perd toute sa virulence et peut être introduite en quantité notable dans le tissu conjonctif sous-cutané sans causer d'infection. Au mois de février 1888, M. Roux publia des expériences démontrant que le microbe du charbon symptomatique fabrique aussi des substances dont l'injection seule procure l'immunité.

Enfin, au mois d'août de la même année, M. Gamaléia justifia les idées de Ferran, en assurant qu'il donnait au pigeon l'immunité contre le choléra avec des cultures dont les microbes étaient tués par le chauffage.

Après cette succession de travaux, la théorie de l'épuisement tomba dans l'oubli ; au contraire, la théorie de l'addition émergea librement; dès lors, il fut permis d'entrevoir l'heure où l'on se passerait des microbes et où l'on créerait artificiellement l'immunité avec des substances chimiques que l'on apprendrait à choisir ou à préparer.

Est-ce à dire que la théorie de l'addition rende aisément compte de tous les faits? Avec elle, nous comprenons mieux la possibilité de surmonter l'immunité d'un sujet par l'inoculation d'un grand nombre de microbes, à la condition, toutefois, d'attribuer à ceux-ci une des propriétés de certains ferments. Ainsi, quand la levure est déposée dans une solution de sucre cristallisé impropre à sa nutrition, elle sécrète une substance soluble qui change ce sucre en sucre assimilable; cette transformation est proportionnelle à la quantité de levure employée. Il n'est pas illogique de supposer que les bacilles introduits dans un organisme prémuni sécrètent une matière qui détruit ou transforme la substance nuisible déposée pendant une maladie antérieure. Un grand nombre de bacilles réussirait à accomplir cette tâche; un petit nombre ne pourrait y parvenir.

Mais nous ne saisissons pas mieux la persistance de l'immunité longtemps après la guérison dans un organisme sans cesse en mutation où rien n'est éternel et où des efforts constants tendent à le débarrasser des substances étrangères. Elle n'éclaire pas non plus d'une façon suffisante le problème fort curieux de la transmission de l'immunité de la mère au fœtus, lorsque la conception a lieu après la disparition de toute trace de maladie, comme nous l'avons vu avec MM. Cornevin et Thomas pour le charbon symptomatique.

Disons donc : l'immunité, originellement, se lie plutôt à l'adjonction des sécrétions microbiennes qu'à l'épuisement de quelques principes des humeurs par la vie microbienne; cependant il est probable que l'adultération des humeurs par ces sécrétions, que l'*état bactéricide* des liquides organiques est seulement le premier acte du curieux phénomène envisagé ici et que la modification des éléments anatomiques en est le second.

B. M. Metschnikoff a localisé ce second acte dans les cellules qu'il désigne sous le nom de phagocytes et il a pensé que les propriétés nouvelles des phagocytes chez un individu pourvu de l'immunité résultait du contact direct des microbes pathogènes avec les cellules. Nous avons indiqué, à l'occasion de l'extinction des maladies virulentes, la théorie de cet auteur. Pour M. Metschnikoff, l'immunité naturelle ou acquise se réduit à une question d'aptitude des cellules migratrices ou fixes du tissu conjonctif, aptitude innée ou communiquée, à englober, digérer et détruire les microbes envahisseurs. Cette aptitude serait réduite au minimum chez les sujets doués de réceptivité pour un virus; elle existerait à un degré élevé chez les individus pourvus d'immunité; de plus, dans le cas d'immunité acquise, elle résulterait de l'habitude progressive des phagocytes à s'assimiler les micro-organismes qu'ils évitaient à l'état normal, habitude qui serait même éveillée par le contact des microbes virulents atténués.

Qu'arrive-t-il, par exemple, lorsqu'on inocule une souris, un cobaye, un lapin avec du virus charbonneux fort? Les bacilles se multiplient auprès des leucocytes ; ceux-ci, malgré l'existence de leurs mouvements amiboïdes, paraissent incapables de les englober dans leur protoplasma ; seuls, les phagocytes de la rate en emprisonnent quelques-uns ; aussi la maladie suit-elle une marche fatale. Que se passe-t-il, quand on inocule dans le tissu conjonctif des bacilles atténués? Il s'établit autour du point d'inoculation une énergique réaction leucocytaire, et, dans les phagocytes extravasés, le microscope décèle la présence des bacilles.

Des inoculations successives de virus atténué auront donc pour effet d'augmenter peu à peu la phagocytose ; de sorte que si l'organisme est attaqué, ultérieurement, par des microbes virulents, les leucocytes préparés pour la défense s'empareront rapidement de ces redoutables ennemis. Lorsqu'une maladie virulente guérit, les microbes perdent insensiblement leur virulence ; conséquemment, dans la dernière période, il se passe probablement des phénomènes comparables à ceux qui suivent les inoculations de microbes atténués ; d'où l'établissement d'une phagocytose curatrice.

Bref, l'immunité, d'après M. Metschnikoff, résulte d'une modification dynamique ou physiologique des leucocytes, de leur accoutumance à un aliment particulier, né du contact du microbe avec l'intérieur de leur protoplasma.

L'auteur s'est préoccupé d'expliquer par sa théorie l'insuccès d'un certain nombre d'inoculations à petites doses et l'immunité individuelle paraissant en être la conséquence. Si tant de morsures rabiques restent inefficaces, c'est parce que les microbes pénètrent d'abord dans les phagocytes d'où ils ne ressortent qu'à la condition d'être assez nombreux pour lasser le pouvoir digérant de leur prison vivante.

La phagocytose, nous l'avons dit ailleurs, est un phénomène normal ; cependant plusieurs observateurs l'ont trouvée réellement exagérée chez les sujets pourvus d'immunité.

Néanmoins, pour notre compte, nous n'avons jamais été satisfait du mécanisme invoqué par M. Metschnikoff. N'est-il pas plus logique de faire procéder l'exagération de la phagocytose de l'influence du milieu liquide sur la cellule que du contact avec le microbe? Le microbe atténué ou virulent est toujours le même corps semi-solide, aussi facile à emprisonner dans un cas que dans l'autre, tandis que la nature de ses sécrétions peut se modifier et, selon le cas, favoriser ou empêcher les mouvements protoplasmiques par lesquels débute la phagocytose. De plus, si les microbes sont détruits sur place par les phagocytes formant une barrière autour d'une inoculation de virus atténué, on saisit mal comment l'alimentation bactérienne de quelques cellules donnera l'accoutumance à tous les leucocytes de l'organisme ; tandis que cette modification générale se conçoit aisément si l'on veut bien admettre l'intervention d'une sécrétion diffusible.

Enfin, si le phagocytisme résulte du contact des microbes, comment le fœtus gagnera-t-il l'immunité dans le sein de sa mère ?

M. Bouchard, qui est tout disposé à accorder au phagocytisme une certaine importance dans la création de l'immunité, a vu expérimentalement des microbes vénéneux se soustraire à l'action des leucocytes, tandis que d'autres, appartenant à la même espèce, mais constituant des races particulières, étaient rapidement englobés et digérés, et il a pensé que cette différence chez les premiers tenait à l'existence d'une sécrétion stupéfiante pour le protoplasma des phagocytes. Pour M. Bouchard, les propriétés de ces deux variétés de produits se retrouveraient également dans certaines substances chimiques. Ainsi les préparations mercuriques et particulièrement l'arséniate de soude entravent beaucoup la diapédèse des globules blancs et le phagocytisme.

La théorie primitive de Metschnikoff, modifiée par l'intervention des produits microbiens, conservait néanmoins un certain côté mystérieux qui vient d'être éclairci par quelques travaux fort intéressants.

M. Pfeffer avait désigné sous le nom de *chimiotaxie* une propriété des végétaux inférieurs doués de mobilité les faisant se porter vers certaines substances chimiques.

MM. J. Massart et Ch. Bordet, en février 1890, ont démontré que les leucocytes jouissent aussi de cette curieuse propriété. Après avoir chargé de culture de *Staphylococcus pyogenes albus*, de *Bacillus choleræ gallinarum*, de *Bacillus typhosus* et de *Bacillus anthracis* des tubes capillaires fermés à une extrémité, ils les introduisirent dans les sacs lymphatiques de la grenouille et constatèrent, au bout de vingt-quatre heures : que des leucocytes étaient entrés plus nombreux dans ces tubes que dans d'autres simplement remplis de bouillon vierge. Dans de nouvelles expériences, ils observèrent que les cultures stérilisées ou filtrées avaient la même influence attractive, tandis que des substances suspendant temporairement la propriété chimiotaxique des cellules, telles que l'eau chloroformée et le chloral hydraté, n'attiraient pas les leucocytes.

Il se dégage donc de certains microbes quelques substances solubles qui excitent les mouvements amiboïdes des leucocytes. D'autres microbes ou les mêmes microbes dans des conditions différentes sécrètent au contraire des substances qui exercent une action paralysante ou négative.

Les premiers attireront les leucocytes jusqu'à leur contact (puisque la substance excitante est d'autant plus abondante qu'on se rapprochera davantage de sa source) et seront à peu près fatalement englobés par ceux-ci, tandis que les seconds seront préservés du phagocytisme ou bien ingérés en très petit nombre par les leucocytes situés d'aventure sur leur chemin.

M. Gabritchewsky a répété et vérifié les expériences de MM. Massart et Bordet sur le lapin et a constaté des propriétés chimiotaxiques chez les leucocytes des animaux à sang chaud plus manifestes, plus énergiques que chez les leucocytes de la grenouille. Il a éprouvé la sensibilité des cellules migratrices avec un assez grand nombre de substances. A l'exemple de M. Pfeiffer, il a réparti ces dernières en trois groupes : 1° les substances à chimiotaxic positive ; 2° les substances à chimiotaxie négative ; 3° les substances à chimiotaxie indifférente. Dans le premier groupe, nous relèverons : les cultures stérilisées et non stérilisées de microbes pathogènes et non pathogènes, les sécrétions émanant du *Bacillus anthracis* et de son premier vaccin. Dans le second, nous trouvons les produits du *Bacillus choleræ gallinarum*.

En conséquence, à première vue, les observations de MM. Massart et Bordet sont applicables à la phagocytose chez les animaux à sang chaud et subsidiairement à l'explication de l'immunité par exagération du phagocytisme ; elles modifient heureusement les idées de M. Metschnikoff. Aussi avouons-nous maintenant que nous n'éprouvons plus les mêmes difficultés à accepter ces dernières.

Pourtant, si nous reconnaissons que le phagocytisme peut lutter contre les microbes et concourir à nous préserver des maladies virulentes, nous nous gardons de lui accorder un rôle prépondérant dans le mécanisme de l'immunité et à fortiori d'en faire le procédé général et universel d'après lequel les organismes se défendent contre les agents pathogènes.

Par exemple, le bacille du choléra des poules sécrète des produits à chimiotaxie négative ; cependant une première atteinte de la maladie confère l'immunité. M. Gabritchewsky nous dit, d'une manière générale, que les cultures stérilisées et non stérilisées de microbes pathogènes sont chargées de substances à chimiotaxie positive, et cependant un certain nombre de maladies microbiennes ne confèrent pas l'immunité ; bien plus, quelques-unes semblent même favoriser une nouvelle explosion de la maladie. Enfin, le *Bacillus anthracis* donnant constamment des produits à chimiotaxie positive, comment se fait-il qu'à dose égale le second vaccin Pasteur ne puisse pas être substitué au premier sans de grands dangers pour les animaux? Ajoutons encore que dans plusieurs affections récidivantes, l'érysipèle notamment, on observe les signes d'un phagocytisme très énergique, et pourtant les malades ne recueillent pas le bénéfice de l'immunité.

Nous ne connaissons donc pas encore le dernier mot du mécanisme de la non-récidive.

C. MM. Roux et Chamberland, à la suite de leurs travaux sur la septicémie gangreneuse et le charbon symptomatique déjà indiqués, ont immédiatement compris le besoin de subordonner l'action des phagocytes aux modifications chimiques survenues dans l'organisme et constituant l'état réfractaire.

Ils s'étaient d'abord rattachés à l'hypothèse de l'influence indirecte du microbe sur le phagocytisme. Pour eux, la phagocytose serait permanente et tendrait sans cesse à s'exercer ; mais elle serait plus ou moins paralysée par les sécrétions microbiennes : au maximum, si les sécrétions proviennent de microbes très virulents ; au minimum, quoique à des degrés divers, si elles procèdent de microbes atténués.

Mais, dans leur esprit, cela ne suffit pas pour protéger l'organisme et arrêter le cours d'une maladie. Il faut encore que la modification chimique du milieu intérieur par les *sécrétions empêchantes* nuise à la multiplication du microbe.

Tant que ces deux sortes de substances existeront dans l'organisme, la maladie sera modérée, ralentie, suspendue et ensuite prévenue. Quand leur élimination sera complète, l'immunité cessera.

L'interprétation de MM. Roux et Chamberland convient

mieux à l'explication de l'immunité que la théorie exclusive de
M. Metschnikoff; elle nous permet de comprendre la succession
des accalmies et des accès dans les maladies intermittentes.
Dans tous les cas, elle se concilie mieux avec les expériences
de M. Chauveau, de M. Salmon, de M. Charrin, et avec la persistance de l'état réfractaire après la maladie.

Elle implique en outre la modification dynamique graduelle
des éléments cellulaires par leur séjour prolongé dans un
milieu organique spécial.

Une ingénieuse expérience de M. Roger démontre que dans
le corps des vaccinés les éléments solides des tissus possèdent
un état qui s'oppose à l'établissement des effets habituels de
certains virus. M. Bouchard a rapporté cette expérience dans
les termes suivants : M. Roger détache les deux membres pos-
térieurs chez deux cobayes, l'un vacciné par le bacille du charbon symptomatique, l'autre sain. Dans un des membres provenant de chaque animal, il injecte la culture virulente et place
les quatre membres à l'étuve. Le lendemain, la cuisse inoculée
provenant du cobaye sain est emphysémateuse et crépite sous
le doigt. Il n'y a pas de gaz dans la cuisse inoculée provenant
du cobaye vacciné ; il n'y en a pas dans les membres non inoculés provenant l'un du cobaye sain, l'autre du cobaye vacciné.
Comme on pourrait dire que les tissus sont rendus bactéricides
par le sang qu'ils contiennent, M. Roger répète son expérience
en ayant soin de faire passer, immédiatement après la mort, un
courant d'eau salée par l'aorte des deux animaux, les veines
étant largement ouvertes, et obtient les mêmes résultats.

Cette notion sur l'état des éléments solides simplifie beaucoup nos vues sur la propagation de l'immunité dans la descendance des vaccinés. On conçoit sans effort qu'une modification
portant sur les éléments solides soit transmissible par voie de
génération cellulaire et se fasse sentir plus ou moins longtemps.

On sait, en histoire naturelle, que la nature du milieu ambiant exerce sur les entités une influence considérable, et que
les changements organiques et fonctionnels qui en sont la conséquence se fixent dans la descendance et se propagent par
hérédité.

Sous la préoccupation de cette idée, M. Bouchard admet,
à côté de l'altération purement chimique des humeurs, une
modification corrélative de la nutrition, qui s'étend à tous
les tissus. Subsistant après la guérison, cette modification
permet à l'organisme de se débarrasser rapidement du même
microbe lors d'une nouvelle infection. L'opinion de M. Bouchard est professée à peu de chose près par M. Grawitz.

M. Duclaux accepte l'adjonction d'une substance nuisible. Quant à la façon dont elle produit l'immunité, il pense qu'en circulant au contact des éléments, elle entraîne peu à peu leur tolérance pour les agents virulents. « Si, dit-il, les microbes sécrètent des produits solubles, des toxines ou des diastases nuisibles à l'organisme, ces poisons circuleront dans tout l'ensemble alimenté par une même circulation, et la tolérance vis-à-vis de ces agents entrera pour une part, peut-être considérable, dans les modifications qui aboutissent à *l'état de vacciné.* »

L'état de vacciné ou l'immunité résulte donc de la vaccination de chaque cellule de l'organisme.

A l'heure actuelle, nous ne saurions dire en quoi consiste la modification subie par les éléments vaccinés. La lutte, a écrit M. Virchow, se trouve maintenant entre les microbes et les cellules, mais elle est aussi mystérieuse qu'au moment où elle paraissait établie entre l'organisme et la maladie.

Nous ferons observer qu'en admettant une modification nutritive ou dynamique des éléments, les auteurs croient pouvoir se passer de la modification chimique des humeurs. A un moment donné, disent-ils, cette dernière disparaît, la première seule persiste et elle suffit pour donner aux cellules la faculté de résister aux produits toxiques que des microbes déverseront lors d'une deuxième infection. Cette hypothèse implique, pour les envahisseurs, la possibilité de pulluler dans un organisme doué de l'immunité. Or il n'en est rien; les microbes font très difficilement souche dans ces conditions. Il semble donc que les éléments anatomiques modifiés retentissent à leur tour sur la composition du milieu intérieur. La physiologie générale démontre à chaque instant des relations réciproques de ce genre.

Altération du milieu par les sécrétions microbiennes, modifications dynamiques et nutritives des éléments, exagération de la phagocytose, création de la tolérance, retentissement des cellules modifiées sur la composition des humeurs, telle serait la succession des phénomènes qui entraînent l'immunité et assurent quelquefois sa transmission héréditaire.

Hâtons-nous d'ajouter que l'hypothèse occupe encore une large place dans ces conclusions.

D. Il s'agit de savoir si les sécrétions, causes premières de l'immunité, sont à la fois *virulentes* et *vaccinantes*, ou si elles ne comprendraient pas deux sortes de substances dont les unes seraient exclusivement vaccinantes.

M. Bouchard penche vers cette duplicité, depuis que M. Charrin et lui-même ont constaté dans les produits du bacille pyocyanique des substances colorées qui n'ont aucune influence sur la toxicité des cultures ou du bacille.

M. Rodet a fait une observation semblable sur le *Staphylococcus pyogenes aureus*.

Les propriétés curieuses des virus atténués plaident dans le même sens. Ces microbes ne semblent-ils pas avoir perdu la plus grande partie de leur fonction virulente tout en conservant à un degré proportionnellement plus élevé leur fonction vaccinante?

Au surplus, si l'on considère l'analogie des symptômes généraux dans la plupart des grandes maladies virulentes, et si l'on songe que certaines affections sont sujettes à récidive, tandis que les autres confèrent l'immunité, on est presque forcé d'admettre que les microbes des affections non récidivantes sécrètent une substance qui fait défaut dans les maladies récidivantes.

Aussi avons-nous accepté immédiatement l'idée de M. Bouchard et tenté de la vérifier expérimentalement.

Nos tentatives faites pour montrer dans le charbon une substance vaccinante et une substance toxique ont échoué. Nous avons simplement observé qu'une diastase précipitée des cultures du *Pneumobacillus liquefaciens bovis* jouit de propriétés phlogogènes et se montre dépourvue du pouvoir vaccinant, fait qui nous a conduit à penser que la propriété vaccinante de ces cultures réside dans la partie non précipitable par l'alcool.

M. Gamaléia trouvait récemment dans les cultures du microbe du choléra plusieurs substances, dont une est précipitée par l'alcool. En elle, réside la toxicité des cultures ; seule, elle produit l'entérite cholériforme, sans conférer l'immunité. Au contraire, si on la détruit par la chaleur au sein d'une culture, le reste confère l'immunité sans déterminer les symptômes du choléra.

M. Bouchard a profité de cette occasion pour nous apprendre que MM. Arnaud et Charrin venaient de faire dans son laboratoire des expériences importantes sur la dissociation des produits sécrétés par le bacille pyocyanique. Quand ces expérimentateurs distillent des cultures pyocyaniques, ils obtiennent un liquide peu toxique dont l'injection augmente la résistance du lapin à l'action du virus, et un résidu qui est à la fois toxique et vaccinant. Quand ils traitent les cultures par l'alcool, ils précipitent une matière jouissant de propriétés toxiques intenses et n'augmentant que faiblement la résistance de l'animal. Les matières vaccinantes ne sont donc pas nécessairement toxiques ;

elles ne sont pas non plus forcément pyrétogènes. Ces résultats donnent à croire que l'hypothèse de M. Bouchard est exacte et se vérifiera plus complètement dans un avenir prochain. Dès aujourd'hui, ils démontrent « qu'il n'existe pas de parallélisme absolu entre le pouvoir toxique et le pouvoir vaccinant des sécrétions microbiennes » (1).

§ II. — DE L'IMMUNITÉ NATURELLE.

L'immunité naturelle, comme l'immunité acquise, n'est point absolue. Elle résulterait, à ses degrés divers, soit de la composition particulière des humeurs, qui les rendrait impropres à la culture de tel microbe pathogène, soit de la température du corps ou encore de la texture des tissus qui feraient de l'organisme entier ou de certaines régions de très mauvais milieux pour l'implantation et la pullulation des germes infectieux. Des exemples pourraient être cités à l'appui de chacune de ces interprétations. Plus tard, l'immunité fut attribuée à l'exagération et jusqu'à la spécialisation d'une propriété des cellules fixes ou migratrices du tissu conjonctif : nous voulons parler de la phagocytose.

Nous pensons que *l'immunité peut encore résulter simplement de l'inaptitude naturelle des organismes à ressentir les effets des produits amorphes sécrétés par les microbes.*

Une maladie infectieuse existe, non parce que des microbes particuliers se sont introduits dans un organisme sain, voire même dans ses vaisseaux et ses tissus ; mais parce que des troubles fonctionnels ou anatomiques se sont établis sous l'influence des sécrétions déversées par les microbes au contact des éléments ou dans le milieu intérieur. Ces deux sortes de troubles, coexistants ou isolés, constituent les symptômes sans lesquels la maladie ne saurait être reconnue. Or ces troubles révélateurs dérivent de l'impressionnabilité des éléments aux sécrétions microbiennes.

Sans doute, la physiologie générale apprend que le protoplasma et les éléments différenciés de même espèce ont des propriétés identiques. La logique voudrait donc qu'ils eussent le même degré de susceptibilité aux agents modificateurs. Mais

---

(1) Nous apprenons malheureusement un peu trop tard que MM. Kitasato et Behring ont vu, dans le sang des animaux vaccinés contre le tétanos, une substance soluble qui est capable, non-seulement d'empêcher le développement du bacille de Nicolaier dans l'organisme, mais encore de détruire ou d'annihiler les toxines de ce bacille chez le malade et dans une culture artificielle.

l'expérience a démontré que la résistance aux modificateurs de tous ordres varie suivant la nature des éléments anatomiques et ensuite suivant les espèces animales où on les étudie. La toxicologie comparée fourmille de faits de ce genre.

En conséquence, si les éléments anatomiques d'un organisme sont peu ou point sensibles à telle sécrétion microbienne, le microbe sera présent, pourtant la maladie n'existera pas. L'agent pathogène ne sera plus un parasite dans le sens rigoureux du mot, mais un simple commensal.

Il ne suffit pas de poser des principes ; il vaut mieux résumer les expériences qui prouvent que l'immunité naturelle de quelques espèces ou la faible réceptivité de certains animaux à un virus donné tiennent quelquefois à l'indifférence ou à la tolérance naturelle de l'organisme pour les substances sécrétées par les microbes.

1° Si l'on injecte le virus de la péripneumonie contagieuse dans le tissu conjonctif du bœuf, de la chèvre, du chien, du lapin, du cobaye, le premier de ces animaux contracte une énorme tuméfaction et succombe habituellement dans l'espace de quinze à vingt jours ; la chèvre ne présente qu'un léger engorgement éphémère ; les autres sujets ne donnent localement aucune prise à l'inoculation.

Le bœuf présente donc une grande réceptivité pour le virus de la péripneumonie contagieuse ; la chèvre, une réceptivité médiocre ; le chien, le lapin et le cobaye possèdent une immunité naturelle presque absolue.

Nous avons noté (*Comptes rendus de l'Académie des sciences,* 7 mai 1888) que le microbe de la péripneumonie, le *Pneumobacillus liquefaciens bovis,* déverse dans la sérosité du poumon et dans les bouillons de culture une substance soluble, précipitable par l'alcool, douée de propriétés phlogogènes. Mais, particularité intéressante, cette substance ne développe son action inflammatoire que dans le tissu conjonctif du bœuf et de la chèvre ; il est même digne de remarque que l'effet phlogogène est peu accentué sur la chèvre.

Autrement dit, le tissu conjonctif du bœuf, de la chèvre, du chien, du lapin et du cobaye présente, pour la substance phlogogène sécrétée par le *Pneumobacillus liquefaciens,* des degrés de réceptivité ou d'immunité analogues à ceux qu'il offre pour le microbe même.

L'aptitude des éléments du tissu conjonctif à s'enflammer au contact des sécrétions du *Pneumobacillus* donne donc la mesure de la réceptivité des espèces pour ce microbe. De plus, la sensibilité du bœuf et de la chèvre aux effets généraux du bouillon de culture est analogue à celle que manifeste leur tissu conjonctif; car, pour produire des troubles comparables dans ces deux espèces, il faut introduire dans les veines de la chèvre une dose sept à huit fois plus grande que dans celles du bœuf.

2° Voici, maintenant, un nouvel exemple établissant que des organismes différents présentent des aptitudes très variables au développement des effets généraux ou toxiques des matières produites par les microbes.

Nous avons fait connaitre ailleurs (*Comptes rendus de l'Académie des sciences*, 4 et 11 mars 1889) les curieux effets locaux et les effets généraux du micro-organisme que nous avons nommé *Bacillus heminecrobiophilus*. A propos de ces derniers, nous dirons que nous n'avons pas encore trouvé un milieu vivant, *pourvu de toutes ses propriétés physiologiques*, où ce microbe puisse s'implanter et se multiplier; mais nous en connaissons où les matières solubles qu'il sécrète déterminent des troubles généraux.

Si l'on injecte de 1 à 3 centimètres cubes d'une culture complète dans la veine jugulaire d'un mouton, on obtient des effets insignifiants. La même expérience faite sur un jeune agneau produit des effets alarmants. En injectant 5 centimètres cubes on peut entraîner la mort.

Que si, au lieu d'injecter une culture complète, on injecte seulement les liquides débarrassés des microbes par la filtration sur porcelaine, on aboutit au même résultat dans l'espace de douze à quinze heures. La mort est précédée des symptômes suivants : accélération de la respiration, tristesse, abattement, tremblements, salivation, rictus, efforts de vomissement, tympanite, diarrhée abondante, élévation, puis abaissement de température.

L'action de la culture complète résulte, cela n'est pas douteux, de l'effet des matières solubles qu'elle renferme sur la plupart des systèmes de l'organisme de l'agneau.

Or il est curieux de savoir que les mêmes systèmes chez le chien sont toujours moins sensibles à ces matières. Une dose proportionnelle à celle qui tue le mouton enlève à peine un peu de gaîté au chien. Une dose double produit au bout d'une demi-heure à une heure, parfois plus, quelques tremblements musculaires et des vomissements.

Les systèmes organiques du cobaye sont encore bien plus indifférents, car, après des doses proportionnelles six fois plus fortes que celles qui tuent l'agneau, administrées il est vrai dans le tissu conjonctif, le sujet ne manifeste aucun trouble fonctionnel. Si tant est que l'on puisse rendre le cobaye malade par les sécrétions du *Bacillus heminecrobiophilus*, il faudrait les lui administrer à doses très élevées, sous un petit volume, c'est-à-dire à un état de concentration beaucoup plus élevé que dans le bouillon de culture.

3° Nous avons étudié au même point de vue les produits sécrétés dans les bouillons de culture par le *Bacillus anthracis*. A la dose de 5 centimètres cubes par kilogramme de poids vif, ces bouillons filtrés modifient peu l'état général des moutons adultes, mais troublent profondément la santé des jeunes agneaux. Outre les changements subis par le cœur et la respiration, nous signalerons de la tympanite intermittente, des efforts de vomissement, de la diarrhée, et une exagération de la sécrétion urinaire. Une fois, un agneau pesant 14^{kg},300 succomba le lendemain d'une injection intraveineuse de 52 centimètres cubes de bouillon.

Une dose proportionnelle injectée dans les veines du lapin entraîne tout au plus un peu d'essoufflement passager. La gaîté et les apparences d'une bonne santé reviennent quelques minutes après l'opération. Une dose deux, trois, quatre fois plus considérable produit des symptômes si peu marqués que l'on serait tenté de croire que le lapin est au-dessus des effets des produits fabriqués par le *Bacillus anthracis*. Pourtant il n'en est rien. Avec une dose proportionnelle huit fois plus forte, on détermine sur cet animal les troubles que nous avons observés chez le mouton. On peut même le tuer avec ces produits, comme nous le dirons ultérieurement, en les lui administrant dans certaines conditions.

Si nous comparons ces résultats à nos connaissances sur la réceptivité du mouton et du lapin pour le *Bacillus anthracis* et sur la résistance que ces animaux opposent à l'évolution du sang de rate, nous trouvons encore l'occasion de faire des rapprochements intéressants entre les degrés de réceptivité ou de résistance naturelles et la susceptibilité de l'organisme aux effets des substances solubles d'origine microbienne.

Nous sommes d'autant mieux disposé à accorder de l'importance à ces faits dans l'ordre d'idées que nous poursuivons, que nous en avons observé d'autres qui cadrent fort bien avec certaines causes d'immunité généralement admises.

Ainsi, il est très difficile d'inoculer fructueusement le charbon au chien. On y parvient cependant en injectant une grande quantité de bacilles dans le sang, comme l'ont fait Toussaint et quelques expérimentateurs après lui. Lorsque, grâce à ces précautions, l'inoculation réussit, la maladie est aussi rapide, la fièvre aussi vive que chez le mouton dont la réceptivité pour le sang de rate est considérable.

Or les chiens sont assez sensibles aux effets des sécrétions du *Bacillus anthracis*. Si l'on introduit dans les veines de ces animaux une dose de bouillon de culture filtré double de celle qui peut tuer un jeune agneau, on trouble profondément le cœur et la respiration, parfois même on provoque une bronchorrhée sanguinolente.

Les éléments anatomiques du chien sont, par conséquent, très sensibles au poison charbonneux. Si le chien résiste habituellement aux inoculations, c'est, ou parce que les bacilles ne trouvent pas d'emblée les conditions favorables à leur multiplication, ou parce qu'ils sont emprisonnés et détruits par les cellules défensives de l'organisme.

L'inaptitude des espèces ou des sujets à ressentir les effets des sécrétions microbiennes doit donc entrer en ligne parmi les causes qui engendrent l'immunité naturelle contre les maladies infectieuses.

On ne saurait laisser ce facteur de côté, dans la détermination des causes d'immunité, qu'après avoir éprouvé sans succès l'impressionnabilité de l'organisme aux produits solubles. Lorsqu'il intervient, il est permis jusqu'à un certain point de mesurer son importance.

Il résulte encore des considérations dans lesquelles nous venons d'entrer qu'un animal peut recéler et nourrir un microbe pathogène, le disséminer et devenir dangereux pour des sujets doués de réceptivité sans être malade. En d'autres termes, il peut être contagifère et contagieux sans éveiller de soupçons. Ces exemples mériteraient bien d'être connus, car ils intéressent au premier chef l'hygiène et la police sanitaire.

Nous savons que M. Bard, inspecteur des épidémies à Lyon, a observé sur la diphtérie des faits donnant raison à cette manière de voir. M. Bard est convaincu que des adultes peuvent avoir des lésions diphtéritiques dans la gorge, sans se douter de leur gravité, vu le peu de gêne qu'ils en éprouvent, et contaminer très gravement leurs enfants.

Après la lecture de ce court paragraphe, on comprendra que nous soyons tout disposé à faire jouer un rôle plus ou moins important à l'accoutumance des éléments aux produits solubles, dans le mécanisme de l'immunité acquise.

CHAPITRE II

TRANSMISSION HÉRÉDITAIRE DE L'IMMUNITÉ

Entrons maintenant dans quelques développements sur la transmission de l'immunité par voie de génération.

Deux cas peuvent se présenter : 1° la mère est frappée, au cours de la gestation, de la maladie virulente contre laquelle elle transmet l'immunité à son fruit; 2° la mère est guérie depuis un temps plus ou moins long lorsqu'elle conçoit un jeune sujet qui viendra au monde pourvu de l'immunité.

Si la mère est malade au cours de la conception, l'interprétation théorique de la propagation de l'immunité n'offre pas de grandes difficultés.

On sait, en effet, que le fœtus reçoit quelquefois à travers le placenta les microbes qui causent la maladie de la mère; bien plus, qu'il contracte parfois, dans le sein de la mère, une maladie caractérisée par ses lésions spéciales. Avec MM. Cornevin et Thomas, nous avons trouvé des tumeurs commençantes sur des veaux et des agneaux provenant de femelles mortes du charbon symptomatique.

La preuve que les microbes passent de la mère au fœtus, en dehors des maladies expérimentales, est fournie par le nombre considérable de syphilis congénitales que l'on observe tous les jours. Disons encore que l'on a vu des femmes mettre au monde pendant ou après une variole, une rougeole, une scarlatine, une fièvre typhoïde, les oreillons, des enfants présentant des lésions de ces maladies.

L'affection évolue et guérit quelquefois chez le fœtus, comme chez la mère ; ainsi certains enfants issus de mères variolées naissent avec des pustules cicatrisées.

Donc, si le fœtus reçoit dans le sein de sa mère les agents de la virulence, n'est-il pas naturel qu'après sa naissance le jeune sujet possède l'immunité comme la mère, car entre lui et sa mère, au point de vue pathogénique, il n'existe pas d'autre différence que chez le premier la maladie virulente s'est déroulée mystérieusement, à l'abri de nos regards, tandis que chez la seconde elle a évolué au grand jour, sous les yeux de l'observateur.

Mais, le plus souvent, le fœtus est comme une greffe qui emprunte simplement à la mère des matériaux amorphes et diffusibles à travers les parois intactes des vaisseaux placentaires. Mélangées à ces matériaux amorphes, passent les sécrétions microbiennes vaccinantes, de sorte que peu à peu les humeurs du fœtus sont profondément modifiées, comme celles de la mère. Par conséquent, les éléments acquièrent presque simultanément chez les deux sujets des propriétés dynamiques nouvelles les constituant à l'état de vaccinés.

Dans quelques cas exceptionnels, la contagion par les microbes et l'imprégnation par les sécrétions vaccinantes se produisent côte à côte : d'une grossesse gémellaire, chez une mère syphilitique, on a vu surgir un enfant sain doué d'immunité contre les accidents secondaires de la mère et un enfant syphilitique. L'un a donc reçu le contagium vivant de la syphilis, l'autre, la matière soluble vaccinante, à travers le placenta maternel.

On n'a pas aussi souvent qu'on pourrait le croire l'occasion d'assister à la transmission de l'immunité pendant la gestation. Souvent les microbes s'accumulent dans les mailles vasculaires du placenta, s'y multiplient et établissent, à proximité du fœtus, une abondante fabrique de produits nuisibles entraînant l'avortement.

Si la maladie a disparu au moment de la conception, l'explication n'est plus aussi simple.

Lorsque la fécondation suit de très près la guérison apparente, il n'est pas impossible de faire jouer aux microbes un rôle direct. L'ovule est une cellule de la femelle et à ce titre elle a pu emprisonner et retenir quelques microbes à la façon des phagocytes du tissu conjonctif. MM. Straus et Chamberland ont aperçu le microbe du choléra aviaire dans les ovisacs d'une poule infectée et dans les embryons des œufs fécondés d'une poule atteinte de choléra à forme chronique. On conçoit qu'en pareille occurrence le fœtus soit comparable à un sujet inoculé. Si la maladie s'éteint en lui pendant la durée de la gestation, il naîtra prémuni contre cette affection.

Mais, lorsque la fécondation a lieu trois et quatre mois après la guérison, il est probable que les ovules ne recèlent plus de microbes et que la modification chimique primordiale du milieu nutritif maternel a disparu. Dans ce cas, nous devons chercher une explication plausible dans la transmission des propriétés de la cellule ovulaire aux cellules qui naîtront de sa segmentation. En effet, pour assurer la pérennité de l'immunité acquise, nous avons admis qu'il s'établit sous l'influence des sécrétions microbiennes une modification des éléments anatomiques capable de les faire triompher des agents virulents. L'ovule en tant que cellule intégrante de l'organisme ne fait pas exception. Chez lui, comme chez tout autre élément, une propriété nouvelle s'est fixée dans le protoplasma; cette propriété, devenue plastique en quelque sorte, se retrouvera dans toutes les cellules qui naîtront de l'ovule. L'embryon, le fœtus, le jeune sujet enfin, seront donc formés de cellules résistantes, accoutumées aux microbes et aux modificateurs chimiques qu'ils sécrètent. Ces cellules à leur tour adapteront le milieu à leurs propriétés et compléteront les conditions nécessaires à la transmission de l'immunité.

M. Duclaux soutient une opinion fort analogue à celle-là. Puisqu'un microbe modifié par son évolution dans un milieu nutritif particulier transmet ses propriétés acquises à sa descendance, M. Duclaux ne voit pas pourquoi les cellules de l'organisme de la mère n'en feraient pas autant. « Nous retrouvons ici, dit ce savant, la précieuse analogie démontrée par l'expérience entre les cellules des animaux supérieurs et celles des microbes. Celles-ci transmettent, avec des variations insignifiantes, leurs propriétés acquises à leurs descendants. Les faits auxquels nous venons de faire allusion sont la traduction exacte de cette hérédité cellulaire chez les animaux supérieurs. Si une cellule vaccinée diffère à un degré quelconque d'une autre cellule non vaccinée, il serait surprenant de trouver identiques les produits vivants de ces cellules, et de ne pas rencontrer là aussi, en action, cette grande force qui gouverne le monde, l'hérédité. »

Cependant l'immunité héréditaire, en se répandant peu à peu sur un grand nombre de sujets soumis à des influences extérieures diverses, s'affaiblit et disparaît même chez quelques individus.

Le père participe-t-il à la transmission de l'immunité? C'est un sujet très controversé à l'heure actuelle et pourtant nous ne voyons pas de raisons théoriques pour refuser absolument au père les privilèges que nous venons d'accorder à la mère.

Si le père est sous le coup d'une maladie virulente lorsqu'il se livre à l'acte fécondant, il y a des chances pour qu'il communique directement à l'ovule la maladie qu'il possède. Les microbes *peuvent* effectivement sortir avec l'humeur fécondante. Les expériences de MM. H. Martin et Landouzy ont établi ce fait pour la tuberculose, et la pratique des syphiligraphes en a démontré la possibilité. On a observé très souvent qu'une femme saine, ayant conçu d'un homme syphilitique, met au monde un enfant malade et gagne l'immunité contre la syphilis, tandis que parfois elle et son enfant contractent la maladie du père.

Beaucoup de médecins croient à cette occasion que la femme a été d'abord infectée par les voies génitales profondes et que le fœtus a été contaminé secondairement par sa mère. Mais on peut leur opposer une autre explication tout aussi plausible, procédant de la contamination directe du fœtus par le père. Dans cette hypothèse, le virus syphilitique évolue dans le corps du fœtus; celui-ci renferme à la fois les microbes et leurs produits vaccinants. Or les phénomènes dont le placenta est le théâtre, lorsque la mère est frappée d'une maladie virulente au cours de la grossesse, se manifestent ici en sens inverse : ou bien le placenta laisse simplement diffuser les produits solubles et la mère gagne l'immunité sans contracter la syphilis qui envahit son enfant, ou bien il livre passage à quelques microbes avant que l'imprégnation de la mère par les matières diffusibles ait été suffisante, et la mère et l'enfant sont également victimes de la contamination de l'ovule par le père.

Ces faits ne sont pas en faveur de la thèse que nous voulons défendre, puisqu'il s'agit ici bel et bien d'une syphilisation paternelle; mais nous les avons rappelés pour faire observer que si la maladie transmise par le père était capable d'évoluer rapidement et sans danger pour la vie du fœtus, le père serait capable de donner l'immunité contre la maladie qu'il possède au moment de la fécondation. Ajoutons toutefois que cette influence du père sur son descendant s'exercera exceptionnellement, attendu que l'élimination des microbes avec les sécrétions génitales est peu abondante ; tandis que celle de la mère, en pareil cas, est inéluctable en raison de la durée des rapports utérins de la mère et de son enfant.

Quand le père est guéri d'une maladie virulente lorsqu'il participe à l'acte de la fécondation, il peut encore transmettre une partie de l'immunité dont il jouit. L'ovule mâle, souche de l'élément fécondant, a été dynamiquement modifié à la fin de la maladie du père de la même manière que l'œuf chez la femelle ; par conséquent, il apporte dans l'ovule, en y pénétrant, une substance *vaccinée* qui se répartira dans toutes les cellules de l'embryon et du fœtus. Il ne faut pas oublier, en effet, que le spermatozoïde entre dans l'œuf et se confond avec le pronucléus femelle, que les filaments chromatiques succédant au pronucléus se répartissent également entre les noyaux des deux premières cellules, au début de la segmentation de l'ovule fécondé, et ainsi de suite; de sorte que tous les éléments du jeune sujet portent en eux un atome de protoplasma résistant associé à une portion plus considérable provenant de la mère. Ce baptême séminal donnera à l'ensemble une immunité indéniable quoique plus faible et plus irrégulière qu'à la suite de l'hérédité maternelle.

La part de la mère dans la transmission des caractères organiques, par voie de génération, est donc bien supérieure à celle du père. Aussi est-ce le lieu de répéter les paroles que M. Chauveau plaçait dans la bouche de la femme, lorsqu'il analysait, dans une occasion mémorable (1), la grosse question de l'immunité : « Tu partages mon sang et ma vie, peut-elle dire à l'enfant qu'elle porte dans son sein. Je te donne ma vigueur et ma beauté, les qualités qui ornent mon cœur et mon intelligence. Tu as de plus à attendre de moi la santé, si ton père veut bien respecter la mienne. Des maladies qui s'abattront sur moi, tu tireras parfois un principe de résistance aux effets de la contagion, à laquelle tu seras exposé plus tard, quand tu jouiras de ta vie propre. Pour t'assurer cette préservation, je pourrai même courir au-devant du mal et rechercher volontairement l'inoculation infectieuse qui te procurera, par mon intermédiaire, le précieux bénéfice de cette immunité. »

(1) Association française pour l'avancement des sciences. Congrès d'Alger, 1881.

CHAPITRE III

GÉNÉRALITÉS SUR LES MOYENS
DE CONFÉRER ARTIFICIELLEMEMT L'IMMUNITÉ

Certaines maladies virulentes confèrent l'immunité, après la guérison, comme une sorte de dédommagement au préjudice et à la souffrance qu'elles ont causés. Ce dédommagement est sérieux, puisque l'immunité préserve les individus d'une nouvelle atteinte, ou les met au moins à l'abri d'une atteinte grave. Aussi ne faut-il pas se borner à attendre seulement de la nature un avantage de cette valeur, en temps d'épidémie; on doit s'efforcer d'en pourvoir artificiellement le plus grand nombre possible de sujets.

On y parviendra en copiant la nature, lorsqu'elle ne fait pas acheter trop chèrement le précieux avantage dont nous parlons, c'est-à-dire en donnant au sujet sain, par inoculation, une ou plusieurs fois consécutivement des maladies peu graves et sûrement curables.

Ce n'est pas le seul moyen qui soit à notre disposition. Les détails du précédent chapitre nous permettent d'envisager l'immunité acquise comme un effet secondaire des modifications chimiques imprimées aux humeurs par les microbes virulents. Ces dernières ne sont pas nécessairement particulières à chaque espèce microbienne. Il n'est donc pas impossible de créer l'immunité contre une maladie en inoculant le virus d'une maladie moins redoutable. Le tout est de trouver les affections bénignes qui peuvent ainsi préserver des maladies graves.

Les premières tentatives pour communiquer une maladie bénigne dans le but de recueillir l'immunité contre la maladie naturelle, beaucoup plus dangereuse, sont fort anciennes; exemple, la variolisation qui prit naissance en Orient. On a proposé à des dates plus récentes : la clavelisation du mouton, l'inoculation préventive contre la péripneumonie contagieuse du bœuf (docteur Willems, de Hasselt), la syphilisation des enfants (Auzias-Turenne).

Quant à l'idée de créer l'immunité contre une maladie avec le virus d'une affection bénigne, elle remonte à Jenner. La pratique qu'il a inaugurée se continue de nos jours sous le nom de vaccination.

Dans l'application, le premier moyen dépasse souvent le but. La maladie artificiellement provoquée est parfois aussi dangereuse que la maladie naturelle ; dans ce cas, l'immunité, si toutefois on la recueille, est trop chèrement payée. Il importe de l'obtenir à un moindre prix.

« Le principal, presque l'unique problème à résoudre, disait M. Chauveau dans son discours d'Alger, c'est de rendre les inoculations préventives sûrement et constamment bénignes. »

Pour cela, cinq moyens sont à notre disposition :

Demander la diminution d'activité des virus au petit nombre des microbes infectieux mis en rapport avec l'organisme ;

S'adresser, pour obtenir cette diminution d'activité, à un mode particulier d'introduction des agents infectieux ;

Communiquer aux virus malins un simple affaiblissement individuel ;

Ou bien leur communiquer une atténuation spécifique et permanente, c'est-à-dire indéfiniment transmissible ;

Agir avec des virus, non pas de même espèce, mais de même famille et naturellement bénins.

Depuis, on en a ajouté un sixième consistant à modifier la composition du milieu organique.

§ Ier. — DEMANDER LA DIMINUTION D'ACTIVITÉ DES VIRUS AU PETIT NOMBRE DES AGENTS INFECTIEUX.

Les agents de la virulence étant des êtres animés, que l'on met en présence des cellules vivantes d'un individu, toute inoculation éveille l'idée de lutte. L'organisme a d'autant plus de chances de vaincre que le nombre des envahisseurs est plus petit. Cela est si simple qu'il semble puéril d'insister. Cependant il y eut du mérite à émettre et à soutenir cette assertion, parce que, si l'on remonte à quelques années, les esprits étaient peu préparés à la comprendre, qu'ils fussent inféodés aux anciennes ou aux nouvelles doctrines sur les virus.

Autrefois, quand on supposait que les virus étaient des liquides amorphes agissant sur l'organisme par l'action catalytique, la dose paraissait absolument insignifiante à la contamination. La différence entre les venins et les virus était même basée sur une considération de cet ordre. Les premiers, disait-on, agissent proportionnellement à leur masse ; les seconds, en dépit de la quantité. Plus près de nous, quand on compara les virus aux ferments animés, on croyait qu'ils étaient appelés à envahir tout l'organisme comme la levure envahit une cuve de vendange ; si la semence est peu abondante, l'invasion est plus lente, la maladie plus longue, voilà tout ; mais le résultat définitif devait être fatalement identique.

Aussi, lorsque M. Chauveau assura que la gravité d'une maladie était subordonnée à la quantité de microbes inoculés, il rencontra des incrédules dans les deux camps. M. Chauveau avait déjà recueilli des indications sur ce fait dans des expériences sur la vaccine remontant à 1867. Son attention a été définitivement fixée par le résultat de ses inoculations charbonneuses sur les moutons d'Algérie. Il avait vu que de fortes doses de virus triomphent parfois de la résistance naturelle de ces animaux.

Nous avons dit ailleurs les précautions qu'il faut prendre pour faire ressortir les effets d'une dose plus ou moins forte de virus.

Nous ajouterons que, passant du champ de la théorie à celui des applications, M. Chauveau a vacciné des moutons contre le sang de rate et le charbon symptomatique avec des humeurs ou des cultures virulentes diluées. MM. Arloing, Cornevin et Thomas ont essayé de régler le procédé des inoculations à doses infinitésimales en vue de préserver du charbon symptomatique ; mais l'incertitude des résultats leur fit abandonner bientôt ces tentatives. L'incertitude est inévitable pour plusieurs raisons. On part, en effet, d'une humeur ou d'une culture à virulence variable, parce qu'elle est plus ou moins riche en microbes et que les microbes s'y trouvent sous des états différents (mycélium ou spores). Enfin en supposant que ces microbes soient tous sous le même état, leur nocivité peut changer d'une culture à l'autre, d'une humeur à l'autre. Ces réflexions s'appliquent à tous les virus.

Il est donc impossible de déterminer une fois pour toutes le titre d'une dilution virulente vaccinale. Faisons remarquer, en outre, que les dilutions très étendues exposent à des inoculations négatives et par suite à une sécurité purement apparente.

Quoi qu'il en soit, la possibilité de conférer l'immunité par l'inoculation d'un petit nombre d'agents infectieux est admise aujourd'hui par tous les bactériologistes.

M. Pasteur, à son tour, s'est aperçu, pour le virus rabique, que la dose a une très grande influence sur les effets de l'inoculation. M. Hœgyes, de Vienne, a pu donner l'immunité contre la rage, par des injections abondantes et rapprochées de virus dilué dans des proportions graduellement décroissantes. MM. Roux et Chamberland ont observé très nettement l'importance de la quantité en inoculant au lapin le *Bacillus anthracis* atténué. M. Peuch a remarqué que la dilution à 1/50 donnait au virus claveleux une grande bénignité. M. Rodet a noté des effets bien différents, après l'inoculation intraveineuse du *Staphylococcus pyogenes*, suivant la dose employée : 1/2 centimètre cube détermine la mort du lapin en quelques heures ; 1/4 de centimètre cube, en deux ou trois jours avec des lésions musculaires, rénales et osseuses aiguës ; une ou deux gouttes donnent une forme chronique avec des ostéites juxta-épiphysaires tendant parfois à se séparer.

M. Watson-Cheyne, allant plus loin dans la même voie, a essayé de préciser le nombre de microbes d'une espèce pyogène nécessaires pour produire des effets différents ; il aurait vu que plus de 225 000 000 de microbes entraînaient la mort, que 10 à 112 000 000 déterminaient un abcès curable, et que moins de 9 000 000 passaient presque inaperçus. Nous pourrions encore citer d'autres exemples.

Disons, pour terminer, que l'on rencontre de réelles difficultés à élever la dilution à la hauteur d'une méthode réglée. Elle s'éloigne, à ce point de vue, des procédés les plus usités dans les inoculations préventives. Néanmoins, elle doit prendre rang dans la série des moyens généraux, et il peut se présenter tel cas où l'on sera bien aise d'y recourir.

§ II. — Demander une diminution d'activité a un mode particulier d'introduction des agents infectieux.

Les effets d'une inoculation virulente sont loin d'être identiques, quels que soient la voie ou le mode particulier d'introduction des agents infectieux. Insérés dans tel appareil, tel système ou tel organe, certains virus évoluent incomplètement, confèrent l'immunité aux sujets qui les ont reçus, et produisent simplement une maladie bénigne et avortée qui n'a parfois aucune ressemblance avec la maladie complète.

Roche-Lubin avait observé que la clavelisation par ingestion était moins meurtrière que la clavelisation à la lancette.

Dans ses expériences préliminaires sur l'inoculation préventive contre la péripneumonie contagieuse du bœuf, M. Willems avait constaté que l'introduction de la sérosité des lésions pulmonaires dans le tissu conjonctif lâche du tronc causait des tuméfactions énormes, envahissantes, et presque toujours meurtrières. A la recherche d'une inoculation moins dangereuse, il fut conduit, de région en région, à la pratiquer à l'extrémité de la queue. Il s'aperçut que dans le tissu conjonctif sous-cutané, dense, serré de la région caudale le virus péripneumonique déterminait *généralement* une tuméfaction négligeable à laquelle succédait l'immunité.

L'influence exercée par la région sur le virus de la péripneumonie est à ce point constante que l'inoculation caudale, préconisée par M. Willems, est employée couramment depuis près de quarante ans.

Les recherches de M. Chauveau sur les animaux vaccinogènes lui ont permis de faire une remarque fort curieuse sur les effets consécutifs à l'inoculation de la vaccine sous l'épiderme, dans le conjonctif sous-cutané et dans le sang veineux chez le bœuf. L'inoculation sous-épidermique détermine localement des pustules de vaccine ; l'inoculation sous-dermique, une tuméfaction passagère et simultanément une immunité très solide. L'inoculation dans la veine jugulaire ne donne ni éruption pustuleuse ni immunité. La voie sanguine, chez le bœuf, supprime donc en quelque sorte l'activité du virus vaccin.

Ce fut, pour M. Chauveau, une indication sur l'influence atténuante du sang. Il chercha si elle se manifesterait dans des limites compatibles avec la production de l'immunité sur le virus de la péripneumonie bovine. L'expérience confirma ses prévisions. L'inoculation intraveineuse de la sérosité filtrée du poumon malade ne causa aucune localisation pulmonaire et procura une immunité suffisante pour faire avorter les effets désastreux d'une inoculation dans le tissu conjonctif lâche. Ces expériences furent répétées avec succès, en Angleterre, par M. Burdon-Sanderson. M. Degive, de Bruxelles, tenta même de substituer l'injection intraveineuse à l'inoculation caudale comme moyen préventif contre la péripneumonie. Nous ne pourrions recommander cette méthode, car, si nous avons obtenu dans plusieurs cas les effets signalés par M. Chauveau, dans quelques autres nous avons observé consécutivement des synovites articulaires ou tendineuses et des localisations redoutables dans le tissu conjonctif intermusculaire et jusque dans les centres nerveux.

Les premières expériences sur l'injection intraveineuse du

virus péripneumonique étaient presque oubliées, lorsque nous constatâmes, en 1879, avec MM. Cornevin et Thomas, que l'inoculation intraveineuse de la sérosité du charbon symptomatique conférait l'immunité au mouton et au bœuf, après avoir causé une indisposition éphémère, tandis que l'inoculation sous-cutanée dans le tissu conjonctif lâche produisait des phénomènes de fermentation épouvantables dont la mort est la suite presque constante.

Il est indispensable, pour obtenir ce résultat, que les microbes ne quittent pas l'intérieur des vaisseaux. Si l'on provoque par contusion ou déchirure une petite hémorragie sous-cutanée ou intramusculaire, ou si l'hémorragie se produit spontanément, on assiste à l'éclosion d'une tumeur charbonneuse au sein du raptus.

Ces accidents redoutables éclatent d'autant mieux que l'on a injecté dans les veines une plus grande quantité de virus. Si l'on a injecté quelques gouttes seulement, les suites de l'opération sont presque toujours favorables. Aussi, lorsque nous commençâmes des inoculations préventives du charbon symptomatique, n'avons-nous pas hésité, faute d'un moyen plus simple, à préconiser l'inoculation intraveineuse d'une faible quantité de virus.

Le manuel opératoire fut réglé sévèrement. Il importe, en effet, qu'aucune parcelle de virus ne tombe dans le tissu conjonctif périvasculaire. Plus de cinq cents inoculations ont été faites, d'après ce manuel, dans le département de la Haute-Marne, dans les environs de Gex et d'Oran. Les excellents effets préventifs de ces inoculations furent constatés par une commission mixte prise au sein du Conseil général, de la Société d'agriculture et de la Société vétérinaire du département de la Haute-Marne, dans une grande expérience publique qui eut lieu à Chaumont, le 26 septembre 1881, en présence de H. Bouley, délégué du ministre de l'agriculture, de Barral, délégué de la Société nationale et centrale d'agriculture, et de M. Chauveau. Néanmoins la délicatesse de l'opération, les dangers auxquels elle expose, si elle n'est pas très bien faite, ont engagé MM. Arloing, Cornevin et Thomas à lui substituer un procédé plus simple dont il sera bientôt question.

Le virus de la septicémie a donné l'occasion de faire des remarques analogues à MM. Chauveau et Arloing. De petites injections intraveineuses répétées confèrent à l'âne et au chien l'immunité contre les inoculations foudroyantes du tissu conjonctif. Mais de fortes injections peuvent amener sur le mouton des pleuro-péricardites mortelles.

M. Galtier a confirmé l'influence atténuante du milieu san-

guin sur certains virus dans ses recherches sur la rage. Dès
1880-1881, c'est-à-dire avant que l'inoculation antirabique de
M. Pasteur fût connue, M. Galtier s'apercevait qu'on rendait la
chèvre et le mouton réfractaires à la rage par une ou deux abondantes injections de virus puisé de préférence dans les centres
nerveux. L'immunité est acquise par ce procédé contre les inoculations d'épreuve faites dans le tissu conjonctif postérieure-
ment ou simultanément à l'injection intraveineuse. Poursuivant
ses expériences, l'auteur a observé (16 avril 1880) que l'inoculation intraveineuse peut conférer l'immunité aux ruminants
vingt-quatre heures après une morsure. Aussi, à l'occasion,
propose-t-il d'utiliser le bulbe rachidien du chien, qui aura mordu les animaux d'un troupeau, à prévenir le dommage dont
le propriétaire est menacé. Les assertions de M. Galtier furent
d'abord mises en doute, d'après des expériences faites sur le
chien. Depuis, MM. Nocard et Roux ont vérifié leur parfaite
exactitude sur les petits ruminants.

Rappelons enfin que M. Straus a donné l'immunité au chien
contre la morve par l'injection du virus morveux dans les veines,
à petites doses.

L'injection intraveineuse, dont l'introduction dans la science
est surtout l'œuvre de M. Chauveau et de son école, ne saurait
être présentée toutefois comme un moyen général de préservation. On sait que plusieurs virus manifestent leur nocivité
lorsqu'ils pénètrent d'emblée dans le sang aussi bien que si la
porte d'entrée est le tissu conjonctif. C'est à l'expérience de
révéler ceux dont les effets sont modérés par leur contact avec
le sang. Quand ils seront trouvés, on n'oubliera pas que leur
emprisonnement rigoureux dans le système circulatoire sanguin
est la condition *sine qua non* à l'obtention de l'immunité.

§ III. — Communiquer aux virus malins un simple affaiblissement individuel ou une atténuation spécifique permanente et transmissible.

On parvient, on l'a vu, à maintenir les effets de certains virus
dans des limites compatibles avec le retour de la santé : en inoculant un petit nombre de microbes infectieux ou en les insé-
rant dans un point déterminé de l'organisme. Le même résultat
peut être obtenu en inoculant dans un point quelconque de l'économie des microbes pathogènes dont l'activité affaiblie provoque tout au plus une sorte de maladie avortée. Parfois, pour

plus de sûreté, on combine l'usage des virus affaiblis à l'un des moyens précédemment indiqués. L'opérateur met ainsi deux chances de son côté.

Tantôt on se borne à modifier la virulence des microbes à chacune des inoculations que l'on doit pratiquer. Tantôt, lorsqu'on a obtenu la modification désirée, on s'efforce de la fixer dans les agents infectieux et d'en faire un caractère transmissible par génération.

L'affaiblissement artificiel des virus, plus connu sous le nom d'atténuation, est l'une des parties les plus intéressantes de la microbie ; aussi l'exposerons-nous avec beaucoup de détail dans le chapitre suivant.

§ IV. — AGIR AVEC DES VIRUS, NON PAS DE MÊME ESPÈCE, MAIS DE MÊME FAMILLE ET NATURELLEMENT BÉNINS.

La vaccination opposée à la variole se présente immédiatement comme le type de ce moyen, car la vaccine, maladie toujours bénigne, est distincte de la variole. Cependant, avant de conclure, il faut examiner si la vaccine ne serait pas la variole modifiée par l'organisme de la vache, comme plusieurs le prétendent.

Le virus vaccin donne l'immunité contre la variole, et réciproquement le virus variolique défend l'économie contre la vaccine. Tous les deux procèdent d'affections pustuleuses. Il n'est donc pas surprenant que l'esprit tende à les confondre originellement.

Jenner faisait remonter la vaccine au cowpox de la vache et celui-ci au grease du cheval ; mais il ne s'est pas prononcé sur l'origine de cette dernière affection. Ceely, en 1830, Thielé, en 1836, Depaul, en 1865, ont rattaché le cowpox à la variole humaine. A cette époque, une Commission lyonnaise, dont M. Chauveau fut la cheville ouvrière, poursuivit avec la plus entière bonne foi la solution de ce problème. Il lui fut impossible, malgré le nombre et la variété de ses expériences, de transformer la variole en vaccine par son passage sur le bœuf et le cheval. Tant que le liquide des petites papules déterminées sur le bœuf ou le cheval par le virus variolique était inoculable, propriété qui disparaissait en général après quatre générations, il donnait la variole à l'enfant, mais jamais la vaccine.

En dépit de ces résultats, Voigt, Reiter, Warlomont, etc., continuèrent à soutenir ou à soupçonner l'origine variolique de la vaccine. M. Chauveau n'avait pas cherché dans ses anciennes expériences l'action exercée par l'organisme du cheval sur la variole quand le virus variolique est introduit dans les veines. Assisté de M. Berthet, il combla cette lacune en 1883-1884. On injecta plusieurs fois de la lymphe variolique dans les veines du cheval. A la suite d'injections abondantes, on obtint quelquefois une éruption ; mais la sérosité des pustules donna, par inoculation, le même résultat que le virus puisé directement sur l'homme.

On ne saurait affirmer qu'il ne sera jamais démontré que la vaccine est une variole acclimatée dans l'organisme du cheval et du bœuf ; mais, actuellement, rien n'établit l'identité de ces deux maladies ; tout au plus peut-on les rattacher à la même famille. Par conséquent, la vaccination est bien un exemple de la recherche de l'immunité par l'inoculation d'un virus bénin, spécifiquement différent du virus que l'on veut combattre.

Le hasard a permis aux expérimentateurs de s'apercevoir que certains microbes atténués conféraient l'immunité contre des maladies microbiennes d'une autre espèce : M. Pasteur a vu le microbe atténué du choléra aviaire vacciner les poules contre le charbon ; Toussaint a constaté que le même microbe exempte le lapin de la septicémie de Davaine ; M. Semmer a vu la septicémie atténuée préserver le lapin du sang de rate ; M. Emmerich est parvenu à créer chez le lapin une résistance marquée contre le *Bacillus anthracis* en inoculant avant ou après l'infection charbonneuse des cultures du microbe de l'érysipèle ; M. Paulowsky et M. Zagari ont confirmé plus ou moins exactement les assertions d'Emmerich ; M. Gamaléia a opposé victorieusement un microbe découvert dans une septicémie des oiseaux qu'il appelle *Vibrio Metschnikovi* au vibrion cholérique et réciproquement ; M. Roux a vu des cobayes rendus réfractaires au charbon symptomatique résister souvent au vibrion septique ; M. Paulowsky a trouvé que le pneumocoque de Friedlander donnait une certaine immunité contre le bacille charbonneux.

L'antagonisme morbide, au surplus, n'est pas une notion nouvelle. Depuis longtemps, la clinique en a signalé des exemples dont quelques-uns, il est vrai, méritent d'être oubliés. Les faits rapportés ci-dessus prouvent qu'il ne faut pas absolument dédaigner ces vieilles notions. On doit, au contraire, les examiner une à une à la lumière de l'expérimentation. Si l'on veut bien se souvenir que plusieurs maladies ne vaccinent pas contre elles-mêmes, on est fondé à leur faire échec en leur opposant le virus d'autres affections.

On a cru tirer de la méthode des cultures des indications précieuses sur les antagonismes morbides. On a supposé que tel microbe qui rendrait un milieu nutritif inhabitable pour un autre produirait le même résultat dans un organisme vivant. M. Garré a entrepris des cultures sur gélatine et M. Freudenreich, des cultures dans du bouillon, pour découvrir des microbes antagonistes. Les résultats n'ont pas été tels qu'on les attendait; M. Freudenreich, notamment, a vu qu'ils étaient parfois contraires à ceux de l'inoculation. Ainsi, un microbe peut conférer l'immunité au malade et ne pas la donner au bouillon où on le fait évoluer. Jusqu'à nouvel ordre, l'empirisme reste donc la règle dans la détermination des virus antagonistes.

L'antagonisme de certaines espèces dans le même milieu de culture a suggéré la *bactériothérapie*. L'idée de combattre une maladie microbienne en voie d'évolution par l'inoculation d'un microbe a pris naissance en Italie, à propos de la tuberculose. M. Cantani a dit avoir obtenu de bons effets de la pulvérisation des cultures du *Bacterium termo* dans les voies respiratoires chez des phtisiques porteurs de cavernes. Salama, Primerose Wells, Testi et Marzi publièrent des observations encourageantes; tandis que Lormani et Bellagi, Stachlowicz et Filipovitch n'obtinrent rien de bon.

Des expériences de bactériothérapie ont été faites sur les animaux. Flora et Maffucci injectèrent le *Bacterium termo* et le bacille de Koch dans le tissu conjonctif sous-cutané dans le but de les opposer l'un à l'autre; les résultats furent négatifs.

Néanmoins, il serait imprudent de semer la défaveur sur la bactériothérapie. Insuffisante, lorsqu'on a voulu en faire un procédé curatif, elle se montrerait peut-être efficace, si quelquefois on se bornait à lui demander une action préventive.

§ V. — AGIR EN MODIFIANT LA COMPOSITION DU MILIEU ORGANIQUE.

On a lu, dans le chapitre précédent, l'exposé sommaire des faits qui suscitèrent l'espoir de créer l'immunité en imprégnant l'organisme des produits sécrétés par les microbes dans leur culture, ou en l'imprégnant d'une substance chimique capable de jouer un rôle modificateur analogue. Ajoutons ici quelques détails complémentaires.

MM. Roux et Chamberland ont créé l'immunité contre la septicémie gangreneuse de la manière suivante : ils cultivent le bacille septique dans le bouillon de veau alcalin, puis tuent les microbes d'une culture en la chauffant pendant dix minutes à 105-110 degrés ; ils injectent ensuite dans la cavité abdominale du cobaye, chaque jour et pendant trois jours, 30 à 40 centimètres cubes de culture stérilisée, au total 120 centimètres cubes ; quarante-huit heures plus tard, ils inoculent le vibrion septique virulent aux cobayes qui ont reçu les injections sus-indiquées et à des cobayes témoins ; ceux-ci meurent au bout de dix-huit heures ; ceux-là survivent.

D'après MM. Chamberland et Roux l'immunité dure au moins trente jours, elle est en rapport avec la quantité de liquide injectée dans le péritoine, elle est plus forte si le bouillon de culture a été stérilisé par la filtration plutôt que par le chauffage, plus forte encore si le bouillon de culture est remplacé par le suc musculaire d'un cobaye mort de septicémie gangreneuse.

M. Roux a opéré d'une manière analogue avec des cultures du *Bacterium Chauvæi* pour obtenir l'immunité contre le charbon symptomatique. Il stérilise des cultures anaérobies datant de quinze jours, à la température de 115 degrés ; il injecte 120 centimètres cubes de ces cultures en trois jours.

M. Roux a produit encore l'état réfractaire sur des cobayes en injectant sous la peau 1 centimètre cube seulement de sérosité virulente filtrée, pendant dix à douze jours, c'est-à-dire une quantité de liquide dix fois moins grande que celle des cultures stérilisées ; d'où nous pouvons conclure que la matière vaccinante est dix fois plus abondante dans la sérosité d'une tumeur charbonneuse que dans la culture du microbe spécifique.

MM. Chantemesse et Widal ont vu des souris blanches, que l'on pouvait tuer par l'injection de quelques gouttes d'une culture de bacilles typhiques dans le péritoine, résister à cette inoculation, si elles avaient reçu préalablement 1/2 centimètre cube de bouillon de culture stérilisé à 120 degrés. Les éléments préservateurs augmentent dans la culture du troisième au huitième jour.

M. Pasteur a publié, en 1888, un fait regardé alors comme un exemple de vaccination antirabique par des produits microbiens solubles. Les expériences de M. Roux et de M. Bardach ont montré qu'il est très rare d'obtenir l'immunité antirabique par l'usage de matière vaccinale dont les microbes virulents sont éliminés ou certainement détruits.

Tout récemment (novembre 1890), MM. Ch. Richet et Héricourt et MM. Courmont et L. Dor ont donné l'immunité au lapin contre la tuberculose des oiseaux avec les bouillons de culture des bacilles de cette tuberculose. Les premiers détruisaient les microbes dans le bouillon à l'aide de la chaleur; les seconds les retenaient sur un filtre en porcelaine et injectaient seulement un liquide parfaitement limpide.

La possibilité de conférer l'immunité sans mettre l'économie en contact avec les microbes a fait naître la prétention assez légitime de remplacer les substances vaccinantes microbiennes par des matières d'une tout autre origine. Le nom de *vaccin chimique* a été lancé. Que peuvent être ces modificateurs chimiques? Des gaz, des liquides ou des solides organiques ou inorganiques?

On assure que les vidangeurs sont réfractaires au virus typhique. Doivent-ils ce privilège à l'hydrogène sulfuré qu'ils respirent? M. Froschauer nous répondrait que ce n'est pas impossible, car, sous ses yeux, ce gaz a procuré l'immunité contre la septicémie de la souris et la clavelée. M. Niepce aussi, car il aurait neutralisé les effets de plusieurs inoculations de tuberculose en installant les inoculés pendant un mois dans la salle d'inhalation, à Allevard, dont les eaux sont sulfureuses.

M. R. Koch, dans la solennité dont il a été question (Congrès international de médecine tenu à Berlin le 4 août 1890) a fait savoir que le liquide qu'il préconise aujourd'hui à titre de remède contre la tuberculose est capable de rendre des cobayes réfractaires au bacille tuberculeux, bien que ces animaux aient une très grande réceptivité pour ce virus.

Faute de connaître la composition de la lymphe de M. Koch, nous rangeons l'immunité qu'elle produit parmi les exemples de vaccination par des substances chimiques.

M. Peyraud s'est aperçu que l'essence de tanaisie produit des effets toxiques fort analogues aux symptômes de la rage. M. Peyraud attribua à cette essence la faculté de communiquer à l'organisme par accoutumance le pouvoir de résister aux toxines sécrétées par les microbes rabiques. L'auteur, on le voit, ne fit pas de distinction entre la substance toxique et la substance vaccinante. Quoi qu'il en fût, il affirma qu'il prévenait l'éclosion de la rage, sur le lapin, par une série d'injections croissantes d'essence de tanaisie, et, bien plus, qu'il conférait une immunité d'une certaine durée.

M. Peyraud et Pourtalé disent avoir prévenu la rage après morsure avec d'autres médicaments.

Plus récemment, frappé de la ressemblance des symptômes de l'empoisonnement strychnique avec ceux du tétanos, M. Peyraud, faisant application de ses idées personnelles sur les effets de l'accoutumance, songea à créer l'immunité contre le tétanos par des injections multiples et graduées d'un sel de strychnine. M. Denucé, au nom d'une Commission désignée par la Société de médecine et de chirurgie de Bordeaux, a déclaré que l'imprégnation strychnique paraissait préserver réellement un certain nombre de lapins des effets de l'inoculation d'une terre tétanigène. La mortalité après l'inoculation de cette terre a été de 80 pour 100 parmi les lapins témoins et de 22,5 pour 100 seulement parmi les sujets strychnisés.

M. Nocard n'a pas obtenu des résultats aussi beaux en opposant la strychnine aux effets des cultures pures du microbe de Nicolaïer.

Depuis très longtemps, le tanin jouit d'une excellente réputation comme antiseptique. MM. Raymond et Artaud se sont demandé si l'administration prolongée de cette substance associée aux aliments ne rendrait pas l'organisme inhabitable à certains microbes. Pendant un mois, ils ajoutèrent 1 gramme de tanin à la ration quotidienne de six lapins, puis inoculèrent la tuberculose du cobaye à ces animaux et à trois témoins ; ceux-ci moururent dans les trois mois ; les premiers continuèrent à se bien porter. Ils reprirent encore trois témoins et leur inoculèrent la tuberculose humaine en même temps qu'aux six premiers ; au bout de six mois deux des témoins étaient morts ; les autres allaient bien.

M. Gosselin, contredit d'ailleurs par MM. Jeannel et Laulanié, aurait trouvé à l'iodoforme les mêmes propriétés qu'au tanin. M. Cavagnis proposerait de remplacer le tanin et l'iodoforme par l'iodure de potassium.

M. Behring préserverait en partie contre le charbon avec des sels d'argent, contre la diphtérie, avec le trichloride d'iode, ou l'acide trichloracétique, etc.

Tels sont les essais tentés jusqu'à ce jour pour procurer l'immunité à l'aide de substances qui n'ont aucun lien avec les agents de la virulence. S'ils sont conformes aux prévisions de la théorie, ils n'ont pas toujours offert des garanties suffisantes pour autoriser des applications. Disons même que lorsqu'on a voulu les faire servir, non plus à la prémonition, mais à la curation des maladies virulentes, on a éprouvé des déboires.

SIXIÈME PARTIE

ATTÉNUATION ET REVIVIFICATION DES VIRUS

CHAPITRE PREMIER

CONSIDÉRATIONS GÉNÉRALES SUR L'ATTÉNUATION DES VIRUS

L'atténuation artificielle des virus ou l'affaiblissement de leurs propriétés pathogènes est une grande découverte contemporaine. Cependant la médecine en possédait depuis longtemps une vague notion, puisque bon nombre de personnes croient à tort ou à raison, peut-être à tort, que le vaccin jennérien est le virus variolique atténué par son passage sur le bœuf. Mais cette notion était aussi confuse que les idées de l'époque sur la nature des virus! De plus, elle était sans horizon; car la transformation de la variole en vaccine étant l'œuvre mystérieuse de la nature, aucun esprit n'osait supposer que l'expérimentateur fût un jour capable de modifier artificiellement l'activité des virus.

Aussi l'émotion fut grande dans le monde médical, quand on apprit successivement que les agents essentiels de la virulence étaient des êtres vivants, visibles, saisissables, que l'on pouvait maintenir et propager en captivité, et modifier au point de les faire servir à la défense des intérêts de l'agriculture et, probablement bientôt, à celle de notre santé et de nos affections les plus chères.

C'est à l'illustre M. Pasteur, dont la France est justement fière, qu'appartient la découverte de l'atténuation expérimentale des virus.

Voici dans quelles conditions elle a été faite : M. Pasteur était occupé à bien établir, à l'aide du microbe du choléra des poules, que la virulence dans une goutte du sang d'un malade appartient aux microbes et non à la partie fluide de cette humeur. Il avait constaté la propagation de la virulence dans des ballons de bouillon, au fur et à mesure que l'on y ensemence une goutte des cultures précédentes. La virulence ne subit aucune diminution, pourvu que l'on passe d'une culture à l'autre au bout de vingt-quatre heures. Le hasard voulut que l'on attendît une fois beaucoup plus longtemps avant d'essayer la virulence d'une culture par l'inoculation. Au lieu de mourir dans l'espace de vingt-quatre à quarante-huit heures, comme cela se passait chaque fois qu'on employait une culture récente, les poules inoculées avec la culture ancienne en furent quittes pour quelques jours de tristesse et d'inappétence; en outre, particularité aussi remarquable qu'inattendue, elles *résistèrent* à l'inoculation ultérieure d'un virus très virulent.

M. Pasteur saisit aussitôt la haute portée de cette expérience et, dans une communication à l'Académie des sciences le 9 février 1880, il en rapprocha le résultat de la vaccination jennérienne.

« Par certain changement dans le mode de culture, dit-il, on peut faire que le microbe infectieux soit diminué dans sa virulence. » Voilà pour la cause de l'atténuation.

Quant aux effets, il poursuit : « La diminution dans la virulence se traduit dans les cultures par un faible retard dans le développement du microbe, mais au fond il y a identité de nature entre les deux variétés du virus. Sous le premier de ces états, le microbe inoculé peut tuer vingt fois sur vingt. Sous le second, il provoque vingt fois sur vingt la maladie et non la mort. Ces faits ont une importance facile à comprendre : ils nous permettent, en effet, de juger, en ce qui concerne la maladie qui nous occupe, le problème de sa récidive ou de sa non-récidive. Prenons quarante poules, inoculons-en vingt avec un virus très virulent, les vingt poules mourront. Inoculons les vingt autres avec le virus atténué, toutes seront malades, mais elles ne mourront pas. Laissons-les se guérir et revenons ensuite, pour ces vingt poules, à l'inoculation du virus très infectieux; cette fois il ne tuera pas. La conclusion est évidente : la maladie se préserve elle-même. »

M. Pasteur s'appesantit davantage sur ce sujet, devant l'Académie des sciences, les 26 avril et 26 octobre 1880. Il montra principalement: que l'on augmente la résistance de la poule par plusieurs inoculations d'un virus atténué; que l'expérimentateur peut provoquer à volonté des degrés différents dans l'atténuation du microbe du choléra aviaire, et donner, par l'emploi de virus convenablement gradués, une résistance absolue au virus très infectieux. Enfin, il émit nettement la pensée d'une comparaison entre la préservation de la poule contre le choléra aviaire et celle de l'homme contre la variole.

Assurément, en s'emparant ainsi du microbe du choléra des poules, M. Pasteur venait de remporter une très grande victoire sur la nature et d'ouvrir à la médecine des horizons nouveaux.

Dès lors on comprend les paroles enthousiastes de H. Bouley, qui fut, jusqu'à son dernier souffle, le défenseur ardent et convaincu des doctrines pasteuriennes : « Quel triomphe qu'un pareil résultat ! S'emparer du virus le plus énergique, le plus subtil, le plus efficace, aux doses les plus infinitésimales ; le réduire à un degré déterminé d'action ; le faire reproduire, avec son énergie réduite, dans une série de générations qui font race dans l'espèce ; l'accommoder ainsi aux usages de la prophylaxie pour l'inoculation, de façon qu'on devient maître de vacciner contre une maladie mortelle et de vacciner à des degrés divers, suivant qu'on veut donner d'emblée une immunité complète, ou ne la faire acquérir que graduellement ; quel triomphe ! et quelles espérances autorisées, quelles perspectives ouvertes !

« En présence de tels faits, je me laisserais aller volontiers à m'écrier, comme le grand prêtre Joad, dans la tragédie d'*Athalie* :

> . . . . Mes yeux s'ouvrent,
> Et les siècles obscurs devant moi se découvrent. »

On était encore tout à la surprise causée par la découverte inattendue de M. Pasteur, lorsqu'on apprit que la possibilité de préserver des sujets contre les effets du virus du choléra des poules n'était plus un fait unique dans la science. Effectivement, Toussaint annonça à l'Académie, le 12 juillet 1880, qu'il était parvenu, après des essais infructueux, à empêcher, à l'aide d'un moyen fort simple, la bactéridie du charbon de se multiplier chez les jeunes chiens et chez le mouton.

Cette conquête nouvelle, fort importante, fut acceptée immédiatement par M. Pasteur dans un renvoi à une Note qu'il présenta le même jour à l'Académie des sciences sur l'étiologie du charbon dans la Beauce. M. Pasteur avait vu guérir quelques moutons inoculés soit avec des cultures, soit avec du sang charbonneux. Il conclut, étant donnée la communication de Toussaint, à la possibilité de vacciner les moutons contre le charbon, c'est-à-dire de leur donner une maladie non mortelle en leur faisant ingérer des substances plus ou moins chargées des spores du *Bacillus anthracis*. Il avait d'ailleurs obtenu le même résultat pour le choléra des volailles par un procédé analogue.

Toussaint n'a donc pas parlé le premier de l'atténuation des virus ; il n'a pas été le premier non plus à parler de la possibilité de donner artificiellement l'immunité contre une maladie virulente. Mais il convient d'entrer dans quelques détails pour faire connaître tout le mérite qui lui revient dans la grosse question que nous abordons.

D'abord, il a puisé dans son propre fonds les moyens de conférer l'immunité contre le charbon, attendu que M. Pasteur avait gardé le silence sur son procédé d'atténuation du choléra des poules. Toussaint crut même devoir en faire autant, mais il se ravisa bientôt, et, le 2 août 1880, il pria l'Académie de vouloir bien ouvrir le pli cacheté qu'il avait déposé le 12 juillet précédent.

On apprit alors que Toussaint s'était efforcé d'inoculer une humeur charbonneuse débarrassée des bacilles qu'elle contient. Il pensait qu'une humeur ainsi traitée, absorbée au point d'inoculation, charriée par le système lymphatique, déterminait des lésions inflammatoires ganglionnaires rendant les ganglions impropres au passage des bacilles à la suite d'une nouvelle infection. Il avait cherché à retenir les bacilles en filtrant du sang charbonneux défibriné sur dix à douze doubles de papier. L'expérience ayant démontré l'imperfection de ce procédé, il lui en substitua un second, inspiré de Davaine, qui consistait à chauffer le sang pendant dix minutes à $+ 55$ degrés. Il rendit cinq animaux réfractaires par l'inoculation de ce sang. Théoriquement, la réussite complète, c'est-à-dire la production de l'immunité dans l'organisme entier, exigerait autánt d'inoculations qu'il existe de départements ganglionnaires.

Cette opinion a semblé trop prématurée. On pensait à cette époque que l'intervention directe d'éléments figurés était aussi indispensable pour obtenir l'immunité que pour obtenir la maladie. M. Pasteur, disait-on, devait le résultat qu'il avait obtenu contre le choléra des poules, à la modification du microbe de la maladie.

On insista officieusement auprès de Toussaint pour qu'il refît ses expériences en portant toute son attention sur la présence possible des bacilles atténués dans le sang chauffé à $+ 55$ degrés. Il essaya donc de nouveau la chaleur sur le sang défibriné ; il essaya aussi l'action de l'acide phénique, que Davaine avait également signalé parmi les destructeurs des bacilles charbonneux. Il s'aperçut alors que ces moyens laissaient habituellement subsister des bacilles vivants et même parfois des bacilles assez virulents pour tuer les animaux.

En présence de ces faits et sous l'empire des idées du mo-

ment, Toussaint déclara au Congrès de Reims (1), le 19 août
1880, que dans les exemples d'immunité observés par lui, ce
n'est pas, comme il l'avait annoncé, le liquide qui place l'animal dans ces conditions, mais bien un *état atténué* du parasite
ralentissant son action et permettant à l'économie de le supporter quelque temps et de le vaincre. Par conséquent, après
avoir assuré qu'il avait tué le *Bacillus anthracis*, Toussaint
reconnaissait qu'il en avait atténué la virulence et abandonnait
sa première opinion. Pourtant l'une et l'autre étaient fondées,
paraît-il, si l'on en juge sur une déclaration faite par MM. Roux
et Chamberland en 1888, déclaration reposant sur une expérience exécutée en 1881, à l'époque où l'on contrôlait les travaux de Toussaint dans le laboratoire de M. Pasteur.

Dans un mémoire de MM. Roux et Chamberland sur l'immunité par les produits solubles, on lit, en effet, le passage
suivant :

« En répétant les expériences de M. Toussaint sur le sang
charbonneux chauffé, nous avons eu l'occasion de faire plusieurs observations qui nous ont convaincu qu'il était possible,
cependant, de conférer aux moutons l'immunité contre le charbon, en leur injectant sous la peau du sang charbonneux
dépourvu de bactéridies vivantes (2). »

Les auteurs rapportent à l'appui une expérience qui remonte
au 16 novembre 1881.

On regrettera sans doute que ce résultat n'ait pas été publié
immédiatement, non parce qu'il aurait donné plus de valeur à
une assertion de Toussaint, mais parce que sa divulgation
aurait hâté les recherches qui nous valent aujourd'hui des
connaissances très précieuses sur le mode d'action des virus
et la façon de les combattre.

Quoi qu'il en soit, on doit à Toussaint le deuxième exemple
de l'atténuation des virus.

Peu de temps après, le 26 octobre 1880, M. Pasteur fit connaître que l'oxygène de l'air était le principal auteur de l'atténuation de l'agent virulent du choléra des poules. C'était le
prélude de deux communications bien plus importantes sur
l'atténuation du virus charbonneux. Nous voulons parler des
Notes adressées à l'Académie des sciences le 28 février et le
21 mars 1881, en collaboration avec MM. Chamberland et
Roux. Effectivement, grâce à la connaissance approfondie des

---

(1) Association française pour l'avancement des sciences.
(2) *Annales de l'Institut Pasteur*, 1888, p. 407.

propriétés des bactériens et de leurs corpuscules-germes, il est parvenu, en combinant l'action de l'air à celle d'une température dysgénésique, à créer des variétés de bacilles charbonneux inégalement atténuées et à les propager par la culture. Nous donnerons plus loin le procédé de M. Pasteur avec tous les éclaircissements qu'il demande pour être compris. Disons ici que s'il a été publié après celui de Toussaint, il s'est présenté immédiatement avec un caractère scientifique beaucoup plus élevé et une portée beaucoup plus étendue.

Tels sont, dans leurs traits principaux, les deux grands faits qui ouvrirent l'ère de l'atténuation expérimentale des virus. Ils ne furent pas acceptés sans résistance chez nous et à l'étranger. Actuellement encore des hommes d'une grande autorité se rallient à l'atténuation comme à un fait scientifique indiscutable, mais en contestent la valeur en tant que moyen avantageux de procurer artificiellement l'immunité. Cependant, après la retentissante expérience de Pouilly-le-Fort, où M. Pasteur démontra publiquement la valeur des vaccins anticharbonneux, il y eut de divers côtés des applications fort heureuses.

Pendant un certain temps, l'atténuation artificielle des virus parut assez énigmatique. Au fur et à mesure que l'on étudia de plus près la physiologie générale des microbes, la lumière se fit dans l'esprit des expérimentateurs.

Au début, les tentatives étaient calquées, silencieusement ou non, sur la pratique de M. Pasteur. Mais on se heurta à de nombreuses difficultés et l'on dut recourir à des procédés variés pour arriver au même résultat. On sait aujourd'hui que toutes les causes de destruction des virus, que toutes les entraves apportées à la végétation des microbes peuvent, dans certaines limites, produire une atténuation individuelle, passagère et temporaire ou transmissible par génération. Citons : la température, la composition de l'atmosphère ambiante et des substances nutritives offertes aux microbes, la lumière, etc.

Non content de chercher des causes d'atténuation dans les conditions intrinsèques et extrinsèques d'une culture *in vitro*, bientôt on les emprunta à l'organisme de quelques espèces animales.

En un mot, les procédés d'atténuation sont multiples ; tous ont une certaine valeur ; mais tous ne doivent pas être employés indistinctement, quel que soit le virus que l'on se propose d'atténuer. Dans l'impossibilité de les décrire tous, nous placerons les types principaux sous les yeux du lecteur.

CHAPITRE II

ATTÉNUATION PASSAGÈRE EXTEMPORANÉE

Nous venons de distinguer une atténuation passagère ou individuelle des virus et une atténuation transmissible par génération. Hâtons-nous d'ajouter qu'il n'y a pas de limites tranchées entre ces deux sortes d'atténuation. Souvent, en procédant à la première, on prépare la seconde, surtout quand on opère sur des microbes bien isolés et faciles à propager par la culture. Mais ici cette préoccupation n'est pas dans l'esprit de l'expérimentateur. Le but, unique est de fabriquer rapidement, par des moyens énergiques, une certaine quantité de virus affaibli pour faire des inoculations préventives. La modification imprimée aux microbes, par ces moyens extemporanés, est généralement individuelle; elle ne pourrait se fixer dans la descendance comme un caractère de race.

On a obtenu l'atténuation directe et extemporanée de plusieurs virus à l'aide du chauffage, des antiseptiques, des rayons solaires.

§ Ier. — ATTÉNUATION RAPIDE PAR LE CHAUFFAGE.

a. *Atténuation du sang charbonneux.* — Toussaint démontra le premier, en 1880, la possibilité d'atténuer les bacilles contenus dans le sang charbonneux par l'emploi de la chaleur. Il suffit, disait-il, de chauffer le sang défibriné pendant dix minutes à 55 degrés pour obtenir une humeur vaccinale. On sait qu'il eut quelques déboires; tantôt le sang chauffé vaccinait fort bien, tantôt il tuait les inoculés. De tels résultats faisaient pressentir que le moyen, bon en soi, était appliqué d'une manière défectueuse. Il était probable que le sang défibriné, inclus sous un grand volume dans un tube cylindrique, immergé ensuite dans une masse d'eau chaude peu considérable, subissait inégalement l'action de la chaleur dans le court espace de dix minutes.

M. Chauveau examina le procédé de Toussaint en 1882, et s'aperçut qu'en agissant sur une toute petite quantité de sang emprisonnée dans des pipettes cylindriques de 1 millimètre de diamètre, à l'aide d'une grande masse d'eau chaude pour laquelle la masse du sang était presque insignifiante, on obtenait des bacilles uniformément atténués.

M. Chauveau étudia l'influence des températures comprises entre 50 et 60 degrés. L'observation de Toussaint a été confirmée à ces diverses températures, en ce sens que, si la température s'élève, l'atténuation est obtenue au bout d'un temps moins long, et réciproquement. Ainsi, à 50 degrés, si l'on chauffe le sang pendant huit minutes, les inoculations sont presque toujours mortelles ; si on le chauffe pendant dix minutes, quelques inoculations seulement se montrent dangereuses ; pendant dix-huit minutes, on obtient un liquide vaccinal très atténué ; enfin, si l'opération est prolongée jusqu'à vingt minutes, les bacilles sont tués. Entre ces différents résultats, il y a place pour des intermédiaires.

S'inspirant des besoins de la pratique des inoculations préventives, M. Chauveau adopta la température de 50 degrés et conseilla de chauffer le sang défibriné pendant quinze minutes pour préparer un premier vaccin, et pendant neuf à dix minutes pour obtenir un second vaccin, que l'on emploie successivement à quelques jours d'intervalle.

b. *Atténuation des cultures du* Bacillus anthracis. — En 1883, M. Chauveau démontra que l'on pouvait atténuer directement et rapidement les cultures virulentes du *Bacillus anthracis* par l'action de la chaleur. La réussite est certaine, si l'on opère sur des cultures contenant du mycélium, sans spores.

Pour obtenir ces cultures, il suffit de les faire à la température de 42-43 degrés indiquée par M. Pasteur.

M. Chauveau emprunte la semence au sang charbonneux frais, dont les bacilles sont, comme on le sait, toujours dépourvus de spores, et la dépose dans des matras chargés d'un bouillon de poulet peu concentré. Après vingt heures de séjour dans une étuve à 42-43 degrés, le bouillon est troublé et tient en suspension de nombreux filaments fragmentés dans lesquels l'auteur a signalé, non de vraies spores, mais seulement des corpuscules réfringents, plus petits, peu résistants, qu'il a désignés sous le nom de *spores rudimentaires*. La qualité du bouillon ou de la semence précipite ou ralentit l'évolution du mycélium. Dans le premier cas, la culture est retirée de l'étuve avant la vingtième heure ; dans le second, elle y est laissée plus longtemps.

M. Chauveau transporte ensuite ces cultures dans une étuve chauffée à 47 degrés. Elles ne forment plus de mycélium. Toutefois la vie n'y est pas entièrement suspendue, car le nombre des spores rudimentaires s'accroît à l'intérieur des bacilles. Mais simultanément, leur virulence s'amoindrit progressivement d'heure en heure. Au bout de trois heures de chauffage à 47 degrés, les cultures sont inoffensives pour le cobaye adulte.

M. Chauveau pouvait obtenir par ce moyen toute une série de virus atténués dont les termes auraient répondu à telle ou telle indication de la pratique des inoculations préventives. Il ne faut pas oublier que l'atténuation réalisée de cette manière est passagère et essentiellement propre aux filaments mycéliens soumis à la chaleur. Si la culture reste quelque temps à la température eugénésique de 35-38 degrés, les bacilles forment de vraies spores qui, à leur tour, donnent des microbes virulents. Aussi M. Chauveau a-t-il abandonné bientôt cette technique pour se consacrer à l'atténuation transmissible par génération. Nous parlerons prochainement des travaux qu'il a accomplis dans cette direction.

c. *Atténuation de la sérosité virulente du charbon symptomatique.* — MM. Arloing, Cornevin et Thomas ont atténué par la chaleur la sérosité virulente du charbon symptomatique. Ils ont constaté qu'en chauffant de la sérosité fraîche, extraite d'une tumeur charbonneuse, entre 65 et 70 degrés, pendant un temps plus ou moins long, on lui enlevait peu à peu sa virulence, si bien que les animaux inoculés avec de la sérosité chauffée faiblement survivaient à l'inoculation plus longtemps que ceux qui avaient reçu le virus intact, et que ceux inoculés avec de la sérosité chauffée convenablement résistaient et acquéraient l'immunité. Mais, en outre, ils se sont aperçus que le chauffage de la sérosité fraîche, en vue d'obtenir une humeur douée de propriétés vaccinales, était une opération délicate. L'expérimentateur est fort exposé à se trouver en deçà ou au delà du but qu'il poursuit, à cause de la fragilité relative des microbes virulents à leur sortie d'une tumeur. Ce danger disparaît presque entièrement, si l'on fait agir la chaleur sur la sérosité virulente préalablement desséchée à 30-35 degrés. En effet, le *Bacterium Chauvæi* est déjà sporifère dans l'organisme des malades, et l'expérience a établi que les spores convenablement desséchées sont plus résistantes que les spores fraîches.

MM. Arloing, Cornevin et Thomas ont remarqué qu'en opérant sur la sérosité desséchée, broyée et humectée, ils pouvaient se mouvoir entre des températures éloignées, 60 et 110 degrés par exemple. De plus, c'est par heures que l'on peut compter la durée du chauffage. En chauffant pendant six heures une petite quantité de virus, on enlève une part notable de son activité, à partir de la température de + 60 degrés; on supprime la virulence à la température de + 110 degrés; on la rend généralement vaccinale pour le cobaye, le mouton et le bœuf, aux températures de 85-100 degrés.

Guidés par des essais préalables, ces auteurs ont préparé pour la pratique des inoculations préventives contre le charbon symptomatique deux virus atténués : l'un, destiné à servir de premier vaccin, est chauffé à 100 degrés; l'autre, servant de second vaccin, est chauffé seulement à 85 degrés.

Ces vaccins conservent leurs propriétés fort longtemps, si l'on a soin de les enfermer dans des flacons placés à l'abri de l'humidité. Pour les employer, on les réduit en poudre fine, on les délaye dans l'eau et on les injecte sous la peau de la région caudale ou de la région auriculaire. La dose de chaque vaccin est de 1 centigramme par tête; on la délaye dans 1 centimètre cube d'eau.

M. Kitt, de Munich, a tenté d'obtenir l'immunité à l'aide d'un seul vaccin qu'il prépare en soumettant le virus à la température de 90 degrés. MM. Arloing et Cornevin ont aussi obtenu par l'emploi de la chaleur un vaccin unique.

§ II. — ATTÉNUATION RAPIDE PAR LES ANTISEPTIQUES.

Les antiseptiques mis au contact des microbes virulents finissent toujours par les détruire. Mais, si l'on diminue leur degré de concentration et la durée de leur contact avec les virus, ils atténuent simplement l'activité des microbes. Toute la difficulté réside dans la détermination de la dose et du temps nécessaires pour obtenir des virus dont l'activité soit appropriée au résultat cherché.

1° *Atténuation du* Bacillus anthracis. — Dans ses premières tentatives d'atténuation du sang charbonneux, Toussaint employa l'acide phénique. Il mélangea ce corps au sang défibriné dans la proportion de 1 à 1,5 pour 100, et fit, avec ce mélange, des inoculations vaccinales sur des lapins et des brebis.

Trois ans plus tard, MM. Chamberland et Roux ont atténué le *Bacillus anthracis* cultivé à l'état de pureté en le plaçant dans l'eau distillée additionnée d'acide phénique dans la proportion de 1/900ᵉ, ou de bichromate de potasse dans la proportion de 1 pour 2000 à 5000. L'atténuation se prononce lentement dans l'eau phéniquée; elle se montre beaucoup plus tôt dans le bichromate de potasse. En modifiant l'emploi des antiseptiques, MM. Chamberland et Roux ont obtenu une atténuation transmissible par génération.

2° *Atténuation de la sérosité du charbon symptomatique.* — MM. Arloing, Cornevin et Thomas ont aussi transformé la virulence mortelle de la sérosité fraîche d'une tumeur symptomatique en virulence vaccinale, à l'aide de la glycérine phéniquée, du sublimé corrosif à 1/5000ᵉ, de l'eucalyptol et du thymol. Ils ont encore atteint ce résultat en mettant le virus en contact avec une solution de galactose alcalinisée, pendant vingt-quatre heures.

3° *Atténuation de la sérosité de la septicémie gangreneuse.* — Nous ajouterons que M. Cornevin a atténué le virus de la septicémie gangreneuse en l'associant à la coumarine.

§ III. — Atténuation par les rayons solaires.

La lumière étant un modificateur puissant des végétaux supérieurs, nous avons pensé qu'elle serait capable d'agir sur les microbes pathogènes. Après avoir constaté, comme nous l'avons dit précédemment (voy. p. 93), que les rayons solaires traversant un liquide transparent altèrent les bacilles charbonneux et les spores suspendus dans sa masse, au point de retarder l'évolution des cultures fécondées avec ces bacilles et de diminuer l'abondance de la récolte, et même de les tuer complètement, nous nous sommes occupé de chercher le rapport qui pourrait exister entre la végétabilité et la virulence chez des microbes exposés au soleil. Or, dans plusieurs expériences, nous avons vu la virulence diminuer en même temps que le pouvoir végétatif, mais non proportionnellement. Ainsi, une semence ensoleillée pendant dix-neuf heures fournit une culture qui tue le cobaye à la dose d'une goutte ; ensoleillée pendant vingt heures, une culture ne tuant qu'un cobaye sur deux ; ensoleillée pendant vingt-cinq heures, une culture ne tuant plus les cobayes, mais les vaccinant, et dont la végétabilité est considérablement ralentie.

Nous nous sommes demandé ensuite s'il ne serait pas possible d'atténuer d'emblée des cultures abondantes, de manière à obtenir d'assez grandes quantités de virus vaccinal. Nous avons résolu cette question par l'affirmative; cependant la solution présente certaines difficultés. L'atténuation par la lumière exige que les rayons solaires pénètrent jusqu'au centre de la culture. Cette condition n'est pas toujours réalisée, car, si la culture est opalescente et se présente à la lumière sous une grande épaisseur, les couches superficielles, frappées les premières, font office d'écran pour les couches plus profondément situées. De là, la nécessité d'étendre les cultures avec du bouillon neuf ou de l'eau stérilisée pour en augmenter la transparence et de les répartir dans de petits tubes plats ou en couche mince dans des matras. On exposera ensuite les cultures au soleil pendant les heures les plus claires du jour jusqu'à ce que, les séances étant additionnées, on arrive au nombre total de vingt-six heures. Dans l'intervalle des séances d'insolation, les cultures seront déposées dans un endroit dont la température ne favorisera pas le développement de nouveaux bacilles.

Si l'on voulait conférer l'immunité avec ces cultures atténuées, il serait bon de faire deux inoculations successives.

Nous tenons pour certain que l'on pourrait utiliser les rayons solaires à l'atténuation d'un grand nombre de microcoques ou de bacilles virulents. La présence des spores dans les bacilles ne constituerait pas un empêchement à l'emploi de ce moyen.

CHAPITRE III

ATTÉNUATION PERMANENTE TRANSMISSIBLE

Amener les virus à des degrés d'activité qui permettent de s'en servir pour donner préventivement des maladies bénignes est déjà un beau résultat; mais les fixer à ces degrés divers d'activité, faire de leur atténuation comme un caractère de race transmissible de génération à génération est un résultat encore plus remarquable dont M. Pasteur a enrichi la médecine et le patrimoine scientifique de la France.

Nous disions quelques pages plus haut qu'il n'existe pas de différences tranchées entre les moyens de créer l'atténuation individuelle, passagère des virus et ceux qui procurent l'atténuation permanente. Cependant les seconds sont généralement moins violents que les premiers; mais leur action demande à s'exercer lentement, longtemps et, autant que possible, sur les microbes en voie d'évolution.

En thèse générale, l'atténuation transmissible s'obtient en faisant vivre les microbes plus ou moins longtemps en présence de causes dysgénésiques, soit dans un milieu artificiel, soit dans un milieu animé comme l'organisme d'un animal convenablement choisi.

§ Ier. — ATTÉNUATION DANS UN MILIEU NUTRITIF ARTIFICIEL.

Le plus souvent, l'expérimentateur fait vivre les microbes dans un excellent milieu nutritif et demande à l'atmosphère ou à la température ambiantes les influences modificatrices; quelquefois, il s'adresse seulement à la composition chimique du milieu nourricier. On connaît plusieurs types d'atténuation obtenus dans ces conditions.

A. *Atténuations demandées à l'influence de l'atmosphère normale.* — Nous avons raconté, dans la partie consacrée à la découverte de l'atténuation, qu'en changeant le mode de cul-

ture des microbes du choléra des poules par le seul fait d'éloigner les époques des ensemencements, M. Pasteur avait obtenu
des virulences progressivement décroissantes, puis un virus
vaccinal qui ne tuait plus, donnait la maladie bénigne et préservait de la maladie mortelle. M. Pasteur, prenant ensuite
chaque variété de virulence comme point de départ de nouvelles
cultures successives faites à intervalles rapprochés, a vu que
la variété de virulence se conservait avec son intensité propre.
Par exemple, un virus ne tuant plus qu'une fois sur dix gar-
dait cette virulence dans ses cultures, si les intervalles des
ensemencements n'étaient pas exagérés.

M. Pasteur a donc réalisé l'atténuation du microbe du choléra des poules et la transmission héréditaire de l'atténuation.

Dans ce cas, l'affaiblissement de la virulence s'établit dans
une culture abandonnée à elle-même, peu à peu et spontanément. Il est impossible de prévoir le moment où il aura atteint
le degré convenable pour être fixé par la génération, surtout si
l'on tient compte des anomalies que M. Pasteur a signalées.
« Il ne faudrait pas croire, dit-il, que pour toutes ces atténuations les choses se passent avec une fixité et une régularité
mathématiques. Telle culture qui attend depuis cinq ou six
mois son renouvellement peut montrer une virulence toujours
considérable, tandis que d'autres de même origine sont déjà
très atténuées après trois à quatre mois d'attente. » Par conséquent, pour saisir le degré d'atténuation cherché, l'expérimentateur doit faire un nombre considérable d'inoculations
d'épreuves échelonnées, à partir du deuxième mois qui suit
l'origine d'une culture.

Le procédé, on en conviendra, sacrifie trop au tâtonnement.
Il n'est ni scientifique ni pratique. Pourtant l'examen attentif de
la cause agissante dans l'atténuation du virus du choléra des
poules a conduit M. Pasteur à l'atténuation rationnelle du
Bacillus anthracis.

Quelques jours après la fécondation d'un matras chargé de
bouillon, la végétation du micro-organisme du choléra aviaire
se suspend; les microbes s'entassent au fond du ballon; les
couches supérieures du bouillon s'éclaircissent. A dater de ce
moment, les microbes sont autant de lambeaux de protoplasma
ne se nourrissant plus, mais qui continuent néanmoins de
subir l'influence comburante de l'oxygène de l'air dont le renouvellement se fait à travers le bouchon d'ouate du matras; ils
finissent même par diminuer de volume, comme l'a remarqué
M. Duclaux.

M. Pasteur attribue l'atténuation à l'influence de l'oxygène de l'air. La virulence, en effet, résiste au vieillissement plus de dix mois s'il a lieu dans des tubes en verre scellés à la lampe d'émailleur.

Dès lors, il supposa que l'action inhérente à l'oxygène atmosphérique se montrerait efficace sur les autres virus, à la condition qu'ils n'eussent pas plus de résistance que le microbe du choléra des poules. C'est ce que M. Rodet a constaté sur le staphylocoque pyogène doré.

Disons en passant que M. Pasteur a peut-être trop négligé l'influence des produits dont le bouillon s'enrichit pendant la végétation des microbes. Rien n'a démontré que la modification qu'ils impriment à la composition du bouillon ne retentisse pas sur la virulence des microbes.

Quoi qu'il en soit, l'idée théorique que nous avons exposée a conduit très heureusement son auteur à l'atténuation du virus charbonneux.

Sous la forme d'organes de végétation, les microbes sont très sensibles aux causes de destruction. Au contraire, à l'état de spores ou de corpuscules germes, les agents de la virulence sont très résistants. Le *Micrococcus choleræ gallinarum* en fournit un exemple. Il se multiplie constamment par scission ; jamais il ne donne de spores. M. Pasteur attribua à cette particularité de son existence la facilité avec laquelle il s'atténue au contact de l'atmosphère normale.

Autrement se comporte le bacille charbonneux. Dans les bouillons de culture, à la température de 37 degrés, il produit de nombreux filaments mycéliens, lesquels se garnissent de spores en vingt-quatre ou quarante-huit heures.

De sorte que si l'on voulait affaiblir ce microbe comme on a affaibli celui du choléra des volailles, il faudrait l'empêcher de se soustraire à l'influence atténuatrice de l'atmosphère et pour cela le maintenir pendant longtemps au contact de l'air à l'état de mycélium, c'est-à-dire l'empêcher de former des corpuscules germes.

Ç'a été le premier objectif de M. Pasteur. A 37 degrés, le *Bacillus anthracis* donne du mycélium et des spores ; à 44 degrés, les cultures sont stériles ; à la température intermédiaire de $42^{\circ},5$, il végète encore, mais ne fournit que du mycélium, à formes parfois irrégulières ou monstrueuses, constamment dépourvues de spores. Aussi longtemps que les cultures seront maintenues à $42^{\circ},5$, les bacilles conserveront l'état mycélien analogue à l'état normal permanent du microbe du choléra des poules. Mais peu à peu leur virulence s'amoindrit. Vers le douzième jour, elle ne peut plus tuer les cobayes adultes ; vers le trente et unième jour, elle ne fait périr que les jeunes souris; au bout d'un mois et demi, elle paraît avoir totalement disparu. Inoculés au douzième jour, les bacilles communiquent l'immunité au mouton et même au lapin.

Portés dans de nouvelles cultures, les bacilles se multiplient et conservent les degrés d'atténuation divers auxquels on les a pris. Cependant l'atténuation ne pourrait être maintenue intacte pendant longtemps par la propagation du bacille.

M. Pasteur a demandé la permanence des nouvelles propriétés des bacilles à leurs spores, car il savait que dans les végétaux supérieurs la reproduction par graines transmet mieux les propriétés acquises que tous les autres modes de multiplication. Il n'a pas espéré en vain. Ayant transporté les cultures mycéliennes d'un thermostat à 42°,5 dans une étuve chauffée à 37 degrés, M. Pasteur obtint des spores qui fixaient pour longtemps la virulence des bacilles. « Autant de bactéridies de virulence diverse, dit M. Pasteur, autant de germes dont chacun est prêt à reproduire la virulence de la bactéridie dont il émane. »

Pour la pratique des inoculations préventives, MM. Pasteur, Chamberland et Roux ont préconisé deux vaccins à des degrés d'atténuation différents. Le premier vaccin est obtenu en exposant les cultures quinze à vingt jours à la température de 42°,5 ; le second vaccin, en limitant ce laps de temps à dix ou douze jours.

L'atténuation du *Bacillus anthracis*, par M. Pasteur, présente une grande supériorité sur l'atténuation du virus du choléra des poules : il est déduit scientifiquement de la biologie des bactériens ; il est réglé dans ses détails et applicable presque à coup sûr ; il crée des races de bacilles inégalement virulentes, transmissibles avec leurs nouveaux caractères par voie de génération.

On a dit quelquefois que ces races étaient indéfiniment transmissibles avec leurs propriétés acquises ; mais cette assertion passe pour exagérée. Dans une longue suite de générations successives, ou bien dans le sommeil prolongé d'une culture atténuée, la virulence ne reste pas égale à elle-même. Aussi est-on obligé de revenir de temps en temps à la première opération pour conserver des virus vaccins de bonne qualité.

B. *Atténuation demandée à l'influence de la chaleur.* — On a déjà vu que M. Chauveau, poursuivant l'idée première de Toussaint, avait atténué rapidement par la chaleur le *Bacillus anthracis* dans le sang charbonneux et dans les cultures mycéliennes. Par certaines modifications apportées au procédé,

M. Chauveau a obtenu des spores qui fixent et transmettent fort bien l'atténuation qu'elles ont reçue.

Le procédé modifié comprend quatre temps successifs : dans le premier, on cultive une goutte de sang charbonneux,

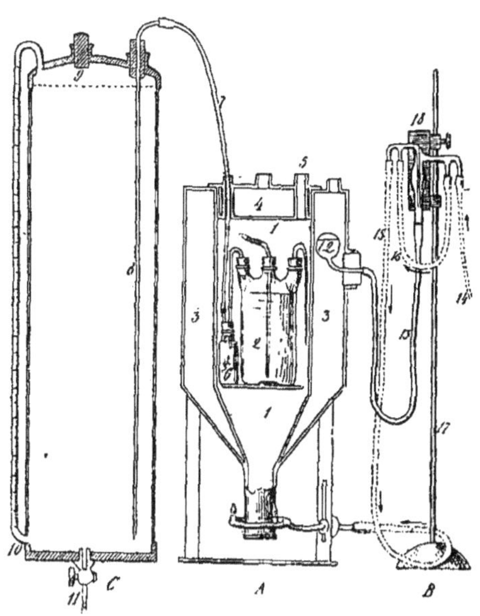

Fig. 46. — Schéma montrant en coupe la disposition du thermostat et de l'aspirateur pour les grandes cultures. — A, thermostat formé par une étuve d'Arsonval modifiée ; B, régulateur de température (appareil de M. Chauveau) ; C, aspirateur. — 1, 1, intérieur du thermostat renfermant, 2, un flacon à grande culture ; 3, 3, cavité de la double paroi du thermostat ; 4, 4, cavité de la double paroi du couvercle ; 5, tubulure pour l'introduction du thermomètre donnant la température intérieure du thermostat ; 6, petit flacon à chlorure de calcium pour le desséchement de l'air entraîné hors du grand flacon ; 7, tube adducteur relié au tube plongeant de l'aspirateur ; 8, tube plongeant de l'aspirateur ; 9, bouchon fermant l'aspirateur après le remplissage ; 10, tube communicant latéral de l'aspirateur, gradué pour la détermination de la quantité d'eau écoulée ; 11, robinet servant d'amorce au tube d'écoulement ; 12, réservoir à mercure du régulateur ; 13, son tube ascendant ; 14, prise de gaz ; 15, tube adducteur du gaz ; 16, sauterelle ; 17, tige du support ; 18, pièce à coulissage servant à élever et à abaisser le régulateur qui y est fixé.

à l'intérieur d'un matras chargé d'un bouillon léger, à la température de 42°,5. Au bout de vingt heures environ, la culture est peuplée de beaux filaments mycéliens *asporogènes*. Dans le second, on amoindrit la virulence de ces filaments en portant la culture, pendant trois heures, dans une étuve à 47 degrés.

Dans le troisième, on expose la culture à une température eugénésique (35-37 degrés) ou bien on en sème une parcelle dans du bouillon neuf, et l'on attend que l'évolution bacillaire aboutisse à la formation de spores, c'est-à-dire cinq à sept jours en moyenne. Ces spores, d'une belle apparence, sont déjà douées d'un commencement d'atténuation; mais elles ont surtout la propriété de s'atténuer davantage sous l'influence du chauffage. Si donc, dans le quatrième temps, on soumet les cultures sporulées à + 80 degrés, pendant une heure à une heure et demie, elles sont modifiées au degré voulu pour ne plus tuer le mouton, sauf de rares exceptions. En outre, la germination de ces spores atténuées fournit du mycélium possédant la même virulence.

M. Chauveau s'est occupé de la préparation du vaccin charbonneux par la chaleur, en grande masse, pour le cas où on voudrait la faire servir à de nombreuses inoculations préventives. Le premier et le second temps ne diffèrent pas de ceux que nous venons de décrire. Seulement, lorsque la culture mycélienne a été chauffée à 47 degrés durant trois heures, on s'assure par des inoculations d'essais que le degré d'atténuation répond au but proposé. Dans le troisième temps, au lieu de semer les bacilles atténués dans un petit matras, on les dépose dans un grand flacon contenant 1600 grammes de bouillon environ. On a soin de favoriser la multiplication et la sporulation des bacilles en faisant barboter de l'air filtré dans la masse d'après le dispositif représenté sur de ces grandes cultures, la figure 46 ci-jointe.

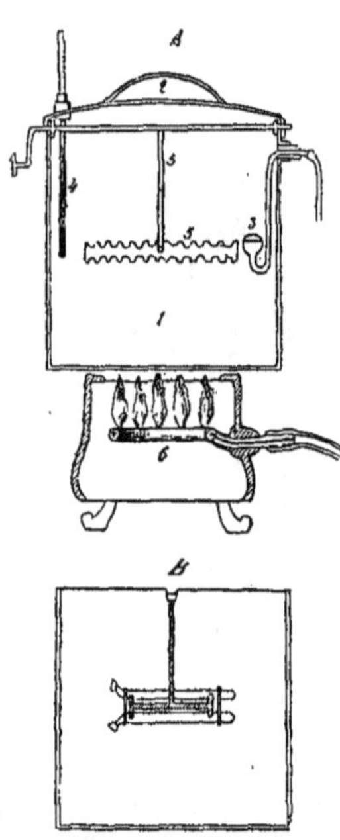

Fig. 47. — Schéma montrant en coupe la disposition de l'appareil destiné au chauffage des cultures dans l'eau (procédé de M. Chauveau). — A, vue d'ensemble : 1, intérieur de la marmite ; 2, couvercle ; 3, réservoir du régulateur (le reste n'a pas été figuré ; voy. la fig. 36) ; 4, thermomètre ; 5, 5, appareil de suspension des tubes à virus ; 6, appareil de chauffage ; B, vue du profil de l'appareil de suspension montrant la conjugaison, deux à deux, des tubes à virus.

Reste à imprimer à la récolte l'atténuation définitive que

nous avons signalée au quatrième temps. Afin de l'imprimer uniformément à tous les bacilles, M. Chauveau répartit les grandes cultures dans des tubes *ad hoc* de 10 centimètres cubes de capacité, préalablement stérilisés; il bouche ceux-ci exactement, et ensuite les plonge pendant une heure dans un bain-marie chauffé à 84 et à 82 degrés (voy. fig. 47). A la température de 84 degrés, il obtient le premier vaccin; à celle de 82 degrés, le second vaccin.

Ces vaccins conservent leur virulence atténuée un peu plus longtemps que ceux préparés par la méthode de M. Pasteur; mais leur activité diminue peu à peu et finit par disparaître au bout de quelques mois; elle persiste d'autant moins que l'atténuation a été plus considérable.

Le procédé de M. Pasteur et celui de M. Chauveau aboutissent au même résultat. Pourtant, ils utilisent, en apparence, des facteurs différents. M. Pasteur attribue l'atténuation à l'oxygène de l'air, M. Chauveau, à la chaleur. Mais on remarquera que dans l'un et l'autre procédé, chacun des facteurs invoqués n'agit pas isolément et exclusivement. Ainsi, dans le procédé de M. Pasteur, les cultures mycéliennes sont gardées dix à quinze jours à la température dysgénésique de 42°,5; dans celui de M. Chauveau, les cultures mycéliennes ou sporulées sont chauffées en présence de l'air. A quel facteur convient-il d'attribuer l'atténuation?

M. Chauveau a creusé cette question avec le concours de M. Wosnessenski. Il s'est convaincu que dans sa méthode d'atténuation par le chauffage rapide, l'influence de l'oxygène est absolument nulle. Plusieurs expériences lui ont même démontré que l'atténuation par la chaleur est plus rapide dans le vide qu'en présence de l'oxygène. Dans la méthode de M. Pasteur, ce gaz ne joue pas non plus le rôle prépondérant qui lui fut attribué. L'oxygène n'intervient, comme force atténuante, que sur les cultures dont l'évolution est arrêtée par *l'abaissement* de la température.

Toutefois, M. Chauveau reconnaît que l'oxygène joue un rôle indirect très important dans la production de l'affaiblissement transmissible par hérédité. En effet, l'atténuation est d'autant plus sûrement transmissible qu'elle s'opère sur des bacilles en voie d'évolution lente. Par conséquent, pour que la température dysgénésique de 42°,5 exerce pleinement son influence atténuante, il faut que les bacilles évoluent en sa présence; or l'oxygène est indispensable à cette évolution. Il est donc permis de croire que la méthode de M. Pasteur donnera, au point de vue de la persistance de l'atténuation, un résultat plus satis-

faisant que le chauffage rapide du mycélium à + 47 degrés et
des spores à + 80 degrés.

En réduisant à d'étroites et justes proportions le rôle de
l'oxygène de l'air dans les phénomènes que nous décrivons,
M. Chauveau a rendu un grand service à l'expérimentation
appliquée à l'atténuation des virus. Il a concouru à élargir
brusquement les vues du chercheur; celui-ci pouvait croire,
avant son travail, que l'atténuation n'avait et n'aurait pas
d'autres facteurs que l'atmosphère. Il en est résulté plus de
variétés dans la technique de l'atténuation et aussi plus de
confiance dans l'avenir de la question; car, de prime abord,
l'atmosphère ne paraissait pas être un modificateur que l'on
tînt bien en main et dont on pût faire varier l'action au gré de
l'expérimentateur et selon la résistance des organismes.

Aussi M. Chauveau ne doit-il pas regretter le temps et la
peine qu'il a consacrés à démêler la part respective de l'oxygène et de la chaleur dans l'atténuation du *Bacillus anthracis*.
Au surplus, il a la satisfaction de voir aujourd'hui son opinion partagée presque entièrement par l'un des représentants
les plus distingués de l'école de M. Pasteur. Effectivement,
M. Roux, revenant en 1887 sur l'atténuation du virus charbonneux, a écrit ces mots : « C'est à l'action combinée de l'air
et de la chaleur sur les filaments du *Bacillus anthracis* dépourvus de spores que MM. Pasteur, Chamberland et Roux ont attribué l'atténuation du bacille du charbon, cultivé à une température de 42-43 degrés. »

La chaleur a été appliquée à l'atténuation de quelques autres
virus. Nous avons fait diminuer simultanément la végétabilité
et l'activité du streptocoque puerpéral à la température de 43 degrés. MM. Cornil et Chantemesse ont vu qu'au bout de quatre-
vingt-dix jours de chauffage à 43 degrés, le microbe de la pneumo-entérite des porcs est atténué au point de ne plus tuer le
cobaye et de conférer l'immunité aux animaux de l'espèce porcine.

C. *Atténuation demandée à l'influence de l'oxygène ou de l'air
comprimés.* — P. Bert, qui avait eu le mérite de démontrer la
toxicité de l'oxygène comprimé sur les animaux, songea, un
instant, à utiliser cette découverte pour établir la nature des
agents virulents. Aucune cellule vivante ne résiste à l'oxygène
sous la tension de 20 à 40 atmosphères. Si donc, dit P. Bert,
on soumet le sang charbonneux à cette tension et qu'au sortir
de l'épreuve, il manifeste encore de la virulence, son activité
dépendra de sa partie liquide et non des microbes qu'il tien-
drait en suspension. P. Bert, passant de la conception à l'exécu-

tion, s'aperçut que la virulence pouvait durer plus de neuf mois dans du sang charbonneux soumis à l'oxygène comprimé et dans lequel les bacilles avaient disparu; l'éminent physiologiste conclut qu'elle appartenait à la matière amorphe.

Cette affirmation, lancée au moment où la croyance à la nature animée des virus prenait son nouvel essor, fut examinée par M. Pasteur, qui n'eut pas de peine à prouver que le fait expérimental signalé par P. Bert n'ébranlait en rien la doctrine bactérienne et lui apportait, au contraire, un précieux appoint.

Le résultat obtenu par P. Bert tenait à la résistance différente présentée par les organismes virulents suivant qu'ils sont à l'état de mycélium ou à l'état de spores. L'oxygène comprimé détruit le mycélium aussi facilement que les cellules animales, mais respecte beaucoup plus longtemps les spores des bactériens. Or P. Bert avait soumis à l'oxygène comprimé du sang charbonneux dans lequel les bacilles avaient déjà formé des spores.

Les assertions de P. Bert eurent pour conséquence d'appeler l'attention de M. Chauveau sur l'oxygène comprimé. Il se demanda si ce gaz, agent de vie à la tension où il se présente dans l'air, agent de léthalité à la tension de 20 à 25 atmosphères, si ce gaz, dis-je, sous une tension inférieure à celle qui tue le protoplasma, ne serait pas un simple agent d'atténuation, et il soumit cette hypothèse au contrôle de l'expérimentation.

M. Chauveau confia ce premier soin à M. Wosnessensky, en 1884. Le résultat des expériences ne fut pas conforme à l'hypothèse. On vit que l'air comprimé, à la température favorable ou eugénésique de 35 degrés, conserve au bacille toutes ses facultés végétatives jusqu'à 13 atmosphères, mais les suspend presque tout à coup au-dessus de 13 atmosphères. Quant à la virulence des cultures, l'épreuve parut démontrer qu'elle était augmentée par les tensions faibles, éteinte par les tensions fortes.

Pourtant, M. Chauveau ne se laissa pas décourager. Il pensa que l'excessive susceptibilité du cobaye, animal choisi pour l'épreuve sus-indiquée, n'avait pas permis de saisir la légère atténuation que l'oxygène sous tension avait dû imprimer aux bacilles. Il recommença ses expériences et utilisa le mouton pour tâter la virulence des cultures.

Toutes choses étant égales d'ailleurs, il s'assura que l'oxygène, sous une légère pression, augmente la virulence des bacilles pour le cobaye et le mouton, tandis que, sous une pression moyenne, il accroît la virulence pour le cobaye et l'affaiblit pour le mouton ; enfin, qu'à une pression voisine de celle qui arrête la végétation, il permet des cultures dont les bacilles, avec ou sans spores, tuent le cobaye et peuvent être inoculés impunément au mouton.

En d'autres termes, les expériences personnelles de M. Chauveau démontrent nettement l'action atténuante de l'air comprimé. Si cette influence ne ressort pas des épreuves faites sur le cobaye, il faut en accuser l'impéritie de l'expérimentateur qui n'a pas su d'emblée proportionner la compression et sa durée au degré d'atténuation cherché. Effectivement, dans une deuxième série d'expériences, M. Chauveau soumit quatre générations successives à la pression de 8 atmosphères d'air et à la température de 38 degrés ; il consacra une durée de trois semaines à chaque génération. A l'épreuve, il s'aperçut que la dernière culture tuait le cobaye et respectait le mouton. Il la prit comme semence et soumit quatre nouvelles générations successives à une pression de 9 atmosphères d'air. La végétation démontra que les bacilles, à ce degré d'atténuation, deviennent de plus en plus sensibles à l'action dysgénésique et atténuante de l'air comprimé. Ainsi, à la première génération, sur vingt matras fécondés, vingt se troublèrent ; à la deuxième génération, sur le même nombre de matras, deux à trois restèrent limpides ; à la troisième génération, cinq à six ne présentèrent pas de végétation ; à la quatrième, la moitié des cultures fut stérile. A l'inoculation, quelques cultures fécondes se montrèrent inoffensives pour le cobaye.

En principe, l'air comprimé atténue donc le *Bacillus anthracis* au point voulu pour le rendre vaccinal sur toutes les espèces. Reste à savoir si l'atténuation constatée plus haut est transmissible héréditairement.

A la fin des quatre premières générations sous la pression de 8 atmosphères, lorsque le virus est seulement vaccinal pour l'espèce ovine, la virulence ne tarde pas à devenir nocive, si l'on propage les bacilles à l'air libre dans du bouillon nutritif. Mais à la suite des quatre dernières générations à la pression de 9 atmosphères, les cultures propagées à l'air libre restent inoffensives pour le mouton, le bœuf et le cheval. Cependant leur virulence se relève légèrement sans dépasser le degré suffisant à tuer le cobaye.

On est donc parvenu, avec le temps, en faisant agir l'air comprimé sur une longue suite de générations, à donner à l'atténuation une fixité assez grande pour en assurer la transmission héréditaire. Si l'on arrête l'atténuation à des époques diverses, pendant la deuxième série de cultures, on obtient plusieurs vaccins dont la virulence est parfaitement graduée.

On peut se demander si l'atténuation est l'œuvre de la pression ou de l'oxygène sous tension dans l'atmosphère des cultures.

Dans les conditions où M. Chauveau opéra, le facteur principal a été l'oxygène sous tension augmentée. Effectivement, il a obtenu les mêmes résultats en substituant l'oxygène pur à l'air atmosphérique et en le soumettant à une pression faible, mais proportionnelle, qui, en définitive, élevait la tension du gaz au même degré que dans l'air comprimé à 8 ou 9 atmosphères. Ainsi, sous une atmosphère d'oxygène pur, l'atténuation est la même que sous 5 atmosphères d'air, la même sous 2 atmosphères d'oxygène que sous 10 atmosphères d'air, etc. Autrement dit, l'oxygène entrant pour 1/5ᵉ dans la composition de l'air atmosphérique, la pression nécessaire pour obtenir l'atténuation du *Bacillus anthracis* en présence de l'air est cinq fois plus faible si l'on remplace ce gaz par de l'oxygène pur. S'il fallait une pression de 10 atmosphères dans l'air pour obtenir un résultat donné, il suffira d'une pression de 2 atmosphères dans l'oxygène pur.

Pourtant, il serait nuisible aux intérêts de la science de regarder la pression comme de nul effet dans le phénomène de l'atténuation. En la plaçant au second plan, nous nous tromperons moins. Des expériences bien conduites avec des gaz inertes démontreraient probablement que la pression, dans les milieux de culture, exerce une notable influence sur la végétation des microbes. Un bacille en développement fait des échanges incessants avec les substances nutritives qui le baignent extérieurement. Or les physiciens ont constaté que les fortes pressions modifient les phénomènes osmotiques entre deux liquides séparés par une membrane poreuse. Ces observations sont, il me semble, applicables aux microbes exposés dans un milieu nutritif à une forte tension gazeuse; mais jusqu'à nouvel ordre notre opinion est une simple hypothèse.

La connaissance du rôle prépondérant de l'oxygène a permis de simplifier l'outillage nécessaire à la pratique de l'atténuation par l'air comprimé et a supprimé les dangers d'explosion auxquels expose une opération qui exigerait une pression de 12 atmosphères environ.

A la suite de plusieurs expériences préparatoires, M. Chauveau a adopté la technique suivante, pour atténuer le *Bacillus anthracis* et le transformer en virus vaccinal :

1° On sème une goutte de sang charbonneux ou des spores

dans quelques petits matras Pasteur chargés de bouillon nutritif ; 2° on enferme ces matras dans un récipient en acier, solide et bien clos ; puis, par des manœuvres appropriées, on substitue de l'oxygène pur à l'air atmosphérique du récipient et on accumule ce gaz jusqu'à 2 atmosphères 1/2 ; 3° on dépose le récipient dans une étuve chauffée à 35-36 degrés pendant quinze à trente jours, en ayant soin de maintenir constamment la pression intérieure à 2 atmosphères 1/2 ; 4° à partir du quinzième jour, on emprunte de la semence à quelques cultures et on la propage dans de grands flacons, afin d'obtenir une abondante quantité de virus atténué.

Dans le quatrième temps, M. Chauveau enferme d'abord une mince couche de bouillon dans les grands flacons où il propage les bacilles atténués ; la semence étant sans cesse en contact avec une masse d'air considérable fournit une récolte très abondante au bout de plusieurs semaines. Lorsque la pullulation est aussi avancée que possible, M. Chauveau dilue les cultures avec du bouillon stérilisé et leur donne le volume de 2 litres environ. Cinq gouttes de cette dilution introduites sous la peau du bœuf et deux gouttes sous la peau du mouton procurent à ces animaux une solide immunité contre le charbon.

L'oxygène comprimé assure une atténuation plus uniforme, plus certaine et plus persistante que la chaleur seule ou combinée à l'oxygène sous la tension normale. Par exemple, les virus conservent leurs propriétés acquises au moins pendant deux mois sans modification sensible. Des vaccins expédiés au Chili donnèrent, après ce long voyage et mille péripéties qui en retardèrent l'utilisation, d'excellents résultats sur le mouton. Mais, passé deux mois, certains bacilles peuvent récupérer une virulence dangereuse, comme on l'a vu dans une expérience entreprise sous les auspices de la Société d'agriculture de Melun.

L'un des effets les plus curieux de l'oxygène comprimé est d'affaiblir profondément la toxicité des cultures en respectant la propriété vaccinale. Ainsi, telle culture qui est incapable de tuer le mouton confère néanmoins à cet animal une solide immunité. Quel immense avantage pour le vaccinateur d'autant plus exposé à semer la mort qu'il cherche à réaliser une préservation plus complète !

Cette précieuse transformation a été obtenue plus complètement encore par M. Chauveau (1889) en soumettant de nouveau à l'action de l'oxygène comprimé le *Bacillus anthracis* déjà très atténué. A un moment donné, le bacille, alors sur le point de perdre le pouvoir végétatif, peut créer l'immunité tout en se montrant absolument incapable de tuer le cobaye le plus sensible au charbon. Propagé sous cet état, le *Bacillus anthracis* fournit le vaccin idéal, celui qui préserve du charbon sans jamais causer d'accidents mortels.

Quelques microbes pathogènes s'atténuent aussitôt qu'ils pullulent dans un milieu nutritif artificiel. Tel est le cas du vibrion cholérique, du bacille de la péripneumonie contagieuse du bœuf (Arloing), du diplocoque de la pneumonie de Talamon-Frænkel (Poa et Uffreduzi). Ces microbes conservent généralement leur atténuation immédiate pendant une suite de générations.

D. *Atténuations demandées à une modification du milieu nutritif.* — Les antiseptiques, associés au bouillon à doses convenables, pourraient-ils agir sur les bacilles du charbon à la manière de la température dysgénésique de 42°,5, c'est-à-dire arrêter la végétation à la phase mycélienne et permettre à l'oxygène d'exercer son influence atténuante comme dans le procédé de M. Pasteur? Tel est le problème que MM. Chamberland et Roux se sont posé et ont résolu en 1883.

Ils ont modifié les qualités nutritives du bouillon soit avec l'acide phénique, soit avec le bichromate de potasse.

Ajouté au bouillon dans la proportion de 1/500ᵉ, l'acide phénique arrête la végétation du *Bacillus anthracis ;* dans la proportion de 1/1200ᵉ, il permet à la végétation d'atteindre son terme naturel ; enfin, dans la proportion de 1/800ᵉ environ, il laisse pulluler le mycélium, mais s'oppose à la formation des spores. Les bacilles qui croissent et se multiplient en dépit de l'acide phénique perdent graduellement leur virulence : douze jours après le début des cultures, ils ne peuvent plus tuer le mouton, mais sont encore dangereux pour le lapin et le cobaye ; au bout d'un mois, ils respectent tous ces animaux.

Le bichromate de potasse procède de la même façon ; toutefois il se montre efficace à une dose plus faible et au bout d'un temps beaucoup moins long. A la dose de 1/5000ᵉ à 1/2000ᵉ, il supprime la faculté sporogène des bacilles, et diminue leur virulence, en l'espace de trois jours, au point qu'ils ne tuent plus que la moitié des moutons inoculés.

Reportés dans du bouillon normal, les bacilles atténués se propagent avec leur atténuation en présence de l'acide phénique et du bichromate de potasse. Cependant les bacilles rendus asporogènes et définitivement asporogènes par l'action du bichromate de potasse continuent à s'atténuer dans les cultures en bouillon normal, si bien qu'après une quinzaine de jours, elles se montrent incapables de tuer le mouton et, plus tard, de tuer même le cobaye.

Nous rapprocherons de l'atténuation par la modification du milieu nutritif à l'aide des antiseptiques, celle qui résulte de la végétation dans un bouillon enrichi des produits de la culture de certains microbes. M. Zagari a atténué le *Bacillus anthracis* en le cultivant dans un bouillon ayant servi au vibrion du choléra. M. Pavone a obtenu une atténuation transmissible du même agent en le faisant végéter dans du bouillon ayant nourri déjà le bacille typhique.

Du même ordre ou d'un ordre analogue, est le fait annoncé par Metschnikoff, de l'atténuation du *Bacillus anthracis* cultivé *in vitro* dans le sang des animaux rendus artificiellement réfractaires au charbon, pourvu que leur immunité soit aussi complète que possible.

On peut encore obtenir une atténuation transmissible en faisant agir des antiseptiques sur des cultures au repos. MM. Chamberland et Roux ont modifié le *Bacillus anthracis* en le maintenant au contact de l'acide phénique en solution aqueuse à 1/900ᵉ. Au bout d'un mois de séjour dans la solution phéniquée, les bacilles sont encore virulents pour le cobaye et le lapin; si le séjour se prolonge pendant trois mois, ils sont incapables de tuer ces animaux. Par conséquent, l'acide phénique atténue le *Bacillus anthracis* en dehors des milieux nutritifs; mais l'atténuation précède de fort peu la destruction du virus.

Ces auteurs ont entrepris de modifier les spores du *Bacillus anthracis*, afin d'obtenir ultérieurement des cultures mycéliennes atténuées. Ils ont eu recours cette fois à un modificateur puissant, l'acide sulfurique à 2 pour 100. De deux en deux jours, des spores étaient transportées dans des matras chargés de bouillon normal.

Les cultures issués de ces spores accusaient un affaiblissement de la virulence. Celles dont la semence avait subi l'action de l'eau acidulée pendant huit jours tuaient les cobayes et ne tuaient plus les lapins. Celles qui dérivaient de spores immergées dans la solution acide pendant quatorze jours laissaient vivre une partie des cobayes inoculés.

L'atténuation des bacilles ou de leurs germes à l'état de repos ou d'inertie par les antiseptiques est donc transmissible par génération. Mais MM. Chamberland et Roux ont fait, à cette occasion, une remarque très intéressante. Sous l'influence de l'acide sulfurique, les spores modifiées éprouvent une sorte d'adaptation de la virulence à une espèce donnée. Ainsi, telle culture-fille, qui respecte tous les lapins, tue encore les moutons dans la proportion de sept sur dix.

Ce curieux phénomène établit une transition entre l'atténuation dans les milieux artificiels et l'atténuation dans les milieux vivants qui seuls paraissaient aptes à façonner la virulence pour une espèce animale déterminée.

§ II. — Atténuation dans un milieu nutritif naturel.

L'affaiblissement des virus à la suite de passages réitérés à travers des organismes qu'ils ne hantent pas d'ordinaire avait été signalé à différentes époques.

Nous avons déjà parlé de l'opinion assez répandue qui rattache le virus vaccin au virus de la variole et attribue la bénignité de la vaccine au passage de la variole sur le cheval et le bœuf. A cette occasion, nous avons dit que la Commission lyonnaise n'avait pas vu se manifester la transformation de la variole en vaccine ; toutefois M. Chauveau a constaté que la variole, en passant à travers l'organisme du cheval ou du bœuf, devenait plus bénigne pour l'homme.

Magendie aurait obtenu l'atténuation du virus rabique puisé sur l'enfant en le faisant passer successivement plusieurs fois sur le chien. M. Rey, professeur à l'École vétérinaire de Lyon, observa, en 1842, que la bave du mouton rendu enragé par l'inoculation de la salive du chien est plus virulente pour le mouton et moins active pour le chien. M. Galtier a remarqué que le virus rabique pris sur le mouton était moins dangereux pour le lapin.

En 1878, M. Burdon-Sanderson et M. Greenfield s'aperçurent que le virus emprunté à des rongeurs tués avec des bacilles charbonneux recueillis sur le cadavre de grands ruminants est rarement mortel lorsqu'on le reporte sur le bœuf, et pensèrent avoir observé l'atténuation du *Bacillus anthracis* par l'organisme des rongeurs. On sait aujourd'hui qu'il est préférable d'attribuer le résultat dont ils furent témoins à la grande résistance des animaux de l'espèce bovine au virus charbonneux. Néanmoins, l'idée d'atténuation en était surgie et s'était propagée parmi les microbistes.

On supposait alors que l'affaiblissement de certains virus dans un organisme vivant tenait exclusivement à sa végétation dans un milieu nutritif dont la composition chimique ou la température, par exemple, étaient dysgénésiques, c'est-à-dire défavorables à leur évolution.

M. Pasteur a montré que le problème n'était pas toujours

aussi simple. Voici les faits surprenants et encore inexpliqués
que le grand maître de la bactériologie a saisis avec une per-
spicacité remarquable : en cherchant le microbe de la rage dans
la salive d'un enfant mort de la terrible maladie, M. Pasteur
recueillit un agent septique qui emportait le lapin avec une
rapidité effrayante, tandis qu'il paraissait inoffensif pour le
cobaye. L'invulnérabilité du cobaye pour ce microbe n'était pas
absolue. M. Pasteur put tuer de jeunes cobayes, âgés de quelques heures ou de quelques jours seulement, avec du sang de
lapins morts septicémiques ou avec des cultures du micrococoque
contenu dans cette humeur. Entretenu pendant plusieurs
générations sur de jeunes cobayes, le virus prit une activité de
plus en plus grande et parvint à tuer des cobayes plus âgés.

*Mais, chose curieuse, arrivé au degré de virulence qui le ren-
dait nocif pour les cobayes adultes, le microbe en question ne
tuait plus les lapins;* il se bornait à leur donner une maladie
spontanément curable, qui leur permettait ensuite de résister à
l'inoculation du virus puisé directement sur le lapin ou sur
l'enfant.

Du même coup, il était donc démontré : que la virulence n'est
pas une propriété fixe et invariable; qu'elle s'adapte avec le
temps au degré de réceptivité de telle ou telle espèce animale;
que cette adaptation n'implique pas toujours, malgré les apparences, une augmentation ou une diminution de la virulence;
enfin qu'un virus amené à son maximum d'activité sur une
espèce peut être employé à titre de vaccin sur une autre espèce,
au moins pendant un certain temps.

M. Pasteur entrevit immédiatement dans ce résultat, bien
qu'il fût plein de complications et d'inconnues, « le secret d'une
méthode nouvelle d'atténuation pouvant être appliquée à certains virus les plus virulents ».

L'occasion de démontrer la justesse de cette prévision ne se
fit pas attendre.

En 1882, M. Pasteur fut appelé dans le département de Vau-
cluse pour lutter contre le *rouget* qui dévastait les porcheries.
Il s'y rendit avec le regretté Thuilier et étudia la maladie sous
la conduite d'un vétérinaire fort zélé de Bollène, M. Maucuer.

M. Pasteur isola et cultiva le microbe du rouget, et pratiqua
des inoculations préventives avec des cultures atténuées par le
vieillissement au contact de l'air. Pendant qu'il poursuivait ces
premiers essais, il apprit que l'on avait renoncé dans le pays à
élever des lapins et des pigeons, ces animaux étant voués
prématurément à une mort presque certaine.

M. Pasteur soupçonna que la maladie qui emportait lapins et

pigeons était la même que celle des porcs. Il entreprit des inoculations qui vérifièrent entièrement son hypothèse. Il vit, en
outre, que le microbe du rouget, tel qu'il sévit sur le porc, ne
possède pas le maximum de virulence qu'il peut revêtir vis-à-
vis du pigeon et du lapin. En effet, inoculé au pigeon, le sang
du porc détermine chez lui les symptômes du choléra aviaire
et le fait périr en six à huit jours ; le sang du premier pigeon
tue un second pigeon en un laps de temps plus court, et ainsi
de suite, jusqu'à un certain pigeon sur lequel la virulence paraît avoir acquis une activité maxima et dorénavant constante
pour cette espèce. De même, le virus puisé sur le porc fait périr le lapin en quelques jours ; puisé sur le lapin et transmis
de lapin à lapin, il tue cet animal de plus en plus rapidement.
Il est digne de remarque que le microbe contenu dans le sang
des lapins après un certain nombre de passages se cultive
plus facilement et devient plus gros dans le bouillon stérilisé.

Lorsque la virulence du microbe eut été exaltée et adaptée à
la résistance du pigeon et du lapin, M. Pasteur le reporta sur
le porc. Le virus adapté à l'organisme du pigeon lui parut
exalté pour l'organisme du porc ; au contraire, le virus qui s'était
accoutumé à l'économie du lapin donnait au porc une maladie
bénigne d'où celui-ci sortait vacciné contre le rouget.

Par conséquent, en faisant passer le virus du rouget sur le
lapin, on le modifie peu à peu, dans le sens positif relativement
au lapin, dans le sens négatif relativement au porc ; à un moment donné, on peut le faire multiplier dans les cultures et
servir utilement à conférer l'immunité aux animaux de l'espèce
porcine.

L'influence exercée par l'organisme du pigeon et du lapin
sur le virus du rouget a été constatée depuis par plusieurs
expérimentateurs, entre autres par M. Cornevin. Mais tout le
monde a été unanime à signaler la fragilité des propriétés de
ce virus. A Lyon, M. Chauveau l'a particulièrement constatée.
Aussi ne faut-il pas être surpris de la variabilité des résultats
fournis par les inoculations préventives contre le rouget. Le
vaccin préparé selon la méthode de M. Pasteur a donné ici des
résultats satisfaisants, là, au contraire, une mortalité découra-
geante. M. Pasteur a expliqué ces différences par la susceptibilité fort variable des diverses races porcines au rouget. De là,
la nécessité de préparer autant de vaccins atténués que de
races ou de variétés de porcs. D'autres estiment qu'il faut accuser le virus, il est difficile de le maintenir à un degré d'atténuation déterminé. On a noté toutefois, d'une façon générale, que
les jeunes porcs de moins de quatre mois sont beaucoup plus

résistants que les adultes aux effets meurtriers du rouget. Aussi, n'importe où, est-il prudent de vacciner seulement les jeunes animaux.

Depuis les travaux de M. Pasteur sur ce sujet fort intéressant, M. O. Thomas a atténué le virus du charbon symptomatique et M. Lubarsch, le *Bacillus anthracis*, en les faisant vivre dans les sacs lymphatiques de la grenouille. M. Zagari a remarqué que le virus charbonneux, tout en mettant à mal des cobayes infectés avec le microbe de l'érysipèle, a perdu une partie de son activité en sortant du cadavre de ces animaux.

Ajoutons que M. Pourquié a vu le virus claveleux s'atténuer et devenir vaccinal en passant sur des moutons doués d'une certaine immunité.

De tous ces faits, nous conclurons que l'organisme animal est un profond modificateur à l'égard de certains virus. Mais il est impossible de prévoir à l'avance où l'on rencontrera cette faculté et dans quelles limites elle s'exercera. Dans l'état actuel de la science, on n'a pas d'autre guide que l'empirisme.

CHAPITRE IV

ATTÉNUATION DU VIRUS RABIQUE

Nous traitons ce sujet d'une façon spéciale, parce que l'atténuation du virus rabique n'emprunte pas exclusivement ses moyens à l'une des méthodes résumées dans le chapitre précédent. En outre, le public est tellement intéressé à le connaître que nous croyons bien faire de lui donner plus de développement qu'aux questions analogues dont l'importance paraît moins grande pour l'espèce humaine.

Ici, on parlera du virus rabique et non du microbe producteur de la rage, attendu que ce micro-organisme dont la présence est pourtant certaine dans les centres nerveux et les glandes salivaires des malades n'a pu être cultivé qu'une seule fois jusqu'à ce jour par M. Hermann Fol, alors professeur à l'Université de Genève.

M. Pasteur commença à s'occuper de la rage en 1880.

Il étudia tout d'abord la virulence de la salive d'un enfant mort de la rage, à l'hôpital Trousseau, le 10 décembre 1880. Il inocula des lapins, animaux faciles à observer, sur la rage desquels M. Galtier venait de donner des détails très circonstanciés. Les lapins moururent dans l'espace d'un à deux jours; leur sang contenait un microbe facile à cultiver; inoculées à d'autres lapins, les cultures entraînèrent la mort avec la même rapidité. Mais les malades ne présentèrent pas les symptômes de la rage du lapin. Enfin, le microbe producteur de ces accidents fut rencontré dans la salive d'autres enfants morts de maladies communes. Bref, M. Pasteur était engagé sur une fausse piste. Il la quitta bientôt, mais non sans en avoir rapporté une notion précieuse à l'atténuation de plusieurs virus et de celui de la rage en particulier; car, ainsi que nous l'avons écrit quelques pages plus haut, l'inoculation de ce microbe de la salive au lapin et au cochon d'Inde lui révéla la possibilité d'adapter la virulence d'un microbe aux besoins des inoculations préventives sur une espèce animale en se servant, comme agent modificateur, de l'organisme d'une autre espèce.

M. Pasteur reprit ses études en partant de la rage du chien.

Renault (d'Alfort) avait observé que 25 pour 100 des animaux inoculés expérimentalement avec la bave des chiens enragés échappaient à la maladie. Un grand nombre d'expérimentateurs confirmèrent l'observation de Renault.

Ces insuccès frappèrent beaucoup M. Pasteur, car il avait intérêt à s'y soustraire pour conduire rapidement et sûrement ses travaux à bonne fin ; aussi fut-il conduit à chercher sur un animal rabique une région où le virus offrirait une nocivité plus certaine et à déterminer le mode d'inoculation qui en assurerait et précipiterait les effets.

Expérimentant dans cette voie, il découvrit que le virus rabique est toujours présent et à son summum d'activité dans les centres nerveux d'un sujet qui succombe à la rage, notamment dans la portion intermédiaire (bulbe rachidien) à la moelle épinière et au cerveau ; il reconnut encore que l'inoculation de parcelles de pulpe nerveuse à la surface du cerveau, dans les espaces sous-arachnoïdiens, à la faveur d'une trépanation des os du crâne, déterminait la rage à coup sûr dans un laps de temps beaucoup plus court (douze à quinze jours) que la période d'incubation ordinaire (quarante à soixante jours et plus) après morsure ou après insertion du virus dans le tissu conjonctif sous-cutané.

Sachant où aller quérir avec certitude le virus rabique, sachant comment l'inoculer pour assurer régulièrement et en peu de temps le succès de toutes les inoculations, M. Pasteur entreprit des expériences sur l'atténuation de ce terrible agent morbide, tâche qui eût été très aléatoire et extrêmement laborieuse si les inoculations se fussent montrées aussi incertaines et aussi lentes à produire leurs effets qu'entre les mains des expérimentateurs qui s'étaient occupés de la rage avant lui :

Les travaux accomplis à la rue d'Ulm sur l'atténuation du virus rabique traversèrent deux phases successives : dans la première, M. Pasteur poursuivit son but en utilisant exclusivement l'organisme des animaux vivants comme agent modificateur du virus ; dans la seconde, il appela de plus, à son aide, des agents physico-chimiques.

§ Ier. — ATTÉNUATION DU VIRUS RABIQUE PAR SON PASSAGE DANS DES ORGANISMES VIVANTS.

M. Galtier avait constaté que le virus de la rage paraissait s'atténuer en traversant l'organisme du mouton. Mais l'étude

méthodique de l'atténuation du virus rabique par son passage
dans des milieux vivants appartient à M. Pasteur.

Il s'est posé, à ce sujet, la question qu'il avait déjà résolue
pour le virus du rouget du porc.

Emprunté au chien, propagateur habituel de la rage, implanté
plusieurs fois successivement sur une autre espèce, le virus
rabique ne prendrait-il pas des propriétés vaccinales pour l'espèce canine ?

La solution de cette question ne pouvait être entreprise par
M. Pasteur sans qu'il fût fixé sur les moyens de reconnaître
avec sûreté les modifications qui seraient imprimées à la virulence de la rage.

Or M. Pasteur s'est basé sur la durée de la période d'incubation. Ce procédé est bon à la condition que le virus inoculé soit
tiré de la pulpe cérébrale d'un rabique et déposé, par trépanation, à la surface du cerveau. De plus, comme unité de mesure
ou terme de comparaison, il a choisi la période d'incubation
qui succède à l'inoculation de la rage des rues par trépanation
sur le chien. Il n'est pas téméraire d'estimer, en effet, que la
rage des rues est parfaitement acclimatée sur le chien. Par conséquent, la période d'incubation qui suivra les inoculations,
dans le même point, du virus recueilli dans la même région des
centres nerveux, aura une durée constante qu'il sera permis
de regarder comme un caractère d'une grande valeur. Cette
période est uniformément de quatorze à quinze jours.

Mais, si l'on transporte la rage des rues sur d'autres espèces
animales, sa virulence a besoin de s'adapter au degré de résistance de chacune d'elles. Par exemple, si l'on inocule le virus de
la rage du chien ou rage des rues à la surface du cerveau du
singe, puis si on le reprend dans les centres nerveux du singe
pour l'inoculer à un autre sujet de cette espèce et ainsi de suite,
on voit la période d'incubation, d'abord de onze jours, s'allonger jusqu'à vingt-trois jours à partir de la troisième génération.
Le virus rabique est alors acclimaté sur l'organisme du singe.

Inoculée au lapin, la rage du chien le fait périr en quinze
jours. Si l'on inocule successivement une série de lapins, en
empruntant le virus destiné à un sujet sain au lapin rabique
qui le précède immédiatement dans la série, on s'aperçoit que
la période d'incubation tend à se raccourcir, d'abord avec quelques irrégularités, ensuite avec une régularité parfaite. Après
neuf passages sur le lapin, la période d'incubation descend de
quinze à huit ou neuf jours ; après vingt-cinq passages, elle se
fixe à sept jours et se maintient presque mathématiquement à
ce chiffre pendant un très grand nombre de générations. A

partir de ce moment, la rage est parfaitement acclimatée sur
le lapin ; sa virulence est devenue aussi constante sur cette
espèce qu'elle l'est sur le chien.

Chez le cobaye, le virus rabique subit des modifications analogues ; seulement la fixité de la virulence s'obtient plus rapidement que sur le lapin, plus lentement que sur le singe. Au
bout de sept à huit passages, la durée de la période d'incubation se limite à cinq jours.

L'acclimatation du virus de la rage des rues sur le lapin et
le cobaye a pour effet d'exalter sa virulence d'une façon absolue
et relative : d'une façon *absolue*, puisque le dernier lapin et le
dernier cobaye succombent plus tôt que le premier ; d'une
façon *relative*, car, si l'on injecte dans les veines du chien le virus
acclimaté sur le lapin et le cobaye, on donne toujours la rage,
tandis qu'on essuie quelques insuccès avec le virus de la rage
des rues. M. Pasteur a remarqué, en outre, que le virus recueilli
sur des chiens inoculés avec la rage cuniculine possède une
activité qui dépasse la virulence de la rage canine ordinaire.

Au contraire, l'organisme du singe a la propriété d'atténuer
le virus de la rage commune. M. Pasteur s'en est assuré par
des inoculations sur le chien et sur le lapin. Transporté du
singe sur le chien, le virus rabique ne donne jamais la rage par
injection intraveineuse, et ne la donne pas toujours par inoculation intracrânienne. Transporté à chaque génération du singe
sur le lapin, la durée de la période d'incubation chez le lapin
croît au fur et à mesure que s'élève le nombre des passages
sur le singe. Ainsi, le virus du premier singe donne, sur le
lapin, une période d'incubation de treize à seize jours, celui du
deuxième singe, de quatorze à vingt jours..., celui du sixième
singe, une période d'incubation de trente jours.

Le pouvoir exaltant spécial à l'organisme du lapin et du cobaye est assez grand pour restituer au virus rabique affaibli
par l'organisme du singe une virulence supérieure à celle de
la rage canine. M. Pasteur, ayant pris sur le singe le virus d'un
sixième passage, le transporta sur le lapin et l'inocula de lapin
à lapin ; peu à peu, il assista au retour de la virulence primitive, puis à son exaltation, car bientôt la période d'incubation
se fixa à sept ou huit jours.

La virulence est donc une propriété essentiellement relative,
dont la relativité frappera encore davantage si nous ajoutons
que le virus s'acclimatant sur le lapin donne constamment la
rage au chien par injection intraveineuse et la communique de
moins en moins à cet animal par la voie du tissu conjonctif.

En résumé, le singe atténue le virus rabique au point de le

rendre inoffensif pour le chien par inoculation intraveineuse ; le lapin relève ensuite peu à peu l'activité, au point de fournir une gamme ascendante de virulence parfaitement graduée.

Si le virus à un degré inférieur de virulence jouit de propriétés vaccinales à l'égard du virus à un degré de virulence immédiatement supérieur, on doit rendre les chiens réfractaires au virus de la rage des rues, à l'aide d'inoculations sériées dont la première est faite avec un virus très affaibli. Ainsi raisonna M. Pasteur.

L'expérience vérifia son hypothèse : plusieurs chiens furent rendus réfractaires aux morsures rabiques ou à l'inoculation sous-cutanée d'une série de virus dont le plus faible donnait sur le lapin une incubation de quatre semaines.

Ce résultat fut considérable. Il fut contrôlé, sur la demande de M. Pasteur, par MM. Béclard, Paul Bert, H. Bouley, Tisserand, Villemin et Vulpian, désignés par l'Académie des sciences.

Trente-huit chiens, sur lesquels dix-neuf avaient été rendus réfractaires artificiellement, furent présentés à la Commission. Ils furent partagés en groupes parallèles et les animaux des groupes furent soumis à la même inoculation d'épreuve.

Nous indiquons dans le tableau suivant la répartition des animaux en groupes et les épreuves auxquels ils furent soumis :

CHIENS réfractaires par vaccination	CHIENS témoins (sains)	INOCULATIONS D'ÉPREUVE
2	2	Trépanation, bulbe d'un chien mort de la rage des rues.
1	1	Mordus par un chien enragé.
1	1	Mordus par le même chien le lendemain des précédents.
3	3	Trépanation, bulbe du susdit chien enragé.
1	1	Mordus par un autre chien enragé.
1	1	Mordus par un chien rendu rabique par trépanation.
3	3	Injection intraveineuse du bulbe d'un chien rabique.
4	4	Injection intraveineuse d'un virus exalté.
1	1	Injection intraveineuse d'un bulbe de chien rendu rabique par trépanation.
2	2	Mordus par un chien enragé.
19	19	

Voici le résultat de cette importante expérience : les dix-neuf chiens rendus artificiellement réfractaires à la rage sortirent parfaitement sains de l'épreuve ; sur les dix-neuf chiens témoins, quatorze succombèrent à la rage, cinq survécurent ; trois parmi les animaux exposés à des morsures rabiques, deux parmi ceux qui avaient reçu le virus dans les veines. Ces cinq animaux jouissaient d'une certaine immunité naturelle. Dans tous les cas, leur survivance ne surprendra pas les personnes habituées aux expériences sur les virus.

La Commission ne cacha point ses sentiments d'admiration. Son rapport souleva une émotion bien légitime.

Le chien pouvait être inoculé préventivement contre la rage.

Cette découverte complétait très heureusement celle qu'avait faite M. Galtier sur l'inoculation préventive des petits ruminants, car elle reposait sur l'emploi d'un virus atténué et sur un mode d'insertion fort simple faisant présager une extension plus facile et plus grande de ses avantages.

Pendant que M. Pasteur poursuivait les travaux qui viennent d'être analysés, M. Gibier annonçait que l'organisme de la poule et du pigeon modifie le virus rabique à la façon de celui du singe, avec cette différence toutefois que les oiseaux peuvent conserver le virus pendant longtemps dans leurs centres nerveux sans succomber.

Le même auteur aurait atténué le virus de la rage à l'aide des basses températures. M. Babes aurait obtenu un résultat analogue par l'emploi de la chaleur. Ces divers modes d'atténuation n'ont pas eu le privilège de fixer l'attention.

Examinons maintenant la seconde phase des travaux de M. Pasteur sur l'atténuation du virus rabique.

§ II. — Atténuation du virus rabique par la dessiccation.

Les centres nerveux (moelle épinière et encéphale) d'un rabique sont chargés de virus. Retirés du cadavre, ils conservent leur virulence pendant plusieurs semaines, au contact de l'air, si on les préserve de la putréfaction et de la dessiccation, et même pendant plusieurs mois, si on remplace l'air par de l'acide carbonique. Au contraire, ils la perdent graduellement, si on les dessèche en évitant la décomposition cadavérique.

M. Pasteur a étudié très attentivement les modifications graduelles de la virulence dans une moelle rabique soumise à la dessiccation. Il a observé qu'elles s'accompagnaient d'abord d'un allongement de la période d'incubation, ensuite de la suppression des effets mortels. Par exemple, si l'on emprunte chaque jour un fragment à une moelle rabique exposée à la dessiccation, si on l'écrase dans un peu de bouillon stérilisé et qu'ensuite on l'inocule à la surface du cerveau sur des lapins, on s'aperçoit : 1° que la moelle exposée pendant deux jours est aussi virulente que la moelle fraîche; elle donne la rage en sept jours; 2° que la moelle exposée de trois à cinq jours ne communique la rage qu'au bout de huit jours; 3° que la moelle mise en dessiccation depuis six jours ne détermine la rage qu'après quatorze jours d'incubation; 4° que la moelle desséchée pendant plus de sept jours est incapable de donner la rage.

M. Pasteur a remarqué que ces modifications de la virulence sont constantes, si l'on soumet à la dessiccation des moelles dont la virulence soit elle-même uniformément constante, et si les agents de la dessiccation sont identiques et identiquement employés.

Il satisfait au premier desideratum en prenant la moelle épinière du lapin lorsque cet animal succombe à l'inoculation du virus rabique exalté au maximum par une série de passages chez des animaux de cette espèce. On sait que ce virus tue les lapins presque mathématiquement en sept jours.

Quant à la dessiccation, il la poursuit de la manière suivante : la moelle épinière étant retirée du cadavre frais avec des instruments flambés et une très grande propreté, on la divise en fragments de 2 centimètres de longueur que l'on suspend par un procédé *ad hoc* dans un poudrier stérilisé de 1 litre à 1 litre et demi de capacité, dont le fond est garni de gros fragments de potasse caustique et le goulot recouvert d'une feuille de papier à filtre stérilisé ; on dépose ensuite le poudrier sur une étagère dans une petite salle sombre, dont la température est maintenue à + 20 degrés, grâce à un thermostat.

Si l'on tient à se procurer une série de moelles à des degrés variés de virulence, il faut inoculer successivement sept lapins par trépanation à vingt-quatre heures d'intervalle. Le premier meurt au bout de sept jours; on met sa moelle épinière en dessiccation et l'on inocule un nouveau lapin avec le bulbe rachidien. Le lendemain, lorsque meurt le second lapin, on procède de même. On finit par obtenir une série de moelles rabiques à virus atténué. Quand la moelle la plus ancienne doit être rejetée, parce qu'elle a perdu toute activité, elle est remplacée à l'autre extrémité de la série par une moelle fraîche qui vieillira à son tour, et ainsi de suite.

Le moindre changement apporté volontairement ou involontairement à la technique sus-indiquée modifie les résultats. Ainsi, M. Gamaléia a vu qu'en exposant les moelles à la température de 21 degrés, au lieu de 20 degrés, l'atténuation était beaucoup plus rapide; au bout de cinq jours, le virus ne donne la rage qu'après quatorze à quinze jours d'incubation; à la température de 23 degrés, il suffit de cinq jours pour supprimer la virulence capable de tuer le lapin. M. Helmann a constaté qu'à 35 degrés la virulence s'éteignait en vingt-quatre heures.

Si, toutes choses étant égales d'ailleurs, les moelles épinières sont plus petites, la dessiccation et la perte de la virulence surviennent plus rapidement. A Odessa, par exemple, où les lapins adultes sont moins volumineux qu'à Paris, M. Gamaléia a observé que l'atténuation marchait un peu plus vite qu'au laboratoire de la rue d'Ulm.

Il sera donc nécessaire de vérifier les résultats de l'atténuation, chaque fois que l'on soupçonnera quelque changement dans les conditions indiquées par le créateur de la méthode.

M. Pasteur avait donc découvert un second moyen de se procurer du virus rabique à divers degrés d'activité. Il s'assura expérimentalement que les termes inférieurs de la gamme de virulence qu'il avait obtenue étaient doués de propriétés vaccinales pour les termes immédiatement supérieurs dans la série. De sorte qu'en inoculant à un animal le virus le plus atténué et successivement les virus de moins en moins atténués dans un ordre régulièrement croissant, on le rend réfractaire à l'inoculation de la rage la plus virulente.

M. Pasteur inocula plus de cinquante chiens par insertion sous la peau de fragments de moelles plus ou moins desséchées, avec une réussite constante. La substance de la première inoculation était empruntée à une moelle soumise à la dessiccation depuis quatorze jours, c'est-à-dire incapable, depuis sept jours, de donner la rage au lapin par trépanation. Les animaux furent inoculés chaque jour avec des fragments d'une moelle moins ancienne jusqu'à ce qu'ils eussent reçu une inoculation de moelle fraîche.

Éprouvés ensuite, par des procédés différents, tous ces animaux firent montre d'une solide immunité. Ainsi plusieurs reçurent dans le tissu conjonctif sous-cutané de pleines seringues de virus rabique frais, préparé avec le bulbe de chiens morts de la rage, pendant plusieurs jours et même des mois, sans ressentir le moindre trouble; d'autres furent exposés à la morsure de chiens enragés; d'autres encore furent inoculés par trépanation, à la surface même du cerveau; tous résistèrent.

L'immunité conférée au chien par l'inoculation de ces nouveaux virus atténués dure fort longtemps à de rares exceptions près.

« Il y a quelques années, dit M. Pasteur (1), j'ai réuni à Villeneuve-l'Étang, dans un grand chenil servant de succursale à nos laboratoires de Paris, beaucoup de chiens vaccinés en 1885. Après avoir constaté, en 1886 et en 1887, que le plus grand nombre, mais non la totalité — onze sur quatorze en 1886 et quatre sur six en 1887 — avaient résisté aux inoculations du virus rabique de chien des rues faites à la surface du cerveau, et réfléchissant qu'il suffisait, après tout, de savoir si l'état réfractaire résistait aux morsures rabiques, j'ai substitué, en 1888 et en 1889, à l'inoculation intracrânienne, l'inoculation par morsures de chiens enragés. Au mois de juillet 1888, cinq chiens vaccinés en 1885 furent mordus en même temps que cinq chiens non vaccinés. Les cinq animaux vaccinés sont maintenant encore en parfaite santé, tandis que, des cinq autres, trois sont morts de la rage, deux sont encore vivants. »

L'état réfractaire créé artificiellement peut donc durer plus de trois ans chez la plupart des inoculés. Des expériences semblables à celles de 1888 se poursuivent sur des animaux vaccinés en 1885 pour savoir si l'immunité est encore présente au bout de cinq ans. Nous n'en connaissons pas le résultat.

Si nous jetons un coup d'œil en arrière, nous voyons que le second procédé de M. Pasteur pour arriver à l'atténuation du virus rabique comprend deux temps qui ne semblent pas concourir au même but. En effet, partant du virus de la rage des rues, on commence par en exalter la virulence. Cependant ce premier temps a une grande importance sur le développement régulier de l'atténuation cherchée dans le second ; si l'on est maître des conditions dans lesquelles s'exerce l'influence de la dessiccation à la température de 20 degrés, on n'obtiendra néanmoins des degrés d'atténuation déterminés, dans une suite d'expériences, que si la cause modificatrice s'applique à un virus dont la virulence primitive est fixe. De sorte que la découverte de l'adaptation de la virulence à une espèce animale donnée, bien que l'adaptation ne joue pas ici le rôle d'agent atténuateur, doit occuper une place honorable dans l'histoire de la vaccination préventive de la rage.

Pendant la dessiccation, les moelles rabiques sont soumises simultanément à une température supérieure à la température ambiante moyenne et à l'action oxydante de l'air. On s'est demandé si la dessiccation, la chaleur et l'oxydation participaient à l'atténuation du virus. Il résulte des expériences de M. Zagari que la réponse à cette question doit être affirmative.

(1) Journal *la Lecture*, 10 mars 1890, p. 455.

M. Pasteur croit que ces diverses influences se bornent à faire diminuer le nombre des microbes actifs dans la moelle jusque vers le septième jour. Dès ce moment, c'est-à-dire dès que la moelle ne |peut plus communiquer la rage au lapin par trépanation, les microbes rabiques seraient morts ; mais, à côté de leurs cadavres, il resterait, dans la substance nerveuse, les produits solubles qu'ils ont sécrétés pendant leur vie. L'immunité antirabique serait donc créée : 1° par plusieurs inoculations de matière vaccinante soluble ; 2° par des inoculations de virus dont chacune comprend un nombre graduellement croissant de microbes rabigènes actifs. La création de l'état réfractaire reposerait par conséquent ici sur deux principes : celui de la vaccination par des produits solubles d'origine microbienne, celui de la vaccination par de faibles doses de microbes virulents.

Nous pensons, en la circonstance, que les idées de M. Pasteur sont probablement trop exclusives. Il nous paraît impossible que l'on ne rencontre pas dans les moelles exposées à la dessiccation des microbes plus ou moins atténués à côté de microbes virulents. Toute la population microbienne d'une moelle étant soumise à la même influence destructive, les individus seront atteints en raison inverse de leur résistance naturelle : les moins résistants succomberont les premiers ; mais entre ces cadavres et les survivants du septième jour, on trouvera fatalement des individus dont le pouvoir végétatif et la virulence seront plus ou moins frappés. M. Pasteur voit la confirmation de son hypothèse dans ce fait que le virus rabique se relève en une seule génération, de l'atténuation qui lui a été imprimée. Par exemple, inocule-t-on à un lapin une moelle qui est en dessiccation depuis six jours, cet animal meurt en quatorze jours ; prend-on le bulbe de cette victime pour l'inoculer à un second lapin, celui-ci meurt en sept jours, et ainsi mourront tous les lapins inoculés dorénavant en série avec le bulbe rachidien du prédécédé.

Nous voulons bien admettre, dans ce cas, que les microbes à virulence normale ont fait souche et sont parvenus à prédominer dans les centres nerveux du premier lapin ; mais cette expérience ne démontre pas complètement à notre avis que d'autres microbes réellement atténués n'ont pas pullulé dans une certaine mesure parmi les microbes très pathogènes. On a observé des retours brusques à la virulence sur d'autres virus soumis à des causes d'atténuation rapide. Nous avons vu un fait analogue chez une vieille culture de *Bacillus anthracis ;* mais en même temps, nous nous sommes convaincu que la plupart des microbes présentaient des signes évidents d'atténuation.

CHAPITRE V

APPLICATIONS DES VIRUS ATTÉNUÉS A LA PRÉSERVATION DES MALADIES VIRULENTES

L'atténuation des virus, à laquelle on a consacré, en France, beaucoup de temps et de soins, n'est pas seulement intéressante au point de vue scientifique, comme on l'a prétendu quelquefois, par esprit de rivalité internationale ; elle a permis d'opposer la méthode des inoculations préventives à des maladies qui jusqu'alors n'avaient pas été entravées par ce moyen.

L'espèce humaine a déjà bénéficié directement de l'application des virus atténués à la préservation d'une maladie dont le nom seul inspire une invincible terreur, grâce à l'initiative courageuse de M. Pasteur et à la confiance qu'inspirait sa juste et grande renommée. L'agriculture, qui traverse de difficiles épreuves, a retiré des avantages matériels considérables de la lutte poursuivie à l'aide des virus atténués contre quelques-uns de ses fléaux, les épizooties.

Le dernier mot n'est pas dit sur cette grosse question. Nous nous plaisons à espérer, au contraire, que nous commençons seulement à l'aborder et que les travaux dont elle sera l'objet fourniront de plus en plus les moyens nécessaires pour nous protéger et protéger nos auxiliaires contre les maladies virulentes.

Nous allons résumer les applications principales faites à ce jour, en donnant la première place à la protection de l'homme contre la rage.

§ Ier. — PRÉSERVATION DE LA RAGE APRÈS MORSURES.

Il ressort du précédent chapitre que M. Pasteur a atténué le virus rabique par deux méthodes et qu'il a communiqué au chien une immunité solide avec deux sortes de virus affaibli. A dater d'un certain moment, il a donné la préférence au virus atténué par la dessiccation.

Si la découverte de M. Pasteur avait abouti seulement à préserver les animaux contre les dangers d'une morsure possible, elle n'aurait pas répondu, au moins temporairement, au besoin le plus pressant. En supposant que les chiens eussent été exclusivement visés par l'expérimentateur, il n'aurait pas fallu compter sur l'inoculation préventive de tous les sujets de l'espèce canine. Il était plus sage et plus pratique de songer simplement à préserver les animaux mordus du danger qui les menace, laissant à la police sanitaire le soin de combattre la rage des rues et d'en faire diminuer la fréquence par une réglementation sévère.

A plus forte raison, fallait-il viser à la préservation après morsures, si l'on voulait un jour ou l'autre appliquer à l'homme les découvertes de la microbie, sur ce point spécial. M. Pasteur avait de bonnes raisons théoriques pour se lancer plein d'espérance dans cette voie nouvelle.

Le lecteur doit se souvenir que les symptômes mortels de la rage résultent de l'envahissement des centres nerveux par le microbe spécifique ; celui-ci y parvient probablement en remontant dans les cordons nerveux qui se distribuent à la région mordue.

Quoi qu'il en soit, il s'écoule ordinairement vingt-cinq, trente, quarante, soixante jours entre le moment de la morsure et celui où éclatent les signes révélateurs de l'envahissement du système nerveux central.

Si, dans ce laps de temps appelé *période d'incubation*, on faisait arriver dans la moelle épinière et l'encéphale des microbes qui, bien qu'atténués, communiqueraient l'état réfractaire aux éléments nerveux, les microbes virulents de la rage des rues ne pourraient pas s'y établir quand ils y parviendraient, et l'animal serait à l'abri des risques de la morsure qu'il a essuyée.

Or M. Pasteur a obtenu par l'intermédiaire du lapin un virus dont les effets se déroulent en sept jours, lorsqu'il possède toute son activité, en quatorze jours au plus, lorsqu'il est atténué.

Par conséquent, si l'on inocule la série des virus atténués, comme il a été dit plus haut, peu de temps après la morsure, on a les plus grandes chances d'avoir créé l'état réfractaire chez les inoculés, avant la fin de la période d'incubation de la rage des rues.

Telle est la logique qui conduisit l'auteur à la vaccination antirabique après morsure.

Ajoutons encore que parmi les animaux vaccinés, soumis à

la Commission de contrôle nommée par l'Institut et qui résistèrent à l'épreuve de l'injection intraveineuse, se trouvait un
chien inoculé après morsure. C'était d'un heureux présage !

Le résultat des expériences faites par M. Pasteur pour s'assurer de l'efficacité des inoculations après morsure fut conforme à ses espérances. Les chiens mordus par des rabiques
ou inoculés sous la peau avec du virus très virulent furent
préservés de la rage par l'inoculation de la série des moelles
exposées un temps plus ou moins long à l'influence desséchante
de l'air à 20 degrés. Bien plus, quelques sujets furent prémunis
contre les suites d'une inoculation intracrânienne, malgré la
brièveté de la période d'incubation, en pareil cas.

Disons immédiatement que les assertions de M. Pasteur
furent entièrement et exactement confirmées par Ernst, en
Amérique ; par Horsley, à Londres ; par Bujwid, à Varsovie ; par
Gamaléia et Bardach, à Odessa, etc., etc. Bardach a même
obtenu des résultats plus frappants que ceux de M. Pasteur,
puisqu'il est parvenu à préserver neuf chiens sur quinze inoculés
préalablement à la surface du cerveau, à travers une trépanation.

Cependant on entendit s'élever quelques voix discordantes.

Von Frisch affirma que le traitement après inoculation était
inefficace s'il n'était pas commencé hâtivement, et s'il succédait à l'inoculation par trépanation. Seulement, les expériences
de cet auteur exécutées sur le lapin ne sont pas exactement
comparables à celles de M. Pasteur qui avaient été faites sur
le chien. On remarquera encore que la rapidité avec laquelle
on commence le traitement préservatif est l'une des bases de
la méthode de vaccination de M. Pasteur contre la rage. Par
conséquent, il ne saurait exister de dissidence sur ce point
entre Pasteur et von Frisch. Quant à l'efficacité de la vaccination après l'inoculation par trépanation, M. Pasteur n'a jamais
prétendu qu'elle fût constante. Au surplus, les inoculations
de M. Pasteur ont-elles besoin d'aller jusque-là pour être
utiles ? Est-ce que dans la presque unanimité des cas, les morsures auxquelles on les oppose ne se limitent pas à la peau ou
au tissu conjonctif sous-jacent ou pré-jacent ?

On pouvait prétendre à inoculer l'homme mordu par un
rabique avec le même succès que le chien, car la période d'incubation, chez l'homme, est au moins aussi longue que sur cet
animal, et, en outre, vu le petit nombre des cas de rage qui
éclatent après morsure, la réceptivité de notre espèce pour
le virus rabique semble un peu moins grande que celle de l'espèce
canine.

« Mais il fallait pouvoir s'armer du courage nécessaire pour tenter l'épreuve, et franchir la distance qui sépare l'homme des animaux. »

M. Pasteur en était là, convaincu mais hésitant, lorsqu'une occasion le força à sortir de sa réserve.

Le 4 juillet 1885, un jeune Alsacien âgé de neuf ans, Joseph Meister, fut cruellement mordu à la jambe et aux cuisses par un chien en proie à un accès de rage furieuse. Le docteur Weber, de Villé, au courant des récentes publications de M. Pasteur, envoya cet enfant au laboratoire de la rue d'Ulm où il arriva le 6 juillet.

« M. Pasteur alla dire à M. Vulpian et au docteur Grancher, professeurs à la Faculté de médecine, la situation qui se présentait à lui face à face.

« M. Vulpian et M. Grancher vinrent immédiatement voir le petit Joseph Meister ; ils examinèrent ses blessures, et, d'un commun accord, conseillèrent d'essayer sur cet enfant, presque condamné, la méthode qui avait constamment réussi pour le chien. »

M. Pasteur entreprit le traitement. Joseph Meister reçut chaque jour, pendant quinze jours, dans la région de l'hypocondre, en injections sous-cutanées, des fragments de moelle desséchée écrasés finement dans un liquide stérilisé. On commença par une moelle extraite depuis quinze jours ; on termina par une moelle très virulente.

Peu après arrivait le jeune berger Jean-Baptiste Jupille, de Villers-Farlay (Jura), dont les morsures remontaient à vingt-six jours.

La rage épargna ces deux jeunes gens, dont le sort, aux yeux des personnes autorisées, était fort compromis. Ce résultat fut interprété en faveur de la méthode des inoculations préservatrices et communiqué à l'Académie des sciences par M. Pasteur, qui déclara le même jour que les inoculations antirabiques pouvaient, à la rigueur, être instituées efficacement, quinze jours après une morsure ; de sorte qu'une personne mordue aurait le temps de venir réclamer la vaccination à Paris de tous les points de l'Europe et même de l'Amérique.

Cette déclaration ne tarda pas à attirer au laboratoire de M. Pasteur non seulement un bon nombre de Français, mais encore dix-neuf sujets russes cruellement mordus par un loup enragé à la face et à la tête.

Les morsures faites par des loups enragés, probablement à cause de leur étendue et de leur profondeur, ont toujours été regardées comme beaucoup plus redoutables que celles du chien : autant de personnes mordues, presque autant de vouées à la rage. L'observation a encore établi que les mor-

sures portant sur la face, la tête ou le cou sont plus dangereuses que celles qui siègent sur les membres.

Les Russes étaient donc beaucoup plus sérieusement menacés
de la rage que les individus traités déjà par M. Pasteur, surtout
si l'on tenait compte des quinze jours qui s'étaient écoulés
depuis les morsures.

M. Pasteur, en cette occurrence, jugea convenable d'employer
un traitement plus promptement énergique, ayant certaines
analogies avec celui qu'il avait institué pour combattre l'effet
des inoculations intracrâniennes sur le chien. Ce traitement
intensif consistait à inoculer toute la série des moelles en l'espace de quarante-huit heures, et à recommencer toutes les
inoculations deux ou trois fois en dix jours.

Étant donnée la base scientifique des inoculations antirabiques, on conçoit que M. Pasteur ait songé à modifier le traitement, d'après le nombre, la profondeur, le siège des morsures
et d'après l'espèce de l'animal mordeur.

Nous croyons savoir que l'on a renoncé, d'une manière générale, à se servir de moelles virulentes extraites depuis un et
deux jours et que l'on a substitué la quantité à la qualité du virus.

S'agit-il de morsures simples, on injecte chaque jour 1 centimètre cube et demi de l'émulsion préparée à raison de 1 millimètre de longueur de moelle desséchée pour 1 gramme d'eau.
Les morsures sont-elles nombreuses, profondes ou anciennes,
les injections sont répétées dans la journée durant les six premiers jours du traitement. Les morsures siègent-elles à la face,
sont-elles en même temps profondes ou anciennes, lorsque la
personne a reçu la série des moelles jusqu'à la moelle datant
de trois jours, on reprend les inoculations avec les moelles datant de six jours, cinq jours, quatre jours et trois jours. Enfin,
les morsures ont-elles été faites par un loup, on porte les
doses jusqu'à 24 centimètres cubes en vingt-quatre heures.

On ne doit pas être surpris que M. Pasteur ait modifié le traitement en augmentant surtout la quantité d'émulsion, car il
fait jouer un rôle important dans la création de l'immunité
à la substance soluble d'origine microbienne qui imprègne les
centres nerveux des rabiques.

Le traitement antirabique de M. Pasteur ne s'est pas montré
constamment efficace. Quelques personnes ont succombé à la
rage au cours du traitement ou un certain temps après la fin
du traitement. Dans ces cas malheureux, on pense ordinairement que la méthode s'est montrée insuffisante; d'aucuns prétendent qu'elle a été nuisible.

Nous ne reproduirons pas les attaques souvent passionnées que l'on a dirigées contre la méthode de M. Pasteur. Nous nous bornerons à faire observer que l'usage de moelles dépourvues de virulence pour les premières inoculations, que le nombre et la gradation parfaitement ménagée de ces dernières donnent aux sujets soumis à la vaccination antirabique une sécurité infiniment plus grande que n'en promettent les autres vaccinations par les virus atténués.

D'ailleurs, la vaccination antirabique, comme les autres, ne doit pas être appréciée sur quelques faits particuliers, mais sur un ensemble de résultats véritablement imposant.

Pour juger la valeur préservatrice du traitement antirabique, il faut comparer le nombre des cas de rage qui suivent les morsures non traitées ou traitées par la simple cautérisation à celui des cas éclatant chez des personnes mordues et soumises au traitement Pasteur.

On ne le croirait pas, et cependant il est difficile de rassembler de bons éléments de comparaison. Ainsi, pour établir le *quantum* des cas de rage après morsure, il faudrait connaître exactement l'état de santé de tous les chiens mordeurs ; or il arrive assez souvent que l'on poursuit et que l'on abat comme enragés des chiens mordeurs simplement suspects de rage. En conséquence, des personnes mordues par des animaux sains peuvent aller réclamer le traitement antirabique ; leur présence sur une statistique en diminue nécessairement la valeur.

Si l'on suppose que les statistiques donnent partout le même résultat que dans certaines grandes villes où les renseignements méritent plus de créance qu'ailleurs, *sur cent personnes mordues par des chiens enragés, seize contracteraient la rage.*

Que devient ce nombre, lorsque les personnes mordues se soumettent au traitement antirabique ? Les statistiques du laboratoire Pasteur vont nous le dire. Pour donner à ces statistiques une grande valeur, on a réparti en trois tableaux les personnes qui ont réclamé le traitement : le premier tableau (A) comprend les personnes mordues par un chien dont la rage a été démontrée expérimentalement, c'est-à-dire par l'inoculation ; le second tableau (B), les personnes mordues par un chien dont la rage a été constatée par l'examen d'un vétérinaire ; le troisième tableau (C), les personnes mordues par un animal suspect de rage.

Nous reproduisons ci-dessous ces trois tableaux, comprenant les résultats observés à Paris en 1886, 1887, 1888 et 1889. Ils sont empruntés à un travail de M. Perdrix, assistant à l'Institut Pasteur. Ils sont suivis d'un tableau récapitulatif.

TABLEAU A

PERSONNES POUR LESQUELLES LA RAGE DE L'ANIMAL MORDEUR
A ÉTÉ EXPÉRIMENTALEMENT DÉMONTRÉE

ANNÉES	NOMBRE DE PERSONNES TRAITÉES	MORTS	MORTALITÉ POUR 100
1886	231	3	1,30
1887	357	2	0,56
1888	402	6	1,49
1889	346	2	0,58
Totaux....	1.336	13	0,97

TABLEAU B

PERSONNES POUR LESQUELLES LA RAGE DE L'ANIMAL MORDEUR A ÉTÉ CONSTATÉE
PAR L'EXAMEN D'UN VÉTÉRINAIRE

ANNÉES	NOMBRE DE PERSONNES TRAITÉES	MORTS	MORTALITÉ POUR 100
1886	1.926	19	0,99
1887	1.156	10	0,86
1888	972	2	0,21
1889	1.187	2	0,17
Totaux....	5.241	33	0,63

TABLEAU C

PERSONNES MORDUES PAR DES ANIMAUX SUSPECTS DE RAGE

ANNÉES	NOMBRE DE PERSONNES TRAITÉES	MORTS	MORTALITÉ POUR 100
1886	514	3	0,58
1887	237	1	0,39
1888	248	1	0,40
1889	297	2	0,67
Totaux ;...	1.316	7	0,53

RÉSUMÉ

ANNÉES	NOMBRE DE PERSONNES TRAITÉES	MORTS	MORTALITÉ POUR 100
1886	2.671	25	0,94
1887	1.770	13	0,73
1888	1.622	9	0,55
1889	1.830	6	0,33
TOTAUX....	7.893	53	0,67

Jugé sur l'ensemble des personnes mordues, le traitement antirabique se montre extrêmement efficace, puisque le quantum de la mortalité descend à 0,67 pour 100, c'est-à-dire que sur deux cents personnes mordues et traitées, une à peu près contracte encore la rage.

Le succès n'est pas moins grand, si l'on examine seulement le tableau des personnes mordues par des chiens dont la rage a été constatée par les symptômes ou la nécropsie. Le *quantum*, en effet, est de 0,63 pour 100 dans cette catégorie de malades.

Enfin, le traitement se montre encore extrêmement efficace et bien digne de gagner notre confiance, si l'on envisage le tableau A comprenant les personnes mordues par des chiens sûrement enragés. Le *quantum*, pour cette catégorie, ne dépasse pas 0,97 pour 100.

Alors que seize personnes sur cent personnes mordues étaient presque fatalement vouées à la rage, avant l'usage de la vaccination antirabique, une seule succombe actuellement, si les cent personnes se soumettent au traitement Pasteur.

D'après les statistiques générales, l'inoculation du virus rabique atténué sauve donc en moyenne quinze mordus sur seize. Les statistiques partielles sont aussi démonstratives. M. Dujardin-Beaumetz a fait une enquête limitée au département de la Seine, de laquelle il résulte que sur trois cent six personnes mordues et traitées, trois moururent de la rage, tandis que sur quarante-quatre personnes mordues et non traitées, sept succombèrent enragées. La vaccination antirabique a préservé dans la proportion de 14,93 pour 100.

Les renseignements recueillis par MM. Brouardel, Pasteur et O. Du Mesnil, ont établi que la mortalité après les morsures de loups enragés est de 69,6 pour 100. Si l'on soumet les personnes mordues au traitement, la mortalité tombe à 14,06 pour 100.

La valeur du traitement se déduit encore des résultats obtenus pour les morsures à la face avant et après l'emploi du traitement intensif. Au commencement, lorsque M. Pasteur appliquait un traitement uniforme, quel que soit le siège des morsures, la mortalité à la suite des morsures à la face était de 4,83 pour 100; depuis qu'on oppose à ces morsures un traitement intensif, la mortalité est descendue à 2,23 pour 100.

Dès la première année, les succès du traitement antirabique retentirent dans le monde entier et soulevèrent partout un élan de générosité qui permit bientôt à notre illustre compatriote de quitter les locaux exigus et insuffisants de la rue Vauquelin et d'installer les services de la rage ainsi que des laboratoires destinés aux différentes recherches sur la microbie, dans le superbe établissement de la rue Dutot, lequel porte le nom d'*Institut Pasteur*.

Quelques nations de l'Europe et du Nouveau Monde déléguèrent à Paris des savants qui devaient ensuite établir dans leur pays des laboratoires antirabiques à l'instar du laboratoire français. Aujourd'hui, l'Italie possède six de ces laboratoires : à Turin, Milan, Bologne, Rome, Naples et Palerme. La Russie en a sept : à Saint-Pétersbourg, à Moscou, à Varsovie, à Odessa, à Kharkoff, Samara et Tiflis. On en trouve un en Autriche, à Vienne; un en Hongrie, à Budapesth; un en Espagne, à Barcelone; un en Roumanie, à Bucharest; un en Turquie, à Constantinople. On peut se faire vacciner contre la rage à la Havane, à Mexico, à Rio-de-Janeiro, à Buenos-Ayres. D'autres laboratoires sont en préparation.

Cet enthousiasme pour le traitement préventif de la rage après morsures se comprend sans peine, car les inoculations procurent une sécurité presque absolue, et permettent d'arracher à une mort certaine la plupart des personnes qui y sont exposées.

D'après les seules statistiques du laboratoire de Paris, ne voyons-nous pas qu'en quatre ans M. Pasteur a sauvé la vie à douze cents personnes ! A quel nombre n'atteindrons-nous pas bientôt dans le monde entier !

§ II. — Inoculations préventives contre le charbon.

Le charbon, appelé encore fièvre charbonneuse et sang de rate, fait périr chaque année un grand nombre de moutons, quelques bœufs et quelques chevaux, surtout dans certaines localités paraissant plus que d'autres propices à l'entretien du virus charbonneux. Tous les pays de l'Europe et les contrées du Nouveau Monde où l'éducation du mouton est florissante payent un tribut à cette maladie.

M. Pasteur a vu qu'il était possible d'inoculer préventivement contre cette affection en injectant sous la peau des animaux, à dix jours d'intervalle, une à deux gouttes de cultures atténuées du *Bacillus anthracis*.

On se sert de deux vaccins. Le plus faible prépare l'organisme à recevoir le plus fort. Malgré la précaution de donner l'immunité en deux fois, la vaccination fait quelques victimes, et, en dépit de la résistance qui doit suivre deux imprégnations, la vaccination se montre parfois insuffisante. Néanmoins, elle permet de réaliser de sérieux bénéfices, comme on le verra bientôt.

La première démonstration publique de la valeur de l'inoculation préventive contre le charbon a été entreprise sur l'initiative de la Société d'agriculture de Melun et eut lieu à Pouilly-le-Fort, dans une ferme appartenant à M. Rossignol, vétérinaire, du 5 mai au 2 juin 1881. Le succès fut éclatant.

Aussitôt, on entreprit dans plusieurs villes de France des expériences analogues; on en fit également en Autriche-Hongrie, en Allemagne, en Italie, en Belgique, en Suisse et en Angleterre. Partout, les résultats finirent par être très encourageants.

M. Chamberland a envoyé au Congrès international d'hygiène de Vienne, des statistiques permettant d'apprécier les inoculations préventives au point de vue économique.

Elles nous apprennent qu'en 1881, on inocula 32 550 moutons dans 138 troupeaux. Les vaccinés vécurent mélangés à 25 160 moutons non vaccinés. Parmi les vaccinés, on perdit du fait de l'inoculation 1 mouton sur 500; malgré l'inoculation, on en perdit encore un certain nombre du charbon, au total 325 sur 32 550 vaccinés.

Dans le groupe des non vaccinés, la maladie fit 490 victimes sur 25 160 animaux.

Si les moutons non vaccinés avaient été aussi nombreux que les vaccinés, les pertes se seraient élevées parmi eux à 633 animaux.

Retranchons 325 de 633, nous voyons que les inoculations préventives ont conservé 308 moutons à leurs propriétaires.

M. Chamberland a rapporté qu'en 1882 il est parvenu au laboratoire Pasteur des renseignements sur l'effet préventif de

243199 inoculations. Sur ce nombre, 1603 moutons sont morts pendant la période des vaccinations et 1037 de la contagion naturelle. Autrement dit, l'inoculation a été mortelle 1603 fois et insuffisante 1037 fois. Pour ces deux causes, la mortalité moyenne, parmi ces animaux, a été de 1,08 pour 100. L'observation avait établi dans les localités où étaient disséminés ces moutons, que la mortalité moyenne, avant la vaccination, était de 10 pour 100.

L'inoculation a donc préservé 21 644 moutons d'une infection charbonneuse probable, en 1882.

Ces avantages se sont maintenus dans les années suivantes.

Puisque nous avons parlé des pertes causées par l'inoculation, nous ajouterons qu'elles se présentent après les deux inoculations et qu'elles sont un peu plus nombreuses à la suite de la première. Ainsi pour 1 150 252 vaccinations, on a observé 3401 cas de charbon après la première inoculation et 2601 après la deuxième.

La vaccination par une seule inoculation avec le virus atténué dans l'air ou l'oxygène comprimés, d'après le procédé de M. Chauveau, a donné des résultats encore plus satisfaisants.

§ III. — Inoculations préventives contre le charbon symptomatique.

Le charbon symptomatique est l'affection qui sévit sur le bœuf dans la plupart des localités où l'on se plaint des ravages causés par la maladie charbonneuse sur l'espèce bovine.

MM. Arloing, Cornevin et Thomas ont irréfutablement démontré que cette affection est une maladie spécifiquement différente de la fièvre charbonneuse ou sang de rate. Par suite, la vaccination à l'aide des cultures atténuées du *Bacillus anthracis* ne convient pas au charbon symptomatique. Les expérimentateurs susnommés ont proposé une inoculation préventive avec le virus atténué de la maladie.

On a vu plus haut comment ils préparent les vaccins destinés aux deux inoculations préventives graduées qu'ils ont appliquées, pour la première fois à Vesoul, en 1882; pour la seconde fois, dans le pays de Gex, en 1883, puis à Clermont-Ferrand, au Puy, etc., etc. En 1884, sur l'initiative de M. Strebel, vétérinaire à Fribourg, l'inoculation préventive contre le charbon symptomatique passa en Suisse, puis s'étendit à quelques circonscriptions de l'Autriche, de l'Allemagne, de la Hollande.

Elle se propage de plus en plus, au nord, au midi et à l'ouest de l'Europe.

Cette inoculation s'adresse exclusivement aux animaux de l'espèce bovine.

Elle donne des résultats très encourageants, d'autant mieux que les cas de charbon, suites de l'inoculation, ne dépassent guère la proportion de 1 pour 1000.

Analysons quelques documents statistiques :

Nous avons recueilli en France, des renseignements sur 5835 inoculations préventives dont 1455 ont été faites sur des bovidés âgés de moins d'un an.

Dans les localités où elles ont été pratiquées, on observait, avant l'inoculation, une mortalité moyenne de 10,84 pour 100 sur les animaux ayant moins d'un an, de 17,37 pour 100 sur les sujets ayant plus d'un an. Après l'inoculation, les pertes se sont réduites à 2,15 pour 100.

En Suisse, pendant l'année 1884, M. Strebel étudie les suites de 2199 vaccinations. A la fin de l'estivage, le charbon symptomatique a causé une perte de 0,22 pour 100 parmi les vaccinés contre 6,1 pour 100 parmi les non vaccinés. La mortalité a été 28 fois plus grande dans cette seconde catégorie que dans la première.

La fédération des sociétés d'agriculture du pied du Jura fait vacciner, en 1887, 1703 animaux qu'elle laisse vivre au milieu de 18 720 têtes non vaccinées. Après la campagne d'été, on s'aperçoit que la mortalité causée par le charbon symptomatique a été de 1,33 pour *cent*, sur les non vaccinés, et de 1,75 pour *mille*, sur les vaccinés.

A partir de 1885, on vaccine largement contre le charbon symptomatique dans le canton de Berne, parce que l'on a pris l'engagement de payer sur une caisse spéciale les pertes causées par les maladies contagieuses lorsqu'il sera démontré que les propriétaires ont employé tous les moyens connus pour préserver leur bétail. Or, avant l'application de la vaccination, on enregistrait 520 cas de mort déterminés par le charbon symptomatique en 1883, et 712 en 1884. Après l'emploi de la vaccination, en 1885, on ne comptait plus que 70 cas de mort.

Les avantages économiques de l'inoculation préventive introduite en agriculture par MM. Arloing, Cornevin et Thomas ne se sont pas démentis un seul instant.

M. Strebel a écrit qu'avant 1884 on perdait chaque année dans le canton de Fribourg 140 à 150 jeunes bêtes du charbon symptomatique. En 1884, on commence à vacciner et l'on continue les années suivantes. Or, en 1884, la mortalité s'élève encore à 136; mais elle s'abaisse à 119, en 1885; à 107, en 1887; à 69, en 1888; à 45, en 1889.

M. Strebel nous dit encore que sur les 14444 bêtes vaccinées dans le canton de Fribourg, en 1884, le charbon symptomatique a tué 1 sujet sur 555 dans l'espace de cinq ans; tandis que sur les 22300 bêtes non vaccinées ayant vécu avec les précédentes sur les pâturages plus ou moins dangereux, le charbon a tué 1 sujet sur 43.

L'inoculation est donc largement préventive et préventive à bon marché, car M. Strebel estime la dépense causée par l'inoculation dans le canton de Fribourg, y compris l'indemnité à payer pour les accidents immédiats, à 44 centimes par animal vacciné.

La dépense peut encore être amoindrie par l'usage d'une seule inoculation, procédé auquel nous arriverons très prochainement.

Les inoculations préventives avec les virus atténués offrent donc à l'agriculture un moyen de sauvegarder une partie de sa fortune.

Toutefois, il est nécessaire de bien discerner les cas où elles sont véritablement avantageuses. Quand les dommages causés par l'infection naturelle ne dépassent pas les pertes déterminées par l'inoculation, la vaccination préventive est inutile. Au contraire, elle devient précieuse dans les conditions inverses, surtout si, grâce à une association intelligente et sage, les accidents de l'inoculation se répartissent sur un grand nombre de propriétaires. Nous sommes absolument convaincu que les inoculations préventives dont il vient d'être parlé peuvent rendre de très grands services, si elles sont appliquées sur une large échelle; mais nous sommes non moins fermement convaincu qu'elles ne prendront jamais l'extension désirable là où l'esprit de mutualité n'est pas développé. On servirait donc utilement la cause de l'agriculture française en travaillant à faire naître ou à développer cet esprit dans nos campagnes.

CHAPITRE VI

VARIABILITÉ ET TRANSFORMISME DANS LES MICROBES PATHOGÈNES

Il est possible de faire varier les propriétés des microbes sans entraîner de modifications importantes dans leurs caractères morphologiques, et réciproquement.

Le microbe du choléra des poules et du rouget du porc exposés à l'air, le *Bacillus anthracis* cultivé à une température dysgénésique ou brusquement chauffé, etc., perdent une partie plus ou moins notable de leur virulence en gardant leur forme fondamentale. Si l'on cultive le streptocoque de la septicémie puerpérale dans du bouillon de bœuf salé et phosphaté, on lui conserve sa virulence et sa forme pendant plusieurs générations, tandis que si on le fait croître deux ou trois fois de suite dans du bouillon de poulet, on lui enlève sa virulence et non sa forme.

Dans d'autres conditions, la virulence s'exalte au lieu de diminuer, la morphologie restant intacte : tel est le cas du virus du rouget passant sur l'organisme du pigeon.

A l'appui de la réciproque, nous citerons certains changements de forme obtenus par MM. Guignard et Charrin en cultivant le *Bacillus pyocyaneus* dans du bouillon additionné d'antiseptiques, par Wasserzug en chauffant le *Micrococcus prodigiosus*, et encore la transformation du bacille court de la septicémie gangreneuse en long bacille polyarticulé lorsqu'il passe du tissu conjonctif dans les cavités séreuses. M. Linossier a vu ce dernier revêtir la forme flexueuse d'un vibrion ou d'un spirille dans des fermentations anaérobies.

D'autres fois, un microbe perd sa forme primitive et son aptitude chromogène ; mais, dans ces cas divers, la propriété physiologique fondamentale est peu ou point modifiée.

Parfois la forme évolutive et les propriétés sont atteintes simultanément par des influences dysgénésiques.

M. Chauveau, MM. Roux et Chamberland ont obtenu et propagé des bacilles du charbon atténués et dépourvus de spores. Nous-même avons obtenu des formes anormales, en exposant ce microbe aux rayons du soleil pendant un nombre d'heures insuffisant pour supprimer totalement la virulence.

Pourquoi un bacille très court, presque un microcoque, dans certains milieux, revêt-il la forme franchement bacillaire et même spirillaire dans d'autres milieux?

Pourquoi tel micro-organisme très virulent, placé dans des conditions qui gênent habituellement son évolution, cesse-t-il de sécréter des diastases ou des ptomaïnes toxiques, ou bien en sécrète-t-il moins ou en sécrète-t-il de moins dangereuses? Nous l'ignorons.

Nous ne connaissons pas mieux le mécanisme intime du retour à la forme primitive ou à la virulence initiale que l'on a observé plusieurs fois. Par exemple, M. Pasteur a montré qu'après avoir affaibli la virulence du *Bacillus anthracis*, on pouvait la relever peu à peu en inoculant ce microbe plusieurs fois de suite à de très jeunes cobayes. Il a montré encore que le virus rabique affaibli par l'organisme du singe regagnait graduellement de la virulence en passant dans l'organisme du lapin. Nous avons redonné la virulence au streptocoque de la septicémie puerpérale atténué par la culture dans le bouillon de poulet, en le transportant dans du bouillon de bœuf salé et phosphaté.

Mais nous savons que ces phénomènes ne sont pas sans analogues dans le règne végétal. Sur certains sols, dans certaines expositions, des plantes modifient leur taille et leur facies, et perdent leur toxicité par la diminution ou la disparition des alcaloïdes qui se forment dans leurs organes. La ciguë ne contient plus de conicine, en Écosse; la racine d'aconit est inoffensive sous les climats froids. Transportées sur d'autres sols et dans une autre exposition, ces plantes redeviennent vénéneuses et reprennent leurs caractères extérieurs primitifs.

La forme, la virulence des microbes sont donc des propriétés sujettes à variations. L'important est d'examiner dans quelles limites s'exerce la variabilité.

A entendre Büchner, la variation irait jusqu'à la transformation de l'espèce pathogène en une espèce vulgaire, et réciproquement. En cultivant le *Bacillus anthracis* plusieurs fois dans une solution nutritive contenant de l'extrait de viande, de la peptone et du sucre, Büchner lui a d'abord soustrait une partie de sa virulence, puis il a fini par le rendre absolument inoffensif. A ce moment, il pense l'avoir converti en bacille du foin

(*Bacillus subtilis*). Büchner a entrepris ensuite de transformer le bacille du foin en bacille charbonneux, par la culture sur du blanc d'œuf contenant un peu d'extrait de viande, puis dans du sang frais de lapin agité avec l'air. Il croit avoir réussi.

Greenfield, Prazmowski ont partagé l'opinion de Büchner.

Par suite, ces expérimentateurs admettent que les microbes pathogènes sont d'anciens microbes saprophytes ayant gagné peu à peu de la virulence, et pouvant lentement ou rapidement retourner en arrière.

Les assertions de Büchner furent vivement combattues.

Koch estime qu'il faut attribuer la transformation du *Bacillus anthracis* en *Bacillus subtilis* à une contamination des cultures par ce dernier qui, prenant un développement prédominant, a fini par se substituer au virus charbonneux. Quant à la transformation du *Bacillus subtilis* en bacille du charbon, on pense qu'elle est encore le résultat de l'introduction dans les cultures d'un microbe morphologiquement analogue au *Bacillus anthracis* et, de plus, pathogène; mais la maladie mortelle qu'il a déterminée n'est probablement pas le vrai charbon.

Pour Nægeli, « chaque espèce véritable de schizomycète pourrait provoquer la formation d'acide lactique, la putréfaction et différentes maladies. *Chaque espèce jouirait de la propriété de s'accommoder à certaines conditions extérieures*, et, conformément à ce fait, *produirait des formes différentes jouissant de propriétés physiologiques propres.* » Il ajoute : « Le même schizomycète vivrait, tantôt dans le lait et formerait de l'acide acétique, et tantôt sur la viande, produisant ainsi la putréfaction ; plus tard, enfin, dans le vin où il engendrerait de la gomme, dans la terre où il ne provoquerait aucune fermentation et *dans le corps humain où il déterminerait l'apparition d'une maladie quelconque.* »

Nægeli et Büchner ont cru trouver la confirmation expérimentale de telles idées. Les schizomycètes qui produisent la fermentation acide du lait perdraient cette propriété dans une solution sucrée de viande ; cultivées de nouveau dans du lait, ils produiraient la fermentation ammoniacale ; toutefois au bout de cent générations successives dans le lait, ils redeviendraient ferment lactique. Quand on touche à la question des fermentations, on aborde un sujet fort complexe. Néanmoins, Hueppe explique très simplement, par le mélange du ferment butyrique au ferment lactique, les faits que Nægeli et Büchner attribuent au transformisme.

Mais, si la technique est surprise en défaut dans les exemples cités par Büchner et Nægeli, on en connaît d'autres qui échappent à ce reproche et sont très favorables aussi à leurs doctrines.

Ainsi, les bacilles charbonneux que M. Roux a rendus asporogènes par la culture au contact de l'acide phénique restent indéfiniment asporogènes, quand bien même ils ont reconquis leur virulence en passant de lapin à lapin par l'inoculation du sang de l'animal qui vient de mourir. Une personne non prévenue rencontrant ce micro-organisme pourrait conclure à l'existence d'un bacille anthracigène autre que le *Bacillus anthracis.*

Si l'on observait les formes extrêmes que MM. Guignard et Charrin ont obtenues par la culture du *Bacillus pyocyaneus* en présence des antiseptiques, sans connaître leur filiation, on serait autorisé à admettre deux espèces pyocyaniques absolument distinctes.

Si l'on ignorait que telle culture charbonneuse, incapable de tuer le cobaye d'un jour, a vieilli ou a été soumise avec insistance à des causes d'atténuation, pourrait-on affirmer que l'espèce qui hante cette culture est le *Bacillus anthracis?* Ne devrait-on pas croire plutôt que c'est une espèce saprophyte ayant de simples affinités botaniques avec le bacille du charbon ?

Il y a deux ans, M. Bordier prenait les exemples précités de variabilité dans la forme et la virulence, les groupait avec habileté et n'hésitait pas à proclamer dans une conférence que les microbistes avaient accompli la transformation des espèces (1). La cause de leur succès était tout entière dans la rapidité avec laquelle les générations se suivent dans ce monde microscopique.

Il rappelait, d'après Davaine, qu'en soixante-quatorze heures un bacille du charbon a donné, par multiplication scissipare, 137 219 753 312 bacilles, et il ajoutait « qu'un observateur qui contemple une population de bacilles pendant soixante-quatorze heures, en connaît l'évolution comme l'historien connaîtrait celle d'un peuple sur qui il aurait une série ininterrompue de documents pendant 5106 ans. Si l'observation dure un an, l'observateur connaîtra 24 000 générations de bactéridies, qui, s'il s'agissait d'hommes, exigeraient 600 000 années ». C'est donc plus de temps qu'il n'en faut pour assister à la transformation d'une espèce microbienne.

M. Bordier décrit, dans un exemple, la manière dont il conçoit la transformation d'un microbe inoffensif en microbe virulent : « Le *Bacillus subtilis*, dit-il, existait sans doute avant les

<hr>

(1) *Les microbes et le transformisme* (*Revue scientifique*, 1888).

mammifères ; il vivait sur l'herbe humide, en aérobie, jusqu'au jour où il tomba submergé dans quelque infusion animale, peut-être une flaque d'eau, dans laquelle macérait le cadavre d'un animal mort. Devenu brusquement anaérobie, ferment, il a fait ce que M. Büchner lui a fait faire dans ses expériences : il s'est transformé en *Bacillus anthracis*. Un mammifère passait; il s'inocula par une blessure qu'il portait au pied une goutte de ce premier bouillon de culture charbonneuse, et cet animal fut le premier mammifère charbonneux. Dès lors, le mal se répandit ensuite aux animaux de la même espèce. Le microbe prit dans cette culture une force nouvelle, et nous mourons encore aujourd'hui de ce charbon ainsi produit, comme nos brasseurs font encore leur bière avec la levure qui nous vient des anciens Égyptiens. »

M. Chauveau a repris la question et en a précisé les termes :

La variabilité dans les microbes pathogènes, dit M. Chauveau, *doit être appréciée surtout par les changements apportés à l'ensemble de leurs propriétés infectieuses plutôt qu'à leurs caractères morphologiques.*

Pour qu'une espèce pathogène soit transformée en une espèce nouvelle, il faut donc lui faire perdre jusqu'à la dernière trace de ses propriétés infectieuses, c'est-à-dire la virulence et de plus l'aptitude à créer l'immunité.

En outre, il faut que les caractères nouveaux imprimés au microbe infectieux soient uniformes, fixes et qu'ils continuent « à se reproduire indéfiniment dans les générations ultérieures, sans qu'on ait besoin d'entretenir d'une manière permanente les conditions spéciales de cultures qui ont permis de créer les caractères nouveaux ».

M. Chauveau s'est appliqué à chercher jusqu'à quel point les caractères qu'il avait assignés au transformisme en microbie se retrouveraient dans les variations du *Bacillus anthracis*.

Nous avons dit ailleurs qu'il était parvenu, à l'aide de l'emploi persistant de l'oxygène comprimé, à faire disparaître la virulence du *Bacillus anthracis* même pour le cobaye d'un jour et pour la souris. Toutefois, ce microbe n'a pas perdu entièrement ses propriétés, car, s'il ne peut plus donner le charbon, il confère très bien l'immunité vaccinale.

On supposera sans doute qu'en insistant davantage encore sur l'emploi de l'oxygène comprimé, on fera disparaître cette dernière trace des propriétés naturelles. Erreur ! Si l'on insiste, la vie du microbe s'éteint entièrement. En un mot, les deux aptitudes vaccinales et végétatives subsistent autant l'une que l'autre ; elles s'éteignent simultanément.

Ce *Bacillus anthracis* ultra-atténué n'est donc pas transformé en une espèce nouvelle. Il possède encore l'un des attributs des bacilles pathogènes. C'est dommage que l'on ne soit pas parvenu à le faire disparaître, car, envisagé au point de vue de la fixité des nouveaux caractères, le bacille ultra-atténué ne laisse rien à désirer.

Si M. Chauveau n'a pas atteint le but qu'il s'était proposé, il a fait au cours de ses travaux des observations intéressantes. Il n'a pas créé une espèce nouvelle; il a obtenu simplement un type ou une race d'une grande fixité.

Naturellement le *Bacillus anthracis* que l'on destitue de sa virulence ou qui subit la variation descendante selon l'expression de M. Chauveau, présente des types intermédiaires. Il en est de même du *Bacillus* ultra-atténué auquel on restitue la virulence. M. Chauveau a remarqué que les types intermédiaires de la série ascendante offrent plus de fixité dans leurs caractères que ceux de la série descendante. L'un est capable de tuer le cobaye adulte, le lapin à la rigueur, mais il se borne à vacciner les ruminants et les solipèdes; l'autre peut tuer le mouton, tandis qu'il est simplement vaccinal à l'égard du bœuf et du cheval.

Rien ne s'oppose à ce que ces types virulents ou atténués du *Bacillus anthracis* existent dans la nature. La présence de quelques-uns est même certaine : tel est par exemple le type qui est virulent pour le mouton et vaccinal pour les solipèdes et les ruminants, et le type ultra-virulent qui terrasse le bœuf et le cheval. L'expérimentateur est le plus souvent en possession du premier et l'on a constaté maintes fois qu'avec un virus mortel pour le mouton on parvenait difficilement à tuer le bœuf et le cheval.

Les microbes pathogènes rencontrent donc dans la nature des causes mal déterminées qui affaiblissent ou relèvent leur virulence. Il n'est pas encore démontré irréfutablement que ces causes puissent transformer une espèce en une espèce nouvelle.

Il arrive fréquemment que les microbes virulents se répandent dans les milieux ambiants avant de pénétrer dans l'organisme des individus sains. Pendant cette période où ils vivent à l'état de saprophytes, ils peuvent rencontrer telles conditions de milieu qui leur enlèveront la plus grande partie de leur virulence. Ils nous paraîtront alors inertes ou indifférents. Mais d'autres conditions peuvent brusquement s'établir qui leur restitueront leur virulence primitive et même une virulence exaltée. Aussitôt les saprophytes de tout à l'heure redeviendront pathogènes.

Pourquoi ne porterions-nous pas en nous-mêmes des microbes ci-devant très virulents, aujourd'hui atténués, et qui trouveront hors de nous, dans les milieux ambiants, l'air, les eaux ou le sol, des conditions de restauration ou d'exaltation.

Par exemple nous sommes très disposé à croire, avec M. Rodet et M. G. Roux, que le bacille typhique que nous empruntons aux milieux ambiants est originellement lié au *Bacillus coli communis* qui hante communément notre intestin dans l'état de santé. Un jour viendra probablement où ces deux espèces n'en feront plus qu'une avec des habitats différents et des propriétés physiologiques plus ou moins profondément modifiées.

Pour la plupart des microbes virulents, sinon pour tous, il n'y a pas de séparation profonde, radicale entre le *saprophytisme* et le *pathogénisme*. Les deux qualités exprimées par ces néologismes, qu'on voudra bien nous pardonner, sont des degrés différents fort éloignés parfois d'une même propriété; mais les liens accidentellement rompus qui les unissaient sont encore assez visibles pour empêcher de regarder les microbes qui les présentent comme spécifiquement distincts.

Assurément, le transformisme ne répugne pas à notre esprit; pourtant nous devons à la vérité de dire que les microbistes qui en ont poursuivi la démonstration se sont fortement approchés du but qu'ils s'étaient proposé, mais n'ont pas encore réussi à l'atteindre.

Il a toujours manqué aux bactéries modifiées l'un ou l'autre des caractères qui stigmatisent une espèce pathogène nouvelle. Dans le cas où l'on espérait créer une espèce en s'attaquant à la virulence, on a vu subsister le pouvoir vaccinal tout entier ou en partie. Dans le cas où l'on s'est attaqué à la morphologie, la végétation n'arrivait plus à son terme naturel. Ainsi les bacilles charbonneux asporogènes et virulents de M. E. Roux sont analogues à ces variétés de végétaux que l'on propage par boutures. Or cela ne suffit pas à constituer une espèce indépendante : un végétal supérieur en possession de tous ses caractères spécifiques doit assurer sa propagation par la formation de la graine, une espèce bacillaire, par la formation des spores.

ÉPILOGUE

Si le lecteur a bien voulu nous suivre jusqu'à la fin de cet exposé sur la physiologie générale des virus, il aura pu se convaincre qu'aucune branche des sciences naturelles et médicales n'a provoqué dans un laps de temps très court un aussi grand nombre de travaux.

Certains impatients ou pessimistes pensent tout bas et parfois disent tout haut que ces efforts n'ont produit que de minces résultats. La microbie, dès ses premiers ans, semblait devoir bouleverser la pathologie, éclaircir toutes les obscurités, débrouiller les causes de toutes les maladies, mettre l'homme et les animaux à l'abri des affections virulentes par une vaccination appropriée. Or, disent-ils, la plupart de ces promesses ont avorté.

Nous déclarons que ces appréciations peu bienveillantes renferment plus qu'une injustice. Elles témoignent que ces personnes ignorent ou veulent ignorer, de parti pris, l'œuvre de la microbie.

On oublie trop souvent que l'étude systématique des virus s'est réveillée, il y a vingt-cinq ans à peine, et qu'elle est entrée dans la voie qu'elle parcourt brillamment aujourd'hui depuis quinze ans seulement.

Que peut-on exiger d'une science si jeune, surtout si l'on veut bien tenir compte du temps qu'elle a dû consacrer et qu'elle consacre encore à se débarrasser des vieilles doctrines qui l'oppressent et gênent son expansion?

A chaque pas qu'elle fait en avant, elle rencontre des adversaires résolus à lui barrer le chemin à l'aide d'hypothèses démodées, de sophismes, de considérations sentimentales ou économiques.

Sa marche est encore entravée par la routine, par l'indifférence des masses ou des individus.

Il est digne de remarque que les personnes qui proclament

urbi et *orbi* l'impuissance de la microbie sont celles qui ont entassé le plus d'obstacles devant elle.

Cependant la bactériologie avance et nous profitons déjà largement de ses conquêtes.

La chirurgie a tiré un merveilleux parti des connaissances bactériologiques. Aussitôt que M. Pasteur eut triomphé des partisans de la génération spontanée, aussitôt qu'il eut achevé de démontrer dans l'air la présence des germes producteurs de toute putréfaction, M. Lister songea à préserver les plaies de l'abord de ces agents nocifs. Les chirurgiens qui se sont lancés sur ses traces ont poursuivi la destruction de ces germes sur tous les objets, instruments et pièces de pansement qui viennent au contact des tissus. Opérant à coup sûr, dans des conditions aseptiques, les chirurgiens font preuve aujourd'hui d'une heureuse audace qui eût été regardée comme une grave imprudence par leurs devanciers.

La microbie, en dénonçant la nature parasitaire de plusieurs affections, a enseigné encore aux chirurgiens la manière de les attaquer avec des chances de succès à l'aide des antiseptiques ou des autres destructeurs des microbes.

La supériorité des résultats est tellement éclatante que l'hostilité contre l'importation des doctrines microbiennes en chirurgie a complètement cessé.

Mais en médecine, dira-t-on, qu'est-ce que la nouvelle science des virus a changé? Nous a-t-elle débarrassés des maladies infectieuses, nous a-t-elle appris à les guérir?

A ce double point de vue, la microbie n'a pas été stérile. Elle a permis de donner au diagnostic de plusieurs maladies, comme le choléra, la tuberculose, le charbon, etc., une précision inconnue jusqu'à ce jour. Elle a démontré, par certains exemples d'inoculations préventives, qu'elle pouvait lutter contre les épizooties et les épidémies. Dans cette direction, le chemin du progrès est tracé, il n'y a plus qu'à le suivre. Elle a surtout démontré que la cause des maladies virulentes n'est plus insaisissable. A la place d'un génie épidémique semant la mort selon son caprice, à la place d'un effluve impondérable, elle a mis un microbe, c'est-à-dire un être vivant que l'on peut tuer ou affaiblir à l'aide de tous les moyens qui entravent la vie du protoplasma.

Cette notion était indispensable à la thérapeutique des maladies virulentes. Il ne suffit pas, en effet, de combattre les symptômes d'une maladie pour avoir la prétention de la guérir; il faut s'attaquer à sa cause. De là l'institution de traitements rationnels visant à la fois l'organisme, le microbe et ses sécrétions toxiques.

Comment aurait-on connu la cause des maladies **virulentes** et leur pathogénie vraie sans le secours de la microbie dans la large acception du mot? La notion de la cause pathogénique permet l'organisation de moyens de défense. Sachant que les virus sont représentés par des éléments solides, vivants; sachant de plus qu'ils ne prennent pas naissance spontanément dans l'organisme, mais qu'ils y pénètrent du dehors, on a conçu la possibilité de s'opposer victorieusement à la contagion et de détruire les microbes virulents hors de l'organisme.

Des mesures de protection bien entendues, basées sur la connaissance de la biologie des microbes, ont fait diminuer beaucoup de maladies virulentes dans une grande mesure et ont presque fait disparaître certaines affections très redoutables. Trouverait-on un exemple plus frappant que celui qui nous est offert par les maternités où la septicémie puerpérale est devenue une rareté?

Les travaux modernes sur la physiologie des virus nous ont fait mieux connaître le rôle du malade dans la transmission d'une affection virulente, la participation des milieux ambiants, air, eaux, sol, et des aliments dans la dissémination et l'inoculation des virus. De là, des mesures rationnelles, autrement efficaces que les prescriptions employées autrefois, quand on était réduit à de vagues hypothèses sur tous ces points.

En conséquence, l'hygiène publique et privée a pris un essor considérable dans ces dernières années. Jamais, excepté peutêtre chez les grandes nations civilisées de l'antiquité, on n'a vu les corps savants et les administrations veiller avec plus de sollicitude sur la salubrité de la rue, sur la suppression de ces foyers de matières organiques en décomposition qui accompagnent nécessairement les agglomérations humaines.

La microbie peut dire avec orgueil qu'elle a imprimé ce grand mouvement qui caractérisera dans l'avenir la médecine de la fin du dix-neuvième siècle.

Ne craignons donc pas d'avouer que la médecine jusqu'à présent n'a pas encore tiré de la bactériologie toutes les ressources thérapeutiques que l'on espérait, parce que la bactériologie fait mieux que de nous aider à guérir les maladies infectieuses; elle nous apprend à les prévenir.

Chaque année, les statistiques générales nous montrent que la santé publique s'améliore et que la mortalité diminue, résultat qui nous échappe souvent, lorsque nous observons autour de nous dans un champ trop restreint.

L'amélioration serait encore plus satisfaisante si le pouvoir administratif, à tous les degrés, était toujours pénétré de l'im-

portance des prescriptions de l'hygiène et surtout s'il n'avait
pas à lutter contre l'inertie ou l'incurie des personnes le plus
intéressées à suivre ses prescriptions. Là où la résistance des
individus est réduite au minimum, l'amélioration est saisis-
sante. Ainsi, dans le rapport adressé en 1889, à M. le Président
de la République, sur l'état sanitaire de l'armée française, M. le
ministre de la guerre constate avec une satisfaction non dissimulée que la mortalité avait diminué d'un tiers dans les rangs
de l'armée, depuis dix ans, bien que les troupes reçussent, à
partir de cette époque, un plus grand nombre de recrues et des
hommes plus jeunes, moins robustes et, par suite, plus aptes à
l'éclosion des maladies épidémiques.

Après cette déclaration encourageante pour les bactériologistes, instructive pour les pessimistes et les incrédules, il me
serait difficile de procurer au lecteur une impression plus ras-
surante pour son patriotisme.

Cependant j'ajouterai que tous les progrès déjà réalisés et
qu'on réalisera en médecine et en hygiène par l'application des
connaissances sur la physiologie des virus doivent être un motif
de satisfaction pour l'honneur national, car la France a pris
une très large part, pour ne pas dire plus, au mouvement scientifique qui les a préparés.

FIN

ADDENDUM

LE TRAITEMENT DE LA TUBERCULOSE
Par la méthode de M. KOCH

Nous disons à la page 298 que M. R. Koch annonça au Congrès
international de médecine ouvert à Berlin le 4 août 1890 qu'il avait
trouvé des substances capables de rendre des cobayes réfractaires à
l'inoculation de la tuberculose et même d'arrêter la maladie dans le
cas où elle aurait été préalablement communiquée à ces animaux.
M. Koch ajouta que, si les espérances qui découlent de ces essais venaient
à se réaliser, si l'on arrivait à se rendre maître dans l'une des maladies
infectieuses, d'origine bactérienne, de l'ennemi microscopique qu'on
n'a pu vaincre jusqu'à ce jour dans l'organisme, bientôt on atteindrait le
même résultat dans d'autres maladies. Cette phrase contenait implici-
tement la déclaration que les études de M. Koch allaient bientôt sortir
du laboratoire et se poursuivre à l'hôpital. Effectivement des expériences ont été faites sous sa direction, par MM. Libbertz et Pfuhl,
dans les cliniques de MM. Brieger, W. Levy, Fraentzel et von Bergmann. M. Koch aurait désiré les continuer plus longtemps avant de
s'expliquer sur leurs résultats. Mais des indiscrétions et des exagéra-
tions s'étant répandues dans le public médical et laïque, il crut devoir
faire une deuxième communication à la presse vers le milieu du mois de
novembre.

L'auteur y parla des effets physiologiques de son remède sur l'homme
sain et sur l'homme tuberculeux à la suite d'injections sous la peau. Il
nous apprit qu'à dose égale, dose toujours faible, le remède produit
peu ou pas d'effets sur le premier, tandis que sur le second il détermine

une réaction fébrile, énergique et une réaction inflammatoire autour des lésions tuberculeuses. Si l'affection siège à la peau, comme dans le lupus, la partie malade se gonfle, rougit, et une sérosité plus ou moins abondante se concrète à la surface; si elle siège dans les os, les articulations, les ganglions lymphatiques, ces régions deviennent chaudes, tendues et douloureuses. Des réactions analogues, bien qu'invisibles, s'établissent autour des tubercules contenus dans les organes profonds.

Grâce à la réaction générale présentée par les malades, M. Koch a pensé que son remède pourrait servir de pierre de touche, quand le diagnostic de la tuberculose serait difficile à poser par les moyens ordinaires.

Grâce à ses effets locaux, le remède exercerait une action curative; il ne tuerait pas les bacilles, mais mortifierait le tissu tuberculeux vivant. La guérison ne sera donc entière que si le tissu tuberculeux nécrosé est éliminé de l'organisme. L'élimination aura lieu d'elle-même, lorsque les tubercules occuperont la peau ou les muqueuses; lorsqu'ils occuperont le poumon, il faudra viser à augmenter l'énergie et la rapidité de l'expectoration; lorsqu'ils seront véritablement emprisonnés dans les tissus, on devra au besoin les extirper.

M. Koch a terminé cette communication en posant autant que possible les indications de son remède : une prompte application, près du début de la maladie, telle est la meilleure condition de succès.

L'auteur a encore parlé du mode d'administration du remède; mais du remède lui-même, il se borna à indiquer les caractères physiques.

Malgré ces réserves sur la nature du nouveau médicament et l'expérience restreinte que l'on possédait sur son action, on eut de tous côtés le plus ardent désir de voler sur les traces de M. Koch. Un grand enthousiasme se manifesta parmi les malades et les médecins. On se rendit à Berlin; on demanda de la *lymphe* (car tel est le nom qui fut donné au remède) de tous les points du globe, et bientôt un nombre considérable de traitements fut institué un peu partout.

Les résultats furent loin d'être toujours satisfaisants. Plusieurs terminaisons fatales furent imputées au remède. A l'enthousiasme succéda une certaine défiance. On se demanda même si les médecins n'encouraient pas une lourde responsabilité à faire usage d'un remède secret.

Le silence obstiné de M. Koch, dont la cause remontait, disait-on, au gouvernement prussien, était sévèrement apprécié dans le monde scientifique.

Ces considérations diverses nous ont probablement valu une troisième communication, à la date du 14 janvier 1891.

M. Koch a fait savoir que le remède à l'aide duquel il avait constitué le nouveau traitement curatif de la tuberculose est un extrait glycériné tiré des cultures pures du bacille de cette maladie. Le principe actif est une substance azotée précipitable par l'alcool différant des toxalbumines par sa résistance aux températures élevées; il forme environ un centième de la solution glycérinée. Celle-ci est un liquide limpide, brunâtre, que l'on étend en proportions diverses dans une solution phéniquée à 0,5 pour 100.

Le liquide dilué doit être employé en injections sous-cutanées.

On commence par des injections de 1/2 à 1 milligramme par jour, selon le cas et la taille des sujets. On élève graduellement la dose à un ou deux jours d'intervalle, jusqu'à ce que, malgré des doses relativement fortes, on ne voie plus apparaître de réaction générale. La médication peut être suspendue et reprise plusieurs fois de suite au bout d'un certain temps.

Dans la même communication, M. Koch a raconté les observations qui l'ont amené à faire sa découverte, et le mode suivant lequel la lymphe produit les phénomènes généraux et locaux que nous avons décrits. En outre, il exposa qu'il a vérifié sur cent cinquante malades environ la puissance curative et la valeur diagnostique du remède, telles qu'il les avait énoncées antérieurement.

Les assertions de M. Koch ne changent rien à l'état actuel de la question pratique. A Berlin même, les appréciations sur la valeur curative de la lymphe sont fort divergentes. Les renseignements que nous avons recueillis autour de nous, auprès des médecins et des chirurgiens qui ont fait usage du remède, ne diffèrent pas de ceux qui nous parviennent des autres villes de l'étranger. Les chirurgiens ont obtenu, je ne dirai pas des guérisons complètes, mais des résultats quelquefois satisfaisants; ils ont rarement eu à déplorer l'usage du remède. Quant aux médecins, ils ont rarement eu à s'en louer, tandis que, le plus souvent, ils ont noté une précipitation dans l'évolution habituelle de la maladie.

Faut-il, en cette occurrence, se ranger exclusivement à l'opinion des pessimistes ou des optimistes ?

Il nous paraît plus rationnel d'examiner froidement la découverte de

M. Koch à la lumière des faits acquis sur l'histoire de la tuberculose.

Cette étude, toute théorique qu'elle soit, nous permettra de saisir les liens qui rattachent le traitement de M. Koch aux notions bactériologiques que nous possédons déjà, de dire en quoi elle en diffère et de prévoir, dans une certaine mesure, les résultats que l'on peut attendre de son application.

II

M. Koch nous apprend que « *le remède à l'aide duquel il a institué le nouveau traitement curatif de la tuberculose est un extrait glycériné, tiré des cultures pures du bacille de la tuberculose* ».

Au mois d'août, à l'ouverture du Congrès de Berlin, il nous disait : « *J'ai trouvé des substances qui arrêtent le développement des bacilles, non seulement dans les tubes à culture, mais encore dans l'organisme des animaux. Toutes les expériences sur la tuberculose sont excessivement longues. . . . .*

« *Un résultat est acquis pourtant : le cochon d'Inde, animal excessivement sensible à la tuberculose,* DEVIENT RÉFRACTAIRE, *lorsqu'on le traite par une de ces substances à l'inoculation du virus tuberculeux.*

« *Cette même substance* ARRÊTE COMPLÈTEMENT LE PROCESSUS MORBIDE, *lorsqu'on l'injecte à un cobaye arrivé déjà à un degré avancé de tuberculose et cela sans inconvénient aucun pour l'organisme.* »

M. Koch est donc parvenu à procurer l'immunité contre la tuberculose et à déterminer l'arrêt ou la rétrogradation du processus tuberculeux à l'aide des sécrétions amorphes et solubles du protoplasma du bacille de la tuberculose, car nous pensons qu'il y a identité entre la substance dont il a parlé au Congrès et celle qu'il a préconisée comme remède.

Envisagée au point de vue de la production de l'immunité, cette découverte, malheureusement, n'enrichit pas la science d'une méthode nouvelle. Elle est une simple extension et une application d'une méthode générale dont l'origine est particulièrement française. Cette méthode s'est effectivement constituée peu à peu par les travaux de Toussaint, de MM. Chauveau, Pasteur, Charrin, Roux et Chamberland, Chantemesse et Widal, parmi lesquels il faut intercaler les observations faites à l'étranger par M. Ferran et MM. Salmon et Smith.

On objectera peut-être que M. Koch n'utilise pas tous les produits fabriqués par son bacille, mais seulement la partie précipitable par l'alcool et soluble dans la glycérine. Nous ferons remarquer que M. Koch a obtenu des résultats suffisants avec des cultures simplement délayées, où les microbes avaient été détruits par la chaleur.

Au surplus, il y a déjà plusieurs années que M. Bouchard a introduit, en France, l'idée d'une distinction entre les sécrétions microbiennes, les unes étant vaccinantes, les autres non vaccinantes et même parfois favorisantes, distinction appuyée depuis par les travaux de MM. Charrin, Roger, Arnaud, Courmont.

Toutefois, on s'abuserait si l'on admettait que la substance vaccinante de tous les microbes dùt se trouver toujours dans la partie précipitable par l'alcool. Nous avons montré depuis longtemps que la portion précipitée par l'alcool des cultures du *Pneumobacillus liquefaciens bovis* est phlogogène et non vaccinante. M. Gamaléia a fait la même observation sur les cultures du microbe du choléra, etc.

Nous faisons cette remarque pour l'édification des personnes qui, incitées par l'exemple et les paroles de M. Koch, chercheraient « *à appliquer encore aux autres maladies les principes qui ont servi de base à sa découverte* ». Il ne faudra pas toujours chercher servilement dans le précipité alcoolique ou dans l'extrait glycériné, ne pas toujours chauffer inconsidérément ; le principe utile pouvant être ailleurs ou pouvant redouter vivement la chaleur.

Envisagé au point de vue des effets curatifs, le procédé de M. Koch n'a pas jusqu'à présent d'analogue en bactériologie. Il est impossible de lui comparer la prévention de la rage après morsure. Il se rapproche des médications spécifiques antivirulentes comme celles qui sont dirigées contre la syphilis, car, comme celles-ci, il détermine la disparition graduelle ou tout au moins la diminution de lésions matérielles tégumentaires ou parenchymateuses.

III

On a manifesté une certaine surprise en présence des effets locaux engendrés par l'extrait glycériné des cultures du bacille tuberculeux. Cependant tout n'est pas nouveau dans ces effets caractérisés par la genèse d'un travail inflammatoire et nécrosant à la périphérie des tissus tuberculeux. Nous avons effectivement démontré, il y a quelques années, que les sécrétions amorphes du *Pneumobacillus liquefaciens bovis* et leur partie précipitable par l'alcool pouvaient engendrer des phénomènes inflammatoires dans le tissu conjonctif. Depuis, des pro-

priétés analogues ont été observées par M. Christmas et d'autres bactériologistes dans les sécrétions de quelques microbes.

Nous rappellerons encore que nous avons fait connaître sous le nom
Bacillus heminecrobiophilus un micro-organisme qui hâte la marche du
travail destructeur dans un organe en voie de nécrobiose par suite de la
suppression de sa circulation sanguine, propriété qu'il communique au
bouillon dans lequel il a végété et que l'on retrouve dans le dépôt blan-
châtre déterminé dans le bouillon de culture filtré par l'action de l'alcool.

Les effets phlogogènes et nécrosants de la lymphe de Koch ne sont
donc pas sans analogue dans la science. Seulement, on n'avait jamais
signalé d'élection comparable à celle que manifeste la lymphe antitu-
berculeuse pour les tissus tuberculeux.

Afin d'expliquer cette action élective, M. Koch a supposé que son
extrait de cultures tuberculeuses renferme des substances nécrosantes
semblables à celles que les bacilles sécrètent dans les tubercules
et qui entraînent la mortification graduelle des cellules constituantes
du tubercule. Si, dit-il, « *on augmentait artificiellement la richesse
du tissu tuberculeux en substance nécrosante, la nécrose s'éten-
drait alors davantage et les conditions de nutrition deviendraient
ainsi beaucoup plus défavorables pour le bacille qu'elles ne le sont
d'habitude* ».

Cette hypothèse, reposant sur l'addition pure et simple d'une substance nécrosante à celle qui diffuse autour des tubercules, est difficile
à admettre. On provoque déjà des effets marqués en injectant 1 à
2 milligrames de lymphe. Or, que peut être, en pareil cas, la quantité
de matière nécrosante qui vient s'additionner à celle des tubercules,
lorsqu'on songe que cette dose très minime se dilue dans 21 kilogrammes
de liquide (5 kilogrammes de sang et 16 kilogrammes de lymphe) chez
un homme de taille moyenne? En outre, on ne comprendrait pas, dans
cette hypothèse, que l'action nécrosante allât en diminuant, malgré
une élévation progressive de la dose, dans une série d'inoculations
successives.

Bien plus, on peut se demander si la substance est nécrosante par
elle-même. Car, si elle jouit de cette propriété quand elle est diluée
pour ainsi dire à l'infini, pourquoi ne la manifeste-t-elle pas au point
d'inoculation où elle arrive au contact des éléments anatomiques à un
degré de concentration beaucoup plus élevé?

Lorsqu'on ignorait la composition du remède et qu'on le supposait
étranger au bacille tuberculeux, on pouvait songer à la formation d'une

substance phlogogène et nécrosante par l'association de la matière injectée avec les sécrétions qui s'échappent d'un tubercule.

Aujourd'hui, cette hypothèse est moins rationnelle, et pourtant elle nous semble plus vraisemblable que la théorie de l'addition. Toutefois il faut la concevoir d'une autre manière.

Par exemple, en supposant que la sécrétion des bacilles perd une partie de ses propriétés, par épuisement, en traversant la zone superficielle des tubercules et que l'arrivée d'une minime quantité de produits de culture dans cette région la reconstitue plus ou moins à son état primitif.

Nous nous garderons d'attacher un très grand prix à cette explication. Nous sommes entré dans quelques développements à ce sujet pour montrer la nécessité de chercher le véritable mécanisme des effets électifs du remède de M. Koch.

Quant au mécanisme des effets curatifs, il reposerait entièrement, d'après M. Koch, sur les conséquences du travail nécrobiotique : « *Les tissus devenus nécrosiques dans une étendue plus grande,* « dit M. Koch, *se désagrégeraient, se détacheraient et entraîneraient* « *avec eux les bacilles inclus, partout où les circonstances le per-* « *mettraient, pour les éliminer au dehors... C'est précisément dans* « *sa puissance à provoquer de telles modifications que consiste, à* « *mon sens, l'action du remède.* »

Tout en regardant l'action nécrosante du remède comme indiscutable, nous pensons que M. Koch néglige à tort l'influence phlogogène dans le mécanisme de la curation. La phlogose pérituberculeuse s'accompagne d'une abondante diapédèse de cellules migratrices. Celles-ci doivent s'attaquer aux éléments nécrosés du tubercule, les englober et les faire disparaître, comme elles font disparaître les granulations en lesquelles se résolvent les éléments anatomiques qui meurent dans l'organisme.

En effet, sous l'action du remède, on voit des masses tuberculeuses ganglionnaires diminuer considérablement de volume (nous en avons observé un bel exemple dans le service de M. Poncet, à l'Hôtel-Dieu de Lyon), phénomène incompréhensible en dehors de l'influence que nous mettrons en évidence.

L'intervention des cellules migratrices expose simultanément, il est vrai, à la dissémination des bacilles tuberculeux.

Nous dirons plus loin dans quelles conditions cette dispersion peut offrir des dangers.

IV

Examinons maintenant les faits qui conduisirent M. Koch à sa découverte ; discutons-les et tâchons d'en tirer des conclusions applicables à
la prévention et à la curation de la tuberculose.

a. M. Koch aurait établi expérimentalement la non-récidive de la
tuberculose. Ce fait considérable ressort de l'exposé suivant :

Lorsqu'on réinocule une culture pure de bacilles de la tuberculose à
un cobaye préalablement infecté et avec succès depuis quatre ou six
semaines, « l'animal, dit M. Koch, présente, au début, l'agglutinement
de la petite plaie d'inoculation, mais il ne s'y forme point de nodule et
dès le premier ou le second jour on voit se produire, au point d'inoculation, une altération toute particulière. Cette région devient dure et
prend une coloration plus foncée ; d'ailleurs cette altération ne se limite
pas exclusivement au lieu de l'inoculation, mais s'étend à la région
voisine, jusqu'à une distance de 1/2 à 1 centimètre. Durant les
jours suivants, on constate, de plus en plus nettement, que la peau
ainsi altérée présente les caractères nécrosiques ; elle est entièrement
éliminée, et il reste alors une surface ulcérée, dont la guérison se fait
habituellement d'une manière rapide et durable, *sans que les ganglions lymphatiques voisins soient infectés.*

« Ainsi les bacilles de la tuberculose inoculés sur la peau d'un
cobaye sain exercent une action toute différente de celle qu'ils produisent sur la peau d'un cobaye tuberculeux. » (*Semaine médicale,*
16 janvier 1891.)

Les phénomènes observés par M. Koch ressemblent à ceux que l'on
relève sur certains syphilitiques en proie à une nouvelle infection, phénomènes que nous rappelaient dernièrement M. Diday et M. Dron.

Il nous est bien difficile de glisser sur les résultats de cette expérience, attendu qu'en 1887 nous avons publié des faits qui semblent
contredits par ceux de M. Koch.

Il s'agissait alors de démontrer la réinoculabilité de la tuberculose.
M. Charrin avait conseillé de chercher les bacilles spécifiques dans les
parois des ulcères tuberculeux produits sur les cobayes par une seconde
inoculation. De notre côté, après avoir étudié le mode de propagation
des lésions tuberculeuses consécutives à l'inoculation sur le lapin et le
cobaye, nous avons proposé de choisir ce dernier animal pour établir
la réinoculabilité et de procéder sur lui à une inoculation dans un point
opposé au siège de la première infection.

La généralisation tuberculeuse s'établit la seconde comme la première fois dans le système lymphatique, dont les ganglions se tuméfient de proche en proche.

Nous venons de consulter notre ancien cahier de notes; nous y relevons quatre expériences de réinoculation de la tuberculose humaine sur plus de vingt cobayes. Toutes furent entièrement positives, c'est-à-dire que ces cobayes présentèrent des ganglions tuberculeux à l'aine, aux lombes, consécutifs à la première inoculation faite à la cuisse, et des ganglions tuberculeux à la base de l'oreille et près de la pointe de l'épaule déterminés par la seconde inoculation faite sous la peau en arrière du cartilage conchinien.

Ce n'est pas tout.

A la suite des expériences où nous avons prouvé :

1° Que les scrofules sont moins tuberculisantes que les tuberculoses viscérales ;

2° Que les premières infectent seulement le cobaye, tandis que les secondes tuberculisent le cobaye et le lapin,

Nous avons cherché à créer l'immunité, chez le lapin, à l'aide des tuberculoses humaines atténuées prises directement sur l'homme ou après leur passage sur le cobaye, mais nous n'avons pas réussi.

Aussi, au Congrès pour l'étude de la tuberculose, en 1888, avons-nous lancé une note désespérante à ce sujet : « Si le bacille actif se montre impuissant à vacciner l'organisme contre lui-même, comment pourra-t-on compter sur ce résultat en inoculant un bacille atténué? Celui-ci causera peut-être des lésions locales moins prononcées, peut-être ces dernières suppureront-elles rapidement (1) au lieu de revêtir la forme habituelle des accidents tuberculeux. Mais ce n'est pas là le but vers lequel on doit tendre. L'objectif véritable est de diminuer ou de supprimer la réceptivité des animaux par le bacille de Koch. »

Dans cet état d'esprit, je conseillai alors de créer l'immunité par une sorte de bactériothérapie, en s'inspirant des antipathies morbides révélées par la vieille observation clinique.

En d'autres termes, l'inoculation du virus tuberculeux puisé directement dans des lésions humaines n'a jamais paru, entre nos mains, augmenter la résistance du cobaye aux effets du même virus ; tandis que les

______

(1) Nous ne nous doutions pas que nous nous trouverions plus tard d'accord avec M. Koch sur les propriétés pyogènes du bacille tuberculeux mourant.

cultures pures de bacilles auraient, entre les mains de M. Koch, créé une résistance qui a toutes les allures d'une immunité.

Ce n'est pas la première fois que la microbie moderne démontre la possibilité de conférer l'immunité contre une maladie réputée jusqu'alors inattaquable par ce moyen. M. Straus, par exemple, a réussi à prémunir le chien contre l'affection morveuse.

Bien que le fait avancé par M. Koch soit en contradiction avec des expériences antérieures, il n'y a donc pas lieu de douter de sa réalité.

Toutefois, nous avons le droit de nous demander pourquoi les cobayes admirablement tuberculisés par nous ne révélaient pas trace d'immunité, lorsque nous les éprouvions avec le même virus quatre ou six semaines après la première inoculation.

L'animal étant le même dans les expériences de Berlin et dans les nôtres, nous nous plaisons à trouver la différence des résultats dans l'activité de la matière infectante. Nous imaginons que dans les cultures pures de M. Koch, le bacille s'atténue au point de pouvoir infecter le cobaye vierge, mais d'être incapable de vaincre la faible résistance que le cobaye acquiert par une première tuberculisation. Ou bien, il faut croire que la culture exagère les propriétés vaccinantes des bacilles au détriment de leur pouvoir tuberculisant, ce qui est moins simple.

Par conséquent, nous avons probablement créé une certaine immunité dans toutes nos expériences ; mais nous n'avons pas pu la constater, parce que notre virus d'épreuve n'était pas aux degrés d'affaiblissement convenables pour respecter ou tuberculiser partiellement les espèces qui servaient à nos études.

D'ailleurs, depuis la communication faite au Congrès de Berlin, on a signalé, en France, la possibilité de créer l'immunité contre la tuberculose aviaire. MM. Grancher et H. Martin ont obtenu une série de cultures inégalement virulentes dans laquelle une culture atténuée semblait procurer la résistance contre la culture immédiatement plus active. Deux de nos élèves, MM. Dor et Courmont, ainsi que MM. Ch. Richet et Héricourt, ont montré que les produits dissous dans une culture de tuberculose aviaire donnaient au lapin l'immunité contre les microbes de cette culture.

Les bacilles dont MM. Dor et Courmont ont étudié les produits solubles se sont fait remarquer par une particularité curieuse de leur virulence. Introduits dans les veines du lapin, ils ont simplement déterminé des lésions articulaires que M. Ollier et M. Léon Tripier ont regardées comme de superbes spécimens de tuberculoses chirurgicales ou locales. ·

D'où nous concluons que les bacilles avec lesquels on a obtenu et constaté l'immunité étaient des individus à virulence atténuée.

On nous opposera peut-être les idées de M. Koch sur la scrofule et la tuberculose locale, savoir que ces dernières résultent d'une diminution du nombre et non d'une atténuation des bacilles.

· Mais nous avons réfuté ces idées dans un précédent travail.

Nous rappellerons que les bacilles d'une tuberculose locale peuvent se multiplier considérablement dans l'organisme d'un cobaye et ne pas changer de virulence. Si les bacilles sont rares dans une tuberculose locale, c'est parce que, étant atténués, ils s'y sont détruits plus facilement que dans les tuberculoses généralisables.

En résumé, *on peut donc créer l'immunité à un faible degré contre la tuberculose*, et donner à l'économie une résistance qui lui permet de triompher quelquefois des bacilles tuberculeux atténués. Il est probable qu'une immunité analogue résulte de l'évolution de la tuberculose chez l'homme ; mais elle ne parvient à restreindre la maladie et à prévenir sa généralisation que dans le cas où la virulence des bacilles est affaiblie. La protection que l'on peut en attendre est en raison inverse de la virulence dans la lésion primitive.

b. Guidé par les considérations précédentes, nous allons rechercher les cas où le remède de M. Koch offrira des chances de succès. Nous estimons que les injections ajoutent peu à l'immunité dont jouissent les tuberculeux, car celle-ci est toujours très faible. Notre attention doit donc se concentrer sur leurs effets locaux.

M. Koch reconnaît que les bacilles ne sont pas rapidement détruits sous l'influence du remède.

Par conséquent, en attendant que les masses tuberculeuses nécrosées soient éliminées au dehors, elles sont attaquées et dispersées plus ou moins avec leurs bacilles par l'action des cellules migratrices que la congestion accumule autour d'elles.

Si l'on a affaire à une tuberculose atténuée, les bacilles ne pourront pas se réimplanter et engendrer ailleurs de nouveaux foyers, parce qu'ils se dissémineront dans un organisme prémuni d'une manière suffisante pour résister à leur virulence, comme dans l'expérience de M. Koch sur le cobaye.

Mais, si l'on a affaire à une tuberculose virulente, l'immunité sera inefficace et l'on assistera à la formation de nouvelles lésions, comme dans nos expériences sur le cobaye et chez certains tuberculeux soumis au traitement et dont l'autopsie a été faite par M. Virchow.

La théorie enseigne donc que le traitement de M. Koch doit être dirigé surtout contre les tuberculoses chirurgicales.

Il est remarquable que d'ores et déjà la pratique semble se mettre d'accord avec la théorie sur ce point. Jusqu'à ce jour, ce sont les chirurgiens qui ont obtenu les résultats les plus encourageants. On peut même ajouter que plus la virulence des lésions tuberculeuses passe pour affaiblie, plus les effets curatifs du traitement ont été satisfaisants.

Cependant quelques cas de tuberculose pulmonaire pourraient être amendés par les injections de Koch : ce sont les cas de tuberculose commençante où les bacilles virulents sont si rares qu'ils peuvent être anéantis par les cellules migratives qui fourmillent dans la région malade, et les cas où les lésions, quoique pulmonaires, se rattachent à la présence de bacilles aussi atténués que dans les masses scrofuleuses.

Nous n'insistons pas, tant la chose est simple, sur les contre-indications d'un remède qui précipite la désintégration dans des masses caséeuses pulmonaires abondantes et congestionne violemment les parois de cavernes toujours prêtes à saigner.

L'usage de la lymphe de Koch est donc subordonné, dans une large mesure, au degré de virulence des lésions tuberculeuses. Malheureusement, il nous est difficile de préjuger de cette virulence par les caractères cliniques. Ainsi, les tuberculoses chirurgicales qui nous paraissent justiciables du traitement forment une gamme ascendante de virulence depuis celle de la scrofule jusqu'à celle de la tuberculose viscérale. De sorte qu'il faudra s'attendre à obtenir des résultats différents lorsqu'on leur opposera les injections de lymphe.

Conséquemment, tous les efforts devraient tendre à apprécier le degré d'atténuation sur le malade. Dans ce but, nous avons préconisé autrefois l'inoculation au lapin et au cobaye pour distinguer entre les tuberculoses chirurgicales qui laissent écouler du pus ; rien n'empêcherait d'inoculer aussi les crachats dans certaines phtisies. Comme il faut songer à tirer parti de tout, on devrait étudier à ce point de vue les réactions déterminées par le remède. On sait déjà qu'elles ne sont pas uniformes. Il importerait de chercher si les différences qui semblent aujourd'hui confuses ne sont pas liées à la virulence des bacilles édificateurs de la tuberculose.

L'atténuation ! telle est, à notre avis, la condition quelque peu favorable que M. Koch réclame, sans l'indiquer formellement, pour obtenir « *l'action curative incontestable* » de son remède.

TABLE DES MATIÈRES

PREMIÈRE PARTIE

CONSIDÉRATIONS GÉNÉRALES SUR LA NATURE DES VIRUS

QUATRIÈME PARTIE

LUTTE DE L'ORGANISME CONTRE LES VIRUS
EXTINCTION NATURELLE ET DESTRUCTION ARTIFICIELLE DE LA VIRULENCE

CINQUIÈME PARTIE

IMMUNITÉ DE L'ORGANISME CONTRE CERTAINS VIRUS

SIXIÈME PARTIE

ATTÉNUATION ET REVIVIFICATION DES VIRUS

3993. — Imprimeries réunies, rue Mignon, 2, Paris.

FÉLIX ALCAN, ÉDITEUR

CATALOGUE

DES

LIVRES DE FONDS

(PHILOSOPHIE — HISTOIRE)

TABLE DES MATIÈRES

On peut se procurer tous les ouvrages qui se trouvent dans ce Catalogue par l'intermédiaire des libraires de France et de l'Etranger.

On peut également les recevoir *franco* par la poste, sans augmentation des prix désignés, en joignant à la demande des TIMBRES-POSTE FRANÇAIS ou un MANDAT sur Paris.

PARIS

108, BOULEVARD SAINT-GERMAIN, 108

Au coin de la rue Hautefeuille.

NOVEMBRE 1890

Les titres précédés d'un *astérisque* sont recommandés par le Ministère de l'Instruction publique pour les Bibliothèques et pour les distributions de prix des lycées et collèges. — Les lettres V. P. indiquent les volumes adoptés pour les distributions de prix et les Bibliothèques de la Ville de Paris.

BIBLIOTHÈQUE DE PHILOSOPHIE CONTEMPORAINE
Volumes in-12, brochés, à 2 fr. 50.
Cartonnés toile. 3 francs. — En demi-reliure, plats papier. 4 francs.

Quelques-uns de ces volumes sont épuisés, et il n'en reste que peu d'exemplaires imprimés sur papier vélin ; ces volumes sont annoncés au prix de 5 francs.

ALAUX, professeur à la Faculté des lettres d'Alger. **Philosophie de M. Cousin.**

ARRÉAT (L.). **La morale dans le drame, l'épopée et le roman.** 2ᵉ édit., refondue. 1889.

AUBER (Ed.). **Philosophie de la médecine.**

BALLET (G.), professeur agrégé à la Faculté de médecine. **Le Langage intérie** et les diverses formes de l'aphasie, avec figures dans le texte. 2ᵉ édit. 1888.

* BARTHÉLEMY-SAINT-HILAIRE, de l'Institut. **De la Métaphysique.** 1889.

* BEAUSSIRE, de l'Institut. **Antécédents de l'hégélianisme dans la philosophie française.**

* BERSOT (Ernest), de l'Institut. **Libre Philosophie.** (V. P.)

* BERTAULD, de l'Institut. **L'Ordre social et l'Ordre moral.**

— **De la Philosophie sociale.**

BERTRAND (A.), professeur à la Faculté des lettres de Lyon. **La psychologie de l'effort et les doctrines contemporaines.** 1889.

BINET (A.). **La Psychologie du raisonnement,** expériences par l'hypnotisme.

BOST. **Le Protestantisme libéral.**

BOUILLIER. **Plaisir et Douleur.** Papier vélin.   5 fr.

* BOUTMY (E.), de l'Institut. **Philosophie de l'architecture en Grèce.** (V. P.)

* CHALLEMEL-LACOUR. **La Philosophie individualiste,** étude sur G. de Humboldt. (V. P.)

COIGNET (Mᵐᵉ C.). **La Morale indépendante.**

CONTA (B.). **Les Fondements de la métaphysique,** traduit du roumain par D. TESCANU, 1890.

COQUEREL FILS (Ath.). **Transformations historiques du christianisme.** Papier vélin.   5 fr.

— **La Conscience et la Foi.**

— **Histoire du Credo.** Papier vélin.   5 fr.

COSTE (Ad.). **Les Conditions sociales du bonheur et de la force.** (V. P.)

DELBŒUF (J.), professeur à l'Université de Liège. **La Matière brute et la Matière vivante.**

ESPINAS (A.), doyen de la Faculté des lettres de Bordeaux. **La Philosophie expérimentale en Italie.**

FAIVRE (E.), professeur à la Faculté des sciences de Lyon. **De la Variabilité des espèces.**

FÉRÉ (Ch.). **Sensation et Mouvement.** Étude de psycho-mécanique, avec figures.

— **Dégénérescence et Criminalité,** avec figures. 1888.

FONTANÈS. **Le Christianisme moderne.** Papier vélin.   5 fr.

FONVIELLE (W. de). **L'Astronomie moderne.**

* FRANCK (Ad.), de l'Institut. **Philosophie du droit pénal.** 3ᵉ édit.

- **Des Rapports de la religion et de l'Etat.** 2ᵉ édit.

— **La Philosophie mystique en France au XVIIIᵉ siècle.**

* GARNIER. **De la Morale dans l'antiquité.** Papier vélin.   5 fr.

GAUCKLER. **Le Beau et son histoire.**

GUYAU. **La Genèse de l'idée de temps.** 1890.

HAECKEL, prof. à l'Université d'Iéna. **Les Preuves du transformisme.** 2ᵉ édit.

HARTMANN (E. de). **La Religion de l'avenir.** 2ᵉ édit.

— **Le Darwinisme,** ce qu'il y a de vrai et de faux dans cette doctrine. 3ᵉ édit.

* HERBERT SPENCER. **Classification des sciences.** 4ᵉ édit.

— **L'Individu contre l'État.** 2ᵉ édit.

Suite de a *Bibliothèque de philosophie contemporaine,* format in-12
à 2 fr. 50 le volume.

* JANET (Paul), de l'Institut. **Le Matérialisme contemporain.** 4ᵉ édit.
— * **La Crise philosophique.** Taine, Renan, Vacherot, Littré. Papier vélin.   5 fr.
— * **Philosophie de la Révolution française.** 4ᵉ édit. (V. P.)
— * **Saint-Simon et le Saint-Simonisme.**
— **Les Origines du socialisme contemporain.**
— **La philosophie de Lamennais.** 1890.
* LAUGEL (Auguste). **L'Optique et les Arts.** (V. P.)
— * **Les Problèmes de la nature.**
— * **Les Problèmes de la vie.**
— * **Les Problèmes de l'âme.**
— * **La Voix, l'Oreille et la Musique** (V. P.). Papier vélin.   5 fr.
LEBLAIS. **Matérialisme et Spiritualisme.**
* LEMOINE (Albert). **Le Vitalisme et l'Animisme.**
— * **De la Physionomie et de la Parole.** Papier vélin.   5 fr.
LEOPARDI. **Opuscules et Pensées,** traduit par M. Aug. Dapples.
LEVALLOIS (Jules). **Déisme et Christianisme.**
* LÉVÊQUE (Charles), de l'Institut. **Le Spiritualisme dans l'art.**
— * **La Science de l'invisible.**
LÉVY (Antoine). **Morceaux choisis des philosophes allemands.**
* LIARD, directeur de l'Enseignement supérieur. **Les Logiciens anglais con-
temporains.** 3ᵉ édit.
— * **Des définitions géométriques et des définitions empiriques.** 2ᵉ édit.
LOMBROSO. **L'anthropologie criminelle** et ses récents progrès. 1890.
LUBBOCK (Sir John). **Le bonheur de vivre.** 1891.
MARIANO. **La Philosophie contemporaine en Italie.**
* MARION, professeur à la Sorbonne. **J. Locke, sa vie, son œuvre.**
* MILSAND. **L'Esthétique anglaise,** étude sur John Ruskin.
MOSSO. **La Peur.** Étude psycho-physiologique (avec figures). (V. P.)
ODYSSE BAROT. **Philosophie de l'histoire.**
PAULHAN (Fr.). **Les Phénomènes affectifs et les lois de leur apparition.** Essai
de psychologie générale.
* RÉMUSAT (Charles de), de l'Académie française. **Philosophie religieuse.**
RÉVILLE (A.), professeur au Collège de France. **Histoire du dogme de la divi-
nité de Jésus-Christ.** Papier vélin.   5 fr.
RIBOT (Th.), directeur de la *Revue philosophique.* **La Philosophie de Schopen-
hauer.** 3ᵉ édition.
— * **Les Maladies de la mémoire.** 6ᵉ édit.
— **Les Maladies de la volonté.** 6ᵉ édit.
— **Les Maladies de la personnalité.** 3ᵉ édit.
— **La Psychologie de l'attention.** 1888. (V. P.)
RICHET (Ch.), professeur à la Faculté de médecine. **Essai de psychologie géné-
rale** (avec figures).
ROBERTY (E. de). **L'inconnaissable, sa métaphysique, sa psychologie.** 1889.
ROISEL. **De la Substance.**
SAIGEY. **La Physique moderne.** 2ᵉ tirage. (V. P.)
* SAISSET (Emile), de l'Institut. **L'Ame et la Vie.**
— * **Critique et Histoire de la philosophie** (fragm. et disc.).
SCHMIDT (O.). **Les Sciences naturelles et la Philosophie de l'inconscient.**
SCHŒBEL. **Philosophie de la raison pure.**
* SCHOPENHAUER. **Le Libre arbitre,** traduit par M. Salomon Reinach. 3ᵉ édit.
— * **Le Fondement de la morale,** traduit par M. A. Burdeau. 3ᵉ édit.
— **Pensées et Fragments,** avec intr. par M. J. Bourdeau. 9ᵉ édit.
SELDEN (Camille). **La Musique en Allemagne,** étude sur Mendelssohn. (V. P.)
SICILIANI (P.). **La Psychogénie moderne.**
STRICKER. **Le Langage et la Musique,** traduit par M. Schwiedland.

Suite de la *Bibliothèque de philosophie contemporaine*, format in-12,
à 2 fr. 50 le volume.

* STUART MILL. **Auguste Comte et la Philosophie positive.** 2ᵉ édit. (V. P.)
— **L'Utilitarisme.** 2ᵉ édit.
TAINE (H.), de l'Académie française. **L'Idéalisme anglais,** étude sur Carlyle.
— * **Philosophie de l'art dans les Pays-Bas.** 2ᵉ édit. (V. P.)
— * **Philosophie de l'art en Grèce.** 2ᵉ édit. (V. P.)
TARDE. **La Criminalité comparée.**
TISSANDIER. **Des Sciences occultes et du Spiritisme.** Pap. vélin.   5 fr.
TISSIÉ **Les rêves,** avec préface du professeur Azam. 1890.
VÉRA (A.), professeur à l'Université de Naples. **Philosophie hégélienne.**
VIANNA DE LIMA. **L'Homme selon le transformisme.** 1888. (V. P.)
ZELLER. **Christian Baur et l'École de Tubingue,** traduit par M. Ritter.

BIBLIOTHÈQUE DE PHILOSOPHIE CONTEMPORAINE

Volumes in-8.

Brochés à 5 fr., 7 fr. 50 et 10 fr. —Cart. anglais. 1 fr. en plus par volume.
Demi-reliure...................... 2 francs.

* AGASSIZ. **De l'Espèce et des Classifications.** 1 vol.   5 fr.
* BAIN (Alex.). **La Logique inductive et déductive.** Traduit de l'anglais par
M. G. Compayré, 2 vol. 2ᵉ édit.   20 fr.
— * **Les Sens et l'Intelligence.** 1 vol. Traduit par M. Cazelles. 2ᵉ édit.   10 fr.
— * **L'Esprit et le Corps.** 1 vol. 4ᵉ édit.   6 fr.
— **La Science de l'Éducation.** 1 vol. 6ᵉ édit.   6 fr.
— **Les Émotions et la Volonté.** Trad. par M. Le Monnier. 1 vol.   10 fr.
* BARDOUX. **Les Légistes, leur influence sur la société française.** 1 vol. 5 fr.
* BARNI (Jules). **La Morale dans la démocratie.** 1 vol. 2ᵉ édit. (V. P.).   5 fr.
BARTHÉLEMY-SAINT HILAIRE (de l'Institut). **La philosophie dans ses rapports
avec les sciences et la religion.** 1 vol. 1889.   5 fr.
BEAUSSIRE de l'Institut. **Les Principes du droit.** 1 vol. 1888.   7 fr. 50
BERGSON, docteur ès-lettres, professeur au collège Rollin. **Essai sur les données
immédiates de la conscience.** 1 vol. 1889.   3 fr. 75
BERTRAND (A.), professeur à la Faculté des lettres de Lyon. **L'Aperception du
corps humain par la conscience.** 1 vol. Cart.   6 fr.
BUCHNER. **Nature et Science.** 1 vol. 2ᵉ édit. Traduit par M. Lauth.   7 fr. 50
CARRAU (Ludovic), professeur à la Sorbonne. **La Philosophie religieuse en
Angleterre,** depuis Locke jusqu'à nos jours. 1 vol. 1888.   5 fr.
CLAY (R.). **L'Alternative, contribution à la psychologie.** 1 vol. Traduit de
l'anglais par M. A. Burdeau, député, ancien prof. au lycée Louis-le-Grand.   10 fr.
COLLINS (Howard). **La philosophie de M. Herbert Spencer.** 1 vol., précédé
d'une préface de M. Herbert Spencer, traduit de l'anglais par H. de Varigny
1891.   10 fr.
EGGER (V.), professeur à la Faculté des lettres de Nancy. **La Parole intérieure.**
1 vol.   5 fr.
ESPINAS (Alf.), doyen de la Faculté des lettres de Bordeaux. **Des Sociétés ani-
males.** 1 vol. 2ᵉ édit.   7 fr. 50
FERRI (Enrico). **La sociologie criminelle.** 1 vol. (*sous presse*).
FERRI (Louis), professeur à l'Université de Rome. **La Psychologie de l'asso-
ciation,** depuis Hobbes jusqu'à nos jours. 1 vol.   7 fr. 50
* FLINT, professeur à l'Université d'Edimbourg. **La Philosophie de l'histoire en
France.** 1 vol.   7 fr. 50
— * **La Philosophie de l'histoire en Allemagne.** 1 vol.   7 fr. 50
FONSEGRIVE, Professeur au lycée Buffon. **Essai sur le libre arbitre. Sa théorie,
son histoire.** 1 vol. 1887.   10 fr.

Suite de la *Bibliothèque de philosophie contemporaine*, format in-8.

* FOUILLÉE (Alf.), ancien maître de conférences à l'École normale supérieure.
— La Liberté et le Déterminisme. 1 vol. 2ᵉ édit.   7 fr. 50
— Critique des systèmes de morale contemporains. 1 vol. 2ᵉ édit.   7 fr. 50
— L'Avenir de la Morale, de l'Art et de la Religion, d'après M. Guyau. 1 vol.
                                                                          3 fr. 75
— L'Avenir de la métaphysique fondée sur l'expérience. 1 vol. 1890.   5 fr.
— La Psychologie des idées forces. 1 vol. 1890.   7 fr. 50
— L'Évolutionnisme des idées forces. 1 vol. 1890.   7 fr. 50
FRANCK (A.), de l'Institut. Philosophie du droit civil. 1 vol.   5 fr.
GAROFALO, agrégé de l'Université de Naples. La Criminologie. 1 vol. 2ᵒ éd. 7 fr. 50
—GUYAU. La Morale anglaise contemporaine. 1 vol. 2ᵉ édit.   7 fr. 50
— Les Problèmes de l'esthétique contemporaine. 1 vol.   5 fr.
— Esquisse d'une morale sans obligation ni sanction. 1 vol.   5 fr.
— L'Irréligion de l'avenir, étude de sociologie. 1 vol. 2ᵉ édit.   7 fr. 50
— L'Art au point de vue sociologique. 1 vol. 1889.   7 fr. 50
— Hérédité et éducation, étude sociologique. 1 vol. 1889.   5 fr.
HERBERT SPENCER *. Les Premiers Principes. Traduit par M. Cazelles. 1 fort
  volume.   10 fr.
— Principes de biologie. Traduit par M. Cazelles. 2 vol.   20 fr.
— * Principes de psychologie. Trad. par MM. Ribot et Espinas. 2 vol.   20 fr.
— * Principes de sociologie. 4 vol., traduits par MM. Cazelles et Gerschel :
  Tome I. 10 fr. — Tome II. 7 fr. 50. — Tome III. 15 fr. — Tome IV.   3 fr. 75
— * Essais sur le progrès. Traduit par M. A. Burdeau. 1 vol. 2ᵉ édit.   7 fr. 50
— Essais de politique. Traduit par M. A. Burdeau. 1 vol. 3ᵉ édit.   7 fr. 50
— Essais scientifiques. Traduit par M. A. Burdeau. 1 vol. 2ᵉ édit.   7 fr. 50
* De l'Education physique, intellectuelle et morale. 1 vol. 5ᵉ édit.   5 fr.
— * Introduction à la science sociale. 1 vol. 9ᵒ édit.   6 fr.
— Les Bases de la morale évolutionniste. 1 vol. 4ᵉ édit.   6 fr.
— * Classification des sciences. 1 vol. in-18. 4ᵉ édit.   2 fr. 50
— L'Individu contre l'État. Traduit par M. Gerschel. 1 vol. in-18. 2ᵉ édit. 2 fr. 50
— Descriptive Sociology, or Groups of sociological facts. *French* compiled by
  James COLLIER. 1 vol. in-folio.   50 fr.
* HUXLEY, de la Société royale de Londres. Hume, sa vie, sa philosophie. Traduit
  de l'anglais et précédé d'une Introduction par G. COMPAYRÉ. 1 vol.   5 fr.
* JANET (Paul), de l'Institut. Les Causes finales. 1 vol. 2ᵉ édit.   10 fr.
— * Histoire de la science politique dans ses rapports avec la morale.
  2 forts vol. 3ᵉ édit., revue, remaniée et considérablement augmentée. 20 fr.
JANET (Pierre), professeur au lycée Louis-le-Grand. L'automatisme psycholo-
  gique, essai sur les formes inférieures de l'activité mentale. 1 vol. 1889. 7 fr. 50
* LAUGEL (Auguste). Les Problèmes (Problèmes de la nature, problèmes de la
  vie, problèmes de l'âme). 1 vol.   7 fr. 50
* LAVELEYE (de), correspondant de l'Institut. De la Propriété et de ses formes
  primitives. 1 vol. 4ᵉ édit. 1891.   10 fr.
— Le Gouvernement de la démocratie. 1 vol. (*Sous presse.*)
* LIARD, directeur de l'enseignement supérieur. La Science positive et la Méta-
  physique. 1 vol. 2ᵉ édit.   7 fr. 50
— Descartes. 1 vol.   5 fr.
LOMBROSO. L'Homme criminel (criminel-né, fou-moral, épileptique). Étude anthro-
  pologique et médico-légale, précédée d'une préface de M. le docteur LETOURNEAU.
  1 vol.   10 fr.
— Atlas de 40 planches, avec portraits, fac-similés d'écritures et de dessins, tableaux
  et courbes statistiques pour accompagner le précédent ouvrage. 2ᵉ édition. 12 fr.
— L'Homme de génie, traduit sur la 8ᵉ édition italienne par FR. COLONNA D'ISTRIA,
  et précédé d'une préface de M. CH. RICHET. 1 vol. avec 11 pl. hors texte. 10 fr.
LYON (Georges), maître de conférences à l'École normale. L'Idéalisme en Angleterre au XVIIIᵉ siècle. 1 vol. 1888.   7 fr. 50
MARION (H.), professeur à la Sorbonne. De la Solidarité morale. Essai de
  psychologie appliquée. 1 vol. 3ᵉ édit. (V. P.)   5 fr.
MATTHEW ARNOLD. La Crise religieuse. 1 vol.   7 fr. 50

Suite de la *Bibliothèque de philosophie contemporaine*, format in-8.

MAUDSLEY. **La Pathologie de l'esprit.** 1 vol. Trad. par M. Germont. 10 fr.

* NAVILLE (E.), correspond. de l'Institut. **La Logique de l'hypothèse.** 1 vol. 5 fr.

— **La physique moderne**, 1 vol. 2ᵉ édit. 1890. 5 fr.

PAULHAN (Fr.). **L'activité mentale et les éléments de l'esprit.** 1 vol. 1889. 10 fr.

PÉREZ (Bernard). **Les trois premières années de l'enfant.** 1 vol. 4ᵉ édit. 5 fr.

— **L'Enfant de trois à sept ans.** 1 vol. 2ᵉ édit. 5 fr.

— **L'Éducation morale dès le berceau.** 1 vol. 2ᵉ édit. 1888. 5 fr.

— **L'Art et la Poésie chez l'enfant.** 1 vol. 1888. 5 fr.

PIDERIT. **La Mimique et la Physiognomonie.** Trad. de l'allemand par M. Girot. 1 vol. avec 95 figures dans le texte. 1888. (V. P.) 5 fr.

PREYER, professeur à l'Université de Berlin. **Éléments de physiologie.** Traduit de l'allemand par M. J. Soury. 1 vol. 5 fr.

— **L'Ame de l'enfant.** Observations sur le développement psychique des premières années. 1 vol., traduit de l'allemand par M. H. C. de Varigny. 1887. 10 fr.

RIBOT (Th.), directeur de la *Revue philosophique*. **L'Hérédité psychologique.** 1 vol. 4ᵉ édit. 7 fr. 50

— * **La Psychologie anglaise contemporaine.** 1 vol. 3ᵉ édit. 7 fr. 50

— * **La Psychologie allemande contemporaine.** 1 vol. 2ᵉ édit. 7 fr. 50

RICHET (Ch.), professeur à la Faculté de médecine de Paris. **L'Homme et l'Intelligence.** Fragments de psychologie et de physiologie. 1 vol. 2ᵉ édit. 10 fr.

ROBERTY (E. de). **L'Ancienne et la Nouvelle philosophie.** 1 vol. 7 fr. 50

ROMANES. **L'évolution mentale chez l'homme.** Traduit de l'angl. par H. de Varigny 1891. 1 vol. 7 fr. 50.

SAIGEY (Emile). **Les Sciences au XVIIIᵉ siècle.** La physique de Voltaire. 1 vol. 5 fr.

SCHOPENHAUER. **Aphorismes sur la sagesse dans la vie.** 3ᵉ édit. Traduit par M. Cantacuzène. 1 vol. 5 fr.

— **De la quadruple racine du principe de la raison suffisante**, suivi d'une *Histoire de la doctrine de l'idéal et du réel*. Trad. par M. Cantacuzène. 1 vol. 5 fr.

— **Le monde comme volonté et comme représentation.** Traduit par M. A. Burdeau. 3 vol., chacun séparément 7 fr. 50

SÉAILLES, maître de conférences à la Sorbonne. **Essai sur le génie dans l'art.** 1 vol. 5 fr.

SERGI, professeur à l'Université de Rome. **La Psychologie physiologique**, traduite de l'italien par M. Mouton. 1 vol. avec figures. 1888. 7 fr. 50

SOURIAU (Paul), professeur à la Faculté des lettres de Lille. **L'Esthétique du mouvement.** 1 vol. in-8°. 1889. 5 fr.

* STUART MILL. **La Philosophie de Hamilton.** 1 vol. 10 fr.

— * **Mes Mémoires.** Histoire de ma vie et de mes idées. 1 vol. 5 fr.

— * **Système de logique déductive et inductive.** 3ᵉ édit. 2 vol. 20 fr.

— * **Essais sur la religion.** 2ᵉ édit. 1 vol. 5 fr.

SULLY (James). **Le Pessimisme.** Trad. par MM. Bertrand et Gérard. 1 vol. 7 fr. 50

VACHEROT (Et.), de l'Institut. **Essais de philosophie critique.** 1 vol. 7 fr. 50

— **La Religion.** 1 vol. 7 fr. 50

WUNDT. **Éléments de psychologie physiologique.** 2 vol. avec figures, trad. de l'allem. par le Dʳ Élie Rouvier, et précédé d'une préface de M. D. Nolen. 20 fr.

ÉDITIONS ÉTRANGÈRES

Éditions anglaises.

AUGUSTE LAUGEL. The United States during the war. In-8. 7 sh. 6 p.

ALBERT RÉVILLE. History of the doctrine of the deity of Jesus-Christ. 3 sh. 6 p.

H. TAINE. Italy (Naples et Rome). 7 sh. 6 p.

H. TAINE. The philosophy of Art. 3 sh.

PAUL JANET. The Materialism of present day 1 vol. in-18, rel. 3 sh.

Éditions anglaises.

JULES BARNI. Napoléon Iᵉʳ. In-18. 3 m.

PAUL JANET. Der Materialismus unsere Zeit. 1 vol. in-18. 3 m.

H. TAINE. Philosophie der Kunst. 1 volume in-18. 3 m.

COLLECTION HISTORIQUE DES GRANDS PHILOSOPHES

PHILOSOPHIE ANCIENNE

ARISTOTE (Œuvres d'), traduction de J. BARTHÉLEMY-SAINT HILAIRE.

— **Psychologie** (Opuscules), avec notes. 1 vol. in-8 .... 10 fr.

— **Rhétorique**, avec notes. 1870. 2 vol. in-8 .... 16 fr.

— **Politique**, 1868, 1 v. in-8. 10 fr.

— **La Métaphysique d'Aristote.** 3 vol. in-8, 1879 .... 30 fr.

— **Traité de la production et de la destruction des choses**, avec notes. 1866. 1 v. gr. in-8.... 10 fr.

— **De la Logique d'Aristote**, par M. BARTHÉLEMY SAINT-HILAIRE. 2 vol. in-8 .... 10 fr.

— **L'Esthétique d'Aristote**, par M. BÉNARD. 1 vol. in-8. 1889. 5 fr.

* SOCRATE. **La Philosophie de Socrate**, par M. Alf. FOUILLÉE. 2 vol. in-8 .... 16 fr.

— **Le Procès de Socrate.** Examen des thèses socratiques, par M. G. SOREL. 1 vol. in-8. 1889. 3 fr. 50

PLATON. **Études sur la Dialectique dans Platon et dans Hegel**, par Paul JANET. 1 vol. in-8.. 6 fr.

— **Platon et Aristote**, par VAN DER REST. 1 vol. in-8 .... 10 fr.

ÉPICURE. **La Morale d'Épicure** et ses rapports avec les doctrines contemporaines, par M. GUYAU. 1 vol. in-8. 3e édit.... 7 fr. 50

* ÉCOLE D'ALEXANDRIE. **Histoire de l'École d'Alexandrie**, par M. BARTHÉLEMY-SAINT-HILAIRE. 1 v. in-8 .... 6 fr.

MARC-AURÈLE. **Pensées de Marc-Aurèle**, traduites et annotées par M. BARTHÉLEMY SAINT-HILAIRE. 1 vol. in-18 .... 4 fr. 50

BÉNARD. **La Philosophie ancienne**, histoire de ses systèmes. Première partie : *La Philosophie et la Sagesse orientales. — La Philosophie grecque avant Socrate. — Socrate et les socratiques. — Études sur les sophistes grecs.* 1 vol. in-8. 1885 .... 9 fr.

BROCHARD (V.). **Les Sceptiques grecs** (couronné par l'Académie des sciences morales et politiques). 1 vol. in-8. 1887 .... 8 fr.

* FABRE (Joseph). **Histoire de la philosophie, antiquité et moyen âge.** 1 vol. in-18. .... 3 fr. 50

FAVRE (Mme Jules), née VELTEN. **La Morale des stoïciens.** 1 volume in-18. 1887 .... 3 fr. 50

— **La Morale de Socrate.** 1 vol. in-18. 1888 .... 3 fr. 50

— **La Morale d'Aristote.** 1 vol. in-18. 1889 .... 3 fr. 50

OGEREAU. **Essai sur le système philosophique des stoïciens.** 1 vol. in-8. 1885 .... 5 fr.

TANNERY (Paul). **Pour l'histoire de la science hellène** (de Thalès à Empédocle). 1 v. in-8. 1887. 7 fr. 50

PHILOSOPHIE MODERNE

* LEIBNIZ. **Œuvres philosophiques**, avec introduction et notes par M. Paul JANET. 2 vol. in-8. 16 fr.

— **Leibniz et Pierre le Grand**, par FOUCHER DE CAREIL. 1 v. in-8. 2 fr.

— **Leibniz et les deux Sophie**, par FOUCHER DE CAREIL. In-8. 2 fr.

DESCARTES, par Louis LIARD. 1 vol. in-8 .... 5 fr.

— **Essai sur l'Esthétique de Descartes**, par KRANTZ. 1 v. in-8. 6 fr.

SPINOZA. **Benedicti de Spinoza opera** quotquot reperta sunt, recognoverunt J. Van Vloten et J.-P.-N. Land. 2 forts vol. in-8 sur papier de Hollande. .... 45 fr.

GASSENDI. **La philosophie de Gassendi**, par M. F. THOMAS. 1 vol. in-8. 1889 .... 6 fr.

* LOCKE. **Sa vie et ses œuvres**, par M. MARION. 1 vol. in-18. 2 fr. 50

* MALEBRANCHE. **La Philosophie de Malebranche**, par M. OLLÉ-LAPRUNE. 2 vol. in-8 ...... 16 fr.

PASCAL. **Études sur le scepticisme de Pascal**, par M. DROZ, 1 vol. in-8 .... 6 fr.

* VOLTAIRE. **Les Sciences au XVIIIe siècle.** Voltaire physicien, par M. Em. SAIGEY. 1 vol. in-8. 5 fr.

FRANCK (Ad.). **La Philosophie mystique en France au XVIIIe siècle.** 1 vol. in-18... 2 fr. 50

* DAMIRON. **Mémoires pour servir à l'histoire de la philosophie au XVIIIe siècle.** 3 vol. in-8. 15 fr.

PHILOSOPHIE ÉCOSSAISE

* **DUGALD STEWART. Éléments de la philosophie de l'esprit humain,** traduits de l'anglais par L. PEISSE. 3 vol. in-12... 9 fr.

* **HAMILTON. La Philosophie de Hamilton,** par J. STUART MILL, 1 vol. in-8............. 10 fr.

* **HUME. Sa vie et sa philosophie,** par Th. HUXLEY, trad. de l'angl. par M. G. COMPAYRÉ. 1 vol. in-8. 5 fr.

BACON. **Étude sur François Bacon,** par J. BARTHÉLEMY - SAINT-HILAIRE, 1 vol. in-18. 2 fr. 50

— **Philosophie de François Bacon,** par M. CH. ADAM (ouvrage couronné par l'Institut). 1 volume in-8°. 7 fr. 50

PHILOSOPHIE ALLEMANDE

KANT. **La Critique de la raison pratique,** traduction nouvelle avec introduction et notes, par M. PICAVET. 1 vol. in-8. 1888... 6 fr.

— **Critique de la raison pure,** trad. par M. TISSOT. 2 v. in-8. 16 fr.

— Même ouvrage, traduction par M. Jules BARNI. 2 vol. in-8.. 16 fr.

* — **Éclaircissements sur la Critique de la raison pure,** trad. par M. J. TISSOT. 1 vol. in-8... 6 fr.

— **Principes métaphysiques de la morale,** augmentés des *Fondements de la métaphysique des mœurs,* traduct. par M. TISSOT. 1 v. in-8. 8 fr.

— Même ouvrage, traduction par M. Jules BARNI. 1 vol. in-8... 8 fr.

* — **La Logique,** traduction par M. TISSOT. 1 vol. in-8..... 4 fr.

* — **Mélanges de logique,** traduction par M. TISSOT. 1 v. in-8. 6 fr.

* — **Prolégomènes à toute métaphysique future** qui se présentera comme science, traduction de M. TISSOT. 1 vol. in-8... 6 fr.

* — **Anthropologie,** suivie de divers fragments relatifs aux rapports du physique et du moral de l'homme, et du commerce des esprits d'un monde à l'autre, traduction par M. TISSOT. 1 vol. in-8..... 6 fr.

— **Traité de pédagogie,** trad. J. BARNI; préface et notes par M. Raymond THAMIN. 1 vol. in-12. 2 fr.

* FICHTE. **Méthode pour arriver à la vie bienheureuse,** trad. par M. Fr. BOUILLIER. 1 vol. in-8. 8 fr.

— **Destination du savant et de l'homme de lettres,** traduit par M. NICOLAS. 1 vol. in-8. 3 fr.

* — **Doctrines de la science.** 1 vol. in-8............. 9 fr.

SCHELLING. **Bruno,** ou du principe divin. 1 vol. in-8....... 3 fr. 50

SCHELLING. **Écrits philosophiques** et morceaux propres à donner une idée de son système, traduit par M. Ch. BÉNARD. 1 vol. in-8. 9 fr.

HEGEL. * **Logique.** 2e édit. 2 vol. in-8................. 14 fr.

* — **Philosophie de la nature.** 3 vol. in-8............. 25 fr.

* — **Philosophie de l'esprit.** 2 vol. in-8............. 18 fr.

* — **Philosophie de la religion.** 2 vol. in-8........... 20 fr.

— **Essais de philosophie hegelienne,** par A. VÉRA. 1 vol. 2 fr. 50

— **La Poétique,** trad. par M. Ch. BÉNARD. Extraits de Schiller, Gœthe, Jean, Paul, etc., et sur divers sujets relatifs à la poésie. 2 v. in-8. 12 fr.

— **Esthétique.** 2 vol. in-8, traduit par M. BÉNARD....... 16 fr.

— **Antécédents de l'hegelianisme dans la philosophie française,** par E. BEAUSSIRE. 1 vol. in-18.......... 2 fr. 50

* — **La Dialectique dans Hegel et dans Platon,** par M. Paul JANET. 1 vol. in-8........... 6 fr.

— **Introduction à la philosophie de Hegel,** par VÉRA. 1 vol. in-8. 2e édit............... 6 fr. 50

HUMBOLDT (G. de). **Essai sur les limites de l'action de l'État.** 1 vol. in-18......... 3 fr. 50

—* **La Philosophie individualiste,** étude sur G. de HUMBOLDT, par M. CHALLEMEL-LACOUR. 1 v. in-18. 2 fr. 50

* STAHL. **Le Vitalisme et l'Animisme de Stahl,** par M. Albert LEMOINE. 1 vol. in-18.... 2 fr. 50

LESSING. **Le Christianisme moderne.** Étude sur Lessing, par M. FONTANÈS. 1 vol. in-18. Papier vélin................. 5 fr.

PHILOSOPHIE ALLEMANDE CONTEMPORAINE

BUCHNER (L.). **Nature et Science.** 1 vol. in-8. 2ᵉ édit...... 7 fr. 50

— * **Le Matérialisme contemporain,** par M. P. JANET. 4ᵉ édit. 1 vol. in-18........ 2 fr. 50

CHRISTIAN BAUR et **l'École de Tubingue,** par M. Ed. ZELLER. 1 vol. in-18.......... 2 fr. 50

HARTMANN (E. de). **La Religion de l'avenir.** 1 vol. in-18.. 2 fr. 50

— **Le Darwinisme,** ce qu'il y a de vrai et de faux dans cette doctrine. 1 vol. in-18. 3ᵉ édition.. 2 fr. 50

HAECKEL. **Les Preuves du transformisme.** 1 vol. in-18. 2 fr. 50

O. SCHMIDT. **Les Sciences naturelles et la Philosophie de l'inconscient.** 1 v. in-18. 2 fr. 50

PIDERIT. **La Mimique et la Physiognomonie.** 1 v. in-8. 5 fr.

PREYER. **Éléments de physiologie.** 1 vol. in-8......., 5 fr.

— **L'Ame de l'enfant.** Observations sur le développement psychique des premières années. 1 vol. in-8. 10 fr.

SCHŒBEL. **Philosophie de la raison pure.** 1 vol. in-18. 2 fr. 50

SCHOPENHAUER. **Essai sur le libre arbitre.** 1 vol. in-18. 3ᵉ éd. 2 fr. 50

— **Le Fondement de la morale.** 1 vol. in-18.......... 2 fr. 50

— **Essais et fragments,** traduit et précédé d'une Vie de Schopenhauer, par M. BOURDEAU. 1 vol. in-18. 6ᵉ édit......... 2 fr. 50

— **Aphorismes sur la sagesse dans la vie.** 1 vol. in-8. 3ᵉ éd. 5 fr.

— **De la quadruple racine du principe de la raison suffisante.** 1 vol. in-8....... 5 fr.

— **Le Monde comme volonté et représentation.** 3 vol. in-8, chacun séparement....... 7 fr. 50

— **La Philosophie de Schopenhauer,** par M. Th. RIBOT. 1 vol. in-18. 3ᵉ édit......... 2 fr. 50

RIBOT (Th.). **La Psychologie allemande contemporaine.** 1 vol. in-8. 2ᵉ édit......... 7 fr. 50

STRICKER. **Le Langage et la Musique.** 1 vol. in-18....... 2 fr. 50

WUNDT. **Psychologie physiologique.** 2 vol. in-8 avec fig. 20 fr.

PHILOSOPHIE ANGLAISE CONTEMPORAINE

STUART MILL *. **La Philosophie de Hamilton.** 1 fort vol. in-8. 10 fr.

— * **Mes Mémoires.** Histoire de ma vie et de mes idées. 1 v. in-8. 5 fr.

— * **Système de logique** déductive et inductive. 2 v. in-8. 20 fr.

— * **Auguste Comte** et la philosophie positive. 1 vol. in-18. 2 fr. 50

— **L'Utilitarisme.** 1 v. in-18. 2 fr. 50

— **Essais sur la Religion.** 1 vol. in-8. 2ᵉ édit........... 5 fr.

— **La République de 1848 et ses détracteurs,** trad. et préface de M. SADI CARNOT. 1 v. in-18. 1 fr.

— **La Philosophie de Stuart Mill,** par H. LAURET. 1 v. in-8. 6 fr.

HERBERT SPENCER *. **Les Premiers Principes.** 1 fort volume in-8.................. 10 fr.

HERBERT SPENCER *. **Principes de biologie.** 2 forts vol. in-8. 20 fr.

— * **Principes de psychologie.** 2 vol. in-8........... 20 fr.

— * **Introduction à la science sociale.** 1 v. in-8, cart. 6ᵉ édit. 6 fr.

— * **Principes de sociologie.** 4 vol. in-8.............. 36 fr. 25

— * **Classification des sciences.** 1 vol. in-18, 2ᵉ édition. 2 fr. 50

— * **De l'éducation intellectuelle, morale et physique.** 1 vol. in-8, 5ᵉ édit............ 5 fr.

— * **Essais sur le progrès.** 1 vol. in-8. 2ᵉ édit......... 7 fr. 50

— **Essais de politique.** 1 vol. in-8. 2ᵉ édit......... 7 fr. 50

— **Essais scientifiques.** 1 vol. in-8................. 7 fr. 50

HERBERT SPENCER *. **Les Bases de la morale évolutionniste.** 1 vol. in-8. 3ᵉ édit........ 6 fr.

— **L'Individu contre l'État.** 1 vol. in-18. 2ᵉ édit........ 2 fr. 50

BAIN *. **Des sens et de l'intelligence.** 1 vol. in-8.... 10 fr.

— **Les Émotions et la Volonté.** 1 vol. in-8............. 10 fr.

— * **La Logique inductive et déductive.** 2 vol. in-8. 2ᵉ édit. 20 fr.

— * **L'Esprit et le Corps.** 1 vol. in-8, cartonné, 4ᵉ édit .... 6 fr.

— * **La Science de l'éducation.** 1 vol. in-8, cartonné. 6ᵉ édit. 6 fr.

DARWIN *. **Descendance et Darwinisme,** par Oscar SCHMIDT. 1 vol. in-8 cart. 5ᵉ édit... 6 fr.

— **Le Darwinisme,** par E. DE HARTMANN. 1 vol. in-18.. 2 fr. 50

FERRIER. **Les Fonctions du Cerveau.** 1 vol. in-8....... 10 fr.

CHARLTON BASTIAN. **Le cerveau,** organe de la pensée chez l'homme et les animaux. 2 vol. in-8. 12 fr.

CARLYLE. **L'Idéalisme anglais,** étude sur Carlyle, par H. TAINE. 1 vol. in-18........... 2 fr. 50

BAGEHOT *. **Lois scientifiques du développement des nations.** 1 vol. in-8, cart. 4ᵉ édit.... 6 fr.

DRAPER. **Les Conflits de la science et de la religion.** 1 volume in-8. 7ᵉ édit............... 6 fr.

RUSKIN (JOHN). * **L'Esthétique anglaise,** étude sur J. Ruskin, par MILSAND. 1 vol. in-18 ... 2 fr. 50

MATTHEW ARNOLD. **La Crise religieuse.** 1 vol. in-8.... 7 fr. 50

MAUDSLEY *. **Le Crime et la Folie.** 1 vol. in-8. cart. 5ᵉ édit... 6 fr.

— **La Pathologie de l'esprit.** 1 vol in-8............. 10 fr.

FLINT *. **La Philosophie de l'histoire en France et en Allemagne.** 2 vol in-8. Chacun, séparément .... 7 fr. 50

RIBOT (Th.). **La Psychologie anglaise contemporaine.** 3ᵉ édit. 1 vol. in-8........... 7 fr. 50

LIARD *. **Les Logiciens anglais contemporains.** 1 vol. in-18. 2ᵉ édit............. 2 fr. 50

GUYAU *. **La Morale anglaise contemporaine.** 1 v. in-8. 2ᵉ éd. 7 fr. 50

HUXLEY *. **Hume, sa vie, sa philosophie.** 1 vol. in-8...... 5 fr.

JAMES SULLY. **Le Pessimisme.** 1 vol. in-8........... 7 fr. 50

— **Les Illusions des sens et de l'esprit.** 1 vol. in-8, cart.. 6 fr.

CARRAU (L.). **La Philosophie religieuse en Angleterre,** depuis Locke jusqu'à nos jours. 1 volume in-8................ 5 fr.

LYON (Georges). **L'Idéalisme en Angleterre au XVIIIᵉ siècle.** 1 vol. in-8........... 7 fr. 50

PHILOSOPHIE ITALIENNE CONTEMPORAINE

SICILIANI. **La Psychogénie moderne.** 1 vol. in-18..... 2 fr. 50

ESPINAS *. **La Philosophie expérimentale en Italie,** origines, état actuel. 1 vol. in-18. 2 fr. 50

MARIANO. **La Philosophie contemporaine en Italie,** essais de philos. hegelienne. 1 v. in-18. 2 fr. 50

FERRI (Louis). **La Philosophie de l'association depuis Hobbes jusqu'à nos jours.** In-8. 7 fr. 50

MINGHETTI. **L'État et l'Église.** 1 vol. in-8................. 5 fr.

LEOPARDI. **Opuscules et pensées.** 1 vol. in-18......... 2 fr. 50

MOSSO. **La Peur.** 1 vol. in-18. 2 fr. 50

LOMBROSO. **L'Homme criminel.** 1 vol. in-8........... 10 fr.

— **Atlas** accompagnant l'ouvrage ci-dessus............. 12 fr.

— **L'homme de génie.** 1 vol. in-8. 10 fr.

— **L'Anthropologie criminelle,** ses récents progrès. 1 volume in-18.............. 2 fr. 50

MANTEGAZZA. **La Physionomie et l'expression des sentiments.** 1 vol. in-8, cart........ 6 fr.

SERGI. **La Psychologie physiologique.** 1 vol. in-8... 7 fr. 50

GAROFALO. **La Criminologie.** 1 volume in-8........... 7 fr. 50

OUVRAGES DE PHILOSOPHIE
PRESCRITS POUR L'ENSEIGNEMENT DES LYCÉES ET DES COLLÈGES

COURS ÉLÉMENTAIRE DE PHILOSOPHIE
Suivi de Notions d'histoire de la Philosophie
et de Sujets de Dissertations donnés à la Faculté des lettres de Paris
Par Émile BOIRAC
Professeur de philosophie au lycée Condorcet

1 vol. in-8° de 582 pages, 2° édit. 1889, br. 6 fr. 50. Cart. à l'anglaise 7 fr. 50

LA DISSERTATION PHILOSOPHIQUE
Choix de sujets — Plans — Développements
PRÉCÉDÉ D'UNE INTRODUCTION SUR LES RÈGLES DE LA DISSERSATION PHILOSOPHIQUE
PAR LE MÊME
1 vol. in-8. 1890. Broché, 6 fr. 50. Cartonné à l'anglaise, 7 fr. 50.

AUTEURS DEVANT ÊTRE EXPLIQUÉS DANS LA CLASSE DE PHILOSOPHIE
AUTEURS FRANÇAIS

CONDILLAC. — **Traité des Sensations**, livre I, avec notes, par Georges LYON, maître de conférences à l'École normale supérieure, docteur ès lettres. 1 vol. in-12....... 1 fr. 40

DESCARTES. — **Discours sur la Méthode** et première méditation, avec notes, introduction et commentaires, par V. BROCHARD, directeur des conférences de philosophie à la Sorbonne. 1 vol. in-12, 2° édition .... 2 fr.

DESCARTES. — **Les Principes de la philosophie**, livre I, avec notes, par LE MÊME. 1 vol. in-12, broché.. 1 fr. 25

LEIBNIZ. — **La Monadologie**, avec notes, introduction et commentaires, par D. NOLEN, recteur de l'Académie de Besançon. 1 vol. in-12. 2° édit.......................... 2 fr.

LEIBNIZ. — **Nouveaux essais sur l'entendement humain**. Avant-propos et livre I, avec notes, par Paul JANET, de l'Institut, professeur à la Sorbonne. 1 vol. in-12........... 1 fr.

MALEBRANCHE. — **De la recherche de la vérité**, livre II (*de l'Imagination*), avec notes, par Pierre JANET, ancien élève de l'École normale supérieure, professeur agrégé au lycée Louis le Grand. 1 vol. in-12, ... 1 fr. 80

PASCAL. — **De l'autorité en matière de philosophie. — De l'esprit géométrique. — Entretien avec M. de Sacy**, avec notes, par ROBERT, professeur à la Faculté des lettres de Rennes. 1 vol. in-12... 1 fr.

AUTEURS LATINS

CICÉRON. — **De natura Deorum**, livre II, avec notes, par PICAVET, agrégé de l'Université. professeur au lycée de Versailles. 1 vol. in-12........................... 2 fr.

CICÉRON. — **De Officiis**, livre I. avec notes, par E. BOIRAC, professeur agrégé au lycée Condorcet. 1 vol. in-12.. 1 fr. 40

LUCRÈCE. — **De natura rerum**, livre V, avec notes, par G. LYON, maître de conférences à l'École normale supérieure, 1 vol. in-12................................. 1 fr. 50

SÉNÈQUE. — **Lettres à Lucilius** (les 16 premières), avec notes, par DAURIAC, ancien élève de l'École normale supérieure, professeur à la Faculté des lettres de Montpellier. 1 vol. in-12. 1 fr. 25

AUTEURS GRECS

ARISTOTE. — **Morale à Nicomaque**, livre X, avec notes, par L. CARRAU, professeur à la Sorbonne. 1 vol. in-12...................................... 1 fr. 25

EPICTÈTE. — **Manuel**, avec notes, par MONTARGIS, ancien élève de l'École normale supérieure, agrégé de l'Université. 1 vol. in-12.................................. 1 fr.

PLATON. — **La République**, livre VI, avec notes, par ESPINAS, ancien élève de l'École normale supérieure, doyen de la Faculté des lettres de Bordeaux. 1 vol. in-12............. 2 fr.

XÉNOPHON. — **Mémorables**, livre I, avec notes, par PENJON, ancien élève de l'École normale supérieure, professeur à la Faculté des lettres de Lille. 1 vol. in-12............... 1 fr. 25

CLASSE DE MATHÉMATIQUES ÉLÉMENTAIRES. — **Résumé de philosophie et analyse des auteurs** (*logique, morale, auteurs latins, auteurs français, langues vivantes*), à l'usage des candidats au baccalauréat ès sciences, par THOMAS, docteur ès lettres, professeur de philosophie au lycée de Brest, et REYNIER, professeur au lycée Buffon. 1 vol. in-12. 2° éd. 2 fr.

BIBLIOTHÈQUE D'HISTOIRE CONTEMPORAINE

Volumes in-18 brochés à 3 fr. 50. — Volumes in-8 brochés de divers prix

Cartonnage anglais, 50 cent. par vol. in-18; 1 fr. par vol. in-8.
Demi-reliure, 1 fr. 50 par vol. in-18; 2 fr. par vol. in-8.

EUROPE

* SYBEL (H. de). **Histoire de l'Europe pendant la Révolution française,**
traduit de l'allemand par Mlle DOSQUET. Ouvrage complet en 6 vol. in-8. 42 fr.
Chaque volume séparément.   7 fr.

FRANCE

BLANC (Louis). **Histoire de Dix ans.** 5 vol. in-8.   25 fr.
Chaque volume séparément.   5 fr.
— 25 pl. en taille-douce. Illustrations pour l'*Histoire de Dix ans.*   6 fr.
* BOERT. **La Guerre de 1870-1871,** d'après le colonel fédéral suisse
Rustow. 1 vol. in-18. (V. P.)   3 fr. 50
* CARNOT (H.), sénateur. **La Révolution française,** résumé historique.
1 volume in-18. Nouvelle édit. (V. P.)   3 fr. 50
DEBIDOUR. **Histoire diplomatique de l'Europe de 1815 à 1878,** 2 vol.
in-8°. 1891.   18 fr.
ÉLIAS REGNAULT. **Histoire de Huit ans** (1840-1848). 3 vol. in-8.   15 fr.
Chaque volume séparément.   5 fr.
— 14 planches en taille-douce, illustrations pour l'*Histoire de Huit ans.* 4 fr.
* GAFFAREL (P.), professeur à la Faculté des lettres de Dijon. **Les Colonies
françaises.** 1 vol. in-8. 4e édit. (V. P.)   5 fr.
* LAUGEL (A.). **La France politique et sociale.** 1 vol. in-8.   5 fr.
ROCHAU (de). **Histoire de la Restauration.** 1 vol. in-18.   3 fr. 50
* TAXILE DELORD. **Histoire du second Empire** (1848-1870). 6 v. in-8. 42 fr.
Chaque volume séparément.   7 fr.
WAHL, professeur au lycée Lakanal. **L'Algérie.** 1 vol. in-8. 2e édit. (V. P.)
Ouvrage couronné par l'Académie des sciences morales et politiques. 5 fr.
LANESSAN (de), député. **L'Expansion coloniale de la France.** Étude éco-
nomique, politique et géographique sur les établissements français
d'outre-mer. 1 fort vol. in-8, avec cartes. 1886. (V. P.)   12 fr.
— **La Tunisie.** 1 vol. in-8 avec une carte en couleurs. 1887. (V. P.)   5 fr.
— **L'Indo-Chine française.** Étude économique, politique et administrative
sur *la Cochinchine, le Cambodge, l'Annam et le Tonkin.* (Ouvrage couronné par la Société de géographie commerciale de Paris, médaille Du-
pleix.) 1 vol. in-8 avec 5 cartes en couleurs hors texte. 1889.   15 fr.
SILVESTRE (J.) **L'empire d'Annam et les Annamites,** publié sous les
auspices de l'administration des colonies, 1 vol. in-8 avec 1 carte de l'Annam. 1889.   3 fr. 50

ANGLETERRE

* BAGEHOT (W.). **Lombard-street.** Le Marché financier en Angleterre.
1 vol. in-18.   3 fr. 50
GLADSTONE (E. W.). **Questions constitutionnelles** (1873-1878). — Le
prince époux. — Le droit électoral. Traduit de l'anglais, et précédé d'une
Introduction par Albert GIGOT. 1 vol. in-8.   5 fr.
* LAUGEL (Aug.). **Lord Palmerston et lord Russel.** 1 vol. in-18. 3 fr. 50
* SIR CORNEWAL LEWIS. **Histoire gouvernementale de l'Angleterre
depuis 1770 jusqu'à 1830.** Traduit de l'anglais. 1 vol. in-8.   7 fr.
* REYNALD (H.), doyen de la Faculté des lettres d'Aix. **Histoire de l'An-
gleterre** depuis la reine Anne jusqu'à nos jours. 1 vol. in-18. 2e édit.
(V. P.)   3 fr. 50
THACKERAY. **Les Quatre George.** Traduit de l'anglais par LEFOYER. 1 vol.
in-18. (V. P.)   3 fr. 50

ALLEMAGNE

* VÉRON (Eug.). **Histoire de la Prusse,** depuis la mort de Frédéric II
jusqu'à la bataille de Sadowa. 1 vol. in-18. 4e édit. (V. P.)   3 fr. 50
— * **Histoire de l'Allemagne,** depuis la bataille de Sadowa jusqu'à nos
jours. 1 vol. in-18. 2e édit. (V. P.)   3 fr. 50
* BOURLOTON (Ed.). **L'Allemagne contemporaine.** 1 vol. in-18. 3 fr. 50

AUTRICHE-HONGRIE

* ASSELINE (L.). **Histoire de l'Autriche,** depuis la mort de Marie-Thérèse
jusqu'à nos jours. 1 vol. in-18. 3e édit. (V. P.)   3 fr. 50

SAYOUS (Ed.), professeur à la Faculté des lettres de Toulouse. **Histoire des Hongrois** et de leur littérature politique, de 1790 à 1815. 1 vol. in-18. 3 fr. 50

ITALIE

SORIN (Élie). **Histoire de l'Italie,** depuis 1815 jusqu'à la mort de Victor-Emmanuel. 1 vol. in-18. 1888. (V. P.) 3 fr. 50

ESPAGNE

* REYNALD (H.). **Histoire de l'Espagne** depuis la mort de Charles III jusqu'à nos jours. 1 vol. in-18. (V. P.) 3 fr. 50

RUSSIE

HERBERT BARRY. **La Russie contemporaine.** Traduit de l'anglais. 1 vol. in-18. (V. P.) 3 fr. 50
CRÉHANGE (M.). **Histoire contemporaine de la Russie.** 1 vol. in-18. (V. P.) 3 fr. 50

SUISSE

DAENDLIKER. **Histoire du peuple suisse.** Trad. de l'allem. par Mme Jules FAVRE et précédé d'une introduction de M. Jules FAVRE. 1 vol. in-8. (V. P.) 5 fr.
DIXON (H.). **La Suisse contemporaine.** 1 vol. in-18, trad. de l'angl. (V. P.) 3 fr. 50

AMÉRIQUE

DEBERLE (Alf.). **Histoire de l'Amérique du Sud,** depuis sa conquête jusqu'à nos jours. 1 vol. in-18. 2° édit. (V. P.) 3 fr. 50
* LAUGEL (Aug.). **Les États-Unis pendant la guerre.** 1861-1864. Souvenirs personnels. 1 vol. in-18, cartonné. 4 fr.

---

* BARNI (Jules). **Histoire des idées morales et politiques en France au dix-huitième siècle.** 2 vol. in-18. (V. P.) Chaque volume. 3 fr. 50
— * **Les Moralistes français au dix-huitième siècle.** 1 vol. in-18 faisant suite aux deux précédents. (V. P.) 3 fr. 50
BEAUSSIRE (Émile). de l'Institut. **La Guerre étrangère et la Guerre civile.** 1 vol. in-18. 3 fr. 50
* DESPOIS (Eug.). **Le Vandalisme révolutionnaire.** Fondations littéraires, scientifiques et artistiques de la Convention. 2° édition, précédée d'une notice sur l'auteur par M. Charles BIGOT. 1 vol. in-18. (V. P.) 3 fr. 50
* CLAMAGERAN (J.), sénateur. **La France républicaine.** 1 vol. in-18. (V. P.) 3 fr. 50
GUÉROULT (Georges). **Le Centenaire de 1789,** évolution politique, philosophique, artistique et scientifique de l'Europe depuis cent ans. 1 vol. in-18. 1889. 3. fr. 50
LAVELEYE (E. de), correspondant de l'Institut. **Le Socialisme contemporain.** 1 vol. in-18. 6° édit. augmentée. 3 fr. 50
MARCELLIN PELLET, ancien député. **Variétés révolutionnaires.** 3 vol. in-18, précédés d'une Préface de A. RANC. Chaque vol. séparém. 3 fr. 50
SPULLER (E.), député, ancien ministre de l'Instruction publique. **Figures disparues,** portraits contemporains, littéraires et politiques. 1re série. 1 vol. in-18. 2° édit. (V. P.) 3 fr. 50
— **Figures disparues.** 2° série. (*Sous presse.*)
— **Histoire parlementaire de la deuxième République.** 1 v. in-18. 3 fr. 50

BIBLIOTHÈQUE INTERNATIONALE D'HISTOIRE MILITAIRE

25 VOLUMES PETIT IN-8° DE 250 A 400 PAGES
AVEC CROQUIS DANS LE TEXTE
Chaque volume cartonné à l'anglaise............. **5 francs.**

VOLUMES PUBLIÉS :

1. — **Précis des campagnes de Gustave-Adolphe en Allemagne (1630-1632),** précédé d'une Bibliographie générale de l'histoire militaire des temps modernes.
2. — **Précis des campagnes de Turenne (1644-1675).**
3. — **Précis de la campagne de 1805 en Allemagne et en Italie.**
4. — **Précis de la campagne de 1815 dans les Pays-Bas.**
5. — **Précis de la campagne de 1859 en Italie.**
6. — **Précis de la guerre de 1866 en Allemagne et en Italie.**
7. — **Précis des campagnes de 1796 et 1797 en Italie et en Allemagne.**

BIBLIOTHÈQUE HISTORIQUE ET POLITIQUE

* ALBANY DE FONBLANQUE. **L'Angleterre, son gouvernement, ses institutions.** Traduit de l'anglais sur la 14ᵉ édition par M. F. C. DREYFUS, avec Introduction par M. H. BRISSON. 1 vol. in-8.   5 fr.

BENLOEW. **Les Lois de l'Histoire.** 1 vol. in-8.   5 fr.

* DESCHANEL (E.). **Le Peuple et la Bourgeoisie.** 1 vol. in-8, 2ᵉ éd.   5 fr.

DU CASSE. **Les Rois frères de Napoléon Iᵉʳ.** 1 vol. in-8.   10 fr.

MINGHETTI. **L'État et l'Église.** 1 vol. in-8.   5 fr.

LOUIS BLANC. **Discours politiques** (1848-1881). 1 vol. in-8.   7 fr. 50

PHILIPPSON. **La Contre-révolution religieuse au XVIᵉ siècle.** 1 vol. in-8.   10 fr.

HENRARD (P.). **Henri IV et la princesse de Condé.** 1 vol. in-8.   6 fr.

NOVICOW. **La Politique internationale,** précédé d'une Préface de M. Eugène VÉRON. 1 fort vol. in-8.   7 fr.

COMBES DE LESTRADE. **Éléments de sociologie.** 1 vol. in-8. 1889. 5 fr.

DREYFUS (F. C.). **La France, son gouvernement, ses institutions.** 1 vol. (*Sous presse.*)

PUBLICATIONS HISTORIQUES ILLUSTRÉES

HISTOIRE ILLUSTRÉE DU SECOND EMPIRE, par Taxile DELORD. 6 vol. in-8 colombier avec 500 gravures de FERAT, Fr. REGAMEY, etc.
Chaque vol. broché, 8 fr. — Cart. doré, tr. dorées.   11 fr. 50

HISTOIRE POPULAIRE DE LA FRANCE, depuis les origines jusqu'en 1815. — Nouvelle édition. — 4 vol. in-8 colombier avec 1323 gravures sur bois dans le texte. Chaque vol. broché, 7 fr. 50 — Cart. toile, tranches dorées.   11 fr.

RECUEIL DES INSTRUCTIONS
DONNÉES
AUX AMBASSADEURS ET MINISTRES DE FRANCE
DEPUIS LES TRAITÉS DE WESTPHALIE JUSQU'A LA RÉVOLUTION FRANÇAISE

Publié sous les auspices de la Commission des archives diplomatiques au Ministère des affaires étrangères.

Beaux volumes in-8 cavalier, imprimés sur papier de Hollande :

I. — **AUTRICHE,** avec Introduction et notes, par M. Albert SOREL, membre de l'Institut.   20 fr.

II. — **SUÈDE,** avec Introduction et notes, par M. A. GEFFROY, membre de l'Institut...................................... 20 fr.

III. — **PORTUGAL,** avec Introduction et notes, par le vicomte DE CAIX DE SAINT-AYMOUR.................................. 20 fr.

IV et V. — **POLOGNE,** avec Introduction et notes, par M. LOUIS FARGES, 2 vol... 30 fr.

VI. — **ROME,** avec Introduction et notes, par M. G. HANOTAUX, 20 fr.

VII. — **BAVIÈRE, PALATINAT ET DEUX-PONTS,** avec Introduction et notes par M. André LEBON.............................. 25 fr.

VIII et IX. — **RUSSIE,** avec introduction et notes par M. Alfred RAMBAUD. 2 vol. Le 1ᵉʳ volume, 20 fr. Le second volume............. 25 fr.

La publication se continuera par les volumes suivants :

ANGLETERRE, par M. Jusserand.	DANEMARK, par M. Geffroy.
PRUSSE, par M. E. Lavisse.	NAPLES ET PARME, par M. Joseph
TURQUIE, par M. Girard de Rialle.	Reinach.
HOLLANDE, par M. H. Maze.	VENISE, par M. Jean Kaulek.
ESPAGNE, par M. Morel Fatio.	

INVENTAIRE ANALYTIQUE

DES

ARCHIVES DU MINISTÈRE DES AFFAIRES ÉTRANGÈRES

PUBLIÉ

Sous les auspices de la Commission des archives diplomatiques

I. — **Correspondance politique de MM. de CASTILLON et de MARILLAC, ambassadeurs de France en Angleterre (1538-1540)**, par M. JEAN KAULEK, avec la collaboration de MM. Louis Farges et Germain Lefèvre-Pontalis. 1 beau volume in-8 raisin sur papier fort.. 15 francs.

II. — **Papiers de BARTHÉLEMY, ambassadeur de France en Suisse**, de 1792 à 1797 (Année 1792), par M. Jean KAULEK. 1 beau vol. in-8 raisin sur papier fort.............................. 15 fr.

III. — **Papiers de BARTHÉLEMY** (janvier-août 1793), par M. Jean KAULEK. 1 beau vol. in-8 raisin sur papier fort................ 15 fr.

IV. — **Correspondance politique de ODET DE SELVE, ambassadeur de France en Angleterre (1546-1549)**, par M. G. LEFÈVRE-PONTALIS. 1 beau vol. in-8 raisin sur papier fort............... 15 fr.

V. — **Papiers de BARTHÉLEMY** (Septembre 1793 à mars 1794,) par M. Jean KAULEK. 1 beau vol. in-8 raisin sur papier fort........ 18 fr.

ANTHROPOLOGIE ET ETHNOLOGIE

CARTAILHAC (E). **La France préhistorique.** 1 vol. in-8 avec nombreuses gravures dans le texte. cart. 1889. 6 fr.

EVANS (John). **Les Ages de la pierre.** 1 vol. grand in-8, avec 467 figures dans le texte. 15 fr. — En demi-reliure. 18 fr.

EVANS (John). **L'Age du bronze.** 1 vol. grand in-8, avec 540 gravures dans le texte, broché, 15 fr. — En demi-reliure. 18 fr.

GIRARD DE RIALLE. **Les Peuples de l'Afrique et de l'Amérique.** 1 vol. petit in-18. 60 c.

GIRARD DE RIALLE. **Les Peuples de l'Asie et de l'Europe.** 1 vol. petit in-18. 60 c.

HARTMANN (R.). **Les Peuples de l'Afrique.** 1 vol. in-8, 2e édit. avec figures. cart. 6 fr.

HARTMANN (R.). **Les Singes anthropoïdes.** 1 vol. in-8 avec fig. cart. 6 fr.

JOLY (N.). **L'Homme avant les métaux.** 1 vol. in-8 avec 150 gravures dans le texte et un frontispice. 4e édit. cart. 6 fr.

LUBBOCK (Sir John). **Les Origines de la civilisation.** État primitif de l'homme et mœurs des sauvages modernes. 1877. 1 vol. gr. in-8, avec gravures et planches hors texte. Trad. de l'anglais par M. Ed. BARBIER. 2e édit. 15 fr. — Relié en demi-maroquin, avec tranch. dorées. (V. P.) 18 fr.

LUBBOCK (Sir John). **L'Homme préhistorique.** 3e édit., avec gravures dans le texte. 2 vol. in-8. (V. P.) cart. 12 fr.

PIÉTREMENT. **Les Chevaux dans les temps préhistoriques et historiques.** 1 fort vol. gr. in-8. 15 fr.

DE QUATREFAGES. **L'Espèce humaine.** 1 vol. in-8. 6e édit. (V. P.) 6 fr.

WHITNEY. **La Vie du langage.** 1 vol. in-8. 3e édit. (V. P.) cart. 6 fr.

CARETTE (le colonel). **Études sur les temps antéhistoriques.**
Première étude : *Le Langage.* 1 vol. in-8. 1878. 8 fr.
Deuxième étude : *Les Migrations.* 1 vol. in-8. 1888. 7 fr.

REVUE PHILOSOPHIQUE
DE LA FRANCE ET DE L'ÉTRANGER
Dirigée par TH. RIBOT
Professeur au Collège de France.

(15ᵉ *année*, 1890.)

La Revue PHILOSOPHIQUE paraît tous les mois, par livraisons de 6 ou 7 feuilles grand in-8, et forme ainsi à la fin de chaque année deux forts volumes d'environ 680 pages chacun.

CHAQUE NUMÉRO DE LA *REVUE* CONTIENT :

1° Plusieurs articles de fond ; 2° des analyses et comptes rendus des nouveaux ouvrages philosophiques français et étrangers ; 3° un compte rendu aussi complet que possible des *publications périodiques* de l'étranger pour tout ce qui concerne la philosophie ; 4° des notes, documents, observations, pouvant servir de matériaux ou donner lieu à des vues nouvelles.

Prix d'abonnement :

Un an, pour Paris, 30 fr. — Pour les départements et l'étranger, 33 fr.
La livraison......................... 3 fr.

Les années écoulées se vendent séparément 30 francs, et par livraisons de 3 francs.

Table générale des matières contenues dans les 12 premières années (1876-1887), par M. BÉLUGOU. 1 vol. in-8.................... 3 fr.

REVUE HISTORIQUE
Dirigée par G. MONOD
Maître de conférences à l'École normale, directeur à l'École des hautes études.

(15ᵉ *année*, 1890.)

La Revue HISTORIQUE paraît tous les deux mois, par livraisons grand in-8 de 15 ou 16 feuilles, et forme à la fin de l'année trois beaux volumes de 500 pages chacun.

CHAQUE LIVRAISON CONTIENT :

I. Plusieurs *articles de fond*, comprenant chacun, s'il est possible, un travail complet. — II. Des *Mélanges et Variétés*, composés de documents inédits d'une étendue restreinte et de courtes notices sur des points d'histoire curieux ou mal connus. — III. Un *Bulletin historique* de la France et de l'étranger, fournissant des renseignements aussi complets que possible sur tout ce qui touche aux études historiques. — IV. Une *analyse des publications périodiques* de la France et de l'étranger, au point de vue des études historiques. — V. Des *Comptes rendus critiques* des livres d'histoire nouveaux.

Prix d'abonnement :

Un an, pour Paris, 30 fr. — Pour les départements et l'étranger, 33 fr.
La livraison.................. 6 fr.

Les années écoulées se vendent séparément 30 francs, et par fascicules de 6 francs. Les fascicules de la 1ʳᵉ année se vendent 9 francs.

Tables générales des matières contenues dans les dix premières années de la Revue historique.

I. — Années 1876 à 1880, par M. CHARLES BÉMONT.
II. — Années 1881 à 1885, par M. RENÉ COUDERC.
Chaque Table formant un vol. in-8, 3 francs ; 1 fr. 50 pour les abonnés.

ANNALES DE L'ÉCOLE LIBRE

DES

SCIENCES POLITIQUES

RECUEIL TRIMESTRIEL

Publié avec la collaboration des professeurs et des anciens élèves de l'école

CINQUIÈME ANNÉE, 1890

COMITÉ DE RÉDACTION :

M. Émile BOUTMY, de l'Institut, directeur de l'École; M. Léon SAY, de l'Académie française, ancien ministre des Finances; M. ALF. DE FOVILLE, chef du bureau de statistique au ministère des Finances, professeur au Conservatoire des arts et métiers; M. R. STOURM, ancien inspecteur des Finances et administrateur des Contributions indirectes; M. Alexandre RIBOT, député; M. Gabriel ALIX; M. L. RENAULT, professeur à la Faculté de droit; M. André LEBON; M. Albert SOREL de l'Institut; M. PIGEONNEAU, professeur à la Sorbonne; M. A. VANDAL, auditeur de 1re classe au Conseil d'État; Directeurs des groupes de travail, professeurs à l'École.

Secrétaire de la rédaction : M. Aug. ARNAUNÉ, docteur en droit.

Les sujets traités dans les *Annales* embrassent tout le champ couvert par le programme d'enseignement de l'Ecole : *Economie politique, finances, statistique, histoire constitutionnelle, droit international, public et privé, droit administratif, législations civile et commerciale privées, histoire législative et parlementaire, histoire diplomatique, géographie économique, ethnographie, etc.*

La direction du Recueil ne néglige aucune des questions qui présentent, tant en France qu'à l'étranger, un intérêt pratique et actuel. L'esprit et la méthode en sont strictement scientifiques.

Les *Annales* contiennent en outre des notices bibliographiques et des correspondances de l'étranger.

Cette publication présente donc un intérêt considérable pour toutes les personnes qui s'adonnent à l'étude des sciences politiques. Sa place est marquée dans toutes les Bibliothèques des Facultés, des Universités et des grands corps délibérants.

MODE DE PUBLICATION ET CONDITIONS D'ABONNEMENT

Les *Annales de l'École libre des sciences politiques* paraissent tous les trois mois (15 janvier, 15 avril, 15 juillet et 15 octobre), par fascicules gr. in-8, de 186 pages chacun.

	Paris..................	**18** francs.
Un an (du 15 janvier)	Départements et étranger.	**19** —
	La livraison...........	**5** —

Les trois premières années (1886–1887–1888) se vendent chacune **16** *francs, la quatrième année (1889) et les suivantes se vendent* **18** *francs.*

BIBLIOTHÈQUE SCIENTIFIQUE
INTERNATIONALE
Publiée sous la direction de M. Émile ALGLAVE

La *Bibliothèque scientifique internationale* est une œuvre dirigée par les auteurs mêmes, en vue des intérêts de la science, pour la populariser sous toutes ses formes, et faire connaître immédiatement dans le monde entier les idées originales, les directions nouvelles, les découvertes importantes qui se font chaque jour dans tous les pays. Chaque savant expose les idées qu'il a introduites dans la science et condense pour ainsi dire ses doctrines les plus originales.

On peut ainsi, sans quitter la France, assister et participer au mouvement des esprits en Angleterre, en Allemagne, en Amérique, en Italie, tout aussi bien que les savants mêmes de chacun de ces pays.

La *Bibliothèque scientifique internationale* ne comprend pas seulement des ouvrages consacrés aux sciences physiques et naturelles, elle aborde aussi les sciences morales, comme la philosophie, l'histoire, la politique et l'économie sociale, la haute législation, etc.; mais les livres traitant des sujets de ce genre se rattachent encore aux sciences naturelles, en leur empruntant les méthodes d'observation et d'expérience qui les ont rendues si fécondes depuis deux siècles.

Cette collection paraît à la fois en français, en anglais, en allemand et en italien : à Paris, chez Félix Alcan ; à Londres, chez C. Kegan, Paul et Cie ; à New-York, chez Appleton ; à Leipzig, chez Brockhaus ; et à Milan, chez Dumolard frères.

LISTE DES OUVRAGES PAR ORDRE D'APPARITION (1)

72 VOLUMES IN-8, CARTONNÉS A L'ANGLAISE, PRIX : 6 FRANCS.

* 1. J. TYNDALL. **Les Glaciers et les Transformations de l'eau**, avec figures. 1 vol. in-8. 5ᵉ édition. (V. P.) 6 fr.
* 2. BAGEHOT. **Lois scientifiques du développement des nations** dans leurs rapports avec les principes de la sélection naturelle et de l'hérédité. 1 vol. in-8. 5ᵉ édition. 6 fr.
* 3. MAREY. **La Machine animale**, locomotion terrestre et aérienne, avec de nombreuses fig. 1 vol. in-8. 5ᵉ édit. augmentée. (V. P.) 6 fr.
  4. BAIN. **L'Esprit et le Corps.** 1 vol. in 8. 5ᵉ édition. 6 fr.
* 5. PETTIGREW. **La Locomotion chez les animaux**, marche, natation. 1 vol. in-8, avec figures. 2ᵉ édit. 6 fr.
* 6. HERBERT SPENCER. **La Science sociale.** 1 v. in-8. 9ᵉ édit. (V.P.) 6 fr.
* 7. SCHMIDT (O.). **La Descendance de l'homme et le Darwinisme.** 1 vol. in-8, avec fig. 5ᵉ édition. 6 fr.
  8. MAUDSLEY. **Le Crime et la Folie.** 1 vol. in-8. 5ᵉ édit. 6 fr.
* 9. VAN BENEDEN. **Les Commensaux et les Parasites dans le règne animal.** 1 vol. in-8, avec figures. 3ᵉ édit. (V. P.) 6 fr.
* 10. BALFOUR STEWART. **La Conservation de l'énergie**, suivi d'une Étude sur la *nature de la force*, par M. P. DE SAINT-ROBERT, avec figures. 1 vol. in-8. 5ᵉ édition. 6 fr.

11. DRAPER. **Les Conflits de la science et de la religion.** 1 vol. in-8. 8e édition.   6 fr.

12. L. DUMONT. **Théorie scientifique de la sensibilité.** 1 vol. in-8. 4e édition.   6 fr.

* 13. SCHUTZENBERGER. **Les Fermentations.** 1 vol. in-8, avec fig. 5e édition.   6 fr.

* 14. WHITNEY. **La Vie du langage.** 1 vol. in-8. 3e édit. (V. P.) 6 fr.

15. COOKE et BERKELEY. **Les Champignons.** 1 vol. in-8, avec figures. 4e édition.   6 fr.

16. BERNSTEIN. **Les Sens.** 1 vol. in-8, avec 91 fig. 4e édit. (V. P.) 6 fr.

* 17. BERTHELOT. **La Synthèse chimique.** 1 vol. in-8. 6e édit. (V. P.) 6 fr.

* 18. VOGEL. **La Photographie et la Chimie de la lumière,** avec 95 figures. 1 vol. in-8. 4e édition. (V. P.)   6 fr.

* 19. LUYS. **Le Cerveau et ses fonctions,** avec figures. 1 vol. in-8. 6e édition. (V. P.)   6 fr.

* 20. STANLEY JEVONS. **La Monnaie et le Mécanisme de l'échange.** 1 vol. in-8. 4e édition. (V. P.)   6 fr.

21. FUCHS. **Les Volcans et les Tremblements de terre.** 1 vol. in-8, avec figures et une carte en couleur. 4e édition. (V. P.)   6 fr.

* 22. GÉNÉRAL BRIALMONT. **Les Camps retranchés et leur rôle dans la défense des États,** avec fig. dans le texte et 2 planches hors texte. 3e édit.   6 fr.

23. DE QUATREFAGES. **L'Espèce humaine.** 1 vol. in-8. 10e édition. (V. P.)   6 fr.

* 24. BLASERNA et HELMHOLTZ. **Le Son et la Musique.** 1 vol. in-8, avec figures. 4e édition. (V. P.)   6 fr.

* 25. ROSENTHAL. **Les Nerfs et les Muscles.** 1 vol. in-8, avec 75 figures. 3e édition. (V. P.)   6 fr.

* 26. BRUCKE et HELMHOLTZ. **Principes scientifiques des beaux-arts.** 1 vol. in-8, avec 39 figures. 3e édition. (V. P.)   6 fr.

* 27. WURTZ. **La Théorie atomique.** 1 vol. in-8. 5e édition. (V. P.) 6 fr.

* 28-29. SECCHI (le père). **Les Étoiles.** 2 vol. in-8, avec 63 figures dans le texte et 17 planches en noir et en couleur hors texte. 2e édition. (V. P.)   12 fr.

30. JOLY. **L'Homme avant les métaux.** 1 vol. in-8, avec figures. 4e édition. (V. P.)   6 fr.

* 31. A. BAIN. **La Science de l'éducation.** 1 vol. in-8. 7e édit. (V. P.) 6 fr.

* 32-33. THURSTON (R.). **Histoire de la machine à vapeur,** précédée d'une Introduction par M. HIRSCH. 2 vol. in-8, avec 140 figures dans le texte et 16 planches hors texte. 3e édition. (V. P.)   12 fr.

34. HARTMANN (R.). **Les Peuples de l'Afrique.** 1 vol. in-8, avec figures. 2e édition. (V. P.)   6 fr.

* 35. HERBERT SPENCER. **Les Bases de la morale évolutionniste.** 1 vol. in-8. 4e édition.   6 fr.

36. HUXLEY. **L'Écrevisse,** introduction à l'étude de la zoologie. 1 vol. in-8, avec figures.   6 fr.

37. DE ROBERTY. **De la Sociologie.** 1 vol. in-8. 2e édition. 6 fr.

* 38. ROOD. **Théorie scientifique des couleurs.** 1 vol. in-8, avec figures et une planche en couleur hors texte. (V. P.)   6 fr.

39. DE SAPORTA et MARION. **L'Évolution du règne végétal** (les Cryptogames). 1 vol. in-8 avec figures. (V. P.)   6 fr.

40-41. CHARLTON BASTIAN. **Le Cerveau, organe de la pensée chez l'homme et chez les animaux.** 2 vol. in-8, avec figures. 2e éd. 12 fr.

42. JAMES SULLY. **Les Illusions des sens et de l'esprit.** 1 vol. in-8. avec figures. 2e édit. (V. P.)   6 fr.

43. YOUNG. **Le Soleil.** 1 vol. in-8, avec figures. (V. P.) 6 fr.

44. DE CANDOLLE. **L'Origine des plantes cultivées.** 3e édition. 1 vol. in-8. (V. P.)   6 fr.

45-46. SIR JOHN LUBBOCK. **Fourmis, abeilles et guêpes.** Études expérimentales sur l'organisation et les mœurs des sociétés d'insectes hyménoptères. 2 vol. in-8, avec 65 figures dans le texte et 13 planches hors texte, dont 5 coloriées. (V. P.) 12 fr.

47. PERRIER (Edm.). **La Philosophie zoologique avant Darwin.** 1 vol. in-8. 2e édition. (V. P.) 6 fr.

48. STALLO. **La Matière et la Physique moderne.** 1 vol. in-8, 2e éd. précédé d'une Introduction par FRIEDEL. 6 fr.

49. MANTEGAZZA. **La Physionomie et l'Expression des sentiments.** 1 vol. in-8. 2ª édit. avec huit planches hors texte. 6 fr.

50. DE MEYER. **Les Organes de la parole et leur emploi pour la formation des sons du langage.** 1 vol. in-8 avec 51 figures, traduit de l'allemand et précédé d'une Introduction par M. O. CLAVEAU. 6 fr.

51. DE LANESSAN. **Introduction à l'Étude de la botanique** (le Sapin). 1 vol. in-8, 2e édit. avec 143 figures dans le texte. (V. P.) 6 fr.

52-53. DE SAPORTA et MARION. **L'évolution du règne végétal** (les Phanérogames). 2 vol. in-8, avec 136 figures. 12 fr.

54. TROUESSART. **Les Microbes, les Ferments et les Moisissures.** 1 vol. in-8, 2e édit. avec 107 figures dans le texte. (V. P.) 6 fr.

55. HARTMANN (R.). **Les Singes anthropoïdes, et leur organisation comparée à celle de l'homme.** 1 vol. in-8, avec 63 figures dans le texte. 6 fr.

56. SCHMIDT (O.). **Les Mammifères dans leurs rapports avec leurs ancêtres géologiques.** 1 vol. in-8 avec 51 figures. 6 fr.

57. BINET et FÉRÉ. **Le Magnétisme animal.** 1 vol. in-8 avec figures. 3e édit. 6 fr.

58-59. ROMANES. **L'Intelligence des animaux.** 2 vol. in-8. 2e édition. (V. P.) 12 fr.

60. F. LAGRANGE. **Physiologie des exercices du corps.** 1 vol. in-8. 4e édition (V. P.) 6 fr.

61. DREYFUS (Camille). **Évolution des mondes et des sociétés.** 1 vol. in-8. 2e édit. 6 fr.

62. DAUBRÉE. **Les régions invisibles du globe et des espaces célestes.** 1 vol. in-8 avec 78 gravures dans le texte. (V. P.) 6 fr.

63-64. SIR JOHN LUBBOCK. **L'homme préhistorique.** 2 vol. in-8. avec 228 gravures dans le texte. 3e édit. 12 fr.

65. RICHET (Ch.). **La chaleur animale.** 1 vol. in-8 avec figures. 6 fr.

66. FALSAN. (A.). **La période glaciaire principalement en France et en Suisse.** 1 vol. in-8 avec 105 grav. et 2 cartes. (V. P.) 6 fr.

67 BEAUNIS (H.). **Les Sensations internes.** 1 vol. in-8. 6 fr.

68. CARTAILHAC (E.). **La France préhistorique,** d'après les sépultures et les monuments. 1 vol. in-8 avec 162 gravures. (V. P.) 6 fr.

69. BERTHELOT. **La Révolution chimique, Lavoisier.** 1 vol. in-8 avec gravures. 6 fr.

70. SIR JOHN LUBBOCK. -- **Les sens et l'instinct chez les animaux,** principalement chez les insectes. 1 vol. in-8 avec 150 grav. 6 fr.

71. STARCKE. **La famille primitive.** 1 vol. in-8. 6 fr.

72. ARLOING. **Les virus.** 1 vol. in-8 avec fig. 6 fr.

OUVRAGES SUR LE POINT DE PARAITRE :

ANDRÉ (Ch.). **Le système solaire.** 1 vol. in-8.

KUNCKEL D'HERCULAIS. **Les sauterelles.** 1 vol. avec grav.

ROMIEUX. **La topographie et la géologie.** 1 vol. avec grav. et cartes.

MORTILLET (de). **L'Origine de l'homme.** 1 vol. avec figures.

PERRIER (E.). **L'Embryogénie générale.** 1 vol. avec figures.

LACASSAGNE. **Les Criminels.** 1 vol. avec figures.

POUCHET (G.). **La forme et la vie.** 1 vol. avec figures.

BERTILLON. **La démographie.** 1 vol.

CARTAILHAC. **Les Gaulois.** 1 vol. avec gravures.

LISTE PAR ORDRE DE MATIÈRES

DES 72 VOLUMES PUBLIÉS

DE LA BIBLIOTHÈQUE SCIENTIFIQUE INTERNATIONALE

Chaque volume in-8, cartonné à l'anglaise... **6 francs.**

SCIENCES SOCIALES

* **Introduction à la science sociale,** par Herbert Spencer. 1 vol. in-8, 9ᵉ édit. 6 fr.

* **Les Bases de la morale évolutionniste,** par Herbert Spencer. 1 vol. in-8, 4ᵉ édit. 6 fr.

Les Conflits de la science et de la religion, par Draper, professeur à l'Université de New-York. 1 vol. in-8, 8ᵉ édit. 6 fr.

Le Crime et la Folie, par H. Maudsley, professeur de médecine légale à l'Université de Londres. 1 vol. in-8, 5ᵉ édit. 6 fr.

* **La Défense des États et les Camps retranchés,** par le général A. Brialmont, inspecteur général des fortifications et du corps du génie de Belgique. 1 vol. in-8 avec nombreuses figures dans le texte et 2 pl. hors texte, 3ᵉ édit. 6 fr.

* **La Monnaie et le Mécanisme de l'échange,** par W. Stanley Jevons, professeur d'économie politique à l'Université de Londres. 1 vol. in-8, 4ᵉ édit. (V. P.) 6 fr.

La Sociologie, par De Roberty. 1 vol. in-8, 2ᵉ édit. (V. P.) 6 fr.

* **La Science de l'éducation,** par Alex. Bain, professeur à l'Université d'Aberdeen (Écosse). 1 vol. in-8, 7ᵉ édit. (V. P.) 6 fr.

*·**Lois scientifiques du développement des nations** dans leurs rapports avec les principes de l'hérédité et de la sélection naturelle, par W. Bagehot. 1 vol. in-8, 5ᵉ édit. 6 fr.

* **La Vie du langage,** par D. Whitney, professeur de philologie comparée à Yale-College de Boston (États-Unis). 1 vol. in-8, 3ᵉ édit. (V. P.) 6 fr.

La Famille primitive, par J. Starcke, professeur à l'Université de Copenhague. 1 vol. in-8. 6 fr.

PHYSIOLOGIE

Les Illusions des sens et de l'esprit, par James Sully. 1 vol. in-8. 2ᵉ édit. (V. P.) 6 fr.

* **La Locomotion chez les animaux** (marche, natation et vol), suivie d'une étude sur l'*Histoire de la navigation aérienne,* par J.-B. Pettigrew, professeur au Collège royal de chirurgie d'Édimbourg (Écosse). 1 vol. in-8 avec 140 figures dans le texte. 2ᵉ édit. 6 fr.

* **Les Nerfs et les Muscles,** par J. Rosenthal, professeur de physiologie à l'Université d'Erlangen (Bavière). 1 vol. in-8 avec 75 figures dans le texte, 3ᵉ édit. (V. P.) 6 fr.

* **La Machine animale,** par E.-J. Marey, membre de l'Institut, professeur au Collège de France. 1 vol. in-8 avec 117 figures dans le texte, 4ᵉ édit. (V. P.) 6 fr.

* **Les Sens,** par Bernstein, professeur de physiologie à l'Université de Halle (Prusse). 1 vol. in-8 avec 91 figures dans le texte, 4ᵉ édit. (V. P.) 6 fr.

Les Organes de la parole, par H. De Meyer, professeur à l'Université de Zurich, traduit de l'allemand et précédé d'une introduction sur l'*Enseignement de la parole aux sourds-muets,* par O. Claveau, inspecteur général des établissements de bienfaisance. 1 vol. in-8 avec 51 figures dans le texte. 6 fr.

La Physionomie et l'Expression des sentiments, par P. Mantegazza, professeur au Muséum d'histoire naturelle de Florence. 1 vol. in-8 avec figures et 8 planches hors texte, d'après les dessins originaux d'Edouard Ximenès. 6 fr.

Physiologie des exercices du corps, par le docteur F. Lagrange. 1 vol. in-8. (V. P.) 6 fr.

La Chaleur animale, par Ch. Richet, professeur de physiologie à la Faculté de médecine de Paris. 1 vol. in-8 avec figures dans le texte. 6 fr.

Les Sensations internes, par H. Beaunis, professeur de physiologie à la Faculté de médecine de Nancy, directeur du laboratoire de psychologie physiologique à la Sorbonne. 1 vol. in-8. 6 fr.

Les Virus, par M. Arloing, professeur à la Faculté de médecine de Lyon, directeur de l'école vétérinaire. 1 vol. in-8 avec fig. 6 fr.

. PHILOSOPHIE SCIENTIFIQUE

* **Le Cerveau et ses fonctions**, par J. Luys, membre de l'Académie de méde-
.cine, médecin de la Salpêtrière. 1 vol. in-8 avec fig. 6ᵉ édit. (V. P.)   6 fr.

Le Cerveau et la Pensée chez l'homme et les animaux, par Charlton
Bastian, professeur à l'Université de Londres. 2 vol. in-8 avec 184 fig. dans
le texte. 2ᵉ édit.   12 fr.

Le Crime et la Folie, par H. Maudsley, professeur à l'Université de Londres. 1 vol. in-8, 5ᵉ édit.   6 fr.

L'Esprit et le Corps, considérés au point de vue de leurs relations, suivi
d'études sur les *Erreurs généralement répandues au sujet de l'esprit*, par
Alex. Bain, professeur à l'Université d'Aberdeen (Écosse). 1 vol. in-8,
4ᵉ édit. (V. P.)   6 fr.

* **Théorie scientifique de la sensibilité** : *le Plaisir et la Peine*, par Léon
Dumont. 1 vol. in-8, 3ᵉ édit.   6 fr.

La Matière et la Physique moderne, par Stallo, précédé d'une préface par M. Ch. Friedel, de l'Institut. 1 vol. in-8.   6 fr.

Le Magnétisme animal, par A. Binet et Ch. Féré. 1 vol. in-8, avec figures
dans le texte. 2ᵉ édit.   6 fr.

L'Intelligence des animaux, par Romanes. 2 vol. in-8, précédés d'une préface de M. E. Perrier, professeur au Muséum d'histoire naturelle. (V.P.) 12 fr.

L'Évolution des mondes et des sociétés, par C. Dreyfus, député de la Seine.
1 vol. in-8.   6 fr.

ANTHROPOLOGIE

* **L'Espèce humaine**, par A. de Quatrefages, membre de l'Institut, professeur d'anthropologie au Muséum d'histoire naturelle de Paris. 1 vol. in-8,
9ᵉ édit. (V. P.)   6 fr.

* **L'Homme avant les métaux**, par N. Joly, correspondant de l'Institut,
professeur à la Faculté des sciences de Toulouse. 1 vol. in-8 avec 150 figures dans le texte et un frontispice, 4ᵉ édit. (V. P.)   6 fr.

* **Les Peuples de l'Afrique**, par R. Hartmann, professeur à l'Université de
Berlin. 1 vol. in-8 avec 93 figures dans le texte, 2ᵉ édit. (V. P.)   6 fr.

Les Singes anthropoïdes, et leur organisation comparée à celle de l'homme,
par R. Hartmann, professeur à l'Université de Berlin. 1 vol. in-8 avec
63 figures gravées sur bois.   6 fr.

L'Homme préhistorique, par Sir John Lubbock, membre de la Société royale
de Londres. 2 vol. in-8, avec 228 gravures dans le texte. 3ᵉ édit.   12 fr.

La France préhistorique, par E. Cartailhac. 1 vol. in-8 avec gravures
dans le texte.   6 fr.

ZOOLOGIE

* **Descendance et Darwinisme**, par O. Schmidt, professeur à l'Université
de Strasbourg. 1 vol. in-8 avec figures, 5ᵉ édit.   6 fr.

Les Mammifères dans leurs rapports avec leurs ancêtres géologiques,
par O. Schmidt. 1 vol. in-8 avec 51 figures dans le texte.   6 fr.

Fourmis, Abeilles et Guêpes, par sir John Lubbock, membre de la Société
royale de Londres. 2 vol. in-8 avec figures dans le texte et 13 planches
hors texte, dont 5 coloriées. (V. P.)   12 fr.

Les sens et l'instinct chez les animaux, et principalement chez les insectes, par Sir John Lubbock, 1 vol. in-8 avec grav.   6 fr.

L'Écrevisse, introduction à l'étude de la zoologie, par Th.-H. Huxley, membre de la Société royale de Londres et de l'Institut de France, professeur
d'histoire naturelle à l'École royale des mines de Londres. 1 vol. in-8
avec 82 figures.   6 fr.

* **Les Commensaux et les Parasites** dans le règne animal, par P.-J. Van
Beneden, professeur à l'Université de Louvain (Belgique). 1 vol. in-8 avec
82 figures dans le texte. 3ᵉ édit. (V. P.)   6 fr.

La Philosophie zoologique avant Darwin, par Edmond Perrier, professeur
au Muséum d'histoire naturelle de Paris. 1 vol. in-8, 2ᵉ édit. (V. P.) 6 fr.

BOTANIQUE — GÉOLOGIE

Les Champignons, par Cooke et Berkeley. 1 vol. in-8 avec 110 figures.
4ᵉ édition.   6 fr.

L'Évolution du règne végétal, par G. de Saporta, correspondant de l'Institut, et Marion, correspondant de l'Institut, professeur à la Faculté des
sciences de Marseille.

I. *Les Cryptogames*. 1 vol. in-8 avec 85 figures dans le texte. (V. P.) 6 fr.
II. *Les Phanérogames*. 2 v. in-8 avec 136 fig. dans le texte.   12 fr.

* **Les Volcans et les Tremblements de terre**, par Fuchs, professeur à
l'Université de Heidelberg. 1 vol. in-8 avec 36 figures et une carte en
couleur, 4ᵉ édition. (V. P.)   6 fr

La période glaciaire, principalement en France et en Suisse, par A. Falsan,
1 vol. in-8 avec 105 gravures et 2 cartes hors texte. (V. P.)   6 fr.

Les Régions invisibles du globe et des espaces célestes, par A. Daubrée.
de l'Institut, professeur au Muséum d'histoire naturelle. 1 vol. in-8, avec
78 gravures dans le texte. (V. P.)   6 fr.

L'Origine des plantes cultivées, par A. de Candolle, correspondant de
l'Institut. 1 vol. in-8, 3ᵉ édit. (V. P.)   6 fr.

Introduction à l'étude de la botanique (le Sapin), par J. de Lanessan, professeur agrégé à la Faculté de médecine de Paris. 1 vol. in-8 avec figures
dans le texte. (V. P.)   6 fr.

Microbes, Ferments et Moisissures, par le docteur L. Trouessart. 1 vol.
in-8 avec 108 figures dans le texte. 2ᵉ éd. (V. P.)   6 fr.

CHIMIE

Les Fermentations, par P. Schutzenberger, membre de l'Académie de
médecine, professeur de chimie au Collège de France. 1 vol. in-8 avec
figures, 5ᵉ édit.   6 fr.

* **La Synthèse chimique,** par M. Berthelot, membre de l'Institut,
professeur de chimie organique au Collège de France. 1 vol. in-8.
6ᵉ édit.   6 fr.

* **La Théorie atomique,** par Ad. Wurtz, membre de l'Institut, professeur à la Faculté des sciences et à la Faculté de médecine de Paris. 1 vol.
in-8, 5ᵉ édit., précédée d'une introduction sur la *Vie et les travaux* de
l'auteur, par M. Ch. Friedel, de l'Institut.   6 fr.

La Révolution chimique (Lavoisier), par M. Berthelot, 1 vol. in-8.   6 fr.

ASTRONOMIE — MÉCANIQUE

* **Histoire de la Machine à vapeur, de la Locomotive et des Bateaux à
vapeur,** par R. Thurston, professeur de mécanique à l'Institut technique
de Hoboken, près de New-York, revue, annotée et augmentée d'une Introduction par M. Hirsch, professeur de machines à vapeur à l'École des ponts
et chaussées de Paris. 2 vol. in-8 avec 160 figures dans le texte et 16 planches tirées à part. 3ᵉ édit. (V. P.)   12 fr.

* **Les Étoiles,** notions d'astronomie sidérale, par le P. A. Secchi, directeur
de l'Observatoire du Collège Romain. 2 vol. in-8 avec 68 figures dans le
texte et 16 planches en noir et en couleurs, 2ᵉ édit. (V. P.)   12 fr.

Le Soleil, par C.-A. Young, professeur d'astronomie au Collège de New-
Jersey. 1 vol. in-8 avec 87 figures. (V. P.)   6 fr.

PHYSIQUE

La Conservation de l'énergie, par Balfour Stewart, professeur de
physique au collège Owens de Manchester (Angleterre), suivi d'une étude
sur la *Nature de la force,* par P. de Saint-Robert (de Turin). 1 vol. in-8
avec figures, 4ᵉ édit.   6 fr.

* **Les Glaciers et les Transformations de l'eau,** par J. Tyndall, professeur de chimie à l'Institution royale de Londres, suivi d'une étude sur
le même sujet, par Helmholtz, professeur à l'Université de Berlin. 1 vol.
in-8 avec nombreuses figures dans le texte et 8 planches tirées à part
sur papier teinté, 5ᵉ édit. (V. P.)   6 fr.

* **La Photographie et la Chimie de la lumière,** par Vogel, professeur à
l'Académie polytechnique de Berlin. 1 vol. in-8 avec 95 figures dans le
texte et une planche en photoglyptie, 4ᵉ édit. (V. P.)   6 fr.

La Matière et la Physique moderne, par Stallo. 1 vol. in-8.   6 fr.

THÉORIE DES BEAUX-ARTS

* **Le Son et la Musique,** par P. Blaserna, professeur à l'Université de
Rome, suivi des *Causes physiologiques de l'harmonie musicale,* par
H. Helmholtz, professeur à l'Université de Berlin. 1 vol. in-8 avec 41 figures, 4ᵉ édit. (V. P.)   6 fr.

Principes scientifiques des Beaux-Arts, par E. Brucke, professeur à
l'Université de Vienne, suivi de *l'Optique et les Arts,* par Helmholtz,
professeur à l'Université de Berlin. 1 vol. in-8 avec figures, 4ᵉ édit.
(V. P.)   6 fr.

* **Théorie scientifique des couleurs** et leurs applications aux arts et à
l'industrie, par O. N. Rood, professeur de physique à Colombia-Collège
de New-York (Etats-Unis). 1 vol. in-8 avec 130 figures dans le texte et
une planche en couleurs. (V. P.)   6 fr.

PUBLICATIONS

HISTORIQUES, PHILOSOPHIQUES ET SCIENTIFIQUES
qui ne se trouvent pas dans les collections précédentes.

Actes du 1er Congrès international d'anthropologie criminelle. Biologie et sociologie. 1887. 1 vol. gr. in-8. 15 fr.

ALAUX. **La Religion progressive.** 1 vol. in-18. · 3 fr. 50

ALAUX. **Esquisse d'une philosophie de l'être.** In-8. 1888. 1 fr.

ALAUX. **Les problèmes religieux au XIXe siècle.** 1 vol. in-8°. 7 fr. 50

ALAUX. Voy. p. 2.

ALGLAVE. **Des Juridictions civiles chez les Romains.** 1 vol. in-8. 2 fr. 50

ALTMEYER (J. J.). **Les Précurseurs de la réforme aux Pays-Bas.** 2 forts volumes in-8°, 1886. 12 fr.

ARRÉAT. **Une Éducation intellectuelle.** 1 vol. in-18. 2 fr. 50

ARRÉAT. **Journal d'un philosophe.** 1 vol. in-18. 1887. 3 fr. 50

AUBRY. **La Contagion du meurtre.** 1 vol. in-8. 1887. 3 fr. 50

Autonomie et fédération, par l'auteur des *Éléments de science sociale*. 1 vol. in-18, traduit de l'anglais, par J. GERSCHEL. 1889. 1 fr.

AZAM. **Le Caractère dans la santé et dans la maladie.** 1 vol. in-8, précédé d'une préface de Th. RIBOT. 1887. 4 fr.

BALFOUR STEWART et TAIT. **L'Univers invisible.** 1 vol. in-8. 7 fr.

BARNI. **Les Martyrs de la libre pensée.** 1 vol. in-18. 2e édit. 3 fr. 50

BARNI. **Napoléon Ier.** 1 vol. in-18, édition populaire. 1 fr.

BARNI. Voy. p. 4 ; KANT, p. 8 ; p. 13 et 31.

BARTHÉLEMY SAINT-HILAIRE. Voy. pages 2, 4 et 7, ARISTOTE.

BAUTAIN. **La Philosophie morale.** 2 vol. in-8. 12 fr.

BEAUNIS (H.). **Impressions de campagne** (1870-1871). In-18. 3 fr. 50

BÉNARD (Ch.). **De la philosophie dans l'éducation classique.** 1862. 1 fort vol. in-8. 6 fr.

BÉNARD. Voy. p. 7, ARISTOTE ; p. 8, SCHELLING et HEGEL.

BERTAULD (P.-A.). **Introduction à la recherche des causes premières. — De la méthode.** 3 vol. in-18. Chaque volume, 3 fr. 50

BLACKWELL (Dr Elisabeth). **Conseils aux parents** sur l'éducation de leurs enfants au point de vue sexuel. In-18. 2 fr.

BLANQUI. **L'Éternité par les astres.** In-8. 2 fr.

BLANQUI. **Critique sociale.** 2 vol. in-18. 1885. 7 fr.

BONJEAN (A.). **L'Hypnotisme,** ses rapports avec le droit, la thérapeutique, la suggestion mentale. 1 vol. in-18. 1890. 3 fr.

BOUCHARDAT. **Le Travail,** son influence sur la santé. In-18. 2 fr. 50

BOUCHER (A.) **Darwinisme et socialisme,** 1890. In-8 1 fr. 25

BOUILLET (Ad.). **Les Bourgeois gentilshommes. — L'Armée de Henri V.** 1 vol. in-18. 3 fr. 50

BOUILLET (Ad.). **Types nouveaux.** 1 vol. in-18. 1 fr. 50

BOUILLET (Ad.). **L'Arrière-ban de l'ordre moral.** 1 vol. in-18. 3 fr. 50

BOURBON DEL MONTE. **L'Homme et les Animaux.** 1 vol. in-8. 5 fr.

BOURDEAU (Louis). **Théorie des sciences.** 2 vol. in-8. 20 fr.

BOURDEAU (Louis). **Les Forces de l'industrie,** progrès de la puissance humaine. 1 vol. in-8. (V. P.) 5 fr.

BOURDEAU (Louis). **La Conquête du monde animal.** In-8. (V. P.) 5 fr.

BOURDEAU (Louis). **L'Histoire et les Historiens.** 1 vol. in-8. 1888. 7 fr. 50

BOURDET (Eug.). **Principes d'éducation positive,** in-18. 3 fr. 50

BOURDET. **Vocabulaire des principaux termes de la philosophie positive.** 1 vol. in-18. 3 fr. 50

BOURLOTON. Voy. p. 12.

BOURLOTON (Edg.) et ROBERT (Edmond). **La Commune et ses idées à travers l'histoire.** 1 vol. in-18. 3 fr. 50

BUCHNER. **Essai biographique sur Léon Dumont.** in-18. 2 fr.

Bulletins de la Société de psychologie physiologique. 1re année, 1885. 1 broch. in-8, 1 fr. 50. — 2e année, 1886, 1 broch. in-8, 3 fr. — 3e année, 1887, 1 fr. 50. — 4e année, 1888. 1 fr. 50 ; — 5e année, 1889.   1 fr. 50

BUSQUET. **Représailles**, poésies. In-18. 1 vol.   3 fr.

CADET. **Hygiène, inhumation, crémation.** In-18.   2 fr.

CARRAU (Lud.). Voy. p. 4 et FLINT p. 5.

CELLARIER (F.). **Études sur la raison.** 1 vol. in-12. 1888.   3 fr.

CELLARIER (F.). **Rapports du relatif et de l'absolu,** 1 vol. in-18, 4 fr.

CLAMAGERAN. **L'Algérie.** 3e édit. 1 vol. in-18. 1884. (V. P.)   3 fr. 50

CLAMAGERAN. Voy. p. 13.

CLAVEL (D^r). **La Morale positive.** 1 vol. in-8.   3 fr.

CLAVEL (D^r). **Critique et conséquences des principes de 1789.** 1 vol. in-18.   3 fr.

CLAVEL (D^r). **Les Principes au XIXe siècle.** In-18.   1 fr.

CONTA. **Théorie du fatalisme.** 1 vol. in-18.   4 fr.

CONTA. **Introduction à la métaphysique.** 1 vol. in-18.   3 fr.

COQUEREL fils (Athanase). **Libres Études.** 1 vol. in-8.   5 fr.

CORTAMBERT (Louis). **La Religion du progrès.** In-18.   3 fr. 50

COSTE (Adolphe). **Hygiène sociale contre le paupérisme** (prix de 5000 fr. au concours Pereire). 1 vol. in-8.   6 fr.

COSTE (Adolphe). **Les Questions sociales contemporaines,** (avec la collaboration de MM. A. BURDEAU et ARRÉAT.) 1 fort. vol. in-8.   10 fr.

COSTE (Ad.). **Nouvel exposé d'économie politique et de physiologie sociale.** 1 vol. in-18. 1889.   3 fr. 50

COSTE (Ad.). Voy. p. 2.

CRÉPIEUX-JAMIN. **L'Écriture et le caractère.** 1 vol. in-3 avec de nombreux fac-similés. 1 vol. in-8. 1888.   5 fr.

DANICOURT (Léon). **La Patrie et la République.** In-18.   2 fr. 50

DAURIAC. **Sens commun et raison pratique.** 1 br. in-8.   1 fr. 50

DAURIAC. **Croyance et réalité.** 1 vol. in-18. 1889.   3 fr. 50

DAURIAC. **Le réalisme de Reid.** In-8.   1 fr.

DAVY. **Les Conventionnels de l'Eure.** 2 forts vol. in-8.   18 fr.

DELBŒUF. **Psychophysique,** mesure des sensations de lumière et de fatigue, théorie générale de la sensibilité. 1 vol. in-18.   3 fr. 50

DELBŒUF. **Examen critique de la loi psychophysique,** sa base et sa signification. 1 vol. in-18. 1883.   3 fr. 50

DELBŒUF. **Le Sommeil et les Rêves,** et leurs rapports avec les théories de la certitude et de la mémoire. 1 vol. in-18.   3 fr. 50

DELBŒUF. **De l'origine des effets curatifs de l'hypnotisme.** Étude de psychologie expérimentale. 1887. In-8.   1 fr. 50

DELBŒUF. **Le magnétisme animal,** visite à l'École de Nancy. In-8 de 128 pages. 1889.   2 fr. 50

DELBŒUF. **Magnétiseurs et médecins.** 1 vol. in-8. 1890.   2 fr.

DELBŒUF. Voy. p. 2.

DESTREM (J.). **Les Déportations du Consulat.** 1 br. in-8.   1 fr. 50

DOLLFUS (Ch.). **Lettres philosophiques.** In-18.   3 fr.

DOLLFUS (Ch.). **Considérations sur l'histoire.** In-8.   7 fr. 50

DOLLFUS (Ch.). **L'Ame dans les phénomènes de conscience.** 1 vol. in-18.   3 fr. 50

DUBOST (Antonin). **Des conditions de gouvernement en France.** 1 vol. in-8.   7 fr. 50

DUBUC (P.). **Essai sur la méthode en métaphysique.** 1 vol. in-8. 5 fr.

DUFAY. **Etudes sur la destinée.** 1 vol. in-18. 1876.   3 fr.

DUMONT (Léon). Voy. p. 19 et 22.

DUNAN. **Sur les formes à priori de la sensibilité.** 1 vol. in-8.   5 fr.

DUNAN. **Les Arguments de Zénon d'Élée contre le mouvement.**
1 br. in-8. 1884.   1 fr. 50
DURAND-DÉSORMEAUX. **Réflexions et Pensées,** précédées d'une Notice
sur l'auteur par Ch. YRIARTE. 1 vol. in-8. 1884.   2 fr. 50
DURAND-DÉSORMEAUX. **Études philosophiques,** théorie de l'action,
théorie de la connaissance. 2 vol. in-8. 1884.   15 fr.
DUTASTA. **Le Capitaine Vallé.** 1 vol. in-18. 1883.   3 fr. 50
DUVAL-JOUVE. **Traité de logique.** 1 vol. in-8.   6 fr.
DUVERGIER DE HAURANNE (Mme E.). **Histoire populaire de la Révo-
lution française.** 1 vol. in-18. 3e édit.   3 fr. 50
Éléments de science sociale. 1 vol. in-18. 4e édit. 1885. 3 fr. 50
ESCANDE. **Hoche en Irlande** (1795-1798), d'après des documents inédits.
1 vol. in-18 en caractères elzéviriens. 1888. (V. P.) 3 fr. 50
ESPINAS. **Idée générale de la pédagogie.** 1 br. in-8. 1884.   1 fr.
ESPINAS. **Du Sommeil provoqué chez les hystériques,** br. in-8. 1 fr.
ESPINAS. Voy. p. 2 et 4.
FABRE (Joseph). **Histoire de la philosophie.** Première partie : Antiquité
et moyen âge. 1 vol. in-12.   3 fr. 50
FAU. **Anatomie des formes du corps humain,** à l'usage des peintres et
des sculpteurs. 1 atlas de 25 planches avec texte. 2e édition. Prix, figu-
res noires, 15 fr. ; fig. coloriées.   30 fr.
FAUCONNIER. **Protection et libre échange.** In-8.   2 fr.
FAUCONNIER. **La morale et la religion dans l'enseignement.** 75 c.
FAUCONNIER. **L'Or et l'Argent.** In-8.   2 fr. 50
FEDERICI. **Les Lois du progrès.** 1 vol. in-8, 1888.   6 fr.
FERBUS (N.). **La Science positive du bonheur.** 1 vol. in-18.   3 fr.
FÉRÉ. **Du traitement des aliénés dans les familles.** 1 vol. in-18.
1889.   2 fr. 50
FERRIÈRE (Em.). **Les Apôtres,** essai d'histoire religieuse, 1 vol. in-12. 4 fr. 50
FERRIÈRE (Em.). **L'Ame est la fonction du cerveau.** 2 volumes in-18
1883.   7 fr.
FERRIÈRE (Em.). **Le Paganisme des Hébreux jusqu'à la captivité
de Babylone.** 1 vol. in-18. 1884.   3 fr. 50
FERRIÈRE (Em.). **La Matière et l'Énergie.** 1 vol. in-18. 1887. (V.P.) 4 fr. 50
FERRIÈRE (Em.). **L'Ame et la Vie.** 1 vol. in-18. 1888.   4 fr. 50
FERRIÈRE (Em.). Voy. p. 32.
FERRON (de). **Institutions municipales et provinciales** dans les diffé-
rents États de l'Europe. Comparaison. Réformes. 1 vol. in-8. 1883. 8 fr.
FERRON (de). **Théorie du progrès.** 2 vol. in-18.   7 fr.
FERRON (de). **De la division du pouvoir législatif en deux cham-
bres,** histoire et théorie du Sénat. 1 vol. in-8.   8 fr.
FOX (W.-J.). **Des idées religieuses.** In-8.   3 fr.
GASTINEAU. **Voltaire en exil.** 1 vol. in-18.   3 fr.
GAYTE (Claude). **Essai sur la croyance.** 1 vol. in-8. 3 fr.
GILLIOT (Alph.). **Études sur les religions et institutions comparées.**
2 vol. in-12, tome Ier, 3 fr. — Tome II.   5 fr.
GOBLET D'ALVIELLA. **L'Évolution religieuse** chez les Anglais, les Amé-
ricains, les Hindous, etc. 1 vol. in-8. 1883.   7 fr. 50
GOURD. **Le Phénomène.** 1 vol. in-8. 1888.   7 fr. 50
GRAEF (Guillaume de). **Introduction à la Sociologie.** Première partie :
Éléments. 1 vol. in-8. 1886.   4 fr.
Deuxième partie : *Fonctions et organes.* 1 vol. in-8. 1889.   6 fr.
GRESLAND. **Le Génie de l'homme,** libre philosophie. Gr. in-8.   7 fr.
GRIMAUX (Ed.). **Lavoisier** (1743-1794), d'après sa correspondance et de
documents inédits. 1 vol. gr. in-8 avec gravures en taille-douce, imprim
avec luxe. 1888.   15 fr.
GUILLAUME (de Moissey). **Traité des sensations.** 2 vol. in-8.   12 fr.
GUILLY. **La Nature et la Morale.** 1 vol. in-18. 2e édit.   2 fr. 50

GUYAU. **Vers d'un philosophe.** 1 vol. in-18. 3 fr. 50
GUYAU. Voy. p. 2, 5, 7 et 10.
HAYEM (Armand). **L'Être social.** 1 vol. in-18. 2ᵉ édit. 2 fr. 50
HERZEN. **Récits et Nouvelles.** 1 vol. in-18. 3 fr. 50
HERZEN. **De l'autre rive.** 1 vol. in-18. 3 fr. 50
HERZEN. **Lettres de France et d'Italie.** In-18. 3 fr. 50
HUXLEY. **La Physiographie**, introduction à l'étude de la nature, traduit et adapté par M. G. Lamy. 1 vol. in-8 avec figures dans le texte et 2 planches en couleurs, broché, 8 fr. — En demi-reliure, tranches dorées. 11 fr.
HUXLEY. Voy. p. 5 et 32.
Inventaire des livres formant la bibliothèque de Spinoza, notes et intr. de J. S. von Reoijen, 1 vol. in-4, pap. de Hollande. 12 fr.
ISSAURAT. **Moments perdus de Pierre-Jean.** 1 vol. in-18. 3 fr.
ISSAURAT. **Les Alarmes d'un père de famille.** In-8. 1 fr.
JANET (Paul). **Le Médiateur plastique de Cudworth.** 1 vol. in-8. 1 fr.
JANET (Paul). Voy. p. 3, 5, 7, 8 et 9.
JEANMAIRE. **L'Idée de la personnalité dans la psychologie moderne.** 1 vol. in-8. 1883. 5 fr.
JOIRE. **La Population, richesse nationale; le travail, richesse du peuple.** 1 vol. in-8. 1886. 5 fr.
JOYAU. **De l'Invention dans les arts et dans les sciences.** 1 vol. in-8. 5 fr.
JOYAU. **Essai sur la liberté morale.** 1 vol. in-18. 1888. 3 fr. 50
JOYAU. **La théorie de la grâce et la liberté morale de l'homme.** 1 vol. in-8. 2 fr. 50
JOZON (Paul). **De l'écriture phonétique.** In-18. 3 fr. 50
KOVALEVSKY. **L'Ivrognerie**, ses causes, son traitement. 1 v. in-18. 1 fr. 50
KOVALEVSKI (M). **Tableau des origines et de l'évolution de la famille et de la propriété.** 1 vol. in-8. 1890. 4 fr.
LABORDE. **Les Hommes et les Actes de l'insurrection de Paris** devant la psychologie morbide. 1 vol. in-18. 2 fr. 50
LACOMBE. **Mes droits.** 1 vol. in-12. 2 fr. 50
LAGGROND. **L'Univers, la force et la vie.** 1 vol. in-8. 1884. 2 fr. 50
LAGRANGE (F.). **L'hygiène de l'exercice chez les enfants et les jeunes gens.** 1 vol. in 18. 2ᵉ édition. 1890. 3 fr. 50
LA LANDELLE (de). **Alphabet phonétique.** In-18. 2 fr. 50
LANGLOIS. **L'Homme et la Révolution.** 2 vol. in-18. 7 fr.
LAURET (Henri). **Critique d'une morale sans obligation ni sanction.** In-8. 1 fr. 50
LAURET (Henri). Voy. p. 9.
LAUSSEDAT. **La Suisse.** Études méd. et sociales. In-18. 3 fr. 50
LAVELEYE (Em. de). **De l'avenir des peuples catholiques.** In-8. 24ᵉ édit. 25 c.
LAVELEYE (Em. de). **Lettres sur l'Italie (1878-1879).** In-18. 3 fr. 50
LAVELEYE (Em. de). **Nouvelles lettres d'Italie.** 1 vol. in-8. 1884. 3 fr.
LAVELEYE (Em. de). **L'Afrique centrale.** 1 vol. in-12. 3 fr.
LAVELEYE (Em. de). **La Péninsule des Balkans** (Vienne, Croatie, Bosnie, Serbie, Bulgarie, Roumélie, Turquie, Roumanie). 2ᵉ édit. 2 vol. in-12. 1888. 10 fr.
LAVELEYE (Em. de). **La Propriété collective du sol en différents pays.** In-8. 2 fr.
LAVELEYE (Em. de). Voy. p. 5 et 13.
LAVERGNE (Bernard). **L'Ultramontanisme et l'État.** In-8. 1 fr. 50
LEDRU-ROLLIN. **Discours politiques et écrits divers.** 2 vol. in-8. 12 fr.
LEGOYT. **Le Suicide.** 1 vol. in-8. 8 fr.
LELORRAIN. **De l'aliéné au point de vue de la responsabilité pénale.** In-8. 2 fr.

LEMER (Julien). **Dossier des jésuites et des libertés de l'Église gallicane.** 1 vol. in-18. 3 fr. 50

LOURDEAU. **Le Sénat et la Magistrature dans la démocratie française.** 1 vol. in-18. 3 fr. 50

La lutte contre l'abus du tabac, publication de la Société contre l'abus du tabac. 1 vol. in-16 avec gravures, cart. à l'anglaise. 1889. 3 fr. 30

MAGY. **De la Science et de la Nature.** 1 vol. in-8. 6 fr.

MAINDRON (Ernest). **L'Académie des sciences** (Histoire de l'Académie, fondation de l'Institut national ; Bonaparte, membre de l'Institut). 1 beau vol. in-8 cavalier, avec 53 gravures dans le texte, portraits, plans, etc., 8 planches hors texte et 2 autographes. 12 fr.

MALON (Benoit). **Le socialisme intégral.** 1 volume grand in-8, avec portrait de l'auteur. 1890. 6 fr.

MARAIS. **Garibaldi et l'Armée des Vosges.** In-18. (V. P.) 1 fr. 50

MASSERON (I.). **Danger et Nécessité du socialisme.** In-18. 3 fr. 50

MAURICE (Fernand). **La Politique extérieure de la République française.** 1 vol. in-12. 3 fr. 50

MENIÈRE. **Cicéron médecin.** 1 vol. in-18. 4 fr. 50

MENIÈRE. **Les Consultations de Mme de Sévigné**, étude médico-littéraire. 1884. 1 vol. in-8. 3 fr.

MICHAUT (N.). **De l'Imagination.** 1 vol. in-8. 5 fr.

MILSAND. **Les Études classiques.** 1 vol. in-18. 3 fr. 50

MILSAND. **Le Code et la Liberté.** In-8. 2 fr.

MILSAND. Voy. p. 3.

MORIN (Miron). **Essais de critique religieuse.** 1 fort vol. in-8. 1885. 5 fr.

MORIN. **Magnétisme et Sciences occultes.** 1 vol. in-8. 6 fr.

MORIN (Frédéric). **Politique et Philosophie.** 1 vol. in-18. 3 fr. 50

NIVELET. **Loisirs de la vieillesse.** 1 vol. in-12. 3 fr.

NIVELET. **Gall et sa doctrine.** 1 vol. in-8, 1890. 5 fr.

NOEL (E.). **Mémoires d'un imbécile**, précédé d'une préface de *M. Littré*. 1 vol. in-18. 3e édition. 3 fr. 50

NOTOVITCH. **La Liberté de la volonté.** In-18. 1888. 3 fr. 50

OGER. **Les Bonaparte** et les frontières de la France. In-18. 50 c.

OGER. **La République.** In-8. 50 c.

OLECHNOWICZ. **Histoire de la civilisation de l'humanité**, d'après la méthode brahmanique. 1 vol. in-12. 3 fr. 50

PARIS (Le colonel). **Le feu à Paris et en Amérique.** 1 v. in-18. 3 fr. 50

PARIS (comte de). **Les Associations ouvrières en Angleterre** (Trades-unions). 1 vol. in-18. 7e édit. 1 fr. — Édition sur papier fort, 2 fr. 50 — Sur papier de Chine, broché, 12 fr. — Rel. de luxe. 20 fr.

PELLETAN (Eugène). **La Naissance d'une ville** (Royan). In-18. 1 fr. 40

PELLETAN (Eug.). **Jarousseau, le pasteur du désert.** 1 vol. in-18 (couronné par l'Académie française). 2 fr.

PELLETAN (Eug.). **Un Roi philosophe, Frédéric le Grand.** In-18. (V. P.) 3 fr. 50

PELLETAN (Eug.). **Le monde marche** (la loi du progrès). In-18. 3 fr. 50

PELLETAN (Eug.). **Droits de l'homme.** 1 vol. in-12. 3 fr. 50

PELLETAN (Eug.). **Profession de foi du XIXe siècle.** in-12. 3 fr. 50

PELLETAN (Eug.). Voy. p. 31.

PELLIS (F.) **La Philosophie de la Mécanique.** 1 vol. in-8. 1888. 2 fr. 50

PÉNY (le major). **La France par rapport à l'Allemagne.** Étude de géographie militaire. 1 vol. in-8. 2e édit. 6 fr.

PEREZ (Bernard). **Thiery Tiedmann. — Mes deux chats.** In-12. 2 fr.

PEREZ (Bernard). **Jacotot et sa méthode d'émancipation intellectuelle.** 1 vol. in-18. 3 fr.

PEREZ (Bernard). Voy. p. 6.

PÉRGAMENI (H.). **Histoire générale de la littérature française**, depuis ses origines jusqu'à nos jours. 1 vol. in-8. 1889. 9 fr.

PETROZ (P.). **L'Art et la Critique en France** depuis 1822. in-18. 3 fr. 50
PETROZ. **Un Critique d'art au XIXe siècle.** In-18. 1 fr. 50
PETROZ. **Esquisse d'une histoire de la peinture au Musée du Louvre.** 1 vol. in-8. 1890. 5 fr.
PHILBERT (Louis). **Le Rire**, essai littéraire, moral et psychologique. 1 vol. in-8. (Couronné par l'Académie française, prix Montyon.) 7 fr. 50
PLANTET (E.). **Correspondance des Deys d'Alger avec la cour de France** (1579-1833), recueillie dans les dépôts des archives du Ministère des Affaires étrangères, de la Marine, des Colonies et de la Chambre de commerce de Marseille. 2 vol. in-8 raisin sur papier de Hollande (1889)... 30 fr.
PICAVET (F.). **L'Histoire de la philosophie**, ce qu'elle a été, ce qu'elle peut être. In-8, 1889. 2 fr.
PICAVET (F.). **La Mettrie et la critique allemande.** 1889, in-8. 1 fr.
POEY. **Le Positivisme.** 1 fort vol. in-12. 4 fr. 50
POEY. **M. Littré et Auguste Comte.** 1 vol. in-18. 3 fr. 50
POULLET. **La Campagne de l'Est** (1870-1871). 1 vol. in-8 avec 2 cartes, et pièces justificatives. 7 fr.
PUTSAGE. **Études de science réelle.** 1 vol. gr. in-8. 1888. 5 fr.
QUINET (Edgar). **Œuvres complètes.** 30 volumes in-18. Chaque volume.. 3 fr. 50

Chaque ouvrage se vend séparément :

1. Génie des religions. 6e édition.
2. Les Jésuites. — L'Ultramontanisme. 11e édition.
3. Le Christianisme et la Révolution française. 6e édition.
4-5. Les Révolutions d'Italie. 5e édition. 2 vol. (V. P.)
6. Marnix de Sainte-Aldegonde.—Philosophie de l'Histoire de France. 4e édition. (V. P.)
7. Les Roumains. — Allemagne et Italie. 3e édition.
8. Premiers travaux : Introduction à la Philosophie de l'histoire. — Essai sur Herder. — Examen de la Vie de Jésus. — Origine des dieux. — L'Église de Brou. 3e édition.
9. La Grèce moderne. — Histoire de la poésie. 3e édition.
10. Mes Vacances en Espagne. 5e édition.
11. Ahasverus. — Tablettes du Juif errant. 5e édition.
12. Prométhée. — Les Esclaves. 4e édition.
13. Napoléon (poème). (*Épuisé.*)
14. L'Enseignement du peuple. — Œuvres politiques avant l'exil. 8e édition.
15. Histoire de mes idées (Autobiographie). 4e édition.
16-17. Merlin l'Enchanteur. 2e édition. 2 vol.
18-19-20. La Révolution. 10e édition. 3 vol. (V. P.)
21. Campagne de 1815. 7e édition. (V. P.)
22-23. La Création. 3e édition. 2 vol.
24. Le Livre de l'exilé. — La Révolution religieuse au XIXe siècle. — Œuvres politiques pendant l'exil. 2e édition.
25. Le Siège de Paris. — Œuvres politiques après l'exil. 2e édition.
26. La République. Conditions de régénération de la France. 2e édit. (V. P.)
27. L'Esprit nouveau. 5e édition.
28. Le Génie grec. 1re édition.
29-30. Correspondance. Lettres à sa mère. 1re édition. 2 vol.

RÉGAMEY (Guillaume). **Anatomie des formes du cheval**, à l'usage des peintres et des sculpteurs. 6 planches en chromolithographie, publiées sous la direction de FÉLIX RÉGAMEY, avec texte par le Dr KUHFF. 8 fr.
RIBERT (Léonce). **Esprit de la Constitution** du 25 février 1875. 1 vol. in-18. 3 fr. 50
RIBOT (Paul). **Spiritualisme et Matérialisme.** 2e éd. 1887. 1 vol. in-8. 6 fr.
ROBERT (Edmond). **Les Domestiques.** 1 vol. in-18. 3 fr. 50

ROSNY (Ch. de). **La Méthode conscientielle.** 1 vol. in-8, 1887. 4 fr.
SANDERVAL (O. de). **De l'Absolu.** La loi de vie. 1887. 1 vol. in-8. 5 fr.
SECRÉTAN. **Philosophie de la liberté.** 2 vol. in-8. 10 fr.
SECRÉTAN. **La Civilisation et la Croyance.** 1 volume in-8. 1887.
  (V. P.) 7 fr. 50
SECRÉTAN. **Études sociales.** 1889. 1 vol. in-18. 3 fr. 50
SERGUEYEFF. **Physiologie de la veille et du sommeil.** 2 volumes
  grand in-8. 1890. 20 fr.
SIEGFRIED (Jules). **La Misère, son histoire, ses causes, ses remèdes.**
  1 vol. grand in-18. 3e édition. 1879. 2 fr. 50
SIÈREBOIS. **Psychologie réaliste.** 1876. 1 vol. in-18. 2 fr. 50
SOREL (Albert). **Le Traité de Paris du 20 novembre 1815.** 1 vol.
  in-8. 4 fr. 50
SPIR (A.). **Esquisses de philosophie critique.** 1 vol. in-18. 1887. 2 fr. 50
STOLIPINE (D.). **Essais de philosophie des sciences.** 1889. In-8. 2 fr.
STUART MILL (J.). **La République de 1848 et ses détracteurs.**
  traduit de l'anglais, avec préface par M. SADI CARNOT. 1 vol. in-18,
  2e édition. (V. P.) 1 fr.
STRAUS. **Les origines de la forme républicaine du gouvernement
  dans les États-Unis d'Amérique.** Précédé d'une préface de M. E. DE
  LAVELEYE. 1 vol. in-8, traduit sur la 3e édition révisée, par Mᵐᵉ A. COU-
  VREUR. 4 fr. 50
STUART MILL. Voy. p. 4, 6 et 9.
TARDE. **Les lois de l'imitation.** Étude sociologique. 1 vol. in-8. 1890. 6 fr.
TÉNOT (Eugène). **Paris et ses fortifications** (1870-1880). 1 vol. in-8. 5 fr.
TÉNOT (Eugène). **La Frontière** (1870-1881). 1 fort vol. grand in-8. 8 fr.
TERQUEM (A.). **La science romaine à l'époque d'Auguste.** Étude
  historique d'après Vitruve, 1885. 1 vol gr. in-8. 3 fr.
THIERS (Édouard). **La Puissance de l'armée par la réduction du
  service.** In-8. 1 fr. 50
THOMAS (J.). **Principes de philosophie morale.** 1 vol. in-8. 1889. 3 fr. 50
THULIÉ. **La Folle et la Loi.** 2e édit. 1 vol. in-8. 3 fr. 50
THULIÉ. **La Manie raisonnante du docteur Campagne.** In-8. 2 fr.
TIBERGHIEN. **Les Commandements de l'humanité.** 1 vol. in-18. 3 fr.
TIBERGHIEN. **Enseignement et philosophie.** 1 vol. in-18. 4 fr.
TIBERGHIEN. **Introduction à la philosophie.** 1 vol. in-18. 6 fr.
TIBERGHIEN. **La Science de l'âme.** 1 vol. in-12. 3e édit. 6 fr.
TIBERGHIEN. **Éléments de morale universelle.** In-12. 2 fr.
TISSANDIER. **Études de théodicée.** 1 vol. in-8. 4 fr.
TISSOT. **Principes de morale.** 1 vol. in-8. 6 fr.
TISSOT. Voy. KANT, p. 7.
VACHEROT. **La Science et la Métaphysique.** 3 vol. in-18. 10 fr. 50
VACHEROT. Voy. p. 4 et 6.
VALLIER. **De l'intention morale.** 1 vol. in-8. 3 fr. 50
VAN ENDE (U.). **Histoire naturelle de la croyance,** *première partie :*
  l'Animal. 1887. 1 vol. in-8 (V. P.) 5 fr
VERNIAL. **Origine de l'homme,** lois de l'évolution naturelle. in-8. 3 fr.
VILLIAUMÉ. **La Politique moderne.** 1 vol. in-8. 6 fr.
VOITURON. **Le Libéralisme et les Idées religieuses.** in-12. 4 fr.
WEILL (Alexandre). **Le Pentateuque selon Moïse et le Pentateuque
  selon Esra,** avec *vie, doctrine et gouvernement authentique de Moïse.*
  1 fort vol. in-8. 7 fr. 50
WEILL (Alexandre). **Vie, doctrine et gouvernement authentique de
  Moïse.** 1 vol. in-8. 3 fr.
WUARIN (L.) **Le Contribuable,** ou comment défendre sa bourse. 1 vol.
  in-16. 1889. 3 fr. 50
YUNG (Eugène). **Henri IV écrivain.** 1 vol. in-8. 5 fr.
ZIESING (Th.). **Érasme ou Salignac.** Étude sur la lettre de François
  Rabelais, avec un fac-similé de l'original de la Bibliothèque de Zurich.
  1 brochure gr. in-8. 1887. 4 fr.

BIBLIOTHÈQUE UTILE

103 VOLUMES PARUS.

Le volume de 190 pages, broché, 60 centimes.
Cartonné à l'anglaise ou en cartonnage toile dorée, 1 fr.

Le titre de cette collection est justifié par les services qu'elle rend et la part pour laquelle elle contribue à l'instruction populaire.

Elle embrasse l'histoire, la philosophie, le droit, les sciences, l'économie politique et les arts, c'est-à-dire qu'elle traite toutes les questions qu'un homme instruit ne doit plus ignorer. Son esprit est essentiellement démocratique. La plupart de ses volumes sont adoptés pour les Bibliothèques par le *Ministère de l'instruction publique*, le *Ministère de la guerre*, la *Ville de Paris*, la *Ligue de l'enseignement*, etc.

HISTOIRE DE FRANCE

Les Mérovingiens, par BUCHEZ, ancien président de l'Assemblée constituante.

Les Carlovingiens, par BUCHEZ.

Les Luttes religieuses des premiers siècles, par J. BASTIDE, 4e édition.

Les Guerres de la Réforme, par J. BASTIDE. 4e édit.

La France au moyen âge, par F. MORIN.

Jeanne d'Arc, par Fréd. LOCK.

Décadence de la monarchie française, par Eug. PELLETAN. 4e édit.

La Révolution française, par H. CARNOT (2 volumes).

La Défense nationale en 1792, par P. GAFFAREL.

Napoléon Ier, par Jules BARNI.

Histoire de la Restauration, par Fréd. LOCK. 3e édit.

Histoire de Louis-Philippe, par Edgar ZEVORT. 2e édit.

Mœurs et Institutions de la France, par P. BONDOIS. 2 volumes.

Léon Gambetta, par J. REINACH.

Histoire de l'armée française, par L. BÉRE.

Histoire de la marine française, par Alfr. DONEAUD. 2e édit.

Histoire de la conquête de l'Algérie, par QUESNEL.

PAYS ÉTRANGERS

L'Espagne et le Portugal, par E. RAYMOND. 2e édition.

Histoire de l'empire ottoman, par L. COLLAS. 2e édition.

Les Révolutions d'Angleterre, par Eug. DESPOIS. 3e édition.

Histoire de la maison d'Autriche, par Ch. ROLLAND. 2e édition.

L'Europe contemporaine (1789-1879), par P. BONDOIS.

Histoire contemporaine de la Prusse, par Alfr. DONEAUD.

Histoire contemporaine de l'Italie, par Félix HENNEGUY.

Histoire contemporaine de l'Angleterre, par A. REGNARD.

HISTOIRE ANCIENNE

La Grèce ancienne, par L. COMBES, 2e édition.

L'Asie occidentale et l'Égypte, par A. OTT. 2e édition.

L'Inde et la Chine, par A. OTT.

Histoire romaine, par CREIGHTON.

L'Antiquité romaine, par WILKIN (avec gravures).

L'Antiquité grecque, par MAHAFFY (avec gravures).

GÉOGRAPHIE

Torrents, fleuves et canaux de la France, par H. BLERZY.

Les Colonies anglaises, par H. BLERZY.

Les Iles du Pacifique, par le capitaine de vaisseau JOUAN (avec 1 carte).

Les Peuples de l'Afrique et de l'Amérique, par GIRARD DE RIALLE.

Les Peuples de l'Asie et de l'Europe, par GIRARD DE RIALLE.

L'Indo-Chine française, par FAQUE.

Géographie physique, par GEIKIE, prof. à l'Univ. d'Edimbourg (avec fig.).

Continents et Océans, par GROVE (avec figures).

Les Frontières de la France, par P. GAFFAREL.

COSMOGRAPHIE

Les Entretiens de Fontenelle sur la pluralité des mondes, mis au courant de la science par BOILLOT.

Le Soleil et les Étoiles, par le P. SECCHI, BRIOT, WOLF et DELAUNAY. 2e édition. (avec figures).

Les Phénomènes célestes, par ZURCHER et MARGOLLÉ.

A travers le ciel, par AMIGUES.

Origines et Fin des mondes, par Ch. RICHARD. 3e édition.

Notions d'astronomie, par L. CATALAN, 4e édition (avec figures).

SCIENCES APPLIQUÉES

Le Génie de la science et de l'industrie, par B. GASTINEAU.

Causeries sur la mécanique, par BROTHIER. 2ᵉ édit.

Médecine populaire, par le docteur TURCK. 4ᵉ édit.

La Médecine des accidents, par le docteur BROQUÈRE.

Les Maladies épidémiques (Hygiène et Prévention), par le docteur L. MONIN.

Hygiène générale, par le docteur L. CRUVEILHIER. 6ᵉ édit.

Petit Dictionnaire des falsifications, avec moyens faciles pour les reconnaître, par DUFOUR.

Les Mines de la France et de ses colonies, par P. MAIGNE.

Les Matières premières et leur emploi dans les divers usages de la vie, par H. GENEVOIX.

Les Procédés industriels, par le même.

La Machine à vapeur, par H. GOSSIN, avec figures.

La Photographie, par H. GOSSIN.

La Navigation aérienne, par G. DALLET, avec figures.

L'Agriculture française, par A. LARBALÉTRIER, avec figures.

SCIENCES PHYSIQUES ET NATURELLES

Télescope et Microscope, par ZURCHER et MARGOLLÉ.

Les Phénomènes de l'atmosphère, par ZURCHER. 4ᵉ édit.

Histoire de l'air, par ALBERT LÉVY.

Histoire de la terre, par BROTHIER.

Principaux faits de la chimie, par SAMSON. 5ᵉ édit.

Les Phénomènes de la mer, par E. MARGOLLÉ. 5ᵉ édit.

L'Homme préhistorique, par ZABOROWSKI. 2ᵉ édit.

Les Grands Singes, par le même.

Histoire de l'eau, par BOUANT.

Introduction à l'étude des sciences physiques, par MORAND. 5ᵉ édit.

Le Darwinisme, par E. FERRIÈRE.

Géologie, par GEIKIE (avec fig.).

Les Migrations des animaux et le Pigeon voyageur, par ZABOROWSKI.

Premières Notions sur les sciences, par Th. HUXLEY.

La Chasse et la Pêche des animaux marins, par JOUAN.

Les Mondes disparus, par ZABOROWSKI (avec figures).

Zoologie générale, par H. BEAUREGARD (avec figures).

PHILOSOPHIE

La Vie éternelle, par ENFANTIN. 2ᵉ éd.

Voltaire et Rousseau, par Eug. NOEL. 3ᵉ édit.

Histoire populaire de la philosophie, par L. BROTHIER. 3ᵉ édit.

La Philosophie zoologique, par Victor MEUNIER. 2ᵉ édit.

L'Origine du langage, par ZABOROWSKI.

Physiologie de l'esprit, par PAULHAN (avec figures).

L'Homme est-il libre? par RENARD.

La Philosophie positive, par le docteur ROBINET. 2ᵉ édit.

ENSEIGNEMENT. — ÉCONOMIE DOMESTIQUE

De l'Éducation, par Herbert Spencer.

La Statistique humaine de la France, par Jacques BERTILLON.

Le Journal, par HATIN.

De l'Enseignement professionnel, par CORBON, sénateur. 3ᵉ édit.

Les Délassements du travail, par Maurice CRISTAL. 2ᵉ édit.

Le Budget du foyer, par H. LENEVEUX.

Paris municipal, par H. LENEVEUX.

Histoire du travail manuel en France, par H. LENEVEUX.

L'Art et les Artistes en France, par Laurent PICHAT, sénateur. 4ᵉ édit.

Premiers principes des beaux-arts, par J. COLLIER (avec gravures).

Économie politique, par STANLEY JEVONS. 3ᵉ édit.

Le Patriotisme à l'école, par JOURDY, chef d'escadrons d'artillerie.

Histoire du libre échange en Angleterre, par MONGREDIEN.

Économie rurale et agricole, par PETIT.

DROIT

La Loi civile en France, par MORIN. 3ᵉ édit.

La Justice criminelle en France, par G. JOURDAN. 3ᵉ édit.

Imprimeries réunies, A, rue Mignon, 2, Paris. - 2491.

9 782019 977122